胸壁外科学

Chest Wall Surgery

上

王文林 著

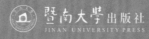
暨南大学出版社
JINAN UNIVERSITY PRESS

中国·广州

图书在版编目（CIP）数据

胸壁外科学. 上/王文林著. —广州：暨南大学出版社，2023.7
ISBN 978 - 7 - 5668 - 3781 - 3

Ⅰ. ①胸… Ⅱ. ①王… Ⅲ. ①胸壁—胸腔外科学 Ⅳ. ①R655.1

中国国家版本馆 CIP 数据核字（2023）第 184449 号

胸壁外科学（上）
XIONGBI WAIKEXUE（SHANG）
著　者：王文林

··

出 版 人：张晋升
统　　筹：杜小陆　黄　球
责任编辑：黄　球　张学颖
责任校对：孙劭贤　王燕丽　黄子聪　等
责任印制：周一丹　郑玉婷

出版发行：暨南大学出版社（511443）
电　　话：总编室（8620）37332601
　　　　　营销部（8620）37332680　37332681　37332682　37332683
传　　真：（8620）37332660（办公室）　37332684（营销部）
网　　址：http://www.jnupress.com
排　　版：广州良弓广告有限公司
印　　刷：广州市快美印务有限公司
开　　本：787mm×1092mm　1/16
印　　张：43.625
字　　数：950 千
版　　次：2023 年 7 月第 1 版
印　　次：2023 年 7 月第 1 次
定　　价：298.00 元（上下册）

（暨大版图书如有印装质量问题，请与出版社总编室联系调换）

王文林主任是第三军医大学 1985 级的本科生，1989 年曾在大坪医院胸外科实习，我是他的带教老师。当时他对胸外科表现出浓厚的兴趣，毕业后果真当了胸外科医生。对于临床医生来说，对专业的喜爱程度往往会决定其工作状况。正是他对这个专业的热爱，为他后来的工作奠定了扎实的基础。

从第三军医大学毕业后，王文林考上了第一军医大学南方医院的研究生，后来又到中山大学做了博士后，出站后被分配到广州军区总医院工作。当时他的科室是心胸外科，他主攻的方向是心脏手术。2009 年，他转业到现在的单位，科室依旧是心胸外科，他的主要工作也同样聚焦于心脏手术。2012 年之前，他在心脏手术方面取得了骄人的成绩，但让他想不到的是，医院突然决定将心胸外科分家，让他做胸外科的工作。医院的决定令他意外，但他很快调整心态，迎接挑战。

对于心脏外科出身的王文林来说，改变专业无疑为他的工作带来了巨大困难。而正是这样的困难，反而成就了他更辉煌的事业。他在困境中闯出了属于自己的新天地，他亲手缔造了一个全新的专业，也就是胸壁外科。

胸壁外科的出现既有客观原因，也有主观原因。胸外科本身是一个传统的临床专业，不仅包括胸腔内疾病的治疗，也包括胸壁疾病的治疗。早年的胸外科是一个胸腔内外疾病兼治的融合体。而近年来，随着胸腔镜技术的不断推进，胸腔内疾病的治疗获得了很大进步，胸壁疾病却相对滞后。随着各种先进技术的出现，这种趋势越来越明显。但胸壁疾病并不少见，这些患者同样需要与时俱进的先进治疗。患者的需求为胸壁外科的发展提供了强大动力，并最终促成了这个学科的出现。王文林主任敏锐地发现了机遇，成为该领域的领军人物和开拓者。

心胸外科分家后，考虑到胸外科常见病的竞争异常激烈，王文林主任将工作的方向瞄准一种非常特殊的疾病——漏斗胸。当时漏斗胸的治疗状况并不理想，虽然 Nuss 手术已成为该疾病微创的主流治疗方法，但也只能用于一些畸形相对规范、较为简单的胸廓畸形病人，对结构复杂及不规范的胸壁畸形效果不佳，甚至达不到治疗作用，而且还有损伤心脏造成严重后果的较大风险，因此开展得并不理想。王文林主任具有心脏外科的坚实基础和丰富经验，这使他能够很好地驾驭 Nuss 手术。他不仅很快掌握了这项技术，而且做了诸多改良，最终使漏斗胸的治疗效果明显提升。掌握了这一领域的成熟治疗技术后，他还解决了许多 Nuss 手术无法解决的复杂疑难问题。王文林主任所取得的成就很快得到了业内认可。但他并没有止步于此，在后来的工作中，他又针对其他胸壁畸形做了大量工作，最终成为国内著名的胸壁畸形诊治专家。

王文林主任不仅在胸壁畸形领域卓有成就，他还将目光投向其他胸壁疾病的外科治疗，这些疾病包括常见的肿瘤、创伤、感染以及缺损等。经过不懈努力，他在这些领域同样取得了不错的成绩。2018 年，他的科室收治的病人已经形成了鲜明的特色，几乎全部是胸壁疾病的患者。这样的格局促使他最终做了一个改变历史的决定：当年的 5 月 9 日，他成立了第一家独立的胸壁外科，由此开启了胸壁外科的历程。

回顾胸壁外科出现的历史，首先是胸外科这个古老专业发展的必然趋势。任何一个传统专业发展到一定时期，必然向更深更细的方向发展。传统的骨科、普外科等专业已经向更细的亚专业发展，胸外科也有发展亚专业的需求。可以预见的是，在不远的将来，还可能继续分下去，出现肺外科、食道外科、纵隔外科等亚专业。而胸壁外科的出现，坚定地走出了古老胸外科向前发展的第一步。

在胸壁外科出现的过程中，王文林主任无疑起到了至关重要的作用。这样的作用虽很偶然但也必然。医院无心的决定改变了王文林主任的命运，却成就了他更辉煌的事业。这也许是让任何人都想不到的偶然因素。但是，恰好是前期打下的扎实的心脏外科基础，为他后来的工作提供了极大的便利。这又成了决定胸壁外科发展的必然因素。

在过去的工作中，王文林主任通过自己的努力，不仅使胸壁外科的临床工作有了大的起色，而且亲手构建了胸壁外科的理论体系。《胸壁外科学》作为胸壁外科领域的第一部专著，全方位展现了胸壁外科的概念、理论和技术。这些宝贵的财富将为学科的发展提供强大的理论支撑。作为王文林主任的老师，我对他的工作表示衷心祝贺，同时也感到无比欣慰。

我科的老主任蒋耀光教授在世时，曾多次提起王文林的故事，说他对事业的热爱和拼搏精神是年轻医生学习的榜样。他今天能做出如此成绩，也是对蒋教授在天之灵最大的安慰。

祝贺《胸壁外科学》成功出版，祝福中国的胸壁外科事业！

王如文

陆军军医大学附属大坪医院

2023 年 1 月

胸外科是一门古老的学科，治疗所有发生于胸部的疾病。胸部的疾病既包括胸腔内疾病，也包括胸壁的疾病。在胸外科发展的早年，由于麻醉技术并不特别发达，不少工作集中在胸壁，尤其在战争年代，胸壁的创伤是救治的重要内容。随着科技的不断进步，胸腔内的手术逐渐开展起来，并成为胸外科工作的主流。但在相当长的时期内，胸壁疾病的治疗一直在同步进行。当时的胸外科更像一个完整的胸外科，也就是说，胸腔内外的疾病都受到重视。这个时期是开放手术时期，主要标志是各种手术均通过胸壁常规的切口完成。由于显露理想，各种经典术式纷纷涌现，并很快定型。此时的胸外科手术更多考虑的是治病，尽管选择切口时可能考虑一些美观因素，但由于切口过长，美观因素并非主要考虑的内容。到了20世纪90年代，微创的概念逐渐出现在临床中。创伤与美观因素受到重视，胸外科很快进入了微创手术时代。早年的微创手术主要是小切口手术，这种手术聚焦的重点在于切口的长度。由于缺乏有效的工具，小切口手术只是昙花一现，很快就被更加微创的手术替代，这便是胸腔镜手术。胸腔镜是胸外科领域一种革命性的工具。当其进入临床后，通过极其微小的切口完成操作成为可能，尤其当各种配套器械不断被研发出来后，胸腔镜手术逐渐成了胸外科领域的主流技术。这种技术一直发展到今天，使胸外科疾病的治疗发生了翻天覆地的变化。与传统的开放手术相比，胸腔镜手术具有无与伦比的优越性。正是因为它有这样的优越性，几乎所有胸外科医生都积极参与到这种手术中去。

但是，胸腔镜手术的大面积应用却带来了另外一个严峻的问题，那便是对胸壁疾病的忽视。胸腔镜是用于胸腔内手术的工具。当太多的医生热衷于使用该工具进行手术时，那些不使用胸腔镜的手术，也就是胸壁疾病的手术必然会遭到冷落。这样的现象在当今的胸外科领域非常突出。如今最常见到的景象是：医院越大，专家越出名，越不重视胸壁疾病的治疗。这种趋势愈演愈烈，直接影响了胸外科整体的发展。宏观地审视如今的胸外科，虽然表面上热闹非凡，实际上却处于一种畸形发展的状态，畸形主要的表现就在于胸腔内外疾病治疗的不均衡。这种状况不仅对胸外科的发展带来了影响，也影响了广大患者的治疗。事实上，胸壁疾病的发病率并不低，有资料显示，其总的发病率甚至高于胸腔内疾病。大量胸壁疾病患者得不到有效治疗，显然成了一个大的社会问题。这个问题的根源非常明显，就是胸外科的畸形发展。

问题客观存在，就需要正视问题并加以解决。非常幸运的是，当大量胸外科医生热衷于胸腔镜手术这个热点时，有一位头脑冷静的胸外科医生却选择了相反的方向，他敏锐地发现了胸壁疾病这个被集体遗忘的大病种，潜心研究，默默耕耘，最终使这些疾病重新受到重视，并使病人获得了更好的治疗。他整合了胸壁疾病的临床工作，提出了新的概念，完善了相关理论，发明了大量新术式，最终创建了新的临床专业，即胸壁外科，他成了这个专业当之无愧的创始人，他就是王文林主任。

我和王文林主任的关系可以说是亦师亦友。他本科就读于第三军医大学，毕业后考入第一军医大学南方医院，硕士博士一共读了六年，我是他的带教老师。王文林主任是一位非常勤奋的医生，临床工作期间几乎吃住都在病房，工作特别刻苦，不管手术再多再累从来没有一句怨言。他还是一位非常聪明的医生，学生时期就有过很出色的思路，经常受到老师们的赞扬。从第一军医大学毕业后，他先是到中山大学第一附属医院做了博士后，然后被分配到广州军区总医院，实际工作后，他逐渐成为一位非常优秀的外科医生。

王文林主任所学的专业并不是胸外科，而是心脏外科，严格说来他应该是一个心脏外科医生。2009 年他转业到现在的单位后，由于科室为心胸外科，此时他才开始真正接触胸外科的工作。此间他做出了非常出色的成绩，几乎从零开始做心脏手术，到 2012 年的时候，全年共完成心脏手术 306 台，这是一个非常不错的成绩。照这样的势头发展下去，他的心脏外科手术水平肯定会上一个新台阶。但是，命运给他开了一个大玩笑——医院决定心胸分家，由他负责胸外科的工作。对于一个心脏外科的专业医生来说，这样的决定对他将来的工作肯定非常不利。然而，王文林主任及时调整心态，主动迎难而上，迎接挑战。他敏锐地发现了胸壁疾病这个薄弱点，然后全力以赴进行攻关。第一个被他攻克的疾病是漏斗胸，接着是鸡胸，再后来是各种复杂的胸壁畸形。由于有扎实的理论基础和强大的研发能力，他不仅能熟练完成常规畸形的手术，而且设计了大量新术式。这些术式中最著名的就是 Wang 手术。这个手术一经公布立即受到全社会的关注，很多医院迅速开始使用该技术。由于 Wang 手术彻底改变了漏斗胸治疗的状况，也得到官方的认可，最终被纳入《手术操作分类代码国家临床版》3.0。他的手术成了入选其中的绝无仅有的以中国医生自己名字命名的手术。除了胸壁畸形手术外，他还做了大量的其他胸壁疾病手术，比如胸壁肿瘤、缺损、感染等手术，这些手术的开展，使他的科室具备了鲜明的特征，逐渐形成了胸壁外科的雏形。

王文林主任的着眼点与众不同，恰好抓住了别人忽视的病种，因此很快引起大量同行的关注。短短数年，他的足迹遍布全国各地，先后到 300 多家医院协助开展了手术。在此过程中，他不仅传播了先进的技术，更传播了新的理念。于是一个崭新的专业被孕育了出来，这便是胸壁外科。

王文林主任于 2018 年 5 月 9 日成立了全国第一家胸壁外科，又于随后成立了胸壁外科专业委员会，最终还成立了中国胸壁外科联盟。他的工作得到了同行的认可，他也受到了大家的尊重。在他的带领下，我国的胸壁外科从无到有，从星星之火开始最终有了燎原之势，他为我国的胸壁外科事业做出了突出的贡献。如今他编撰的《胸壁外科学》，正是他这么多年工作的总结。

本书共有六章。第一章介绍的是胸壁外科的基本理论，其后的五章内容分别对胸壁外科的五种疾病，即畸形、肿瘤、缺损、创伤及感染进行论述。书中涉及大量新概念、新理论以及新技术，这是本书最大的亮点；而弥足珍贵的是，书中展示了大量高难度手术的经验，这将成为治疗此类疾病的宝贵财富。

作为胸壁外科专业的第一部学术专著，本书的出版将为临床工作的开展提供宝贵的技术指导。

祝贺《胸壁外科学》出版！

祝福我国的胸壁外科事业！

蔡开灿

南方医科大学附属南方医院

2023 年 1 月

序 三

胸外科是一门古老的学科，也是一门大学科，总的来说临床工作可以分成两部分：第一部分是胸腔内的工作，第二部分是胸腔外的工作。早年二者的区分并不明显，二者同步发展，紧密联系，构成一个有机整体。在很长的时间里，胸外科并没有胸腔内外的明显区分。20 世纪 90 年代，微创概念开始在临床出现，我们率先在国内开展了胸腔镜手术。在随后的工作中，我们对胸腔镜技术进行了大力度的攻关，最终使这项技术逐渐成熟。在过去的二十多年中，我们为国内培养了一大批胸腔镜手术人才，从而使我国的传统胸外科进入了一个全新的时代，也就是微创手术时代。这个时代最鲜明的特征就是胸腔镜技术的应用。该技术的应用，使胸外科手术发生了翻天覆地的变化，主要的优势存在于两方面：其一是微创，其二是美观。由于这些优势最大程度满足了患者对治疗的需求，因此胸腔镜技术受到广大患者和医生的普遍欢迎，越来越多的胸外科医生加入胸腔镜手术的队伍中来，以至于近年的胸外科更像是胸腔镜外科。

我们极力推动的胸腔镜技术为胸外科带来了一场轰轰烈烈的技术革命，随着各种器械、仪器的不断研发，这项技术越来越成熟。但是，一个弊端也逐渐显现出来，那便是对胸壁疾病的忽视。胸腔镜是用来完成胸腔内手术的工具，当胸腔镜在临床中大面积使用时，那些用不到胸腔镜的手术就会被冷落。这些手术就是胸壁的手术。在胸腔镜出现之前，胸壁手术在很多医疗中心都可以看到，而到了近年，大的医疗中心已经很少能见到这样的手术。这种现象极不正常，可以说是一种畸形发展的征象。而事实上胸壁疾病的发病率并不低，仅胸壁畸形的发病率就高达 1%。随着人们生活水平的提高，当更多的人开始关注胸壁外观的形状时，会有更多人渴望接受胸壁的手术。患者的需求与当今胸外科的状况形成了巨大的矛盾。这样的矛盾急需解决。

王文林主任本是一个心脏外科医生，他之前完成的主要手术都是心脏外科的手术。而到了 2012 年，他所在的医院做出决定，将原有的心胸外科分成两个科，由他主要负责胸外科的工作。命运给他开了一个大玩笑，却让他承担起更加艰巨的使命，让他开启了中国胸壁外科的历程。

科室分开后，考虑到广州当地胸外科激烈的竞争状况，他没有选择最热门的胸腔内的工作，而选择了一个大家都不关注的小病种，即漏斗胸。早期的漏斗胸主要由儿科医生完成，胸外科医生很少做这种手术。当时正在流行的 Nuss 手术虽然很受欢迎，但有损伤心脏的风险，这使得漏斗胸的治疗状况一直不甚乐观。由于王文林主任是心脏外科出身，这给他带来了先天的技术优势，他很快攻克了漏斗胸手术中的技术难题，不仅明显降低了手术风险，还使手术效果明显改善。经过他的不懈努力，漏斗胸手术很快成了他的一张名片，他因此成名。他此后又瞄准鸡胸、扁平胸、桶状胸等多种畸形进行攻关，获得了骄人的成绩。他完成的难度最高的手术是窒息性胸廓发育不良（Jeune 综合征）手术，他不仅发明了新的术式，而且完成了全球最多的病例数。截至 2021 年底，他已经做了 28 台这种手术，其中还包含全球存活年龄最大患者，该患者年龄为 36 岁。王文林主任一次次凭借出色的技术打破了世界纪录。除了完成一系列高难度手术外，他还发明了大量新术式。最著名的手术是以他个人名字命名的 Wang 手术，该手术如今已经正式入选《手术操作分类代码国家临床版》3.0，他因为这个手术而更加出名。

王文林主任从一开始就瞄准了被别人忽视的疾病，这是他成功的切入点。在随后的工作中，他又把工作推向其他胸壁疾病，这些疾病包括胸壁肿瘤、胸壁感染、胸壁缺损等。2018 年，他成立了国内第一家胸壁外科，这标志着一个崭新的临床专业正式诞生。

在接下来的数年中，王文林主任率领他的团队对胸壁外科技术进行了深度攻关，不仅完成了大量高难度手术，而且提出了很多新概念，设计了不少新术式，最终创建了一套完整的胸壁外科理论体系。这些工作为我国胸壁外科的发展奠定了扎实的基础。

在过去的数年中，王文林主任到国内大量医院协助开展了各种胸壁外科手术，不仅使相关的技术得到交流，还使胸壁外科的理念得到传播。在其不断推动下，我国的胸壁外科事业飞速发展，取得了巨大的成绩。他本人也成了这个专业当之无愧的奠基人。

《胸壁外科学》是胸壁外科领域的第一部专著，由王文林主任撰写完成，这本书是他多年来心血的凝聚。本书不仅对胸壁外科的基本理论进行了系统阐述，而且对大量手术操作细节进行了介绍。这部专著的出版，将为胸壁外科的临床实践提供理论指导。相信在全国同行的共同努力下，我国的胸壁外科事业必将披荆斩棘，奋勇直前，取得更加辉煌的成就。

何建行

广州医科大学第一附属医院

2023 年 1 月

　　胸外科发展至今，取得了辉煌的成绩，胸外科全面进入微创手术时代，以胸腔镜技术为代表的一大批先进技术已经成了胸外科工作的主流。与传统胸外科技术相比，当今的技术更微创，术后疤痕更小、更隐蔽，患者就诊的体验得到大幅度改善。随着各项先进科研成果不断涌现，我们有理由相信，胸外科技术将有更大幅度的飞跃。但是，胸外科在发展过程中也存在一些问题，问题之一就是发展的不均衡。由于胸腔镜技术主要用于胸腔内疾病的治疗，当越来越多的医院和医生都将注意力集中于胸腔内疾病的手术时，胸壁的疾病就会受到冷落。这成了当前胸外科存在的重大问题。

　　胸外科本是一个大的完整专业，不仅包括胸腔内疾病的治疗，也包括胸壁疾病的治疗。在胸外科早年的工作中，二者同步发展，密切关联，对促进整个学科的发展都起到了积极的作用。近年来，胸壁疾病治疗明显滞后，使胸外科的工作呈现一种畸形发展的状况。

　　但是，胸壁疾病的发病率并不低。按照外科疾病的分类，胸壁疾病包括畸形、肿瘤、缺损、创伤以及感染等多种疾病。临床中除了常见的创伤外，其他疾病都有较高的发病率。就拿胸壁畸形中的漏斗胸来说，发病率为 0.2%~0.8%，这本身就是一个很高的发病数值。有人做过粗略统计，如果加上其他畸形，其总的发病率甚至会超过 1%。这还只是畸形的发病情况，如果将胸壁肿瘤、感染、缺损等疾病加在一起的话，其总的发病率就更高了，如此高的发病率甚至比胸腔内疾病的发病率都高。而随着生活水平的提高，当人们对胸壁外观有更多的关注时，希望接受治疗的人会更多。面对如此庞大的发病人群，我们胸外科医生的主体却没有给予足够的关注，这无疑成了一个巨大的社会问题，需要寻求解决之道。

　　王文林主任早年毕业于第三军医大学，硕士博士就读于第一军医大学，是中山大学的博士后，他主攻的专业是心脏外科，因此严格来说他是个专业的心脏外科医生。按照这样的出身，他本应在心脏外科做出一番成就，但命运给他开了一个不小的玩笑，在他的心脏手术做得得心应手的时候，医院突然决定将他原来的心胸外科一分为二，由他负责胸外科的工作。专业的改变给他的工作带来了巨大的麻烦。但是，面对改变，他没有按照通常胸外科发展的思路开展工作，而是选择了一个所有人都意想不到的新路径，这条道路直接指引他闯出了一片新天地，成就了更大的事业。

在起步阶段，王文林主任并没有给自己设定远大的目标，他选择了一个非常不起眼的疾病，也就是漏斗胸。这样的疾病发病率虽然很高，但多由小儿外科医生完成治疗，胸外科医生很少涉及该手术。当时 Nuss 手术已经传到国内，而由于这种手术有损伤心脏的风险，明显限制了它在临床中的应用。王文林主任是心脏外科出身，技术的优势使他比一般人更适合做这样的手术。经过深入的技术攻关后，他不仅熟练地掌握了该技术，而且很快因漏斗胸手术出名。在接下来的工作中，他先后攻克了多种畸形的手术，逐渐成为一位知名的胸廓畸形手术专家。但是，他并没有因为取得的成绩而止步。他把下一个目标瞄准到整个胸壁疾病的治疗上。经过不懈努力，他的科室逐渐成为胸壁疾病治疗中心。胸壁疾病成了他的科室著名的招牌。当一切工作都顺理成章地展开后，王文林主任做出了一个重大决定，2018 年，他成立了国内第一家独立的胸壁外科，从此开启了我国胸壁外科发展的历程。

在过去十余年的工作中，王文林主任率领他的团队为胸壁外科事业做出了巨大的贡献。他们不仅完成了大量复杂的胸壁外科手术，而且逐渐构建了完整的胸壁外科理论体系，这些理论工作的完成，不仅为临床工作提供了理论指导，也使胸壁外科这个专业逐渐有了雏形。

临床医学是一个高速发展的学科，每一个传统的外科专业都不可能停滞不前。学科发展的主要方向之一就是向更深更细的方向前进。对于具体的临床专业来说，就是发展亚专业。在诸多的临床专业中，普通外科与骨科率先迈出了发展亚专业的步伐，胸外科的发展似乎相对滞后。但是，从总的学科发展来看，亚专业的发展势不可当。可以预见的是，胸外科迟早要分出肺外科、食道外科、纵隔外科来，而胸壁外科的出现，无疑开启了发展亚专业的先河。照这样的势头发展下去，不仅更有利于亚专业疾病的治疗，也会使古老的胸外科重新焕发生机，得到更加全面的发展。

《胸壁外科学》是王文林主任多年来潜心研究成果的总结，本书结合大量详尽的手术案例对胸壁外科理论和技术做了全方位的介绍，内容翔实丰富，是胸壁外科领域一部纲领性的著作。该书的成功出版，也寄托了胸外科同仁的期望。相信在以王文林主任为首的一大批有识之士的努力工作下，我国的胸壁外科事业必将跨越式发展，为全社会的健康事业做出应有贡献。

姜格宁

上海市肺科医院

2023 年 1 月

自 序

  2008 年是特殊的一年，我将从广州军区总医院转业到地方医院工作，我必须为将来工作安排做打算。当年胸外科一项特殊的技术正在悄然兴起，那便是最热门的胸腔镜技术。我对这项技术并不感兴趣，因为我是个心脏外科医生。但是，新单位的科室不是心脏外科而是心胸外科，由于这样的科室有普胸工作，我不得不关注胸腔镜技术，并对这项技术可能对将来科室工作的影响做深入的思考。我当时的想法是，既然这项技术非常热门，必将极受追捧。但胸腔镜技术是用来完成胸腔内手术的，这个技术大面积推广后将使肺、食道、纵隔疾病的治疗效果得到很好的提升。但是，另一类疾病的治疗肯定会受到冷落，那便是胸壁疾病，因为这部分疾病的治疗不需要胸腔镜。我当时很肯定地意识到，胸腔镜的使用将使传统胸外科发生分化，胸外科将分成胸腔内和胸腔外两个阵营。而当胸壁疾病被冷落的时候，恰好提供了一个难得的机遇。如果能抓住这样的机遇并将其当成一个亚专业去发展的话，肯定会有很多工作可以做。这便是我当年对胸壁外科最初的设想。这个想法让我思考了很久，后来与很多专家进行了分享，非常遗憾的是，当年胸腔内疾病手术的诱惑力实在太大了，没有专家会舍去热门的手术而关注冷门的胸壁疾病手术。但我没有停止关注，尽管我是一个心脏外科医生，我必须为将来的心胸外科工作做打算。

  2009 年我正式到新单位工作，科室的工作主要是心脏手术，普胸手术也在开展，虽然不是工作重点，但我们非常重视胸壁外科手术。到了 2013 年，医院对科室的工作做了调整，我不再负责心脏外科工作，而专做普胸工作。这次调整成为我职业生涯中一次大的转折。正因为这次转折，我开始全力以赴从事胸壁外科工作，并使这个专业落地生根，逐渐壮大，最终走向独立。

  胸外科本是一个传统的大专业，我知道各医院之间的竞争非常激烈，对于半路进入胸外科专业的我来说，要想在这样的专业中找到科室的定位几乎比登天都难。但我没有别的选择，只能知难而进，没有退路可言。经过很长一段时间的观察和思考后，我终于发现了一个突破点，那是一种少有人关注的疾病，也就是后来让我的科室出名的漏斗胸。漏斗胸是一种较为常见的胸廓畸形，但以往多由小儿外科医生完成治疗，胸外科医生很少做这种手术。正因为胸外科医生很少关注，我才看到了潜在的机会。经过不懈努力，我的科室很快在这个疾病的治疗方面取得了不错的成绩。我们不仅完成了大量漏斗胸的 Nuss 手术，还在此基础上做了大幅度的改良，最终设计出一种更加安全可靠的手术，也就是 Wung 手术。这为后来临床工作的顺利推进打下了扎实的基础。

在接诊漏斗胸患者的过程中，很多非漏斗胸的病人也慕名而来，他们虽然可能有某种凹陷的畸形，但并不是典型的漏斗胸。其中有的患者是因为在别的医院做手术失败而过来就诊的，他们几乎全部接受过 Nuss 手术，但畸形都不是漏斗胸。这些失败的案例让我做了深刻的反思，我最终认识到，并非所有的凹陷畸形都是漏斗胸，它们属于完全不同的畸形，应该有自己的名字，应该用不同的手术方式治疗。这样的反思直接促成了一些新畸形的命名。我早年命名了数种新畸形，比如沟状胸、鞍状胸、侧胸壁凹陷畸形等畸形。命名畸形既是为了认识畸形，而更重要的是为了治疗畸形。我还先后设计了多种新的手术方法，专门用于这些畸形的治疗，最终获得了很满意的效果。由于各种畸形都有了满意的治疗方法，我的病人也逐渐多了起来。他们不再仅仅局限于漏斗胸，而是包括了几乎所有种类的畸形。这些患者让我很快有了治疗各种畸形的大量经验。为了更好地完成畸形的治疗，我又设计了多种特殊的手术。这些手术包括 Wenlin 手术、Willine 手术、Wang 手术、Tasla 手术等，我还提出了多个全新的手术理念，比如干净手术、Bleedingless 手术、创可贴手术等。在此过程中，我重点开展了一些特殊畸形的手术治疗，这些手术包括桶状胸手术、肋弓手术、胸廓发育不良综合征手术、窒息性胸廓发育不良手术、Poland 综合征手术以及继发性胸壁畸形手术等，这些手术几乎都是填补空白的手术。这些工作为我赢得了很好的声誉，我的科室因此而成为一个专业的胸廓畸形矫正中心，我本人也由心脏外科医生转型为专业的胸廓畸形手术医生。

在很长的时间里，我本人一直全身心地投入畸形矫正的工作中，从来没有考虑做其他领域的工作。由于工作开展得比较出色，我接到不少单位邀请，希望我帮助他们开展手术。去的单位多了，名气越来越大，一些单位想邀请我到他们单位工作。这样的邀请让我不得不思考一个很现实的问题，那便是科室的架构问题。只做畸形手术是很难让一个科室生存的，至少在早年我没有足够的底气。此时我又想起了多年前曾考虑过的概念，即胸壁外科。我认为只有一个可能，那便是将所有胸壁疾病合在一起组建一个独立的科室，于是组建胸壁外科的念头便产生了。这样的念头本来是我为将来要去的新单位做的打算，但计划落空，最终反而在我自己的单位成了现实，这就是 2018 年 5 月 9 日成立的第一家胸壁外科。

科室成立了，作为一个独立的临床单元，很多工作需要开展。第一项非常具体的工作就是收容。经过反复思考，我最终将收容范围限定在包括畸形在内的五种基本疾病。我的科室本来就有很好的畸形工作基础，如今又有了新的收治内容，虽然经验不多，但彼此相通，因此工作开展得相当顺利，并很快取得了不错的成绩。

第一家胸壁外科成立后，我又先后成立了第一家胸壁外科专业委员会——广东省胸部疾病学会胸壁外科专业委员会，以及中国第一家全国性胸壁外科学术组织——中国胸壁外科联盟。这些工作的开展，使胸壁外科的理念逐渐被人关注。为了让更多人熟悉这个新专业，我做了不少理论工作，撰写了大量文章对胸壁外科的概念、理论进行阐述和宣传。这些工作起到了有力的推动作用。国内很多医生纷纷加入胸壁外科的工作中来，不少医院建立了自己的胸壁外科科室。胸壁外科从无到有，逐渐有了独立专业的雏形。

在很长的时间里，我撰写的文章主要论述胸壁外科的基本概念、收治病种、手术理念、手术方法等内容，很多同行正是依据这些内容来开展临床工作。但是，这些内容分散在各个角落，很难让人系统地获取。一些热心人士反复提醒我，有必要将这些文章整理成册，出版发行，以指导临床工作的开展。为了满足大家的需要，我于 2019 年初着手此工作，历时四年多，终于在 2023 年初完成相关工作。这是一项极其艰苦的工作，所有内容都由我亲自执笔完成。由于临床工作非常忙，我不得不抽出任何可能的时间来做这个工作。有人曾建议我多邀请几位专家一起撰写。这样的建议很有价值，但最终我没有同意。我的理由是，胸壁外科是一个全新的专业，其中的理念、概念、原理尚未完全统一，如果由不同作者撰写此书籍，可能使不同的观点出现在同一本书当中，这不仅会影响这本书的严肃性，而且可能为专业的发展指错方向。于是我最终决定，由我独自完成。

本书首先对胸壁外科的研究对象做了限定，这就是前文提及的五个基本病种：畸形、肿瘤、缺损、创伤和感染。这些病种的设立参考了一般外科专业的疾病划分，虽然不一定非常科学，但在科室运行过程中，这样的划分基本满足了工作的需求，因此非常实用。

在概念方面，本书对胸壁外科的基本概念做了详细论述，此外还对大量理论和手术方式做了介绍。为了使论述尽可能翔实，我在书中使用了大量图片。这些图片主要来自我所在科室的病人，少数来自我在其他单位协助手术的病人。另外我还绘制了大量的示意图，这些图片对相关内容做了尽可能详细的说明。

书中涉及的大部分概念和理论都于近些年陆续发表于各种网络平台上，它们都不是传统的印刷物。为了使书中的论述有据可查，在引用参考文献时，我对过去发表于网络上的文章做了引用。但由于网络平台固有的壁垒问题，读者有可能无法检索到文献的原文，这未免带来一些遗憾。

这本书的出现本身只是一个尝试，就如这个专业发展到今天所经历过的太多尝试一样，我不希望有遗憾，但遗憾无法避免。因此，如果在阅读这本书的过程中，大家发现存在各种问题的话，那正是今后工作中需要大家齐心协力共同解决的问题。

最后要对很多参与本书相关工作的人士表示感谢。首先是我的团队成员，他们是陈春梅、龙伟光、刘洋、蔡斌、王文杰、龚雯、罗娟、陈凯等。在收集整理资料的过程中，他们做出了极大的贡献。另外要感谢国内大量兄弟单位的专家，他们为本书的撰写提供了可贵的鼓励与支持，并提出了非常宝贵的意见。还要感谢我院领导，他们时刻关心胸壁外科工作的开展，为我们的工作提供了无私的帮助。

胸壁外科事业刚刚起步，任重道远，作为一个新生事物，这个专业具有极强的生命力。我相信，通过热心于胸壁外科事业的各界人士的共同努力，胸壁外科必将乘风破浪，不断成熟并壮大起来，最终成为完全独立的临床专业。

王文林

广东省第二人民医院

2023 年 1 月

第一章

总　论

第二章

胸壁畸形

胸壁外科学

Chest Wall Surgery

目　录

Contents

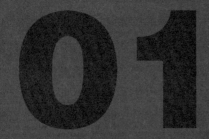

CHAPTER 第一章

总 论

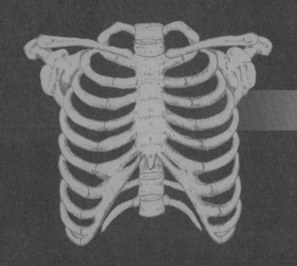

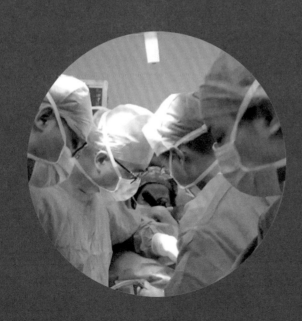

第一节

胸壁外科源起

传统胸外科是一门古老的学科，研究对象包括所有胸部的疾病，既有胸腔内的疾病，也有胸腔外的疾病[1]。胸腔外的疾病主要发生于胸壁。在胸外科早年的实践中，由于麻醉和呼吸支持技术的限制，很多工作是在胸壁上完成的。此时的胸壁外伤、感染手术都时有开展，因此当时的胸外科更像是胸壁的外科，只不过没有人将胸壁外科这个概念提出来罢了。

随着麻醉技术以及外科技术整体的进步，胸腔内的手术逐渐得到发展，肺手术、食道手术、纵隔手术逐渐成为胸外科的主流，此时的胸外科是真正的胸部外科，胸腔内外的疾病都得到普遍重视，几乎所有传统意义上的胸外科疾病都可以在胸外科病房中见到[1,2]。

到 20 世纪 90 年代，微创的概念开始在外科界出现，胸外科的微创手术也开始起步。最先的微创手术为小切口手术，随着胸腔镜在临床中应用的增加，小切口手术逐渐退出历史舞台，取而代之的是胸腔镜手术。随后的胸腔镜手术逐渐成了微创手术的代名词。胸腔镜手术切口微小隐蔽，创伤小，康复速度快，患者痛苦小，具有大量优点。这项手术很快受到患者的欢迎。在一大批有识之士的推动下，胸腔镜技术很快得到推广，并逐渐成为胸外科的主流技术[2]。

胸腔镜手术是一种门槛较高的技术，要想熟练掌握并不容易。但是，随着手术操作机会的增加，再加上大量培训机制的产生，越来越多的医生掌握了该技术。更多医生的参与形成了良性循环，最终使胸腔镜技术飞速发展，并越来越成熟。由于其具有更高的技术含量，因此也成了胸外科基础研究和科研工作的焦点。当大量人力物力投入该领域后，胸腔镜手术终于成为时尚。医院越大胸外科越出名，其胸腔镜手术做得也就越成功。这无疑形成了一种明星效应。在这种效应的驱使下，大医院的大专家以能够熟练驾驭胸腔镜手术为荣；小医院的小专家则以不会做胸腔镜手术为耻。鲜明的荣辱观成为一种强大的动力，促使胸腔镜技术更上一层楼。以至于到了后来，干脆以机器人的胸腔镜代替普通胸腔镜，胸腔镜技术发展到了空前的水平[3-5]。

胸腔镜的发展使大量胸外科疾病得到了更好的治疗，这是其伟大的功绩。但是，对胸腔镜手术的盲目膜拜也带来了另外一个问题，那便是胸外科的畸形发展。胸腔镜是用来做胸腔内手术的装置。胸腔镜手术只能是肺手术、食道手术或者胸腔内的其他手术。如果医生一味地追求做胸腔镜手术，就意味着他们做的手术只能是胸腔内的手术，除此之外的手术就会被忽视。被忽视的手术是胸腔外的手术，它们位于胸壁，不需要胸腔镜就可以完成。正是由于不需要胸腔镜，很多医生干脆不做这样的手术了。

近年来，随着胸腔镜技术无节制的发展，已经形成了一种极为离奇的现象，多数胸外科医生都沉迷于胸腔镜手术，除此之外的手术很少有人过问。在当今很多大医院的胸外科会看到一个十分奇特的景象——病房里清一色都是肺手术或者食道手术病人，其中可能零星夹杂几个纵隔手术病人。这成了胸外科病人的全部。教科书中提及的那些常见的病种，比如肋骨骨折、胸壁肿瘤、漏斗胸等疾病，早已从这些病房中销声匿迹，有的科室甚至整年都看不到一例这样的病人。这种现象极不正常。

外科学教材胸外科章节的编撰者都是些理论专家，他们孜孜不倦地编撰着各种关于胸腔外疾病的书稿去教育一代又一代的医学生，让大家知道胸外科疾病除了肺、食道、纵隔疾病外，还包括很多的胸壁疾病，而他们自己却连这样的手术都很少做甚至不会做。这俨然成了现实版的纸上谈兵。也许他们会做一些简单的胸壁疾病手术，但其技术却不敢恭维。当大医院的大专家不屑于做那些非胸腔镜的胸壁手术之后，这些工作便只好由基层医院的医生完成了。这样的医生很可能是开刀的能手和快手，只可惜没有话语权，他们没办法呼吁宣传胸腔外手术的重要性。于是，现实中的傲慢与偏见便形成了。有名的医生不屑于做非胸腔镜手术，无名的医生不好意思说自己做的是非胸腔镜手术。一个根本不做，一个做了也不说，于是胸腔外的手术逐渐被忽略。在很多年里，当胸腔镜手术发展得如火如荼时，与之相对的非胸腔镜手术，也就是胸腔外的手术，几乎走进死胡同。

胸外科医生之所以是胸外科医生，是因为大家应该有能力完成所有胸外科手术。如果某医生只会做肺手术，那应该叫肺手术医生，而不能占用了胸外科医生的称呼。同样地，如果某位医生只会做食道手术，也应该叫食道手术医生，不应该叫胸外科医生。客观地说，当胸腔镜手术牢牢统治了整个胸外科界之后，胸外科已经不是实际意义上的胸外科，而成了胸腔镜外科或者胸腔内外科。这样的名字十分拗口，但这就是当代胸外科的写照。

当绝大多数胸外科医生绞尽脑汁想开展胸腔镜手术的时候，是不是意味着非胸腔镜手术的病人十分罕见呢？恰恰相反，这类病人更多，更需要治疗，也更需要社会的关注。有数据显示，仅漏斗胸一种疾病发病率就在 2‰ ~ 8‰。如果将所有胸廓畸形加起来，发病率更是高得惊人。这还不包括发生于胸腔外的其他疾病。如果将这些疾病全部加起来，发病率甚至比胸腔内疾病的发病率都高。如此高发的疾病急需胸外科医生治疗，而多数胸外科医生却将有限的精力投入无限的胸腔内手术中。这显然已经不再是简单的医疗问题，而成了一个不小的社会问题。问题需要解决，病人需要治疗，这种客观的需求却被多数胸外科医生遗忘，被那些著名的胸外科专家无视。但是，任何时代都不乏冷静的观察者，他们会敏锐地发现问题并提出解决方案。于是，胸壁外科的时代到来了[6]。

胸壁外科的产生，有其深刻的时代背景。胸外科的上述现状，为胸壁外科的诞生奠定了坚实的基础，而其诞生尚需要一份机缘。这样的机缘虽然偶然，却也是历史的必然。让我意想不到的是，这段机缘的主角竟是我本人[7-10]。

我本是一个心脏外科医生，硕士、博士、博士后研究的都是心脏外科领域，毕业后从事的也全是心脏外科工作。2008年，我的工作单位有了变化，新单位的科室为心胸外科，除了心脏手术外，我不得不准备做普胸手术。当时的胸腔镜技术是最热门的技术，但我本人并不想追逐那样的技术。对于科室将来的工作，我的想法是，如果绝大多数医院的胸外科医生都做胸腔镜手术而我的科室不做的话，肯定会落伍。但是，我们可以做别人不做的工作，那便是胸壁上的手术。这类手术不需要胸腔镜，自然鲜少人关注，而我们关注了的话肯定会吸引很多的病人。如果病人足够多甚至可以独立成科，专门收治这样的病人。当时我还对这个科室的名字做了考虑，最终想到的名字是胸壁外科。我考虑了很久，后来还就这个想法与很多专家进行了交流。但很遗憾，没有专家愿意舍弃热门的胸腔镜手术而关注冷门的胸壁疾病手术。然而，我必须关注，虽然我是个心脏外科医生，但我必须为将来的心胸外科做打算。2009年1月1日，我正式到广东省第二人民医院心胸外科任科室主任，在科室开展的工作也主要是心脏外科工作。我热爱心脏外科这个专业，在很长的时间里，我都在为这个专业努力工作，从来没有想过会放弃。但由于科室是心胸外科，我必须同时做一些普胸的工作，我们工作的重点是胸壁疾病的手术。

在正式到该科室工作之前，科室临床工作开展的情况并不理想，心脏手术每年只有个位数。为了改变这种落后的状况，我做了很大的努力。经过短时间的奋力工作，科室的心脏外科水平有了突飞猛进的提高，心脏手术量由每年的个位数飞速发展到2012年的306台。心脏外科的团队建好了，基础打牢了，我本应该松口气，享受自己的劳动成果，但此时的医院做出了一个重大决定，要将心胸外科分家。医院反复斟酌，最终决定由我负责胸外科工作。我本是一个心脏外科医生，医院的决定等于让我放弃了我为之奋斗多年的心爱的专业，这无疑是个艰难的选择。但医院要发展，专业要进步，分家是迟早的事情，我必须从大局出发，面对现实，接受挑战。

才进胸外科这个圈子的时候，正是胸腔镜技术相当流行的时候，我不可能不受这种大趋势的影响。当时的广州可谓高手如云，多家大医院都有十分著名的医生，他们不做别的，专做胸腔镜手术。他们做肺手术、食道手术和纵隔手术，都是胸腔镜手术领域顶尖的高手。作为一个新来者，如果我想挤进去分一杯羹的话，面对如此激烈的竞争，注定会碰得头破血流。我非常清楚，按常规路数出牌我绝对不是这些单位和专家的对手，要想有自己的空间，必须弯道超车，走出一条属于自己的捷径。于是我很自然地想到了这么多年来我一直在关注的胸壁外科。我选择的突破口是一种特殊的胸壁疾病，即漏斗胸。漏斗胸是一种古老的疾病，很多胸外科医生都知道这种疾病。但是，在很长的时间里，这种疾病的治疗状况并不理想，因为很多医院是小儿外科医生在做漏斗胸手术，绝大多数胸外科医生不做这种手术。而小儿外科有专业的限制，对漏斗胸的治疗存在天然的缺陷。我经过分析发现，如果我做这个工作，肯定更有竞争力。

2010 年，Nuss 医生亲临广州，在这里做了一次大型的手术推广活动。我参加了那次活动，对 Nuss 手术有了非常深刻的认识。到了 2013 年，也就是需要重新规划专业方向的时候，我第一时间想到了漏斗胸的 Nuss 手术。我非常清楚地认识到，我这个曾经的心脏外科医生应该更适合做这个手术，而且会比一般的胸外科医生有更多优势。我的理由是：其一，我能熟练驾驭 Nuss 手术的风险。Nuss 手术在 1998 年公布，此后虽然很多人做过这种手术，却做得并不踏实，最主要的原因是该手术存在很大的风险。在放置钢板的过程中，万一心脏受伤害可能危及患者的生命。正因为有这样的风险，很多胸外科医生没有胆量做这个手术。我是个心脏外科医生，可以熟练地规避损伤心脏的风险。从这个角度来说，相比一般的胸外科医生，我拥有明显的优势。其二，我能熟练完成各种复杂的漏斗胸手术。复杂漏斗胸手术除了风险更大外，技术的难度也相应增加。而这样的手术与复杂的心脏畸形手术有某些方面的相通，这使我这个心脏外科医生有了更好的处理复杂畸形的能力。这也是普通胸外科医生不具备的优势。其三，我所在的医院有收容方面的优势。我所在的医院是综合三甲医院，可以收治各种年龄的漏斗胸患者，因此比一般的儿童医院有更大的收容优势。这样的优势更有助于成就我的事业。

在非常理智地看清这些优势后，我开始了新的工作。我把漏斗胸的治疗当做工作的唯一目标。当我把几乎所有的精力都投入这种疾病的治疗中之后，很快有了成绩，成绩的显著标志是，大家都已忘记我曾经是一个心脏外科医生，只知道我是个专门做漏斗胸手术的医生。达到这种效果正是我渴望的结局，我的目标正是让所有人都知道，我这个医生除了漏斗胸手术外什么手术都不会做。当我越来越接近这个目标时，我成了这个领域的高手。

我的目标实现了，各种漏斗胸病人从四面八方涌来，国内的，国外的，都渴望得到我的帮助。这为我提供了更多的实践机会。我的技术不断改进、不断提高，名声也更为响亮。不仅漏斗胸患者前来就诊，其他畸形的患者也来了，他们患的是鸡胸、桶状胸、扁平胸，更有各种其他叫不上名字的复杂畸形。我没有让病人失望，我花了很多精力去研究，研究畸形，研究手术，研究与这些畸形相关的各种问题，最终不仅漏斗胸手术做得非常

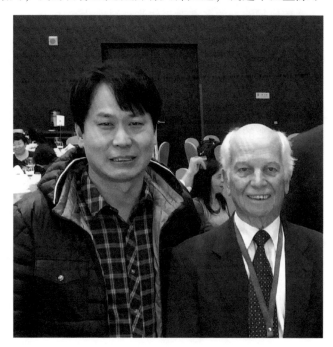

图 1-1-1　2015 年作者与 Nuss 医生在一起

成功，其他畸形的手术也做得相当出色。

在努力完成临床工作的同时，我花了大量精力去做了相关的理论研究。此间先后命名了沟状胸[11]、鞍状胸[12]、侧胸壁凹陷畸形[13]、Wenlin 胸[14]、扁鸡胸[15]等新畸形；设计了 Wang 手术[16-18]、Wung 手术[19]、Wenlin 手术[14,20]、Willine 手术、Tesla 手术[21]等一大批新术式；提出了创可贴手术[22]、干净手术[23,24]、Bleedingless 手术[25]等新概念，并对所有胸廓畸形进行了整体分类[26]。除此之外，我还对一些基础的理论做了研究，比如 Nuss 手术操作的基本原理[27]、胸廓畸形脊柱侧弯发生的机理[28]、漏斗胸发生的机理[29]、鸡胸发生的机理[30]等。这些研究最终汇聚成一个完整的胸廓畸形外科手术理论体系。

在理论研究的同时，我还完成了一大批开创性的手术。在全球范围内首先开展了桶状胸的微创手术[31]、Wenlin 胸的微创手术[14]、肋弓畸形的微创手术[32]；完成了全球最大组的窒息性胸廓发育不良（Jeune 综合征）手术[33]，最大组的 Poland 综合征微创手术[34]，最大组的胸廓畸形再次手术，并率先以胸壁外科技术完成了多例胸廓发育不良综合征手术[35]。这些工作的开展，使我的科室很快成了国内著名的胸廓畸形矫正中心。

外科医生一旦有了名气，就会有兄弟医院请去做手术。我也不例外，很多医院开始向我发出邀请。我不想让大家失望，尽可能做到有求必应。到其他医院做手术是一个很好的宣传机会，到外面做手术的次数多了，我的名气也越来越大了，受关注度也提高了。终于有一天，我接到广州医科大学第一附属医院何建行教授助理的电话，他告诉我说："何教授想请您协助做一台手术。"接到电话的那一刻，我知道我的命运将要改变。

何建行教授的名字对当代胸外科医生来说应该是无人不知无人不晓的，是他将胸腔镜手术的概念引入中国，他是当代胸腔镜手术的鼻祖，是真正的手术大师。我的手术能被何教授看中，这等于得到了最权威专家的认可，我意识到我真的是广受关注了。

在接下来的日子里，我到何教授的医院做好几次手术，其中最重要的一次，是与何教授同台完成一例双肺移植合并重度胸廓畸形的手术。手术获得巨大成功，经过报道后，引起了社会的广泛关注[36]。这是全球第一台类似的手术。

在与何教授多次接触的过程中，他对我的工作提出了很好的建议[37]。他好几次都提出，其实畸形手术不仅仅是先天性的畸形，临床中还有很多继发性的畸形，这些畸形的手术没有人做过，他建议我多加关注。后来他又告诉我说，其实胸壁上很多疾病的工作开展得都不好，如果能将这些疾病组合在一起，会有很多工作可以做。何教授并没有向我直接提出建立胸壁外科的建议。但是，他的话让我回忆起多年前我关于胸壁外科的构想。回到单位后，我对专业的发展做了深刻的反思。但考虑到医院的现实，我没有办法做更深入的尝试。

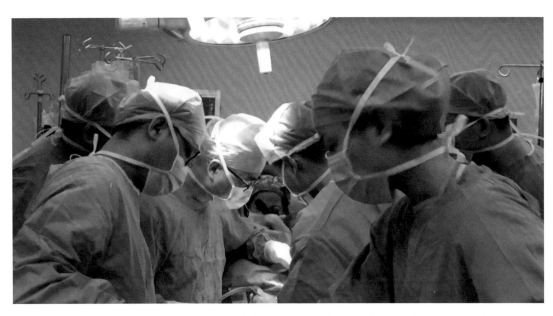

图1-1-2　2018年4月14日，作者在广州医科大学第一附属医院与何建行教授同台完成世界首例双肺移植合并重度胸廓畸形患者的手术治疗

很快，又有一件事情发生了，南方医科大学南方医院的蔡开灿教授向我发出邀请，希望我能加盟他们医院。紧接着，何建行教授的邀请也来了，他也希望我能加入他的团队。这两家医院都是国内著名的顶级医院，两位专家也是国内著名的胸外科专家，能得到这两位大专家的邀请，我本该很高兴才对，但我很快陷入幸福的烦恼当中。我无法取舍，不知道怎样做决定。很快，两个医院的商调函先后到了医院，我们医院领导知道后，自然不希望我离开。为了能让我继续留在医院工作，医院的田军章书记亲自与我谈心，希望我能继续留在医院工作，并承诺会提供一切有利的条件，帮助我把专业做得更大更强。经过再三考虑，我决定留在医院继续为这个培养了我的单位奉献力量。而此时我对专业的发展有了明确的目标，我不再满足于漏斗胸和各种畸形手术了，我要将这个事情做大，做成一个大事业。我把想法告诉了田书记，书记当即决定，第二天也就是2018年5月9日，为我的新科室挂牌，科室的名字是：胸壁外科[38]。

挂牌的当天，各路记者蜂拥而至，广东省第二人民医院举办新闻发布会，全球第一个独立的胸壁外科挂牌成立。从这块牌子挂起的那一刻起，临床外科的大家族中又多了一个新成员，这个成员虽然弱小，却有强大的生命力。

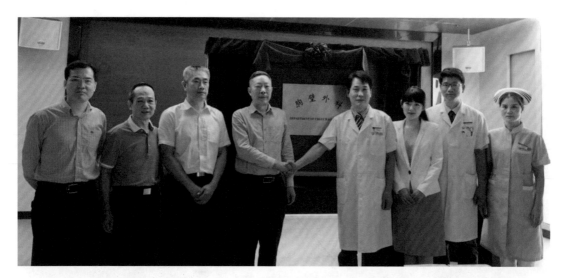

图 1 - 1 - 3 2018 年 5 月 9 日，第一家胸壁外科在广东省第二人民医院挂牌成立

从 2008 年有了胸壁外科的构想开始，经历了 10 年的拼搏，我从一个心脏外科医生蜕变为一个胸外科医生，再亲手将第一个胸壁外科建立起来。一路艰辛，一路坎坷，我付出了太多努力。而让我欣慰的是，这些努力最终有了回报。我让胸壁外科诞生出来，并骄傲地从胸外科中出走。我从传统的古老的胸外科中狠狠地分了一杯羹，让很多人欣喜，很多人羡慕，更让很多人受益。

胸壁外科作为一个崭新的专业出现在临床中，首先必须有其基本的架构。我最初的设想是收治五种疾病，即畸形、创伤、感染、肿瘤及缺损。这种设想参照了外科疾病的一般分类，虽然设想得匆忙，但后来的临床工作表明，这种设想恰如其分。

第一个胸壁外科建立后，受到国内同行的广泛关注，很快其他医院也行动起来，纷纷成立自己的胸壁外科。这些科室虽然不一定是独立的架构，却反映出一种强烈的共识和愿望。很多医生看到了当今胸外科存在的弊端，希望通过自己的努力改变现状。

从 2018 年起，我先后受邀到国内 300 余家医院协助开展手术，所到之处除了传播手术技术之外，更多的工作是传播胸壁外科的理念。受这个理念的影响，很多同行在积极开展本单位胸壁外科工作的同时，希望能有一个胸壁外科的专业平台以供大家学习和交流。为了响应大家的要求，2018 年 10 月 27 日，中国第一家胸壁外科专业组织——广东省胸部疾病学会胸壁外科专业委员会在广州成立[39]。委员会的成立，为中国胸壁外科事业的发展做出了不可磨灭的贡献。

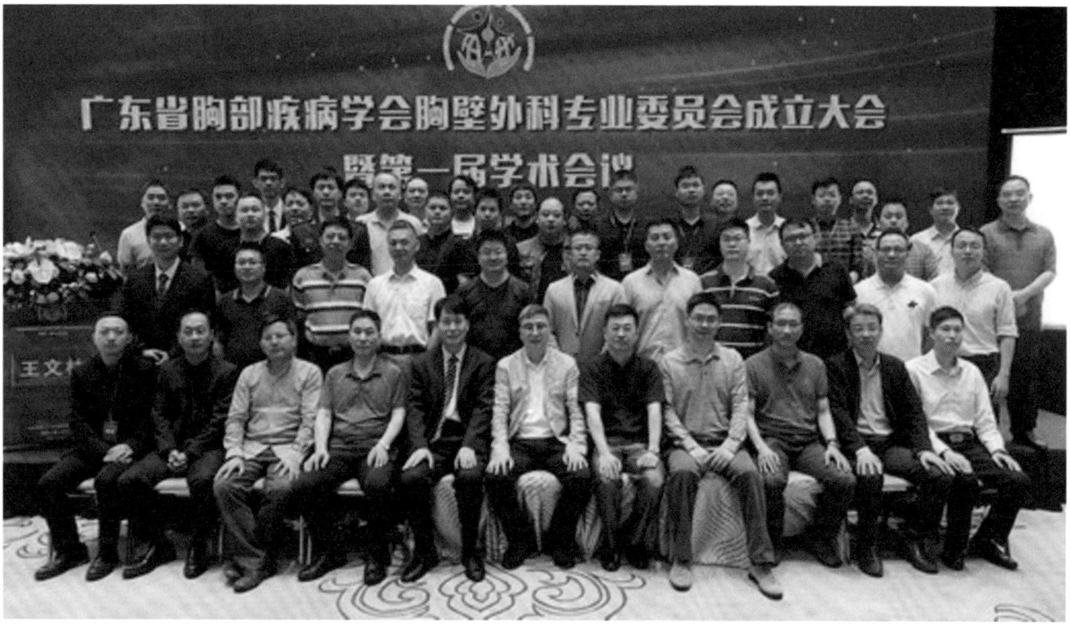

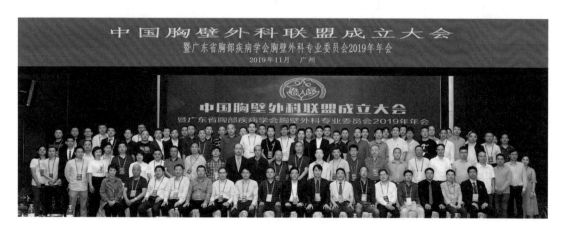

图 1-1-4 2018 年 10 月 27 日，中国第一家胸壁外科专业组织——广东省胸部疾病学会胸壁外科专业委员会在广州成立

胸壁外科专业委员会成立后，胸壁外科的理念得到更大范围的传播，国内更多医院成立了自己的胸壁外科，越来越多的胸外科医生开始关注胸壁外科的工作。随着全国同行对胸壁外科的进一步认可，国内急需更大的平台以满足同行交流学习的需求。为了满足这样的需求，2019 年 11 月 2 日，第一个全国性的胸壁外科专业组织——中国胸壁外科联盟在广州成立[40]。联盟的成立，标志着中国的胸壁外科事业又向前跨出了一大步。

图 1-1-5 2019 年 11 月 2 日，中国胸壁外科联盟成立

中国胸壁外科联盟成立后，先后在国内多个地区成立了地区联盟。另外，多个地区也成立了胸壁外科的专业组织。这些组织成立后，不定期开展相关的学术活动，为进一步传播胸壁外科的理念和技术起到了极大的推动作用。

2020 年 12 月 5 日，在中国胸壁外科联盟 2020 年年会上，经联盟与社会组织广泛商议，最终将每年的 5 月 9 日，也就是第一个胸壁外科挂牌成立的日子，设立为"胸壁关爱日"，以唤起全社会对胸壁疾病的关注[41]。2021 年 5 月 9 日，第一个"胸壁关爱日"到来时，全国各地大量医院积极投入胸壁疾病的宣传和科普工作中，在社会上引起了极大的反响[42]。这对进一步推动胸壁外科事业的发展起到了巨大的作用。

胸壁外科临床工作开展的同时，相关理论也在不断完善。经过全国大量同行的共同努力，胸壁外科的概念逐渐明确，收治范围更加清晰，各种手术方式基本定型，专业特色也越来越鲜明[43]。经过数年的努力，胸壁外科这个曾经微不足道的概念，已经逐渐成长为一个较为完整的临床专业。越来越多的医院有了自己的胸壁外科科室，越来越多的医生加入了胸壁外科事业。胸壁外科显示出越来越强大的生命力。

2023 年 2 月 9 日，为了将胸壁外科做大做强，医院领导研究决定，将我院的一个院区建成一个胸壁外科专科医院，这便是广东省第二人民医院胸壁外科研究院。研究院的成立，标志着全球第一家胸壁外科专科医院诞生[44,45]。

胸壁外科从无到有，从弱小的亚专业到逐渐完整的独立临床专业，与国内大量专家的无私奉献分不开。他们是广州医科大学的何建行教授，南方医科大学南方医院的蔡开灿教授，山东省人民医院的李军教授，广西医科大学第一附属医院的周华富教授、梁冠标教授和第二附属医院的韦高翔教授，河北燕达医院的王文璋教授，天津 983 医院的商宏伟教授，江西省人民医院的徐全教授，海南医学院第一附属医院的高炳玉教授，沈阳医学院附属中心医院的周志明教授，昆明延安医院的李定彪教授，青海省心脑血管病专科医院的曲毅教授，西部战区总医院的姜建青教授，西安红会医院的景利华教授，河南大学第一附属医院的张双林教授、张国瑜教授，河南省胸科医院的钱如林教授、张彬彬教授，河南省南阳市中心医院的董新伟教授，宁夏第三人民医院的肖公正教授，贵阳市第一人民医院的陈航教授，遵义市人民医院的沈玉光教授，石家庄市第三人民医院的张东升教授，深圳市第九人民医院的洪琼川教授等。除了这些专家外，还有很多热心人士为胸壁外科的发展默默奉献了巨大的力量。要是没有这些有识之士的忘我工作，胸壁外科不可能有今天的成绩。

回顾胸壁外科发展的道路，有很大的偶然性，但更是历史的必然。随着科学的进步，每一个传统的临床专业都会发展。专业的细分是学科发展的必然趋势。就拿传统的普通外科来说，如今早已分出了肝胆外科、胃肠外科、肛肠外科、甲乳外科等亚专业，这些亚专业逐渐发展，都已成为成熟的新专业。传统的骨科也是如此。如今大家熟知的脊柱外科、创伤科、整形外科、关节骨科、手外科等专业其实都来自传统的骨科。这些专业也都已发展成为独立的专业。胸外科与普外科、骨科一样古老，但亚专业的发展却明显滞后。如今大的医学中心虽然有专业细化的趋势，却没有一个像样的亚专业独立出来。这种状况表面上看似乎相对平静，却蕴藏着发展的暗流。胸壁外科的出现，正是这种暗流迸发的体现。我们有理由相信，随着胸壁外科逐渐走向成熟，将会有更多的亚专业从胸外科中分离出来，走上飞速发展的道路。

参考文献

［1］任华，徐乐天. 胸外科发展史//张志庸. 协和胸外科学. 2 版. 北京：科学出版社，2010：1 - 12.

［2］高尚志，刘彦国，耿庆，等. 中国胸外科发展简史. 中华外科杂志，2015，53（1）：27 - 32.

［3］王文林. 中国胸壁外科发展的必由之路. 医学科技频道，2019 - 02 - 17.

［4］王文林. 胸外科的新出路：胸壁外科的未来. 365 医学网，2018 - 05 - 08.

［5］王文林. 独立之路：胸壁外科与胸外科的决裂. 365 医学网，2018 - 08 - 17.

［6］王文林. 中国胸壁外科的现状及未来. 39 健康网，2019 - 11 - 25.

［7］JIANG R，LIAO L. Wenlin Wang：a "weird doctor" in defiance of the Matthew effect. J thorac dis，2019，11（7）：E90 - E95.

［8］王道斌. 胸壁外科创始人王文林：于狭窄胸壁间开辟出一个特色专科. 南方都市报，2021 - 01 - 19.

［9］高龙，薛冰妮. 中国胸壁外科创始人王文林：把一件小事做好. 39 健康网，2019 - 05 - 17.

［10］王道斌. 胸壁外科领域全国第一人，触网成垂直领域大 V. 南方都市报，2021 - 08 - 17.

［11］王文林. 沟状胸的命名与形态学特点. 实用医学杂志，2016，32（2）：335 - 336.

［12］王文林. 鞍状胸的命名与形态学特征. 实用医学杂志，2017，33（增）：380 - 381.

［13］王文林. 侧胸壁局限性凹陷的命名. 实用医学杂志，2015，31（增）：196.

［14］王文林. Wenlin 胸与 Wenlin 手术. 医学科技频道，2019 - 06 - 22.

［15］王文林. 扁鸡胸的命名：一种特殊的胸廓畸形. 医学科技频道，2019 - 05 - 23.

［16］WANG W L，CHEN C M，LONG W G，et al. Wang procedure：novel minimally invasive procedure for pectus excavatum children with low age. Case reports and images in surgery，2018，1（1）：1 - 2.

［17］王文林，龙伟光，陈春梅. Wang 手术用于低龄漏斗胸治疗. 南方医科大学学报，2019，39（2）：249 - 252.

[18] 王文林. Wang 手术的工作原理. 365 医学网, 2020 – 09 – 25.

[19] 王文林. Wung 手术. 365 医学网, 2020 – 07 – 31.

[20] 王文林, 龙伟光, 陈春梅, 等. 鸡胸的超微创手术. 实用医学杂志, 2015, 31 (5)：863 – 864.

[21] 王文林. 漏斗胸终极手术：特斯拉手术 (Tesla Procedure). 知乎, 2018 – 07 – 08.

[22] 王文林. 创可贴手术与传统手术. 健康界, 2018 – 10 – 07.

[23] 王文林. 干净手术的三个维度. 中国网医疗频道, 2019 – 01 – 24.

[24] 王文林. 干净手术的四重境界. 健康界, 2019 – 01 – 26.

[25] 王文林. Bleedingless 手术的基本概念. 健康界, 2019 – 01 – 14.

[26] 王文林, 陈春梅, 李学军, 等. 胸廓畸形的整体分类法. 中国胸心血管外科临床杂志, 2018, 25 (11)：981 – 985.

[27] 王文林. 逆向思维：由 Nuss 手术到 Wang 手术. 365 医学网, 2018 – 08 – 21.

[28] 王文林. 胸廓畸形与脊柱侧弯：力学原理. 39 健康网, 2018 – 02 – 28.

[29] 王文林, 陈春梅, 龙伟光, 等. 漏斗胸发病的"胸廓缺陷假说"初探. 实用医学杂志, 2015, 31 (增)：200 – 201.

[30] 王文林, 龙伟光, 陈春梅, 等. 鸡胸发病机理的分析. 实用医学杂志, 2015, 31 (增)：313 – 314.

[31] WANG W L. Minimally invasive surgical technique for barrel chest. Surgical case reports, 2018, 1 (2)：1 – 2.

[32] WANG W L. Minimally invasive operation for costal arch deformity. Surgical case reports, 2018, 1 (2)：1 – 3.

[33] 王文林, 龙伟光, 陈春梅, 等. 窒息性胸廓发育不良的外科治疗. 中国胸心血管外科临床杂志, 2021, 28 (8)：984 – 989.

[34] 王文林. Poland 综合征合并前突畸形的微创 Wenlin 手术. 365 医学网, 2019 – 04 – 25.

[35] 王文林. 又创历史：胸廓发育不良综合征的根治手术. 爱问医生, 2019 – 01 – 23.

[36] 王文林. 全球首例双肺移植加胸廓畸形矫正术成功完成的启示. 南方号, 2018 – 11 – 10.

[37] 王文林. 何建行教授对中国胸壁外科事业做出的突出贡献. Thoracic surgery, 2020 – 12 – 26.

[38] 薛冰妮. 全国首家"胸壁外科"落户广东省二医. 39 健康网, 2018 – 05 – 14.

[39] 龚雯. 中国医疗行业第一家胸壁外科专业委员会成立. 医学科技频道, 2018 – 10 – 30.

[40] 周羽. 中国胸壁外科联盟在广州成立. 央广网, 2019 – 11 – 02.

［41］龚雯. 中国胸壁外科联盟倡议设立"胸壁关爱日". 医学科技频道, 2020 - 12 - 05.

［42］李娜. 胸壁关爱日：关注胸壁 消除畸形. 北方网, 2021 - 05 - 08.

［43］王文林. 胸壁外科研究的内容. 365 医学网, 2018 - 08 - 12.

［44］龚雯. 胸壁外科 15 年. 胸廓畸形手术专家, 2023 - 06 - 17.

［45］姜晓丹, 黄怡辛. 广东省第二人民医院成立胸壁外科研究院. 人民日报客户端 广东频道, 2023 - 02 - 10.

胸壁外科的基本概念

在胸部所有疾病都受重视的年代，胸外科是一个整体，不大可能有人过分地关注胸部某个局部的疾病。近年来，胸腔内疾病受到前所未有的关注，胸腔外疾病却被彻底忽视。表面上看，这种忽视对此类疾病的发展极其不利；但是，正是因为被忽视，才有可能被另外一些人重视，于是胸壁外科这个崭新的专业便诞生了。

胸壁疾病被当做独立的疾病受到关注，首先来自与胸腔内疾病的对照。胸壁疾病存在于一个特定区域，这个区域就是胸壁。当太多的人关注胸腔内疾病时，胸壁的疾病并没有因为被忽视而减少，事实上，胸壁疾病的发生率甚至高于胸腔内疾病[1]。如此高的发病率，意味着大量患者需要帮助。这种需求是最现实的动力，促使一些有识之士去关心这些病人，关注这些疾病。因此，胸壁外科的出现，既是历史的选择，又是逻辑上的必然。

胸壁外科出现在临床中，是一个概念，更是一个实体。要准确定义胸壁外科，可以参照传统外科的定义方法。比如脑外科、腹部外科、骨科，甚至胸外科，定义首先要包含特定的解剖区域，有了区域，其中所有与外科行为相关的内容便都成了这个专业需要解决的问题。因此，胸壁外科准确的定义应该是对发生于胸壁的各类疾病实施外科干预的临床专业。

要准确理解胸壁外科的内涵，必须弄清三个基本概念：其一是胸壁的概念，其二是胸壁外科疾病的概念，其三是胸壁外科手术的概念。只有当这三个概念都清楚之后，胸壁外科的含义才能清晰。

一、胸壁的概念

胸壁是一个解剖学区域，尽管传统的解剖学上没有给出准确的划分，但从习惯上理解并不困难。胸壁的概念可以参照其他解剖区域的概念，顾名思义，应该是胸部围绕胸腔的外在结构的总和。按照这样的理解，胸壁首先应该包括皮肤和软组织，其次是骨性结构。这些组织和结构都参与了胸壁的构成。但是，理解胸壁还要考虑一些历史遗留的问题，比如乳腺的归属[2]。如果不考虑已经存在的乳腺外科，完全可以将乳腺划归胸壁外科。而乳腺外科已经发展得相当成熟，这样的专业不可能屈居于胸壁外科之下。另一个结构就是脊柱[3]。单从结构构成来看，脊柱也应该是胸壁的内容。然而，由于涉及更多骨科与神经外科的内容，且脊柱外科同样非常成熟，也不可能强行将其划归到胸壁外科。既然胸壁外科脱胎于传统的胸外科，因此其所辖范围也只能是原有胸外科中相关的部分。这就是说，不能将乳腺和脊柱包含在内。这样的约定不仅有利于专业的设置，也有利于临床工作的开展。

按照传统胸外科对胸壁的定义，除了乳腺和脊柱外，还有一个区域较为特殊，需要特别说明，这个区域就是后胸壁，标准的解剖学命名为背部。这个区域虽然也参与了胸壁的构成，却不被称为胸壁。这也是生活习惯使然。在以往的文献中，一般习惯将前胸壁称为胸，而将后胸壁称为背[4]。虽然没有临床上的背部外科，却明显与胸外科有距离。这种距离来自一个特殊的结构，即肩胛骨。肩胛骨虽然位于胸壁，却是骨科的结构，这样的结构对胸外科的工作经常造成影响，使背部成为一个较为尴尬的区域。名义上不属于胸而属于背，很多工作却需要胸外科医生完成。而当此区域被当做胸壁外科的内容时，麻烦依然存在。由于肩胛骨同样不是胸壁外科的内容，其不利的影响也会持续下去，继续对胸壁外科的工作造成影响[5]。

由如上分析可以看出，观念上的胸壁虽然可以理解为胸部周围所有围绕胸腔结构的总和，实际上更多指的是前胸壁和侧胸壁。如果涉及背部，则主要局限于肋骨和周围的结构，脊柱和肩胛骨所在的区域并不属于胸壁外科的内容。

关于胸壁的概念，除了讨论如上大的区域外，尚要关注胸壁的界限问题。界限有两方面，一个是与胸腔内结构的界限，另一个是与其他外科专业结构的界限。第一个界限很容易界定，可以理解为壁层胸膜外的结构。第二个界限的界定则较为模糊。胸壁下部的界限可以理解为剑突、肋弓以及第12肋骨，上部的界限可以理解为胸廓的上口。但是，前方由于存在锁骨，上部的界限较难界定。界限不清，就会给一些疾病的治疗带来麻烦。这也是此区域疾病最需要关注的内容。除了上、下部的界限外，还要考虑另外的界限，即上面提到的乳腺、脊柱、肩胛骨等结构与胸壁结构的界限问题。生理状况下，这些结构与胸壁结构的分界较为清晰。而一旦有了病理变化，问题就会变得复杂。病变可能同时累及相关结构，使疾病成为跨专业的疾病。这无疑会增加疾病处理的难度。

二、胸壁外科疾病的概念

胸壁的概念明确后，接下来应该明确的概念是胸壁外科疾病。字面上理解，凡是发生于胸壁的疾病都应该是胸壁疾病，但疾病有内科和外科的划分。胸壁也有不适合外科治疗的疾病，因此必须明确什么是外科疾病。按照疾病划分的习惯，凡是需要外科手术治疗的疾病应该都是外科疾病，胸壁外科疾病同样是需要外科手术治疗的疾病。除此之外的所有疾病，都不在此范畴。

外科疾病的具体病种有很多。但是，参照外科专业疾病性质的划分，胸壁外科疾病大致可分为五种，即创伤、肿瘤、缺损、畸形及感染[6-10]（图1-2-1）。五种疾病的划分不一定完全合理，也不一定包含所有的疾病病种，但从其他外科专业病种的划分来看，这样的划分基本上是合理的，因此可以就此规定。

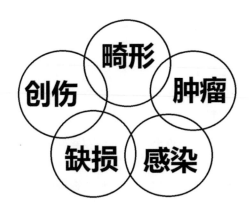

图 1-2-1 胸壁外科五种基本疾病。各疾病彼此独立，但又有密切联系。每种疾病都可能合并或者转化为其他疾病

自从胸壁外科的概念提出后，尤其是胸壁外科在临床上开始展开工作后，临床工作一直遵循这样的划分有序进行。已有的实践经验表明，这样的划分是科学的，也相当实用。

(一) 胸壁创伤

创伤是胸壁外科最常见的收治内容之一[11]，可以分为软组织伤和骨性结构创伤。软组织伤处理较为简单。骨性结构一旦损伤，可能带来严重并发症，因此需要特殊处理。骨性结构的创伤主要包括肋骨、肋软骨和胸骨的损伤，多数情况下处理并不复杂。但是，如果创伤严重，处理则较为麻烦。

在处理胸壁创伤时有一个问题需要明确，那便是其与胸腔内创伤的关系。在传统的胸外科，这两种创伤会得到同时处理。当胸壁外科的概念提出后，表面上讨论的只有胸壁上的创伤，但由于经常合并胸腔内的损伤，因此救治的时候依然要同时处理，不能只考虑胸壁创伤而不考虑胸腔内的损伤。

(二) 胸壁肿瘤

胸壁肿瘤也是常见的胸壁外科疾病[12]，它可为良性，也可为恶性，根据位置的不同可以分为软组织肿瘤和骨性结构肿瘤。骨性结构肿瘤原发于胸廓的各部位，但可累及周围的软组织，甚至可以向胸腔内生长。胸壁肿瘤的危害主要有三个方面：其一是肿瘤自身的危害，其二是对胸腔内脏器功能的影响，其三是对胸壁外观的影响。胸壁肿瘤的治疗措施主要是切除。不仅要切除肿瘤本身，还要将周围一定范围的正常结构一并切除。肿瘤切除后，胸壁上会留下不同大小的缺损。小的缺损可以不做处理，大的缺损则需要做胸壁重建。重建的内容有两个：一个是骨性结构的重建，一个是皮肤和软组织的重建。骨性结构的重建需要特殊材料，基本目标是恢复胸廓的完整性。皮肤和软组织的重建需要特殊的皮瓣，不仅要保证切口能顺利愈合，而且要用一定的软组织维持特定部位的功能与形状。

（三）胸壁缺损

胸壁缺损主要指胸壁因某些结构的缺失而导致的缺损[13]。缺损可以单独存在，也可以发生于其他手术中，比如胸壁肿瘤切除后留下的缺损。由于这样的缺损会在手术中得到处理，因此不是真正的缺损，不属于胸壁缺损讨论的内容。这里讨论的胸壁缺损是单独存在的缺损，可分为两种类型：一种是原发性缺损，一种是继发性缺损。原发性缺损没有明确原因，多表现为胸壁骨性结构的缺失。缺损可以发生于任何部位，可以累及胸骨，也可以累及肋骨和肋软骨。胸骨的缺损可见于胸骨裂，胸骨结构出现严重破坏，胸壁结构不完整[14]。肋骨和肋软骨的缺损则直接表现为这些结构的缺失，在相关部位形成缺损。原发性缺损可以为独立的疾病，也可以是其他疾病的一个表现。出现缺损的疾病常见于 Poland 综合征[15]与胸廓发育不良综合征[16]。在 Poland 综合征中，当存在肋骨或者肋软骨缺失时，可以表现出胸壁局部的缺损与凹陷。在胸廓发育不良综合征中，这种情况同样存在，也会因为肋骨的缺失而形成胸壁凹陷。原发性胸壁缺损没有固定的形状，位置也不固定，具体的表现可以有很大的差异。由于缺损局部缺乏骨性结构，可出现反常呼吸，这是此类疾病最典型的体征。

继发性缺损有明确的原因，可以是创伤，也可以是其他因素。创伤导致的胸壁缺损往往较为严重，需要紧急处理。其他因素导致的缺损原因复杂，可以为感染，也可以为一些治疗手段，比如放疗，这是临床上经常遇到的并发症。放疗本身是一种侵犯性极强的治疗手段，在消灭病灶的同时可能造成局部健康组织的损伤，尤其对于肋骨和肋软骨来说，放疗的结果会导致这些结构的无菌性坏死。此时一旦出现皮肤破溃，将出现缺损。这种病变局部缺乏血运，愈合极其困难。由于长期迁延不愈，出现局部结构的反复坏死和感染，缺损非常顽固。放疗后的缺损常见于乳腺癌术后放疗的病人，这种缺损始终是临床中处理的难点，需要特别的技巧才能获得手术成功[17]。

其他的继发性缺损可能发生于一些特殊的情况，比如经肋骨床切口实施胸部手术的病人。这种手术入路在早年的胸外科手术中比较流行，现已很少遇到。另一种情况是既往实施了胸壁病灶切除却没有进行胸壁重建的病人。这样的病人会残存较大的胸壁缺损。还有一种情况发生在一种早期的手术中，也就是以往较常开展的胸廓成形术[18]。为了消灭胸腔内的病灶，人为地对胸壁进行破坏性操作，使之塌陷。此过程中不仅可能形成胸壁的畸形，而且可能导致缺损。这种手术创伤极大，现在已经很少实施。

胸壁缺损是一种较为复杂的胸壁外科疾病。而其治疗原则非常明确，那便是进行重建。当然，重建不仅包括骨性结构的重建，如果有皮肤和软组织的缺损，同样要实施这些结构的重建。

（四）胸壁畸形

胸壁畸形是胸壁外科一类重要的病种，主要指的是胸壁外观的异常。在讨论这种疾病时，要明确胸壁畸形与胸廓畸形的区别。胸壁畸形指的是胸壁所有结构病变导致的外观异常，这类异常可以是骨性结构的异常，也可以是软组织的异常。广义的胸壁畸形甚至包括所有胸壁外科疾病引起的胸壁外观的异常，比如胸壁肿瘤导致的外观异常，严格来说也属于胸壁畸形的范畴。胸廓畸形则特指骨性结构异常导致的胸壁外观病变，这种病变仅局限于骨性结构，与软组织无关[19]。胸壁畸形涉及范围广，内容难以确定。由于概念上容易产生歧义，因此不将其作为独立的病种进行讨论。胸廓畸形概念明确，治疗手段固定且成熟，是胸壁外科疾病主要的构成内容。

胸廓畸形可以是胸廓局部结构异常导致的外观异常，也可以是多种结构异常导致的外观异常；可表现为局部的病变，也可为多处的病变。这些病变可以单独出现，也可以合并出现。由于病变位置不同，性质不同，程度不同，可表现出多种具体的畸形。

胸廓畸形的主要特征是胸壁外观的异常，这种畸形可能带来两种损害，一种是因外观异常导致的心理损害，另一种是因为对胸腔内脏器影响导致的生理功能损害[20]。两种损害性质不同，却都是无法回避的伤害，都需要给予重视。

胸廓畸形是骨性结构形状异常导致的畸形，因此治疗方法属于通过改变骨骼的形状完成的矫形手术；这些手术可以是开放手术，也可以是微创手术；可以直接矫形，也可以通过材料间接完成矫形。

（五）胸壁感染

感染类疾病是最常见的外科疾病，由各种不同的病源引起。临床上按照不同的标准可以做不同的分类。表浅的感染较为局限，多为局部软组织的感染。深层的感染可累及胸壁全层，侵及骨性结构。感染会导致不同的病理改变，可以为局部的红肿，也可以为脓肿，脓肿可能破溃形成皮肤的破口，甚至可能形成缺损。深层感染可导致肋骨或者肋软骨炎症，也可能造成胸壁全层的坏死，同样可以形成缺损。

原发性胸壁感染相对少见，常见的是继发性感染，主要继发于各种胸部手术后的切口感染，其中心脏手术切口感染最多见[21]。这种情况与很多因素有关，其中血液循环不良以及胸骨前软组织较少是重要的因素。切口感染一旦发生，临床处理往往非常棘手。如果处理不当，可能导致严重后果。

胸壁感染可以独立存在，也可以作为其他疾病的合并疾病同时存在。比如缺损患者，如果涉及皮肤缺损，则多伴有感染。肿瘤患者如果出现皮肤坏死破溃，同样可以有感染发生。创伤累及皮肤时，感染则是最常见的现象。由此可见，感染几乎可以出现在每一种胸壁外科疾病中。感染控制得好与否，关系到疾病最终的治疗效果。

三、胸壁外科手术的概念

胸壁外科手术指的是针对胸壁外科疾病实施的外科治疗手段。每种疾病的特征不同，具体的手术方法也不同。但总的来说，胸壁外科手术都具有两种共同的属性，其一是治病，其二是整形。治病的属性直接针对疾病的生理损害，而整形的属性则针对外观的异常。这些属性使其表现出与胸腔内手术明显的不同。治病与整形目标基本一致，但有时会有矛盾。治病要求对病变部位尽可能切除或者改变形状，而整形则要求尽可能恢复正常形状。二者在很多时候会有冲突。为了获得最佳的效果，必须对二者进行权衡。

整形的基本要求是获得尽可能正常的形状，其高级的境界是美容，即获得能满足患者需求的外观形状。整形对手术的具体操作有特殊的要求。要完成整形工作，需要重点关注两方面的操作：其一是整体形状的改造，其二是手术切口的实施。整体形状的改造主要是对骨性结构的矫形和软组织的重建。切口的实施则涉及切口操作过程中的具体细节，包括切口的位置、长度、方向、缝合方式等。如果充分考虑形状与切口的要求，则可获得较为理想的整形效果。

四、胸壁外科与传统胸外科的关系

胸壁外科来源于传统的胸外科，这种特殊的"血缘关系"决定了胸壁外科的出现首先是继承，然后才是发展与创新。胸壁外科疾病全都是以往胸外科的内容。用胸外科的传统理念处理这些疾病虽然有一定的局限性，却为疾病的治疗奠定了扎实的基础。以往的理论和经验非常宝贵，不可能不继承，这是胸壁外科存在的基础。从目前胸壁外科的临床工作来看，不少临床工作依然是按照以往胸外科的理念和技术开展的。胸壁外科来源于胸外科，不可能全盘否定这些理念和技术。

但是，作为一个崭新的临床专业，其独立的资本就是要有自己的特色。这种特色显然与传统的胸外科不同。其特色具体表现在如下方面：①与其他专业发生交叉。胸壁外科工作的一个重要内容是整形。要想更好地完成此工作，必须很好地借鉴整形外科的经验和技术，因此二者可能会发生交叉。另外，为了更好地处理胸壁骨性结构的病变，也需要骨科的经验与技术，这使得胸壁外科可能与传统骨科的工作发生交叉。还有，由于很多胸壁外科疾病都影响到脊柱，因此也会与脊柱外科的工作有交叉。这些专业之间的交叉显然是传

统胸外科不存在的内容。跨专业的交叉与融合，可能会催生出崭新的理念与技术。②专业
自身的发展与创新。在传统的胸外科中，胸壁疾病不受重视，没有人对其做深刻的研究。
不研究就无法发展，更不可能有创新。而当胸壁外科成为独立的专业后，胸壁外科疾病成
了工作的唯一内容。这为专业的医生提供了专业的研究对象和机会，因此也就有了发展和
创新的机会。由于采用了全新的视野去审视和对待胸壁外科疾病，必然会获得崭新的成
果。这对传统胸外科来说是不可能发生的。

胸壁外科的发展与创新表现在多个方面：其一，理论的创新。胸壁外科作为一个独立
的临床专业，必须有自己独立的理论体系。这样的体系只有在胸壁外科存在时才可能出
现，在胸外科的大框架下不可能有这样的理论。这种理论相当重要，可以为学科发展指引
方向，奠定基础。其二，概念的创新。新学科出现，必然有新的概念，概念是学科存在的
基石，将使学科更丰满，更有实际意义。其三，技术的创新。胸壁外科独立出来的明显标
志之一就是技术的飞速发展。这些技术是在新理论和新概念的指导下完成的。这样的创新
更有现实意义。这也是胸壁外科独立出来的真正意义所在。其四，材料的创新。胸壁外科
手术不仅仅是病灶的切除，更重要的是整形。整形包括塑形与重建。而这些工作全都需要
特殊的材料才能完成。新技术的出现对材料提出了新要求，这将催生新材料的设计与研
发，使一大批新材料出现在临床工作中。

胸壁外科继承并发展了胸外科中关于胸壁疾病的内容，作为一个新专业完全独立出
来。这是传统胸外科发展的必然趋势，也是胸壁疾病治疗的客观需求。但是，必须强调的
是，尽管胸壁外科已经不再是以往的胸外科，二者天然的联系却无法割舍，这几乎体现在
临床工作的每一个方面。每一种胸壁外科疾病都可能累及胸腔内脏器，每一种胸壁外科手
术也都可能影响到胸腔内结构。胸壁外科与胸外科是一个紧密相连的有机体，其中的联系
将伴随学科发展的始终。重视这种有机的联系，不仅可以更好地完成相关工作，而且可以
创造更多的发展机会，使学科建设取得更大的成就。

参考文献

[1] 王文林. 胸廓畸形可怕的发病率. 胸廓畸形手术专家, 2016 – 12 – 21.

[2] 王向义, 钟纯, 聂云飞, 等. 乳房固定结构的解剖. 郑州大学学报（医学版），
2005, 40 (4): 637 – 639.

[3] 刘虎诚, 宗世璋, 徐屹, 等. 经中上胸椎肋椎关节内固定的解剖学研究. 江西医
学院学报, 2009, 49 (6): 7 – 10.

[4] 朱止平, 岳军艳, 王娟, 等. 背部弹力纤维瘤的 CT 和 MRI 诊断. 实用放射学杂
志, 2017, 33 (2): 258 – 261.

[5] GREIFFENSTEIN P, TRAN M Q, CAMPEAU L. Three common exposures of the

chest wall for rib fixation: anatomical considerations. J thorac dis, 2019, 11 (Suppl 8): S1034 – S1043.

[6] 王文林. 胸壁外科研究的内容 (1). 365 医学网, 2018 – 08 – 12.

[7] 王文林. 胸壁外科研究的内容 (2). 365 医学网, 2018 – 08 – 12.

[8] 王文林. 胸壁外科研究的内容 (3). 365 医学网, 2018 – 08 – 16.

[9] 王文林. 胸壁外科研究的内容 (4). 365 医学网, 2018 – 08 – 16.

[10] 王文林. 胸壁外科研究的内容 (5). 365 医学网, 2018 – 08 – 16.

[11] CARAGOUNIS E C, XIAO Y, GRANHED H. Mechanism of injury, injury patterns and associated injuries in patients operated for chest wall trauma. Eur J trauma emerg surg, 2021, 47 (4): 929 – 938.

[12] SANNA S, BRANDOLINI J, PARDOLESI A, et al. Materials and techniques in chest wall reconstruction: a review. J vis surg, 2017 (3): 95.

[13] BILLÈ A, OKIROR L, KARENOVICS W, et al. Experience with titanium devices for rib fixation and coverage of chest wall defects. Interact cardiovasc thorac surg, 2012, 15 (4): 588 – 595.

[14] EIJGELAAR A, BIJTEL J H. Congenital cleft sternum. Thorax, 1970, 25 (4): 490 – 498.

[15] CHANDRAN S, REVANNA K G, ARI D, et al. Lung herniation: an uncommon presentation of Poland's syndrome in a neonate at birth. BMJ case rep, 2013, 2013: bcr2013200106.

[16] GROENEFELD B, HELL A K. Ossifications after vertical expandable prosthetic titanium rib treatment in children with thoracic insufficiency syndrome and scoliosis. Spine (Phila Pa 1976), 2013, 38 (13): E819 – E823.

[17] RAZ D J, CLANCY S L, ERHUNMWUNSEE L J. Surgical management of the radiated chest wall and its complications. Thorac surg clin, 2017, 27 (2): 171 – 179.

[18] PERIKLEOUS P, RATHINAM S, WALLER D A. VATS and open chest surgery in diagnosis and treatment of benign pleural diseases. J vis surg, 2017 (3): 84.

[19] MAK S M, BHALUDIN B N, NAASERI S, et al. Imaging of congenital chest wall deformities. Br J radiol, 2016, 89 (1061): 20150595.

[20] 王文林. 胸廓畸形的危害. 胸廓畸形手术专家, 2014 – 12 – 08.

[21] DUBERT M, POURBAIX A, ALKHODER S, et al. Sternal wound infection after cardiac surgery: management and outcome. PLoS one, 2015, 10 (9): e0139122.

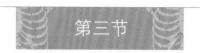

胸壁的结构与功能

胸壁外科疾病是发生于胸壁结构上的疾病，胸壁外科手术是针对胸壁结构实施的手术，要想顺利开展胸壁外科临床工作，必须先对胸壁的结构和功能有所了解。这是胸壁外科一切临床工作的基础。胸壁结构是解剖学的内容，主要是对胸壁各构成成分的结构特征以及内在联系进行的研究[1]。胸壁功能是生理学的内容，是对胸壁整体以及各构成成分生理功能的研究[2]。结构与功能关系密切，充分了解二者之间的内在联系，将有助于胸壁外科临床工作的开展[1]。

一、胸壁的结构

胸壁是人体一个特殊的区域，一些解剖学著作中给出了基本的描述，但并没有准确的定义[1]。这为深入研究胸壁的结构带来了困难。不过对于胸外科医生来说并没有太大的难度，因为在平时的工作中，这样的词汇会经常出现，一般都清楚大概的内涵，因此胸壁的描述似乎并不陌生。但是，胸壁外科关于胸壁的概念与胸外科的胸壁概念必然有区别，不然也不会有两个专业的划分。从胸壁外科的角度理解胸壁需要从三个方面入手：其一是胸壁的范围，其二是胸壁的构成，其三是各结构之间的关系。这是全面认识胸壁结构的基本要求。

（一）胸壁的范围

胸壁是胸部外表的结构，是围成胸腔的所有结构的总和。胸壁内部的边界是壁层胸膜，由此向外一直到体表的所有结构都是胸壁的内容[3]。大体来看，胸壁可分为三个部分，即前胸壁、侧胸壁和后胸壁。前胸壁为胸部正前方的部位，侧胸壁为胸部的侧面部位，后胸壁一般被称为背部，位于前胸壁相对的部位。三部分之间没有明确的界限，只存在大致的分界。前胸壁上方的边界为两个锁骨的下缘与胸骨柄的上缘，下方的边界为剑突与两个肋弓的下缘。侧胸壁上方边界位于腋窝顶部，下方边界位于肋弓下缘。后胸壁上方边界为肩部，下方边界是第12肋骨水平。总的来看，胸壁位于一个特殊的部位，向上连接颈部的浅表结构，向下连接腹壁，两侧连接上肢，深面紧邻胸腔脏器。这种特殊的位置使胸壁的存在具有极其重要的意义。

（二）胸壁的构成

胸壁的构成成分主要有三种，即皮肤、软组织和骨性结构[1]。软组织主要包括浅表的乳腺、肌肉组织、脂肪组织以及肋间结构；骨性结构主要有三种成分，即胸骨、肋软骨以及肋骨[1,4]。除了这三种骨性结构外，还有一个特殊的结构，即剑突。剑突可以看做胸骨向下方的延续。软组织与骨性结构彼此融合，构成了一个有机的整体。

前胸壁的主要结构包括表面的乳腺、胸大肌、胸小肌等，深部骨性结构主要是胸骨、肋软骨和肋骨的一部分。侧胸壁表面的重要结构是前锯肌，深层结构主要是肋骨。后胸壁表面的结构为背阔肌、斜方肌等肌肉，肩胛骨游离于后胸壁，深面是众肋骨的后半部分，正中是脊柱。

胸壁的骨性结构构成立体的胸廓，胸廓是胸壁的骨架，是胸部肌肉的附着点也是着力点，是维持胸壁外观形状的内在结构基础。要研究胸壁外科的疾病和手术，就必须熟悉胸廓的基本结构。

胸廓是一个上窄下宽的笼状结构，有上、下两个口，上口较小，下口较大。上口由胸骨上缘、第1肋骨以及脊柱前缘围成，下口主要由剑突、肋弓、浮肋以及脊柱前缘围成。胸廓前后径较短，左右径较宽，由此形成了相应的胸壁生理形状（图1-3-1）。

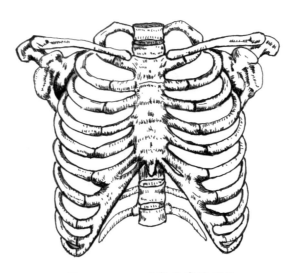

图1-3-1　正常胸廓的形状

在研究胸壁基本结构时，需要考虑一些特殊结构对胸壁外科工作的影响，这些结构主要有三个：其一是脊柱，其二是肩胛骨，其三是锁骨。以往这三个结构都属于骨科的内容，其中脊柱更为特殊，一些单位甚至将脊柱相关的疾病独立成科，也就是脊柱外科。

脊柱是骨科或者脊柱外科研究的结构，与传统的胸外科无关。但从功能角度看，脊柱参与了胸廓的构成，也应该算是胸壁的一个重要结构。在很多胸壁外科疾病中，脊柱的因素都参与其中，成了不得不研究的内容[5,6]。比如漏斗胸的并发症问题，其中经常会有脊柱侧弯存在。脊柱侧弯基本上都是继发性病变，其根源就在于前胸壁的凹陷。相反，一些脊柱外科的疾病如果存在脊柱形状的问题，也可以导致胸廓的形状改变，从而形成各种类型的胸廓畸形。另外还有一种疾病，病理改变本身就包含了脊柱和胸廓的改变。这种疾病就是胸廓发育不良综合征[7]。这种疾病首先被脊柱外科医生关注，在很长的时间里其治疗一直是脊柱外科的内容。脊柱外科治疗这种疾病只是关注了脊柱的形状，并没有对胸廓结构的病变做治疗。而胸廓结构的异常应该是疾病发生的根本原因，因此由胸壁外科实施治疗更具合理性。

肩胛骨位于后胸壁，是传统骨科的结构。由于此结构对后胸壁手术影响巨大，因此也是胸壁外科需要关注的内容。肩胛骨主要影响对后胸壁操作的显露，此区域的很多手术都因为肩胛骨的存在而不得不做特殊的应对设计。

锁骨也是骨科的内容，与胸壁外科的关系似乎不大。但是，在针对上胸壁的病变实施操作时，经常会涉及锁骨的处理。比如胸骨上段的肿瘤，经常会侵犯胸锁关节，甚至会侵犯锁骨。此时的手术不仅要切除肿瘤结构，还要对胸锁关节和锁骨做处理。这都是胸壁外科手术的内容。

除了上述三种骨性结构外，还有一个结构需要注意，那便是前胸壁的乳腺。乳腺虽然是胸壁的重要结构，但是由于相关疾病的临床工作已经独立成科，且发展得相当成熟，因此不适合放到胸壁外科中进行讨论。然而，像骨科的结构一样，乳腺的存在同样会影响胸壁外科的各种临床工作，因此也必须给予其足够的关注。

（三）胸壁各结构之间的关系

胸壁软组织位于浅层，除了乳腺外，最主要的结构是肌肉组织。胸大肌和胸小肌覆盖于前胸壁上半，纤维附着于锁骨、胸骨、肋软骨和部分肋骨的特定部位。前锯肌附着于侧胸壁的肋骨。胸壁骨性结构之间有明显的缝隙，这些缝隙由肋间肌填充。肋间肌中有血管和神经通过。胸壁的骨性结构彼此紧密结合，其中的缝隙由软组织填充，骨性结构又与表面的肌肉以及各种软组织紧密结合，由此使整个胸壁形成一个有机的整体。胸壁结构的完整性具有极其重要的临床意义，为胸壁结构发挥正常的生理功能奠定了基础[1]。

（四）胸壁结构的临床意义

人体每一种结构都有其存在的意义，也就是说有特定的功能。胸壁的功能将在后文另外分析。这里讨论的是结构自身与临床工作的关系。结构与功能有天然的联系，而结构与临床工作的关系则是一种人为的联系，并非天然的，因此认识这样的关系更有意义。

（1）胸壁结构对发病的影响。每种疾病的发生都有客观的原因。认真分析疾病的发病原因，都能从结构上找到解释[8]。比如漏斗胸，最常见的部位在剑突附近。从发病机制上讲，漏斗胸之所以发生，首要因素是受到向下牵拉的外力作用，而作用的结构基础是胸壁。如果胸壁足够坚硬，就不可能出现凹陷。相反，如果胸壁较为薄弱，就可能导致凹陷发生。在胸壁所有部位中，剑突附近的胸壁最为薄弱。由于两肋弓之间没有骨性结构存在，相当于天然的缺损，一旦受到来自胸腔内部外力的作用，就可能出现凹陷，最终形成漏斗胸。胸壁其他部位都非常坚硬，很少会发生凹陷。鸡胸的发病也与结构有很大关系。鸡胸的发病基础是胸壁的软化，直接诱因来自心脏内部持续的正压。将这两个因素结合起来可以发现，鸡胸最容易发病的部位应该是前胸壁正中偏左的部位，也就是心脏的前方，这是鸡胸最鲜明的特征[9]。继发性鸡胸的发病也有相同的机理。比如低龄患儿接受正中开胸的心脏手术后，很容易出现鸡胸[10]。这种鸡胸发病的基础就是胸廓稳定性的破坏，这也是胸壁结构对发病的影响。再比如胸部手术后胸壁切口的感染，正中胸骨切口感染的发生率最高。这种情况与胸壁局部的结构特征有很大关系。胸骨前方缺乏肌肉组织覆盖，皮下组织也非常少，而在放置钢丝的过程中可能进一步损伤血运，这些特征都会影响切口的愈合。相比之下侧胸壁切口感染的概率就低很多。从最基本的层面做分析，结构对发病的影响实际上是一种因果关系。正常的结构不会有病变，而结构一旦发生异常，必然表现出各种问题，这便是临床的各种疾病。在临床工作中，当针对一种疾病追本溯源的时候，等于是按照结果找原因。如果目标锁定在结构上，原因就很容易找到。

（2）胸壁结构对检查的影响。每种检查手段都是建立在不同原理之上的，这些原理直接瞄准胸壁结构，结构的性质将影响检查结果。X线检查是胸壁外科最基本的检查，可以对密度较大的结构直接显影。正因为如此，骨性结构最适合采用X线做检查。但它的缺陷大家都知道，即对软组织的检查效果不理想，肋软骨也不显影。这样的缺陷就是由胸壁结构自身的特性引起的。CT检查是较为先进的检查手段，由于是断层检查，对一些实质性的病灶会有很好的检查效果，但这种检查缺乏整体性。比如对骨性结构的检查，很难在同一个层面中将骨性结构的全貌显示出来。从这个角度看，其效果还不如X线检查。为了获得整体效果，会在CT检查的基础上做三维重建成像。由于软骨和骨骼密度参数相差较大，很多时候软骨依然不能显示，这无疑会影响检查效果。比如一些漏斗胸患者，病变最严重的部位往往累及肋软骨，而这样的部位恰恰显示困难，这无疑会影响整体检查效果。临床上为了获得更完美的结果，经常会借助一些特殊的软件进行深度处理。这样可获得较为满意的效果，但明显增加了成像的成本，也延缓了成像的时间。由此可以看出，胸壁各结构不同的特点，会对检查产生不同的影响。

（3）胸壁结构对治疗方法的影响。一般来说，所有的治疗措施都是针对结构的特征设计的。不考虑胸壁的结构，手术的设计就失去了意义。比如Nuss手术，其基本原理是杠杆原理[11]，要想将凹陷部位撑起来，必须为钢板寻找一个合适的支点。而支点要有最基本的特性：首先要有一定的高度，其次要有一定的硬度，最后还必须有一定的稳定度。高度是一个较容易满足的指标，可以位于凹陷周边的最高处。硬度则是一个较难满足的指标。这里的硬度不仅指的是肋骨自身的硬度，而且还要看作为支点的局部胸壁的硬度。如果肋骨局部活动度较大，则硬度很难满足要求。用这样的部位做支点的话，就容易影响手术的效果。支点的稳定度与很多因素有关，其中重要的一条是钢板与肋骨的关系。最理想的关系是垂直关系，但这种关系几乎不可能存在。很多支点附近的肋骨与钢板夹角极小，有的甚至趋于平行关系。这样的关系对手术极其不利。很多手术之所以失败，都与这样的因素有关。鸡胸 Wenlin 手术的设计也与胸壁结构有很大关系[12]。前凸的胸壁被钢板压平后，关键的操作是固定钢板。由于压的力度过大，要求固定必须非常牢固。此时如果不考虑应力的因素随意将钢板固定于某处肋骨的话，可能在术后因为应力突然增加而使钢丝或者肋骨断裂，其结果是导致手术失败。正因为如此，在具体操作时必须考虑一个关键性的问题，也就是应力分散的问题。在充分考虑了侧胸壁肋骨排列的空间关系后，只有对钢板的数量和固定部位都进行合理设计，才能使手术成功。Wang 手术的设计也是充分考虑了胸壁结构的结果[13]。该手术是从凹陷表面实施的操作。由于需要将凹陷结构提起，同样需要支点对钢板做支撑。此时的支点不是一条肋骨，而是多条肋骨，支点不再是一个点而是面。此时的支撑将变得更为坚实，不仅使手术更为可行，也为低龄患儿的手术提供了结构基础。临床上存在一种非常特殊的畸形，既有较深的凹陷，又有一侧边缘的特殊隆起，此隆起表现为锐角的前凸畸形。很多人将这种畸形当做漏斗胸而实施 Nuss 手术，结果却很让人失望，不仅凹陷无法消除，还使前凸更加严重。这种畸形其实是一种锐角畸形，该畸形最大的麻烦就是局部应力过于强大，间接塑形几乎无法改变其形状。要想完成矫形，就必须采用特殊的方法。但这样的方法显然已经不是 Nuss 手术的范畴了。除了畸形手术外，其他疾病的手术也受胸壁结构特征的影响。比如切口感染患者皮瓣的设计，必须充分考虑皮瓣的血供，这是相同的道理。这就是说，任何一种手术都必须建立在坚实的结构基础之上，这是手术成功的前提。离开了这个前提，手术就很难成功。

从临床应用的角度研究胸壁结构是临床解剖学的内容，也可以看做应用解剖的内容。这种研究以应用为目的，从发现问题解决问题的角度出发，具有重要的价值。将结构的研究与临床问题紧密结合，可以为基础研究指明方向，为临床工作提供指导。

二、胸壁的功能

胸部重要的脏器是心脏和肺，谈及胸部的生理功能问题时，心肺功能是必须涉及的内容。胸壁作为胸部的外围结构，与心脏和肺不是一个整体，如果不做深入研究，很难将其功能与胸腔内脏器功能联系在一起。但是，任何脏器都不是孤立存在的，也不是独立发挥功能的。胸壁作为一个独立的整体结构存在于人体内，必然有其存在的意义。其意义最终通过各种特殊的功能表现出来，不仅是自身的功能，也与周围脏器尤其是心脏和肺产生联系。

（一）呼吸功能

胸壁在解剖学中是胸部的一部分，而胸部重要的功能是呼吸，因此胸壁必然参与这样的功能[4]。胸壁的呼吸功能是一种间接的作用，表现为两个方面：一个是对负压的维持，一个是加大负压的作用。负压的维持来自胸廓坚硬的结构。生理状况下，负压产生的机理是胸廓围成的胸腔容积与肺组织体积的差。差值越大，产生的负压值越大。要想这种差值得到维持，必须使胸廓具有足够的强度。如果强度不够，局部或者整体塌陷，就无法维持足够的负压，呼吸功能就会受到严重影响。临床中胸壁软化的情况较多见，比如胸壁缺损、多根多处肋骨骨折等病变，都可以导致胸壁坚硬结构的破坏。这种破坏将使胸腔内负压改变，影响呼吸功能。增大负压的作用主要是通过呼吸肌运动完成的，这样的运动可以使胸廓容量增加，从而使负压增大。负压增大可以改善呼吸做功，是一种主动改善呼吸功能的运动。

（二）保护功能

胸壁的保护功能来自两个方面，一个是胸壁自身的隔离作用，一个是坚硬的支撑作用。胸壁的隔离可以使胸腔内各结构与外界隔开，独立完成自己的各项生理功能。支撑作用主要是指坚硬的胸廓为胸腔内结构提供一个理想的存在空间，避免心肺等重要脏器受挤压，使其发挥正常生理功能。胸腔内的脏器与其他部位的脏器结构和功能都不相同，其发挥功能的基础是必须有一个特殊的工作空间。心脏本身是一个需要收缩舒张才能完成功能的泵状结构，肺的工作状况也基本相同，需要通过收缩与舒张才能完成气体交换，这两个脏器工作的特性客观上要求有一个相对密闭的空间。胸壁的存在恰好提供了这样的空间，不仅使心脏和肺能够享用独立的存在空间，而且使该空间具备了心肺工作必需的条件。胸壁的这种作用不仅保护了胸腔内脏器，更直接参与了脏器功能的发挥。

（三）维持正常胸壁外观的功能

胸壁本身有正常的形状，而这样的形状是靠胸壁各结构维持的。严格来说这不能算是功能。但是，从大的方面理解，如果外观异常是一种疾病的话，维持形态正常自然是其生理功能的一部分。胸壁的外观形状取决于各结构的形状，如果结构局部或者整体出现问题，必然影响胸壁形状。胸壁对形状的维持不仅体现在对胸部自身形状的维持上，还体现在对其他结构形状的影响上。最重要的影响之一是对脊柱形状的影响。脊柱与胸壁是一个有机结合的整体。胸壁形状的改变必然引起脊柱形状的改变，后者又反过来影响胸壁的形状。由此可见，胸壁外观是一系列因素综合作用的结果。要想维持一个正常的形状，就要求胸壁自身有一个正常的结构。

三、胸壁结构与功能的关系

结构与功能的关系是辩证的。结构是功能的基础，功能是结构存在的意义。研究结构与功能的关系，对胸壁外科疾病的诊断和治疗有重要意义。

由结构与功能的关系可以看出，胸壁结构的完整性是胸壁发挥功能的基础。当胸壁结构完整、不存在结构的问题时，胸壁的功能可以正常发挥，不可能出现各种病症。而一旦胸壁结构遭受破坏，胸壁的功能就会受到影响，从而表现出各种功能异常。胸壁外科的五种基本疾病都可以导致胸壁结构的异常，最终的症状之所以能表现出来，都是通过对胸壁功能的影响而呈现的。比如漏斗胸，最直接的结构异常是对心脏和肺的压迫，这等于破坏了胸壁的保护功能，结果各种症状便会表现出来。前凸类畸形不存在对心脏和肺的压迫，胸壁的保护功能没有受影响。但是，维持正常胸部外观的功能却受到了影响。这样的影响会对患者的审美造成伤害，其结果是各种心理问题，严重的甚至可能导致心理疾病。胸壁创伤是对胸壁结构最直接的破坏，结果将使所有功能都受影响，最终通过各种症状表现出来。

理解结构与功能的关系，一方面可以更好地解释疾病发生的机理，另一方面也有助于各种胸壁外科疾病的治疗。疾病都会表现出某些症状，而症状的出现是机体功能出现异常的直接结果。由功能的异常向结构的方向深究，就会发现病变的本来面目。从治疗的角度来看，临床上每一种合理的手术方法其原理都是对结构与功能关系的完美理解与诠释。比如各类漏斗胸手术，正是因为认识到前胸壁凹陷对胸壁功能的破坏，才从不同的角度进行操作，使凹陷最终得以消除。其他种类疾病的治疗也都很好地体现了这样的关系。由此可见，充分理解结构与功能的关系，不仅可以更好地理解手术的基本原理，也有助于设计出新的手术。

Nuss 手术是治疗漏斗胸的常用术式，这种术式的设计充分体现了结构与功能的关系。但是，其深层的机制却在很长时间内都没有被阐释清楚。经过大量分析后，我们发现这种手术的操作原理其实可以简化为杠杆原理。这样的结论是充分分析了胸壁结构与功能的关系后发现的结果。这个机制的发现具有非常重要的意义。如果意识不到这种原理，手术就很容易失败。相反，如果能够真正掌握这一原理，手术就几乎不可能失败。这便是结构与功能关系意义的具体体现。

其实对任何一种手术来说，一般意义上的理解足以指导手术的实施，而要想把手术做得精细，获得更好的效果，就必须从更深的层面理解结构与功能的关系。比如 Wang 手术，很多医生看了这种手术后都觉得操作很简单，是个小手术，但当大家开始做这种手术的时候就会发现其中有很多细节问题。这些问题把握不好，就很难获得好的效果。其实所有其他的手术都是一样的道理。真正考验医生水平的永远是细节问题，而这些问题的根源，恰恰在于对结构与功能关系的理解，这也是这种关系重要的意义所在。

综上所述，对胸壁解剖结构的认识是开展胸壁外科工作的基石，而对胸壁功能的认识又是此基石存在的意义。对于胸壁外科这个特殊的临床专业来说，不管是胸壁的结构还是功能，都是基础研究与临床工作的基础。只有充分了解了胸壁的结构与功能，才能满足工作的需求。

参考文献

［1］CLEMENS M W, EVANS K K, MARDINI S, et al. Introduction to chest wall reconstruction: anatomy and physiology of the chest and indications for chest wall reconstruction. Semin plast surg, 2011, 25 (1): 5 – 15.

［2］MENDES L P D S, VIEIRA D S R, GABRIEL L S, et al. Influence of posture, sex, and age on breathing pattern and chest wall motion in healthy subjects. Braz J phys ther, 2020, 24 (3): 240 – 248.

［3］CHARALAMPIDIS C, YOUROUKOU A, LAZARIDIS G, et al. Pleura space anatomy. J thorac dis, 2015, 7 (Suppl 1): S27 – S32.

［4］王文林. 胸廓骨性结构的缺损. 胸廓畸形手术专家, 2014 – 06 – 19.

［5］王文林. 脊柱与胸廓关系第一定律. 365 医学网, 2018 – 12 – 14.

［6］王文林. 脊柱与胸廓关系第二定律. 365 医学网, 2018 – 12 – 14.

［7］王文林. 胸廓发育不良综合征的概念问题. 好大夫在线, 2018 – 02 – 05.

［8］王文林, 陈春梅, 龙伟光, 等. 漏斗胸发病的"胸廓缺陷假说"初探. 实用医学杂志, 2015, 31 (增): 200 – 201.

［9］王文林, 龙伟光, 陈春梅, 等. 鸡胸发病机理的分析. 实用医学杂志, 2015, 31 (增): 313 – 314.

［10］王文林. 心脏术后的鸡胸. 胸廓畸形手术专家, 2016 – 07 – 17.

［11］王文林. Wang 手术与 NUSS 手术. 医学科技频道, 2019 – 06 – 21.

［12］JIANG R, LIAO L. Wenlin Wang: a "weird doctor" in defiance of the Matthew effect. J thorac dis, 2019, 11 (7): E90 – E95.

［13］WANG W L, CHEN C M, LONG W G, et al. Wang procedure: novel minimally invasive procedure for pectus excavatum children with low age. Case reports and images in surgery, 2018, 1 (1): 1 – 2.

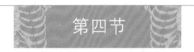

第四节

胸壁外科疾病的病因与发病机理

疾病之所以是疾病，是因为发生了各种病理变化。这样的变化是异常的，与正常的生理结构和功能完全不同。这样的变化之所以发生，是因为有致病的原因。这些原因通过某种机制作用后，便形成了病理的变化，成为疾病。胸壁外科疾病共分五种，具体的病种繁多，每种疾病都可能有不同的致病原因和相关的发病机理，因此，要想阐明每一种疾病的发病机理几乎没有可能。但是，从宏观角度观察这些疾病，研究其致病因素，有可能找到一些共同的规律，大致明确其发病的机理。这正是本节需要讨论的内容。

一、机械外力的作用

机械外力导致的疾病主要与解剖结构的改变有关，这样的改变在胸壁畸形中较为常见。正常情况下，胸壁发育有固定的时相和形状。比如儿时的胸廓会呈现桶状，随着年龄的增加，胸廓前后径会逐渐缩短，左右径增宽，从而形成所谓的正常形状[1]。胸廓在不同年龄表现出的形状是生理改变，其中的原因暂不讨论。但在外力作用下，胸壁的形状会发生各种相关的变化，从而形成各类胸廓畸形，这是典型的病理改变。

各类畸形病变中，漏斗胸是最常见的畸形。对于其发病机理的研究有很多，目前存在多种假说，但至今没有一个准确的说法。不过有一种机制较为明确，即外力作用。漏斗胸一般多发生于剑突附近，此处正中缺乏胸骨，两侧肋弓不直接相连，相当于中间存在一个巨大的三角形缺损区域（图1-4-1）。有观点认为，此处的深层如果有纤维结构牵拉则可以导致胸壁凹陷，从而形成漏斗胸[2]。纤维牵拉显然是机械外力作用的表现。这样的机制可以较为明确地解释漏斗胸的发生。但是，有的病人并没有异常纤维存在，那么可能会有其他机制参与漏斗胸的形成。临床上有两种情况可以视为外力作用形成漏斗胸的直接证据。其一是先天性膈疝术后的漏斗胸[3]。膈疝修补后，可能导致两种后果，一个是膈肌缝合后局部缩短，直接牵拉前胸壁结构；另一个是胸腔内结构被送回腹腔后，胸腔内负压增加，负压直接作用于前胸壁薄弱的部位，从而导致凹陷畸形发生。这两种后果都是继发性病变，都与机械外力有关，外力成了凹陷形成的唯一原因（图1-4-2）。除了膈疝手术外，临床上还有一种手术，即新生儿的肺囊腺瘤手术，同样可能导致漏斗胸[4]。在此手术中，肺组织被大量切除，使胸腔内负压增加，也可形成漏斗胸（图1-4-3）。再比如正中开胸的手术后出现的漏斗胸，这样的情况与术后深部纤维组织增生后的机械牵拉有关[5]。而在许多失败的漏斗胸手术中，由于深部纤维牵拉的作用，凹陷可能进一步加深，形成更为严重的凹陷畸形，这也是机械外力作用的结果（图1-4-4）[6]。

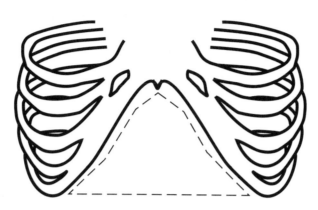

图1-4-1　剑突附近的结构（两侧肋弓与剑突之间的区域没有骨性结构。如果此区域算做胸壁的一部分，则应该是最薄弱的部位。当受到外力作用时，此部位最容易出现位置的变异，从而导致畸形）

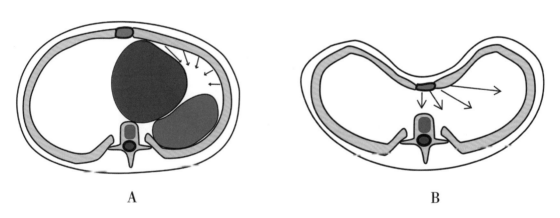

A   B

图1-4-2　先天性膈疝手术后形成漏斗胸的机理（A. 腹腔结构从胸腔内移除后，胸腔内负压值增加。在此压力作用下，由于侧胸壁全为骨性结构，一般不会出现凹陷。但是，剑突附近由于存在骨性结构的缺失，很容易受负压作用而凹陷。B. 对膈疝进行修补时，常需要对膈肌直接做缝合。即便用修复材料做修补，术后也常发生膈肌的收缩。膈肌直接附着于胸廓下部，其中剑突附近是最薄弱的部位。当收缩较为严重时，剑突附近受膈肌牵拉直接出现凹陷，形成漏斗胸）

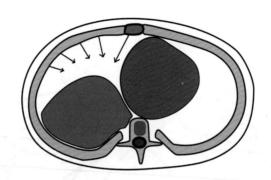

图1-4-3　肺囊腺瘤切除术后形成漏斗胸的机理（囊腺瘤本身有较大的体积，而在切除过程中，尚可能切除一定体积的正常肺组织。这些结构的切除使术后胸腔内空间增大，残余肺组织虽然有可能发生一定程度的膨胀，但无法填充出现的空间。这将导致胸腔内负压值增加。增加的负压值作用于胸壁。侧胸壁有完整骨性结构支撑，不会发生凹陷。但是，剑突附近存在骨性结构的缺失，因此容易出现凹陷而形成漏斗胸。另外，肺囊腺瘤切除作为一种胸腔内的手术，术后可能形成一定的结缔组织增生。如果增生的组织牵拉前胸壁下部，同样可能引起漏斗胸）

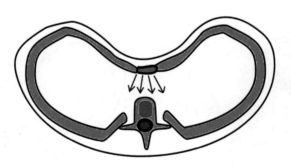

图1-4-4　正中纤维组织牵拉前胸壁，形成凹陷畸形。开胸手术或者其他经正中切口的手术后可出现纵隔内部的粘连。这种粘连主要的特征是纤维组织增生。剑突附近存在骨性结构的缺失，在纤维牵拉下可形成漏斗胸

　　机械外力对漏斗胸的影响还见于一种非常特殊的情况，也就是同卵双生患儿的漏斗胸[7]。按理说，同卵双生患儿的机体发育应该完全一样，但漏斗胸可能出现于一个孩子身上，而另外一个孩子完全正常。这种情况的合理解释是机械外力的压迫，这几乎是唯一可能的解释。

　　上述几种导致漏斗胸的原因均较明确，可以很好地解释漏斗胸发病的一般机制。而在另外一些情况中似乎并不明确，比如小儿哮喘与漏斗胸形成的关系，似乎很难将哮喘与漏斗胸联系起来[8]。事实上，这依然是机械外力作用的结果。哮喘发生时，患儿会出现剧烈大幅度的呼吸运动，这种运动本身其实就是机械外力作用的直接体现。外力可以来自胸壁

肌肉，也可以来自胸腔内压力的改变。当这些力量持续作用于前胸壁的时候，胸壁位置将出现改变。其总的移动趋势取决于合力的大小，而哮喘时主要的力量指向胸腔中心，于是便形成了凹陷畸形。这应该是哮喘患儿形成漏斗胸的合理解释。在此过程中，机械外力的作用是直接的致病因素（图1-4-5）。

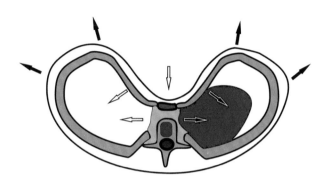

图1-4-5　哮喘导致漏斗胸的机理（哮喘发生时，气道因多种原因而发生狭窄。用力吸气时胸腔内负压值明显增加，侧胸壁在胸壁肌肉作用下可能向外侧扩张，但剑突附近却因为局部薄弱而出现凹陷。短暂的哮喘不至于形成永久性凹陷。如果哮喘经常性发作，则可能因此而形成永久性凹陷，也就是漏斗胸）

临床上还有一些情况，比如慢性脓胸病例，其特征是胸腔内纤维板增生。纤维板增生后，可牵拉胸壁结构，导致一侧胸壁塌陷[9]。这也是一种凹陷畸形。很明显，此类畸形也是机械外力作用的结果。漏斗胸或者凹陷畸形的形成可以有很多的假说，但所有假说中，唯有机械外力作用的假说可以找到直接的证据。这种作用的机制也可以在其他畸形的形成中发挥作用。

鸡胸形成的机制与漏斗胸不同，但也与机械外力作用有关[10]。鸡胸的形成也有两个基本要素，其一是胸壁薄弱，其二是外力作用。胸壁薄弱可能有一些客观的原因，有人认为与缺钙有关。这样的说法有一定可能性，因为佝偻病患儿的鸡胸发生率明显增加，其全身骨骼的强度都存在问题，胸壁骨骼也不例外。这种情况直接影响了胸壁的硬度。外力作用主要与心脏持续的冲击有关。这两个因素可以完美地解释鸡胸的发生机理。不过除此之外可能还有其他的原因，因为有的患者胸壁前凸极其严重，且心脏并没有接触前胸壁。这样的患者可能有不一样的发病机理。另外，在临床中发现，一些同卵双生患儿同时患有鸡胸，这显然与遗传因素有关。

桶状胸是一种特殊的畸形，可以看做前胸壁整体的前凸。临床上最常见的桶状胸多为继发性病变，出现在老年慢性肺部疾病的人群中[11]。由于长期缺氧，患者需要额外用力才能满足生理需要，而长期做功的结果导致了胸廓形状的代偿性改变。由这种机制可以看出，桶状胸的发生也与机械外力有直接关系，这种机械外力来自呼吸肌施加的力量。除了老年肺部病人外，桶状胸经常见于高原地区的居民。由于长期生活在缺氧环境中，其胸壁也可能发生类似于慢性肺部疾病的改变，最终形成桶状胸。桶状胸的发病可以为继发性，也可以为原发性。原发性桶状胸多见于年轻的患者，病因不明，与机械外力的关系不清。

以上分析的是胸廓畸形的发生与机械外力的关系。其实机械外力的作用不止于诱发畸形，还可以表现为引发胸廓畸形并发症。比如漏斗胸患者出现的脊柱侧弯，就是机械外力作用的结果[12,13]。

脊柱是人体躯干主要的承重结构，脊柱之所以保持直的状态，是因为两侧受力均衡。漏斗胸患者前胸壁凹陷直接压迫心脏，心脏会向左侧胸腔偏移，心脏移到左侧胸腔后，纵隔的相关结构也会随之移动，向左侧胸腔偏移。由于所有这些结构均悬挂于脊柱之上，当这些结构都向左侧移动时，脊柱两侧受力将出现不均，结果侧弯就可能发生。可见，漏斗胸患者出现的脊柱侧弯完全是机械外力作用的结果[14]。胸廓发育不良综合征患者除了胸壁的问题外，常有脊柱侧弯。这种侧弯与机械外力也有一定的关系。当一侧肋骨缺失或者融合时，脊柱两侧受力不均，同样会出现脊柱侧弯[15]。

机械外力除了如上的作用外，还直接导致了各种畸形患者某些特殊临床表现的发生。漏斗胸患者有两个特殊的习惯，其一是不喜欢平卧[16]，其二是经常驼背[17]。这两种习惯同样是机械外力作用的结果。漏斗胸患者平卧时，前胸壁的凹陷正好压迫心脏，此时的压迫尤其严重，患者会感觉极其不舒服，因此不得不采取侧卧位缓解症状。驼背的情况也类似。当患者挺胸抬头时，凹陷对心脏压迫会加重，患者症状加重，于是不得不采取保护性姿势缓解症状。这种姿势就是弯腰驼背，是漏斗胸患者特有的姿势。前胸壁凹陷发生时，胸壁对心脏和肺的压力是机械外力最直接的表现形式。压力直接作用后，各种相关的临床问题便顺势产生了。

机械外力对胸廓畸形的影响除了如上诸多方面外，还有一种情况，就是各种胸廓畸形手术后出现的并发症。Nuss 手术是治疗漏斗胸最常用的手术，也是最容易失败的手术。这些手术之所以失败，根本的原因同样与机械外力的作用有关。Nuss 手术最常见的失败案例是钢板移位[18]。钢板正确的位置应该位于凹陷的最底部。一旦发生移位，就会偏离最底部，使凹陷回到原有的位置，导致手术失败。在这个过程中，钢板之所以移位，根本原因是固定的问题，而固定问题的根源依然是机械外力。除了钢板移位外，Nuss 手术还可能出现另外一种并发症，即对胸壁的非正常撑顶。这主要与钢板放置位置的不合理有关。如果钢板顶在凹陷的一侧而不是正下方，凹陷可能会被推向另一侧，而该侧凹陷的边缘会向前方隆起，形成锐角畸形[19]。这种情况是一种极其严重的并发症。由其发生的过程可以看出，机械外力起了根本性的作用。

Nuss 手术已问世多年，全球范围的医生都在使用该技术。而非常遗憾的是，以往从来没有人对其作用的基本原理进行研究。2017 年，经过大量观察和研究后我们发现，其基本的原理是杠杆原理（图 1 - 4 - 6）[20]。这一原理的发现，为手术的正确开展提供了理论指导。而由这个原理可以看出，Nuss 手术本身就是一个力的作用过程。手术成功可以看做机械外力作用的成功，手术失败也可以认定是机械外力作用的失败。每一个成功或失败的案例都可以从杠杆原理的本身找到解释。

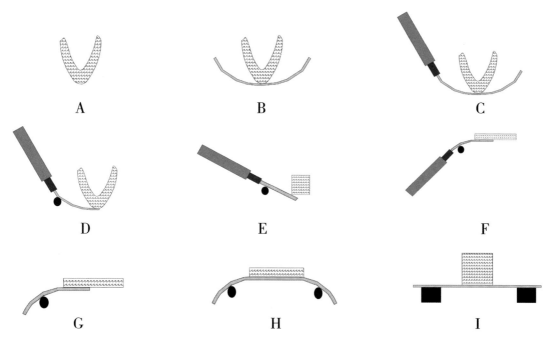

图 1-4-6　Nuss 手术基本原理（A. 在 Nuss 手术中，钢板与手术装置的运动是三维的运动。要想对此运动做研究，需要做运动和力的分解。分解的过程是一个简化的过程。为了更好地揭示运动的规律，选取水平面上的轨迹做观察。图为漏斗胸水平面上凹陷局部的形状。B. 当钢板放入凹陷底部时，钢板弯曲的一面面对凹陷底部。C. 钢板的一端连接翻转扳手，此时依然看不出运动的规律。D. 钢板为双侧对称的结构，为了更加清晰地显示运动规律，将钢板分解为两个对称的部分，对其中的一侧进行观察。此时扳手与钢板连为一体，可以看做一个物体，此物体与凹陷胸壁的关系逐渐清晰，已经看到了杠杆的影子。E. 为了更为清晰地分析其中的道理，将其标准化为理想的杠杆模型进行分析。由此模型可以看出，钢板与扳手构成的统一体其实就是一个杠杆，Nuss 手术翻转钢板的过程就是一个杠杆运动的过程。其中胸壁为需要抬举的目标物体，而支点恰好是侧胸壁的肋骨。F. 前胸壁被撑起后，相当于杠杆将目标物体抬到需要的高度。G. 完成固定后，将扳手移除，杠杆的运动结束。H. 还原双侧两半钢板的模样，可以看做双侧两个杠杆同时在运动。同时观察两侧半钢板，不影响用杠杆原理做解释。I. 最终钢板的位置类似于另外一个理想化的模型，即重物通过一个板状结构加载于两个支点之上。这样的模型与杠杆原理并不矛盾，可以看做杠杆作用的结果）

除了 Nuss 手术外，其他很多胸廓畸形手术也与机械外力有关，这些外力与造成畸形的外力性质不同，但如果外力使用不当，则可以造成一系列的并发症。这样的并发症可以看成是继发性的胸廓畸形。这就是说，在继发性胸廓畸形形成的过程中，机械外力同样起到了决定性的作用。

胸壁外科疾病发生后，会表现出各种不同的症状，其中的一部分与心脏和肺受到的影响有关，主要的影响是受到机械外力的压迫。这种机制与源自胸腔内疾病对心肺功能的影响机制完全不同，机械外力发挥了直接的作用。机械外力的作用还可能影响到其他的脏器，比如气管、食道，同样会因外力作用而出现相关的症状。这种情况可见于前胸壁某些巨大的肿瘤，也可见于某些特殊的疾病，比如扁平胸合并直背综合征的情况，机械压力不仅使患者表现出明显的症状，而且使原有病情进一步加重[21]。

总的来说，机械外力是导致胸壁外科疾病发生的重要因素，而在疾病的发展和治疗过程中，机械外力依然发挥着极其重要的作用。

二、血液供应异常

胸壁疾病的发生除了外力作用外，经常与血液供应有关。这种情况可以发生在一些特殊的疾病中。第一种情况是感染类疾病，尤其是发生于各种手术后的切口感染，比如胸部正中切口的感染[22]。这个部位皮下组织少，血液循环不丰富。如果关闭切口前导致血运进一步损伤的话，就很容易影响愈合，最终导致感染发生。而感染一旦发生，又由于血运不可能改善，将影响切口的愈合，严重的甚至会丧命。这种情况还经常发生于乳腺癌术后放疗的患者[23]。放疗对正常组织有巨大的损害，胸壁可能因此发生无菌性坏死，坏死的结构几乎不会有血供，此时一旦发生皮肤破溃，往往会由于缺乏血液供应而很难愈合。破口无法愈合，就会逐渐变成感染病灶，深处的坏死结构会暴露出来，最终导致更加严重的后果。

血液供应的异常可以直接导致胸壁外科疾病的发生。而在治疗过程中，血液供应同样重要。如果不理想，可能造成各种并发症，形成更加严重的胸壁疾病。这种情况可见于皮瓣的移植手术中[24]。此时血供是手术成功的关键。没有满意的血供，皮瓣将无法存活，胸壁疾病会因此恶化，甚至可能形成其他类型的胸壁疾病。比如胸壁肿瘤的手术，在重建胸壁的过程中，如果皮瓣的血供出问题，皮瓣将坏死，胸壁局部将形成巨大缺损，而在缺损基础上还会出现感染。这便是血供不良导致的严重后果。

除了上述例子外，临床中还有一种疾病的发生与血液供应有关，这种疾病是 Poland 综合征[25]。该疾病的发生被认为与胎儿时期一侧胸壁和同侧上肢的血供障碍有关。由于没有足够的血供，一侧胸壁的各种结构以及同侧上肢末端的结构发育迟缓甚至发育不良，最终形成永久性的病变。这些病变的具体表现为一侧乳腺和胸大肌发育不良或者缺失、上位肋软骨和肋骨缺失或者融合、同侧手指畸形等，但对侧胸壁和手指完全正常。患者胸壁外观出现严重的不对称畸形，患侧甚至可能出现局部明显的凹陷。这种凹陷与骨性结构的发育异常有直接关系。

总的来说，血液供应直接关系到组织结构的发育与生长。离开满意的血供，正常组织无法满意发育，病变组织会更加严重。在多种胸壁外科疾病的发生发展过程中，血供始终是重要的决定性因素。

三、遗传因素

遗传因素是导致疾病发生的又一个重要因素，很多疾病的发生都与此因素有关。在胸壁外科疾病中，先天性疾病多与遗传因素有关。比如漏斗胸，不少患者有家族史，家族成员中会有多个个体出现相同的病变，遗传迹象明显[26]。窒息性胸廓发育不良（Jeune 综合征）也受遗传的因素影响，经常见到多个家庭成员发病，而基因检测的结果已经证实该疾病与明确的遗传因素有关[27]。其他多种畸形也会存在家族遗传倾向。一个家族中同时出现畸形的情况多半与遗传有关，这是基本的常识。而这种现象并不绝对，如果某种畸形与后天性的某些因素有关，比如营养因素或者环境因素有关的话，生活在同一个环境中的家庭成员也可能同时出现畸形。这样的情况显然与遗传无关。但是，有一种情况则是遗传因素致病的直接证据，这种情况主要表现为同卵双生患儿同时发病。他们患的畸形可能是漏斗胸，也可能是鸡胸，还可能是其他畸形[28]。这种情况下，几乎可以肯定遗传因素是致病的唯一原因。

除了胸廓畸形外，胸壁缺损可以先天性发病，这种疾病同样可能与遗传因素有关。胸壁肿瘤发病情况复杂，受遗传因素影响的可能性不大，其他胸壁疾病发病似乎与遗传因素无关。

遗传因素与胸壁外科疾病发生的关系可以通过遗传物质的检测直接得到证实。但是，要想研究其真实的发病机理并不容易。从基因水平的变异到临床疾病的发生，中间跨越了太多的步骤和历程，要想研究清楚将是极其巨大的工程。

四、其他先天性的原因

遗传因素可以看做先天性致病因素，但很多患儿一出生就会有胸廓畸形，却又很难找到遗传方面的证据，因此有理由相信，这些患儿的畸形是由一些非遗传的先天性原因造成的。但这些具体的原因并不清楚。参考常见的胎儿致畸病因，有如下一些可能的因素[29,30]：①微生物感染。母体的某些微生物感染，尤其是某些病毒感染，有可能造成胎儿的畸形，这是较为常见的致畸因素。②药物或化学试剂。很多药物有严重的副作用，可以导致先天性畸形。若怀孕早期使用这些药物，致畸的风险更大。一些化学试剂也有明显的致畸作用，比如酒精、甲醛以及其他有毒化学物品，都可能导致胎儿畸形。③重金属。一些重金属，比如汞、铅等物品，也有导致畸形的作用。④母体自身的严重疾病。母体自身患有某些严重疾病时，会影响胎儿正常的发育，导致畸形发生。⑤母体自身的营养因素。饮食中某些元素缺乏时，可能导致畸形。比如叶酸缺乏时，可能导致某些特定的畸形。而某些元素过量时，比如维生素 A 过量，同样会导致一些畸形的发生。⑥胎儿直接受到的伤害[31]。母体对胎儿来说本来是一个非常安全的生长环境，但是，一些极端的情况下，可能会对胎儿造成伤害，这样的伤害同样可以导致胸壁外科疾病。我们先后收治过 4 例直接伤害胎儿病例，病变部位均位于胸壁，伤害发生于出生前，患儿出生后逐渐出现胸壁炎症、胸壁感染，最终形成永久性胸壁畸形。畸形不仅累及胸廓，而且累及软组织，造成极其严重的后果。

先天性非遗传因素的存在，通过不同途径对胎儿的发育造成影响。当这些影响发生于胸壁时，就会导致各种相关的胸廓畸形。当然，除了畸形外，还可能形成其他的先天性疾病，比如胸壁缺损，或者先天性胸壁肿瘤等。必须指出的是，先天性因素对胎儿的影响往往是多方面或者多脏器的，当胸壁畸形存在时，有可能合并其他脏器或者结构的畸形，这将使胎儿的病变更复杂也更严重。

五、感染因素

在胸壁外科疾病中，胸壁感染是一种特殊类型的疾病。感染几乎全部是后天性疾病，且常为继发性，原发性感染相对较少。原发性感染可为血源性，也可以来自局部的直接感染。继发性感染可因外伤或手术而致。外伤导致的感染可因为清创不及时或者不彻底而引起。手术导致的感染与很多因素有关。多见于切口，严重者可出现于术野，甚至在更大范围内出现。经侧胸壁切口完成的手术感染机会相对较少，这主要与局部血供良好、软组织数量较多有关。但正中切口感染机会多，可并发纵隔感染[32]。胸壁感染如果未得到及时治疗，可向胸腔内扩散，造成更加严重的后果。

胸壁感染的直接病因为各种病原体，其中细菌感染为主要的致病因素。胸壁感染局部特征明显，可表现为脓肿，也可以表现为局部组织的坏死、破溃等。感染因素是导致胸壁感染的确切原因，其他胸壁疾病是否与这种因素有关尚不清楚。一些胸壁肿瘤的发生可能与病毒感染有关，但直接的因果关系未见报道。

感染因素的致病机理较为明确，一方面来自病原的直接伤害，另一方面与病原分泌的毒素有关。病原侵犯后，机体会出现各种保护性反应，从而引起各种炎症，机体也会随之出现各种不同的临床症状。这是感染发生的一般机理。

六、创伤因素

胸壁创伤也是胸壁外科疾病的一种，其发生与很多因素有关，但基本上都是暴力因素。创伤因素的本质特征是破坏，即破坏胸壁的正常结构。胸壁结构遭受破坏后，其功能也会直接受影响，从而表现出各种症状[33]。这是创伤因素致伤的基本机理。

现实生活中，创伤因素种类繁多，各种来自外部的致伤因素强大到一定程度时，都可能成为创伤因素，导致严重后果。胸壁创伤发生后，胸壁的呼吸功能、保护功能将受到影响，而对外观的维持功能同样将受到伤害。患者会出现多种与之相关的临床表现。

创伤因素除了直接导致胸壁创伤外，还可以导致其他病变，比如胸壁缺损，多是重度胸壁创伤的表现之一。创伤如果没有得到及时妥善处理，则可能导致胸壁感染等其他胸壁外科疾病。当然，胸壁的畸形也可以在创伤后发生，这既是创伤的一个体征，也可以是创伤导致的独立的病种。由此可见，创伤因素是一种复合型的致病因素，其引起的后果不仅复杂而且较为严重。

七、营养因素

营养因素是经常被提及的致病因素，尤其在一些先天性胸廓畸形中，甚至被认为是确切的致病因素。比如说，很多儿保医生会认为胸廓畸形与缺钙或缺乏维生素 D 有关。他们的证据往往来自各项营养元素检查指标的低下[34]。指标的异常与畸形同时存在时，可能存在因果关系，但同样也可能毫无关联。如果直接将检查指标的异常当做畸形发生原因的话，可能导致严重误判。这种情况最常见于漏斗胸的低龄患儿。很多患儿会被医生诊断为缺钙，然后补充大量钙剂、鱼肝油或者维生素 D，但最终毫无效果，无法改变凹陷的事实。这种现象从侧面证明，漏斗胸的发病与营养因素没有必然的联系。当然，这种结论也不一定完全正确。毕竟营养的问题可能影响胸廓的发育。如果胸廓的硬度和强度确实与营养因素有关的话，营养不良将导致局部薄弱。如果发生在前胸壁，尤其剑突附近的话，此时如果遇到持续作用的外力，就可能导致剑突附近的胸壁下陷，最终形成凹陷畸形。很显然，这样的畸形也与营养不良有关，只不过是间接影响罢了。

关于营养的作用，在另外一些畸形的形成过程中似乎更为重要，这些畸形主要是凸起类畸形。其具体的机理是，营养因素可以导致胸壁发育不良，胸壁局部可能没有足够的强度而发生软化。这样的胸壁如果受到来自胸腔内部向外的力的作用，就可能导致胸壁局部凸起，形成前凸类畸形。这种情况可以发生在心前区的胸壁，其深部恰好是心脏，而心脏是一个正压的脏器。心脏持续反复的搏动与冲击直接作用于软化的胸壁，可以使胸壁前凸形成畸形。这是一些鸡胸形成的机理[35,36]。

　　营养因素除了对畸形的形成产生决定性作用外，还可能影响其他胸壁疾病的形成。比如胸壁感染，如果患者营养不良，抵抗力低下，就可能增加感染机会，甚至加速感染的扩散。再比如胸壁的创伤，如果患者自身存在营养不良的话，对创伤的承受能力就会低下，由此可能造成极其严重的后果。胸壁肿瘤的情况也如此。肿瘤本身是消耗性疾病，如果患者本身营养存在问题，就等于雪上加霜。在这些情况下，营养因素虽然不是直接的致病因素，却可以加速其他因素致病的进程，加重致病后果。

八、其他因素

　　除了上述种种因素外，可能还会有其他多种致病因素导致胸壁外科疾病的发生。人在生活中会与各种各样的因素接触，可能受这些因素的影响而发病。这些因素可能来自自然界，也可能来自我们人的周围；可以是物理的、化学的，也可以是生物的；可以是天然的，也可以是人为的。对这些因素进行深入研究，虽然不一定能明确真正的机理，却有利于规避这些因素，防止胸壁外科疾病的发生。

参考文献

[1] BASTIR M, MARTÍNEZ D G, RECHEIS W, et al. Differential growth and development of the upper and lower human thorax. PLoS one, 2013, 8 (9): e75128.

[2] BROCHHAUSEN C, TURIAL S, MÜLLER F K P, et al. Pectus excavatum: history, hypotheses and treatment options. Interact cardiovasc thorac surg, 2012, 14 (6): 801 – 806.

[3] 王文林. 先天性膈疝术后的漏斗胸. 医学科技频道, 2019 – 11 – 29.

[4] 王文林. 肺囊腺瘤术后为什么会出现漏斗胸?. 中国网医疗频道, 2020 – 04 – 13.

[5] 王文林. 心脏手术后漏斗胸的 Wang 手术. 知乎, 2018 – 07 – 01.

[6] 王文林. 漏斗胸手术失败的原因分析. 365 医学网, 2020 – 04 – 20.

[7] 王文林. 同卵双生漏斗胸兄弟的 Wang 手术. 365 医学网, 2020 – 11 – 09.

[8] 王文林. 漏斗胸与反常呼吸之关系. 365 医学网, 2020 – 02 – 18.

[9] 王文林. 继发性胸廓畸形（脓胸合并胸壁塌陷）矫正术. 365 医学网, 2019 – 11 – 29.

[10] 王文林. 佝偻病患者为什么容易形成鸡胸而不是漏斗胸?. 爱问医生, 2017 – 03 – 08.

[11] FRY J. Chronic bronchitis in general practice. Br med J, 1954, 1 (4855): 190 – 194.

［12］王文林. 胸廓畸形与脊柱侧弯：力学原理. 39 健康网，2018－02－28.

［13］王文林. 漏斗胸的另外一种严重危害：脊柱侧弯. 365 医学网，2021－5－16.

［14］王文林. 倒霉的女孩：脊柱侧弯合并漏斗胸的手术. 365 医学网，2021－05－18.

［15］CAMPBELL R M. VEPTR：past experience and the future of VEPTR principles. Eur spine J，2013，22（Suppl 2）：106－117.

［16］王文林. 漏斗胸患儿的睡姿问题. 胸廓畸形手术专家，2021－07－21.

［17］王文林. 漏斗胸与驼背. 胸廓畸形手术专家，2021－06－07.

［18］SIMON N，KOLVEKAR S，KHOSRAVI A. Extra－thoracal migration of the Nuss bar in corrective surgery for pectus excavatum：a very rare late complication. J surg case rep，2020，2020（10）：rjaa388.

［19］王文林. 锐角畸形. 胸廓畸形手术专家，2021－08－18.

［20］王文林. Nuss 手术的基本原理（2）. 胸廓畸形手术专家，2017－12－02.

［21］王文林. 全球首例：直背综合征合并重度气管狭窄数字材料修复手术. 胸廓畸形手术专家，2020－12－29.

［22］DOHMEN P M，MARKOU T，INGEMANSSON R，et al. Use of incisional negative pressure wound therapy on closed median sternal incisions after cardiothoracic surgery：clinical evidence and consensus recommendations. Med sci monit，2014（20）：1814－1825.

［23］RRZ D J，CLANCY S L，ERHUNMWUNSEE L J. Surgical management of the radiated chest wall and its complications. Thorac surg clin，2017，27（2）：171－179.

［24］HARATI K，KOLBENSCHLAG J，BEHR B，et al. Thoracic wall reconstruction after tumor resection. Front oncol，2015（5）：247.

［25］HASHIM E A A，QUEK B H，CHANDRAN S. A narrative review of Poland's syndrome：theories of its genesis，evolution and its diagnosis and treatment. Transl pediatr，2021，10（4）：1008－1019.

［26］WU S，SUN X，ZHU W，et al. Evidence for GAL3ST4 mutation as the potential cause of pectus excavatum. Cell res，2012，22（12）：1712－1715.

［27］BOSAKOVA M，ABRAHAM S P，NITA A，et al. Mutations in GRK2 cause Jeune syndrome by impairing Hedgehog and canonical Wnt signaling. EMBO mol med，2020，12（11）：e11739.

［28］王文林. 鸡胸遗传的证据：孪生兄弟及其家族的鸡胸. 胸廓畸形手术专家，2017－02－20.

［29］KALEELULLAH R A，GARUGULA N. Teratogenic genesis in fetal malformations. Cureus，2021，13（2）：e13149.

［30］SEBASTIANI G，BORRÁS－NOVELL C，CASANOVA M A，et al. The effects of alcohol and drugs of abuse on maternal nutritional profile during pregnancy. Nutrients, 2018, 10 (8): 1008.

［31］王文林. 重度继发性复合型胸廓畸形的 Wang 手术. 胸廓畸形手术专家, 2020 - 10 - 26.

［32］SUELO - CALANAO R L, TTHOMSON R, READ M, et al. The impact of closed incision negative pressure therapy on prevention of median sternotomyinfection for high risk cases: a single centre retrospective study. J cardiothorac surg, 2020 (15): 222.

［33］DOGRUL B N, KILICCALANL, ASCI E S, et al. Blunt trauma related chest wall and pulmonary injuries: an overview. Chin J traumatol, 2020, 23 (3): 125 - 138.

［34］王文林. 漏斗胸认识的误区 (一): 补钙有用吗?. 胸廓畸形手术专家, 2016 - 07 - 20.

［35］王文林. 鸡胸发病机理与代谢性疾病. 胸廓畸形手术专家, 2017 - 08 - 30.

［36］王文林. 鸡胸的发病机理. 胸廓畸形手术专家, 2014 - 12 - 23.

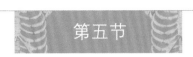

第五节

胸壁外科疾病的临床表现

胸壁外科尽管是一个新专业,胸壁外科疾病却基本上都来源于传统的胸外科[1]。由于胸壁与胸腔内脏器是一个整体,相关疾病的临床表现也可能相互影响。胸腔内疾病可以通过胸壁的某些征象表现出来,胸壁疾病也可以影响到胸腔内脏器,通过相关的症状或者体征得到显示。因此,在研究胸壁外科疾病的临床表现时,要有一个宏观的视野,这个视野要随时考虑到胸腔内脏器的影响,只有这样才能更加精准地利用临床表现做好相关工作。

一、症状

症状是患者对疾病主观的感受与体验,是患者自己对疾病的描述[1]。因为症状具有主观性,不同患者对相同疾病的描述有可能不同。但是,一些主要的症状由于直接与主要的病理变化或者伤害相关,因此有一定的共性,这构成了某种疾病特有的症状。胸壁外科疾病局限于胸壁,由于胸壁自身有特殊的结构和功能特点,因此其症状也会有与众不同的特点。

(一)疼痛

疼痛是胸壁外科疾病最常见的症状,几乎每一种疾病都可能出现疼痛。疼痛的部位因病变位置的不同而不同,可为局部的疼痛,也可为整个胸壁大面积的疼痛。与胸腔内疾病相比,胸壁外科疾病的定位更加精准,疼痛部位与病变部位基本相符[2]。疾病的种类不同,疼痛的性质有可能不同,可为刺痛,可为钝痛,也可为隐痛。胸壁创伤多出现较严重的疼痛[2,3]。如果有骨折,疼痛会随着呼吸或者运动加剧[2]。胸壁感染早期可有疼痛,感染转为慢性后疼痛可能减轻,或者不再有疼痛。缺损的患者不一定有疼痛,尤其先天性骨性结构缺损的患者可以没有疼痛。如果缺损继发于其他原因,比如创伤的话,疼痛就会存在。另外,如果缺损为乳腺癌术后放疗引起,也会有疼痛。胸壁肿瘤可以没有疼痛,也可以有程度不同的疼痛。疼痛的程度和性质在不同个体间存在很大的差异。胸壁畸形本身一般没有疼痛,有的患者在运动后可能出现胸痛,此时的胸痛可能因心脏受压而引起,不是畸形直接引起的症状。

疼痛是一种主观症状，受很多因素影响，这些因素包括[1]：①疾病的性质。疾病的性质不同，疼痛发生的情况会有很大的差别。比如创伤引起的疼痛往往会较为剧烈，这主要与损伤的刺激以及伤者对创伤的恐惧有关。畸形则一般不会有直接的疼痛，这也与患者关注的重点有关。②主观的意志。有的患者意志坚强，对疼痛的耐受力较强，这样的患者往往不会感觉过分疼痛。相反，如果患者较为脆弱，对疼痛的耐受力差，就会感觉非常疼痛。③外界环境的暗示。一些患者就医之前会了解一些疾病的信息，他们会很容易受到一些信息的暗示，从而影响其对疼痛的体验。如果获得的信息是积极的，他们可能不会太惧怕疼痛，否则就会对疼痛过分敏感，减弱对疼痛的耐受能力。④治疗措施。不同的治疗措施会有不同的疼痛感受。开放手术损伤大，肯定较为疼痛；微创手术创伤明显缩小，因此疼痛也会相应减轻。针对骨性结构实施操作的手术较为疼痛，且相对持久。其他手术的疼痛多较短暂，术后会很快消失。⑤止痛措施。很多疼痛的患者会主动或者被动地接受止痛处理，处理的措施不同，效果也不同，止痛措施的选择会直接影响疼痛的感觉。

对胸壁外科疾病来说，疼痛是一个重要的提示，疼痛的存在对疾病的诊断有巨大帮助。而疼痛作为一种症状，由于是患者对痛苦的体验，因此有必要及时处理。在处理这种症状时，不能单纯靠止痛药物，如果没有消除病因，或者忽略了影响疼痛的主观因素，不仅得不到好的止痛效果，还可能造成药物依赖，给患者带来更大的伤害。

（二）咳嗽、咳痰、咯血

胸部疾病经常会有咳嗽，咳嗽的原因有很多，最多见的原因是刺激了呼吸道。胸壁外科疾病病变局限于胸壁，与呼吸道不发生直接关系，一般不应该有咳嗽。但是，胸壁外科疾病毕竟不是孤立的疾病，既然胸壁是围成胸腔的外部结构，就会与胸腔内结构有天然的联系，于是咳嗽这种症状的出现就不足为奇了。在各类胸壁外科疾病中，原发性畸形患者缺乏导致咳嗽的病理基础，几乎不会出现这样的症状。继发性畸形患者通常有胸腔内部的原发病，比如慢性脓胸导致的胸壁塌陷畸形。由于存在来自胸腔内病灶的刺激，可能出现咳嗽。胸壁创伤如果伤及胸腔内结构，或者刺激了胸膜，同样可以出现咳嗽。胸壁缺损的情况与畸形情况类似，单纯缺损不会出现咳嗽，如果继发于其他病变之后则有可能出现咳嗽。胸壁感染如果为切口的感染，其本身就意味着存在胸腔内的病变，可以有咳嗽。胸壁肿瘤如果局限于胸壁，不侵犯胸膜或者没有侵犯到胸腔内部的话，一般不会咳嗽。一旦出现咳嗽，则要考虑累及胸腔内结构的可能。

咳嗽的时候经常会伴随咳痰。咳痰主要是肺部分泌物增多或者发生炎症所致，其根源在肺部。胸壁外科疾病一旦出现咳痰，则说明胸壁病变已经累及肺部，这是病情加重的表现。

咯血是气道或者肺血管损伤的表现，是一种少见却较为严重的症状，多与咳嗽相伴。一般的胸壁外科疾病不可能导致咯血。如果病变累及肺部或者气道，可能出现咯血。这种情况可见于严重的胸壁创伤或者肿瘤，咯血一旦出现，需要尽快处理，否则可能引起更为严重的后果。

（三）呼吸困难

呼吸困难是呼吸功能受损而出现症状的总称，具体可以是胸闷、气短、气促等。影响呼吸功能的因素非常多，可以是气道的，可以是气道远端各种组织的，也可以是胸廓各结构的。胸壁有很多结构参与呼吸功能，比如肋骨、肋软骨、胸骨以及各种呼吸肌，如果这些结构受到伤害，都会影响呼吸功能。因此，对于胸壁外科疾病来说，呼吸困难是一种较常见的症状。

单纯的胸壁外科疾病一般通过三种机制影响呼吸功能：①压迫胸腔内脏器。胸壁外科疾病可以通过不同的形式对心脏和肺产生压迫。凹陷畸形类疾病主要是通过骨性结构的凹陷压迫心肺。压迫轻微时，如果不超出心肺功能储备的限度，则不会表现出症状。当压迫过于严重，就会出现心肺功能不全，症状就会出现。另外一种形式的压迫来自病灶。最常见的例子是胸壁肿瘤。巨大的胸壁肿瘤直接对心肺产生压迫，将影响呼吸功能。压迫除了直接影响心肺的舒张功能外，还有一个容易被忽略的机制，那便是对胸廓容积的影响。不管是凹陷畸形还是胸壁占位都可能直接导致胸廓容积减小。这将使肺受到约束，同样会影响肺功能。②疼痛限呼吸运动。呼吸运动是一种综合性运动，不仅包括肺部的舒张与收缩，还包括胸壁的运动。胸壁运动是呼吸运动的重要内容。而当胸壁外科疾病发生时，如果胸壁出现剧烈疼痛，就将影响胸壁运动，最终使呼吸功能受到影响。③胸壁异常运动。胸壁正常的呼吸运动有固定的方向，这有赖于胸壁正常的结构。如果结构遭受破坏，比如发生大面积损伤时，胸壁就可能出现异常运动。异常运动可能影响呼吸功能，导致呼吸困难。

胸壁异常运动的情况可出现在多种病变中。第一种病变也是最常见的病变，见于外伤导致的浮动胸壁，此时多有大面积胸壁骨性结构的破坏，也就是俗称的多根多处的肋骨骨折。第二种病变为胸壁的缺损，主要是骨性结构的缺损。此时胸壁可能存在软化，有明显的反常呼吸。第三种情况为胸廓畸形，比如低龄的漏斗胸患儿，可出现凹陷局部的反常呼吸。胸壁异常运动直接抵消呼吸做功，对呼吸功能有严重影响。

总的来说，当胸壁外科疾病不太严重的时候，可以没有呼吸困难。但是，不管是哪种疾病，如果不及时治疗，当严重到一定程度后都会通过不同的途径影响呼吸功能，最终导致呼吸困难。呼吸困难的出现，是胸壁外科疾病加重的直接表现。

（四）窒息

窒息其实并不是一个独立的症状，而是呼吸困难的一种，是最严重的呼吸困难。窒息的主要特征是呼吸困难到达极限，几乎没有办法进行呼吸。这种症状发生于一些极端的情况，比如大气道堵塞或者张力性气胸等。多数情况下，胸壁外科疾病不会导致这样的改变。但有的情况例外。例外的情况主要包括两种病变：①严重的胸壁创伤合并张力性气胸[4]。可为闭合性胸壁创伤，也可为开放性胸壁创伤；可以是单纯的胸壁创伤，也可以是合并了肺部损伤的胸壁创伤。这些创伤都可能导致张力性气胸。②一些极其严重的胸廓缩窄性病变，比如窒息性胸廓发育不良（Jeune 综合征）[5]。在这种病变中，胸廓严重塌陷，压迫肺组织导致肺不张。如果伴随有肺部炎症出现，肺功能无法满足机体需要，将出现严重呼吸困难，也就是窒息。这种情况如果不及时纠正，可能危及患者生命。

（五）心慌

心慌是一种特殊的症状，与多种因素有关，其中心跳的速度和节律是主要的影响因素。心脏属于胸腔内脏器，如果胸壁疾病没有影响到心脏的话，一般不应该有相应的症状。但是，恰恰因为很多胸壁疾病可能影响心脏，才有了这种症状出现的可能。

胸壁外科疾病影响心脏的最大可能是对心脏的直接压迫。这种情况多见于凹陷类畸形。比如漏斗胸患者，当凹陷足够深的时候，心脏会受到明显压迫，心率和心律都会出现异常，于是患者就会有心慌的感觉。当然，还有一种情况是病灶的直接压迫。如果前胸壁的肿瘤足够大，使心脏明显受压的话，也会出现心慌的症状。

在讨论心脏受压的问题时，需要介绍一种特殊的疾病，即直背综合征[6]。严格来说这种疾病是脊柱外科的疾病，不属于胸壁外科。但是，由于脊柱生理弯曲消失，使心脏受到来自胸骨和脊柱的共同挤压，很多患者会以心脏病的主诉前去就诊。正因为这个特征，该疾病也被称为"假性心脏病"。这种疾病的根源在于心脏受压。到目前为止，脊柱外科没有更好的方法完成治疗。但是，如果从前胸壁做工作，这种疾病则可以获得很好的治疗效果。

心慌的症状主要是心脏直接受影响的临床表现。但除了压迫之外，还有一种情况可以表现出心慌，这种情况就是因胸壁病变导致的全身性损伤，比如胸壁外伤导致的大出血。如果影响了全身的血容量的话，心率将会升高，人同样会感到心慌。

（六）哮喘

哮喘也是一种与呼吸功能有密切关系的症状，其典型的表现是呼吸频率加快，呼吸力度增加，呈现一种急促而深大的呼吸。哮喘的发生与很多因素有关，这些因素主要来自胸腔内部。胸壁外科疾病如果侵犯了胸腔内部脏器，同样可以出现哮喘。临床上最常见的哮喘发生在胸壁的创伤中。如果胸壁的创伤同时累及肺组织，可导致急性的呼吸窘迫，出现严重的哮喘。

二、体征

体征是呈现于病变局部的客观征象。与主观的症状相比，体征更能准确地反映出胸壁外科疾病的特征，因此对疾病的诊断有重要作用。

（一）皮肤颜色改变

正常情况下，胸壁皮肤颜色不会有明显改变。局部病变发生后，病变向皮肤表面浸润，可能影响到皮肤，使皮肤颜色发生改变。感染病变的早期可以出现局部皮肤的红肿，慢性病变会使皮肤颜色加深。放射性照射后的病灶可能出现皮肤特征性的色素沉着。胸壁畸形一般不会有局部皮肤颜色的变化，但有的患者可能合并身体其他部位的皮肤褐斑，这是一种较为常见的特征性皮肤病变。

（二）皮肤溃烂

胸壁感染发展到一定程度后，可能出现局部皮肤溃烂，溃口可能有坏死组织和脓液流出。肿瘤如果出现局部坏死时，也可能有皮肤溃烂的情况。溃烂一旦发生，说明病情已经非常严重，需要做进一步的治疗，否则很难痊愈。胸壁创伤严重时，如果并发感染，则同样可以出现皮肤的溃烂。这种情况与胸壁感染的情况类似，属于继发的胸壁感染。

胸壁畸形本身不会有皮肤的溃烂。但是，畸形手术后可能会出现这样的体征。这种情况与三种因素有关：其一，切口内有金属板存在。因为金属板是异物，会影响切口愈合。其二，切口局部软组织较少。切口缝合后，需要用软组织包埋金属板。如果软组织不够，金属板直接位于皮下，会影响愈合。即便最终愈合，也会在术后逐渐磨破皮肤，使局部出现溃烂。其三，血液循环较差。切口的愈合需要良好的血液供应。如果血液供应不足，就会影响愈合，导致局部溃烂。切口溃烂的典型例子是慢性感染切口再手术后皮肤的再溃烂。由于此时切口周围血液循环不良，即便再次缝合也很难愈合，最终导致局部皮肤的再次溃烂。

（三）皮肤缺损

皮肤缺损指的是皮肤较大面积的缺失，可以发生于多种情况。在胸壁创伤中，严重的创伤可能导致大块皮肤缺失，直接形成缺损。乳腺癌术后放射治疗后，局部皮肤可能发生坏死，最终导致巨大的皮肤缺损[7]。皮肤缺损是一种较为严重的损害，一般均需要尽快处理，否则病灶将向深层扩展，造成更为严重的后果。

皮肤溃烂时皮肤局部会有破口，破口逐渐增大无法愈合时，可以形成永久性的皮肤缺损。因此，皮肤缺损较皮肤溃烂更为严重，是更加严重的体征。

（四）包块

胸壁包块是最常见的体征之一，也是病变局限性生长的表现。包块最常见于胸壁肿瘤，主要为实质性包块[8]。感染也可能出现包块，其中有脓液时可以为囊性包块。胸壁骨性结构出现局部的畸形时，同样可以有包块出现。

包块一般都是凸出于体表的外生性结构。但必须明确的是，体表的包块向外生长的同时也必然会向周围甚至胸腔内生长，因此一旦发现包块，必须考虑到向四周和深部浸润的可能。在对包块进行检查时，需要明确包块表面皮肤的颜色、大小、质地、硬度、活动度、与周围结构的分界、有无压痛、有无波动等多方面的信息，这些信息将有助于判断包块的性质。

（五）浮动胸壁

浮动胸壁是胸壁外科一种非常重要的体征[9]，如上所述，可见于三种基本的情况，涉及三种基本的疾病，即外伤、缺损和畸形。除了这三种基本的疾病外，浮动胸壁尚可能出现于一些特殊的手术后。比如胸壁肿瘤的切除，如果切除内容包括骨性结构，而术后又没有对这些结构做重建的话，就可能出现浮动胸壁。另外必须指出的是，即便做了重建，如果重建的效果不理想，也有可能出现浮动胸壁。

浮动胸壁的主要危害是反常呼吸，其危害的机理是对呼吸做功的抵消。因此，针对这种体征最重要的处理措施是局部固定，有效的固定可以消除浮动，使其危害得到遏制。

（六）胸壁水肿

胸壁皮肤可以出现肿胀，表现为局部或者大面积水肿。水肿的发生可与胸壁静脉回流障碍有关，可因胸壁或者胸腔内肿瘤引起，也可与胸壁感染有关。另外，闭合性胸壁外伤时，也可能出现局部的水肿。

（七）皮下气肿

皮下气肿是胸壁外科一种特殊的体征[10]，其表现为皮下广泛的肿胀，但与水肿不同，指压后不会出现凹陷，可有握雪感，听诊可有捻发音。皮下气肿可始于胸壁，但可向颈部、面部、腹壁等皮下扩散，形成大范围的肿胀。皮下气肿发生的原因是高压的气体持续进入皮下。其可见于闭合性胸壁外伤，也可以继发于某些胸壁手术后。皮下气肿多为一过性发病，如果没有气体继续进入，可逐渐消失。

(八) 凹陷

生理状况下，胸壁是饱满的，不会存在任何形式的凹陷。凹陷一旦出现，就成了病理性的征象，也就是体征。凹陷是胸廓畸形最常见的特征性表现之一（图1-5-1）[11]，这类畸形可以是原发性畸形，也可以为继发性畸形。最常见的凹陷畸形是漏斗胸。凹陷位置不同，特征不同，可以呈现不同的畸形类型。多数畸形为局限性凹陷，扁平胸的患者前胸壁看不出凹陷。但是，如果将整个前胸壁与各种凹陷畸形相比较，可以当做前胸壁整体的凹陷。这种认识虽然不易理解，却有助于手术的设计。很多人在治疗扁平胸的时候会选择 Nuss 手术，这种做法本身实际上就是对凹陷的承认。不过，在认识凹陷特征的时候还要看到扁平胸的凹陷与一般局限性凹陷的不同，只有认识到这种差异，才能避免 Nuss 手术治疗扁平胸的过程中出现的各种失误。除了漏斗胸所特有的凹陷外，还有其他类型的凹陷，比如沟状的凹陷，这种畸形不能被当做漏斗胸，而是沟状胸[12]。

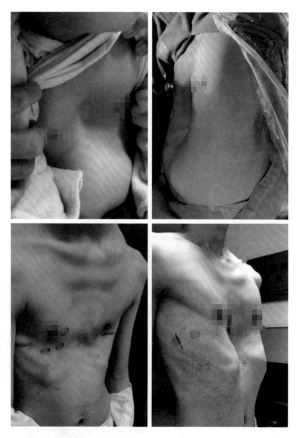

图1-5-1　各种类型的凹陷（凹陷可以出现于胸壁的每一个部位，可以表现为不同的形状，可以有不同的程度）

凹陷可以位于一处，也可以位于多处。可以单独存在，也可以与其他畸形合并存在，由此构成了多种类型的复合型畸形。

除了胸廓畸形外，其他胸壁外科疾病也可能导致胸壁凹陷。比如严重的胸壁创伤，如果胸壁结构遭到破坏，除了发生胸壁软化外，也可能出现局部的凹陷。胸壁凹陷还可以继发于胸腔内疾病。比如慢性脓胸纤维板增厚的情况，可以出现局部胸壁的凹陷。此外，一些手术也可能导致胸壁凹陷，比如传统的胸廓成形术，会人为地破坏胸壁结构，使胸壁塌陷以消灭肺内的空腔，达到治疗的目标。此时的胸壁是更为严重的凹陷。

凹陷是一种病理征象，是典型的体征，这种体征一旦出现，则表明有胸壁外科疾病存在。这种疾病可能原发于胸壁，也可能是继发于其他部位的疾病，但不管是哪一种疾病，都需要通过外科手段进行干预。

(九) 凸起

凸起也是胸壁外科常见的体征，表现为局部胸壁明显高出周围的胸壁。凸起与包块不同。包块是实质性或者囊性的结构，其实质并非胸壁结构，而凸起指的是胸壁结构自身的隆起，可以看到或者触及胸壁骨性结构的成分与轮廓。包块的构成成分为病理组织，凸起的构成成分为胸壁的骨性结构。凸起可以为局限性凸起，也可以为大面积甚至前胸壁整体的前凸。凸起的范围不同，畸形的表现也不同（图 1 - 5 - 2）。局部的凸起是鸡胸的特征[13]，但凸起范围可以很广，程度也可以非常严重。整个前胸壁的凸起一般不会被看做凸起，但可以看做桶状胸特征性的表现。这一认识有助于这种特殊畸形的手术设计。

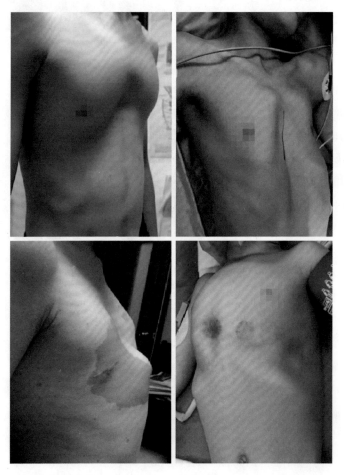

图 1 - 5 - 2　各种类型的凸起（凸起可以有不同的形状、不同的程度，可以出现在不同的位置；可单独出现，也可以与其他畸形合并存在）

（十）锐角畸形

在讨论各种体征的时候，有一种特殊的体征需要做专门介绍，这种体征我们做了命名，叫锐角畸形（图1-5-3）[14]。这种体征并不常见，只有在一些严重的胸廓畸形中才存在，它既可以凸向体表，也可以凹向胸腔深部。此体征主要的特点是，胸壁骨性结构某局部出现极度扭曲，在前胸壁狭小的范围内出现锐角的前凸或者凹陷。锐角畸形可为原发性也可为继发性，原发性锐角畸形见于严重的胸廓畸形，可以是漏斗胸也可以是鸡胸。继发性锐角畸形可见于某些Nuss手术失败的病例。如果钢板位置偏离凹陷底部，可能使凹陷一侧边缘形成锐角畸形。锐角畸形是最严重的畸形体征。该体征一旦出现，往往意味着手术必须采取非寻常手段才能完成。

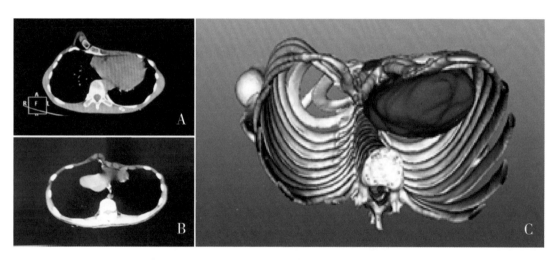

图1-5-3　锐角畸形（A. 侧胸壁的前凸畸形，呈明显的锐角前凸；B. 位于正中的前凸畸形，局部为锐角前凸；C. 前胸壁局部凹陷呈锐角刺向胸腔内部）

以上对胸壁外科疾病的症状和体征做了简要介绍。在实际临床工作中，每种疾病都会有自己特殊的临床表现，这些表现可能多种多样，各不相同。有些疾病的表现会超出上述范畴，也有的疾病会缺少起码的症状和体征。临床医生必须具体问题具体分析，充分利用现有的信息为疾病的相关工作服务。当然，对疾病症状、体征的了解虽然有助于临床工作的开展，却都是最基础的工作。要想更精确地完成疾病的诊断，尚需要做各种相关的检查。这将是下一节我们要讨论的内容。

参考文献

[1] 王文林. 胸壁外科疾病的临床表现：症状与体征. 胸廓畸形手术专家，2021 - 08 - 20.

[2] TULAY C M, YALDIZ S, BILGE A. Do we really know the duration of pain after rib fracture?. Kardiochir torakochirurgia pol, 2018, 15 (3): 147 - 150.

[3] ZHANG J P, SUN L, LI W Q, et al. Surgical treatment of patients with severe non-flail chest rib fractures. World J clin cases, 2019, 7 (22): 3718 - 3727.

[4] ROBERTS D J, LEIGH-SMITH S, FARIS P D, et al. Clinical manifestations of tension pneumothorax: protocol for a systematic review and meta-analysis. Syst rev, 2014 (3): 3.

[5] DE VRIES J, YNTEMA J L, VAN DIE C E, et al. Jeune syndrome: description of 13 cases and a proposal for follow-up protocol. Eur J pediatr, 2010, 169 (1): 77 - 88.

[6] HASEGAWA K, TAKAYA T, MORI S, et al. Compression of the right ventricular outflow tract due to straight back syndrome clarified by Low-dose dual-source computed tomography. Intern med, 2016, 55 (22): 3279 - 3283.

[7] BILLINGTON A, DAYICIOGLU D, SMITH P, et al. Review of procedures for reconstruction of soft tissue chest wall defects following advanced breast malignancies. Cancer control, 2019, 26 (1): 1073274819827284.

[8] BAGHERI R, HAGHI S Z, KALANTARI M R, et al. Primary malignant chest wall tumors: analysis of 40 patients. J cardiothorac surg, 2014 (9): 106.

[9] BEKS R B, DE JONG M B, HOUWERT R M, et al. Long-term follow-up after rib fixation for flail chest and multiple rib fractures. Eur J trauma emerg surg, 2019, 45 (4): 645 - 654.

[10] HARDY B, SUNDERLAND N, PERERA M, et al. Traumatic haemopneumothorax and "whole-body" subcutaneous emphysema: successful use of a small-bore chest drain. BMJ case rep, 2016, 2016: 1 - 4.

[11] WANG W L, CHEN C M, LONG W G, et al. Wang procedure: novel minimally invasive procedure for pectus excavatum children with low age. Case reports and images in surgery, 2018, 1 (1): 1 - 2.

[12] 王文林. 沟状胸的命名与形态学特点. 实用医学杂志，2016, 32 (2): 335 - 336.

[13] 王文林，龙伟光，陈春梅，等. 鸡胸发病机理的分析. 实用医学杂志，2015, 31 (增): 313 - 314.

[14] 王文林. 锐角畸形. 胸廓畸形手术专家，2021 - 08 - 17.

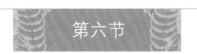

第六节

胸壁外科疾病的检查

胸壁外科来源于传统的胸外科，胸外科多数检查手段都可以用于胸壁外科疾病的检查。这些检查既有最基本的体格检查，也有各种高级的器械检查。但是，胸壁外科疾病的检查又具有特殊性，这种特性主要与其解剖位置有关。首先，胸壁外科疾病的位置非常表浅[1]。所有胸壁外科疾病都位于胸部的表面，即便位于一些特殊结构深层的病变，比如乳腺、肩胛骨等结构深层的病变，也依然属于体表病变的范畴。既然位于体表，检查方法便与身体内部的检查有所不同。其次，胸壁外科疾病多累及胸壁骨性结构[1]。在胸壁的构成中，肋骨、肋软骨、胸骨构成了胸壁的骨架，是胸壁的主要成分，任何一种胸壁外科疾病都可能累及这些结构，由此使其表现出相关的疾病特点。这些特点使检查必须兼顾骨性结构的检查。最后，胸壁外科疾病可能与胸腔内疾病有关系[1]。胸壁和胸腔本来就是一个整体，二者之间有天然的联系。轻度的胸壁外科疾病可能孤立地存在于胸壁，一旦疾病发展到一定程度就可能向胸腔内延伸，最终成为更复杂的病变。这种特性要求检查必须兼顾胸腔内的脏器。胸壁外科疾病如上三个特点对疾病的检查提出了特殊要求，使检查必须按照三个层次进行[1]：其一，由于胸壁外科疾病首先是胸部表面的疾病，因此最需要重视的检查应该是体格检查，这是对胸壁外科疾病最基本的检查；其二，由于多数疾病涉及胸壁骨性结构，而骨性结构对检查有特殊的要求，因此第二个层次的检查应该是 X 线或者 CT 检查，这是胸壁外科疾病必要的检查；其三，由于胸壁外科疾病可能与胸腔内结构发生关系，为了获得更多更详细的信息，需要同时做胸腔内结构的检查。具体的手段可以是普通CT，也可以是更先进的三维重建检查。由这三个层次的检查特点可以看出，要想获得最全面的疾病信息，需要同时进行三个层次的检查。但是，同时做这些检查不仅可能给病人带来巨大经济负担，也会使术前的准备工作变得极其烦琐。因此，要想使检查做得更为合理，必须采取阶梯式检查，根据病人的需要做相应检查，只有这样才能使检查更实用，更能满足临床的需要。

一、体格检查

体格检查是最初级的检查手段，也是重要的检查手段之一，尤其对于某些胸壁外科疾病来说，这种检查几乎是最重要的检查。一般的胸壁外科疾病都能在体表呈现出明显的征象，因此通过体格检查可以获得重要的一手资料。胸壁畸形主要的体征就是外表的异常，对于绝大多数畸形来说，如果不是医疗常规的要求，凭借体格检查完全可以做出最终诊断，即便直接手术也没有问题。但是，临床中并不是所有人都能认识到体格检查的重要性，很多医生宁愿相信器械检查也不相信自己的眼睛、耳朵或者手。表面上看这种做法非常专业，实际上却恰好是不专业的表现。

胸壁肿瘤、感染、缺损、创伤等疾病的体格检查同样重要。通过简单的检查可以了解疾病的主要信息，而这样的信息往往是器械检查没有办法替代的。比如了解病变与体表重要结构的关系，并据此进行切口的设计、病变切除范围的设计等，都需要体格检查辅助。

在各种体格检查手段中，视诊对所有胸壁外科疾病的诊断都很重要，尤其对于畸形患者，通过视诊几乎可以确诊绝大多数疾病。对于其他种类的胸壁外科疾病来说，如果病灶在体表有明确的病变，视诊同样有助于疾病的诊断。触诊和叩诊也是重要的体格检查手段，对于创伤、肿瘤、畸形等疾病都有很重要的作用。在所有的体格检查手段中，听诊是比较容易被忽视的检查内容，因为听诊最主要的对象是心脏和肺，而这样的对象似乎与胸壁疾病无关。其实事实并非如此。由于很多胸壁外科疾病可能累及心脏和肺，通过听诊可以间接地判断胸壁疾病的严重程度。这对疾病的诊断和治疗都有重要帮助。在五种胸壁外科疾病中，听诊对胸壁畸形的诊治尤为重要，尤其是凹陷类畸形，听诊应该当做其常规检查。

对于胸壁畸形患者来说，听诊的目的之一是对心脏的情况进行检查。如果有一般的心脏节律异常，应该考虑是畸形胸壁压迫心脏的结果。如果有杂音存在，则需要考虑两种情况：一种是功能性的杂音，一种是结构性的杂音。前者一般是压迫过于严重导致的结果，后者则说明合并了心脏的结构畸形。没有心脏杂音的患者可以不做进一步的检查，如果听到了杂音，就要做心脏超声检查，以明确心脏病变的性质[2]。如果存在心脏结构畸形，需要在实施畸形手术的时候一起完成心脏手术。可见，杂音的有无以及杂音的性质直接决定了手术方式的选择，因此发现杂音就显得尤为重要。通过听诊还可以了解肺部的情况，如果发现啰音，则需要结合其他检查做判断。

二、器械检查

体格检查是较为初级的检查手段，也是较为主观的检查方法，要想获得更多更客观的信息，需要进行高级的检查，即器械检查。器械检查有多种，每一种检查都依据特定的科学原理进行工作，因此都有自己的特点，可以获得不同的检查信息。

（一）X 线检查

X 线检查是最古老也是最基本的器械检查。这种检查对软组织的成像能力差，但对骨性结构有非常理想的成像效果。对于胸壁外科疾病来说，其直接的成像对象是肋骨和胸骨，另外，其对与胸壁外科疾病相关的脊柱、肩胛骨、锁骨也可以很好地成像。这样的特性使其在胸壁外科疾病的临床工作中有极其重要的作用[3]。由于 X 线检查相当普及，一般医院都可以开展，因此被当做胸壁外科疾病最基本的检查项目。很多胸壁外科疾病的诊断基本上都可以靠这样的检查完成。比如肋骨骨折，X 线检查几乎是金标准。这样的检查不仅能清晰反映出骨折的状况，而且可以对胸腔内的气体、液体情况做出评估。因此，X 线检查是胸壁创伤病人最重要的检查手段。

对于胸壁畸形患者来说，很多情况下体格检查就可以完成诊断，但考虑到某些特殊的规定，可以再做 X 线检查。这样的检查其实已经足够。如果不存在胸腔内疾病的征象，可以不做任何其他检查。X 线检查对于胸壁畸形的作用主要有两方面：其一是了解前胸壁的形状，主要通过侧位片进行观察，了解前胸壁有无凸起或者凹陷，或者其他复杂的形状；其二是了解心脏的位置以及前胸壁与心脏的位置关系。前者通过正位片了解。正常的心脏位于正中偏左。凹陷类畸形患者心脏受到挤压，会向左偏移。如果心脏位置居中，而又有严重凹陷存在，则形成一种严重的凹陷畸形，我们将其称为恶性漏斗胸。前胸壁与心脏的位置关系可以通过侧位片了解。对于凹陷类畸形来说，心脏受到压迫，前胸壁最深处影像与心影重叠。凸起类畸形不存在心脏受压征象。总的来说，对于凹陷类畸形，X 线检查有较高的价值；而对于凸起类畸形，由于 X 线检查主要用于观察前胸壁形状，其实际效果不如肉眼观察直观。

除了上述的各种特点和便利外，X 线检查尚有两个明显的优势：其一，可以反映出胸廓骨性结构的全貌，这是最简单、最廉价也是最方便的手段。很多高级检查可以从不同层面展现出病变的信息，这对揭示病灶自身的特性有重要意义。但是，如果要全方位显示胸廓轮廓和大致的细节，X 线检查是绝对的首选。其二，可以反映出脊柱的形状。脊柱虽然不是胸壁外科临床工作的内容，却是胸廓的构成成分，很多胸壁外科疾病会涉及脊柱的问题，因此了解脊柱的形状很有必要，尤其对于胸壁畸形来说，这种信息更为重要。其他手段也可以获得脊柱的信息，但相比之下，X 线检查更实用也更有价值。

（二）CT 检查

除了 X 线检查外，CT 检查是传统胸外科最重要的检查手段，绝大多数疾病都可以通过 CT 检查诊断清楚[3,4]。CT 检查的优势在于对病灶细节的刻画，非常适合肺、食道、纵隔等结构的检查。对于胸壁疾病来说，其优势依然存在，尤其对于胸壁肿瘤、感染、缺损等疾病来说，这种检查必不可少。与 X 线检查相比，CT 检查更清晰、更精细，其优越性显而易见。但是，对于胸壁创伤，尤其怀疑有骨性结构损伤的患者来说，由于检查的主要对象是肋软骨、肋骨或者胸骨，此时 CT 检查效果不如 X 线检查。对于胸壁畸形来说，CT 检查不仅可以明确反映出胸壁截面的形状，胸壁与心脏、肺的空间关系，还可以发现肺部潜在的病变，因此有特殊的价值。但必须明确的是，对于很多胸壁畸形患者来说，这种检查并无必要，比如桶状胸、鸡胸等凸起类畸形，胸壁不可能压迫心脏和肺。如果不是怀疑肺部有病变的话，CT 检查就完全多余了。

胸壁外科的 CT 检查虽然只关注胸壁外科疾病，但孤立地对胸壁实施 CT 检查是不可能完成的。一般的 CT 检查都是胸部的检查，不仅包括胸壁，还会包括胸腔，因此对于某些胸壁外科疾病来说，CT 检查恰好可以帮助了解胸腔内的信息，这对胸壁外科疾病诊断的完善同样有意义。比如胸壁的肿瘤、感染、创伤、缺损等疾病，由于均有损及胸腔内结构的可能，此时如果做 CT 检查，可以同时获得胸腔内、外两方面的信息，这样的信息很有价值。对于这些种类的疾病来说，CT 检查几乎必不可少。对于胸壁畸形来说，由于很多情况下不需要了解胸腔内的情况，因此 CT 检查并非必要。当然，如果想要排除胸腔内合并疾病可能的话，CT 检查可以常规进行。

在考虑是否进行 CT 检查时，有一种疾病被认为必须进行该检查，这种疾病就是漏斗胸。对这种病人做 CT 检查可以获得不少关于凹陷的信息，但之所以被一些医生当做必不可少的检查，是因为 CT 检查要测量一个特殊的数值，即 Haller 指数（图 1 - 6 - 1）[5]。这个数值被很多人尤其是某些专家认定为评价漏斗胸严重程度的指标，而且是最重要的指标[6,7]。目前关于漏斗胸手术的各种所谓的共识、指南，都对该数值做了特别的规定。Haller 指数如此重要，如此不可或缺，一般的医生是不敢不做检查的，而这样的检查只能通过 CT 检查才能完成，于是 CT 便成了所有漏斗胸患者必须完成的检查。表面上看，这样的做法本身没有争议。但是，如果 Haller 指数本身存在问题的话，这种做法就值得商榷了。

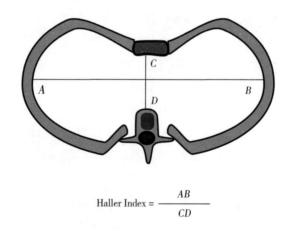

$$\text{Haller Index} = \frac{AB}{CD}$$

图 1 - 6 - 1　Haller 指数的测量（*AB* 为胸廓内径的长度，*CD* 为凹陷底部与脊柱前缘的距离。该指数的实际意义是将凹陷程度标准化，使不同人之间的凹陷参数有可比性。但是，由于影响因素过多，该指数存在很多缺陷）

Haller 指数是 CT 截面上胸廓横径与脊柱前缘到前胸壁底部间距离的比值。该比值是一个相对数值，被认为可以反映凹陷的程度。很多人认为，正常人 Haller 指数平均值为 2.52 左右，轻度凹陷畸形小于 3.2，中度凹陷畸形为 3.2 ~ 3.5，大于 3.5 则为重度凹陷畸形[8]。这样的程度划分表面上看很客观，实际上却存在很大的问题。问题主要来自如下几方面：

第一，Haller 指数本身并不一定能反映凹陷的程度。对于典型的或者标准的漏斗胸患者来说，Haller 指数是可以大致反映畸形严重程度的。但在很多特殊情况下，并不能达到此目的。这些情况可见于以下特殊的案例[8,9]：①一些以扁平为主的患者 Haller 指数可能与一些漏斗胸患者的 Haller 指数完全相同，此时无法客观地反映出两者凹陷的严重程度。也就是说，二者实际的畸形完全不同（图 1-6-2），无法进行对比。②在测量 Haller 指数的过程中，随着分母的减小，数值将越来越大。但即便到了无穷大，也不能说明是最严重的畸形，因为还有一种情况凹陷的底部会继续下沉，以至于直接超越脊柱前缘到了其一侧的下方。此时尽管可以测得 Haller 指数，如果算其绝对值，已经无法反映其真实的数据。科学的方法是用负值来表示，但到目前为止，一般人都不会对此现象做描述。这是该数值设计本身的一大缺憾（图 1-6-3）。③该数值测量的只是两个数值，即胸廓横径与凹陷底部到脊柱前缘的距离，并没有考虑凹陷周边的高度。当两个不同的患者只是凹陷边缘高度不同时，Haller 指数将完全相同。此时的 Haller 指数显然不能反映出凹陷的严重程度（图 1-6-4）。④对于凹陷面积不同的两个患者，即便 Haller 指数完全相同，其凹陷的严重程度也不相同，此时的 Haller 指数同样无法判断二者的严重程度（图 1-6-5）。

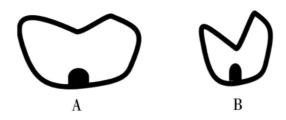

A   B

图 1-6-2　Haller 指数是一个相对的数值，是两个距离比较的结果，但数值的大小并不能反映畸形实际的形状特征。当分子与分母同时缩小或者增大时，数值不变，实际代表的畸形却有明显不同。A、B 两种畸形的 Haller 指数可能相同，但畸形的严重程度没有可比性。此时的 Haller 指数不能反映畸形的严重程度

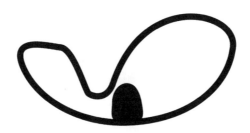

图 1-6-3　Haller 指数设定时只是考虑了一般的凹陷畸形的情况，但临床中会有一些极端的病例，如图所示，凹陷底部可能超越脊柱的前缘，深达脊柱前缘平面之下，此时的 Haller 指数不能反映凹陷的程度。如果一定要用此数值对凹陷程度进行描述，则应该为负值

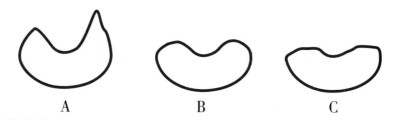

A   B   C

图 1-6-4　Haller 指数只考虑两个数值的比值，却没有考虑胸壁的具体形状。在 A、B、C 三种形式的凹陷中，Haller 指数完全相同，但畸形的严重程度却完全不同。此时用 Haller 指数做比较没有任何意义

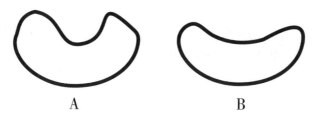

A   B

图 1-6-5　Haller 指数只考虑前胸壁相对的深度，却不考虑凹陷的面积。当对图中 A、B 两种畸形进行比较时，Haller 指数是相同的，而实际上两种畸形的外观却有明显的差异

  Haller 指数之所以在临床上广泛应用，并被赋予极高的学术地位，根本原因是人们相信了其科学性。但是，经过上述分析可以发现，该指数的设计其实并不科学。相反，在很多场合甚至是反科学的。那么，如果用这样的指标指导临床工作的话，就可能出现很多麻烦。

  第二，Haller 指数的测量本身有可能出现问题[8,9]。由于该指数的测量是在特定的 CT 检查的截面上完成的，而 CT 扫描本身并不连续，有时甚至间隔较宽的距离，如果凹陷的最底部恰好未被扫描的话，Haller 指数就无法反映凹陷的真实程度。另外，Haller 指数也受测量医生的技术影响。如果医生在选取测量截面时没有选准凹陷最深的截面，那么测量的数值也同样无法反映凹陷真实的程度。由此可见，Haller 指数测量的过程可能受一些主观或者客观因素的影响，使其数值的客观性受到削弱。

  第三，Haller 指数数值的界定是一个主观的行为[8,9]。这种界定只是某个医生根据自己有限的病例数人为制定的标准。如果认识不到其主观、片面性，就会将其神化，进而影响自己的临床工作。

  由以上分析可以看出，表面上非常客观的 Haller 指数实际上只是一个主观的数据，如果将其当做一个金标准对漏斗胸进行评价进而决定手术的话，就会带来很多现实的问题。这些问题主要表现在两方面：①过度相信该数值，对每一个患者都强行做 CT 检查。这不

仅耽误了术前准备的时间，而且增加了工作的内容，也增加了患者负担。②过分相信该数值，不考虑其中主观的成分，直接影响手术的决策。

客观地分析 Haller 指数，其实质不过是一个判断凹陷程度的参数罢了，绝对不能过分地神化。只有理性地认识该指数，才能充分发挥其实际的价值，避免因盲目笃信而造成种种不利的影响。

（三）三维重建检查

三维重建检查是近年来出现在临床上的一种先进检查手段[10,11]。这种检查是在 CT 检查数据的基础上通过特殊软件进行数据处理后，最终得到三维立体图像（图1-6-6）。这类图像相当直观，几乎可以呈现出所有检查结构的细节，无疑是当今最先进的检查手段。单从检查效果来看，这种检查是其他所有影像学检查都无法比拟的。但是，这种检查也有其天然的弊端。第一，其成像时间较长，需要经过特殊的处理后才能有结果，这对于一些急诊病人极不方便。对于一般的病人，如果要想尽快了解结果，这种检查也很不方便。第二，这种检查较为昂贵，这也限制了其使用。第三，三维重建的结果往往需要通过特定的终端才能看到，如果没有相关的条件，则不方便看到结果。由此可见，三维重建检查的弊端使其应用受到限制。但是，对于一些特殊的疾病来说，这种检查的优越性是鲜明的[10,11]，比如复杂的胸壁畸形以及多数胸壁肿瘤、感染、缺损患者，如果条件允许，最好能做三维重建检查。这种检查的具体优点在于：①清晰显示病灶的轮廓；②清晰显示病灶的内部结构；③清晰显示病灶与周围结构的关系；④清晰显示胸壁完整的结构。上述结构和病变的清晰显示，等于提供了一个病灶的全息图像，对疾病的诊断有很大的帮助。另外，由于三维重建图像对病灶和周围结构有全面细致的成像，可以在此基础上对手术操作做一定程度的模拟，这种模拟对胸壁外科手术尤其是重建手术具有极其重要的意义。

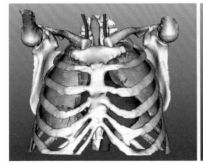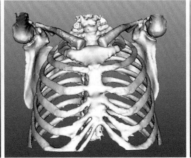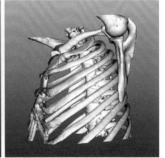

图1-6-6　三维重建检查，可以清晰地显示胸壁以及周围各种结构的信息

（四）心电图检查

心电图检查是反映心脏病变的一种常规也是最简单的检查。胸壁外科疾病不一定都有

心脏的问题。从这个角度来说，此检查并非必要检查。对于不需要做手术的病例，心电图的价值并不大。但是，有两种情况必须做心电图检查：其一，对于怀疑有心脏病变的患者，心电图检查很有必要；其二，所有的手术病例，也必须按常规做心电图检查。因为胸壁外科手术都必须在全麻下进行，而全麻手术都要求必须有心电图的检查结果。为了手术安全，心电图检查不做不行。

在胸壁外科的临床工作中，还有一种情况可能用到心电图，即漏斗胸 Nuss 手术过钢板的操作。为了防止钢板伤及心脏，有人建议在放置的过程中严密监测心电图，通过心电图的变化来间接感知可能的心脏伤害。然而，这种做法理论上似乎有意义，实际上却毫无意义，完全是多此一举。要知道，非常轻微的心脏触碰与直接插入心脏的损伤在心电图上多半是看不出差别的。即便看出了差别，等通过心电图判断出心脏受损时，切口中的鲜血可能已经提前涌出了，因此这样的做法没有实际意义。

（五）心脏超声检查

心脏的超声检查可以获得很多特殊参数，最主要的作用是检查心脏结构，这种作用对于心脏器质性病变来说很有意义。但并不是所有的胸壁外科疾病都需要了解心脏的结构特征，只有当存在这种可能时才有必要。如上所述，当听到心脏杂音时，为了排除心脏病变的可能，就有必要做心脏超声检查[2]。除此之外，没有必要常规做此检查。

像心电图一样，心脏超声有时也被一些医生用于漏斗胸 Nuss 手术放置钢板过程中对心脏的监测。此时的用法是食道超声，希望避免对心脏的损伤。这种做法其实也很多余。设想一下，如果手术中连胸腔镜都无法看清可能的损伤的话，食道超声又怎能保证绝对看清呢？所以这种做法本身也如心电图检查一样，是多余的行为。

（六）超声检查

在早期传统胸外科疾病的检查中，很少有使用超声检查的情况，主要原因与肺部的气体有关。在后来的临床工作中，逐渐有人使用超声对胸腔积液进行定位与检查。随着认识的转变，有作者开始对胸壁病变进行超声检查，比如对肋软骨、肋骨或者胸骨骨折[13,14]以及胸壁肿瘤等实施的超声检查，可以获得与其他检查不同的信息。目前临床上使用的超声一般为二维超声，其成像并不直观，但对临床工作有一定的指导意义。不过相对于 CT 或者其他检查来说，超声检查的用途相对较小，不能作为一项常规检查在临床中使用。

（七）呼吸功能检查

呼吸功能的检查是一个有争议的检查项目，由于结果会受很多主观要素影响，因此可信度一直存在质疑。但这似乎没有影响一些单位对这种检查的信赖。他们会将其当做胸外科手术前必须实施的检查，并以此来判断手术指征。这种做法本身其实很不科学。如果只是为了手术，是否意味着极其严重的呼吸功能不全是手术禁忌？事实上，很多严重的胸壁疾病，比如重度的漏斗胸，如果存在重度呼吸功能不全的话，恰好说明是手术的指征，需要尽早手术，而绝对不是手术禁忌。正因为存在如上问题，呼吸功能检查绝对不能被当做常规检查，尤其对于胸壁外科手术来说，做呼吸功能检查在很多时候都是多余的[12]。

以上对胸壁外科疾病的检查手段进行了简要介绍。这些检查各有特点，都能从不同角度和层面提供相关信息，因此都有一定的作用。在临床工作中，要想获得最合适最有价值的信息，需要从各种方面进行综合考量，不仅考量疾病的性质，还要考量诊断和治疗的需要，只有这样才能使各种检查得到最好的利用，发挥出最好的作用。

参考文献

［1］王文林. 胸壁外科检查的特性. 胸廓畸形手术专家，2021 - 08 - 20.

［2］王文林. 关于心脏超声检查. 胸廓畸形手术专家，2015 - 04 - 03.

［3］SHELMERDINE S C, LANGAN D, HUTCHINSON J C, et al. Chest radiographs versus CT for the detection of rib fractures in children（DRIFT）: a diagnostic accuracy observational study. Lancet child adolesc health, 2018, 2（11）: 802 - 811.

［4］WEIKERT T, NOORDZIJ L A, BREMERICH J, et al. Assessment of a deep learning algorithm for the detection of rib fractures on whole-body trauma computed tomography. Korean J radiol, 2020, 21（7）: 891 - 899.

［5］HALLER J A Jr, KRAMER S S, LIETMAN S A. Use of CT scans in selection of patients for pectus excavatum surgery: a preliminary report. J pediatr surg, 1987, 22（10）: 904 - 906.

［6］曾骐，张娜，范茂槐，等. Nuss 手术与改良 Ravitch 手术的对比研究. 中华小儿外科杂志，2005，26（8）: 397 - 400.

［7］NUSS D, OBERMEYER R J, KELLY R E Jr. Pectus excavatum from a pediatric surgeon's perspective. Ann cardiothorac surg, 2016, 5（5）: 493 - 500.

［8］王文林. 搞笑时刻: 聊聊 Haller 指数. 39 健康网，2020 - 08 - 03.

［9］王文林. 为什么 Haller 指数有时不能真实反映凹陷的程度?. 胸廓畸形手术专家，2019 - 05 - 24.

［10］CALLOWAY E H, CHHOTANI A N, LEE Y Z, et al. Three-dimensional computed tomography（3 - D CT）for evaluation and management of children with complex chest wall anomalies: useful information or just pretty pictures?. J pediatr surg, 2011, 46（4）: 640 - 647.

［11］王文林. 最新漏斗胸三维成像技术. 胸廓畸形手术专家，2018 - 01 - 26.

［12］王文林. 漏斗胸手术前：有必要做肺功能检查吗?. 胸廓畸形手术专家，2020 - 03 - 01.

［13］NICHOLSON J A, TSANG S T J, MACGILLIVRAY T J, et al. What is the role of ultrasound in fracture management? Diagnosis and therapeutic potential for fractures, delayed u- nions, and fracture-related infection. Bone joint res, 2019, 8 (7): 304 - 312.

［14］SESIA S B, PRÜFER F, MAYR J. Sternal fracture in children: diagnosis by ultra- sonography. European J pediatr surg rep, 2017, 5 (1): e39 - e42.

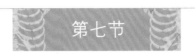

第七节

胸壁外科疾病的手术适应证

外科疾病的主要特征是需要实施手术治疗，这是区别于内科疾病的本质属性。近年来，随着科技的进步，一些非传统的手段逐渐出现在临床中，很多外科疾病不再需要通过传统手术完成治疗。表面上看，这样的做法似乎要改变外科疾病的属性，事实上并非如此，因为在其他治疗方法逐渐开展的同时，传统的外科手术依然是治疗疾病的主流，因此外科疾病的性质不会发生改变。

胸壁外科疾病是典型的外科疾病，同样需要手术治疗，这也是胸壁外科疾病最基本的特征。但是，外科疾病手术的选择并不是没有条件的，而要充分考虑疾病的性质、治疗的需求、身体的条件、医疗条件等现实问题，这就是所谓的手术适应证问题。

胸壁外科疾病对人体的危害有两方面，一个是生理的危害，一个是心理的危害。生理的危害主要来自疾病自身对脏器功能的影响，生理危害几乎是所有外科疾病共有的特性，是一般的外科手术首先要解决的问题。与其他外科疾病不同的是，胸壁外科疾病尚有一个非常特殊的危害，那便是异常胸壁外观对人心理的危害。这种危害在畸形患者中表现得尤为明显。单从生理危害来讲，手术的选择可以遵循一般外科手术实施的原则，适应证的把握可以从疾病的危害和病人的承受能力两方面做考虑。但是，心理危害本身是一个极其主观的影响，此时如果依然用某些客观的尺度去衡量手术是否可以实施的话，就会出现大问题。由此可见，胸壁外科的手术适应证问题是一个较为复杂的问题，如果将其与传统的胸外科疾病的手术适应证做对比，会发现有非常鲜明的不同。

以往在胸外科的专业范围内讨论胸壁疾病的治疗时，一些观念会限制工作的开展。比如胸廓畸形手术的问题，如果没有症状，也就是不存在明显生理损害时，多数胸外科医生不主张为患者实施手术[1]。这样的做法遵循了一般外科疾病治疗的原则，却明显不适合胸壁疾病这种特殊疾病的要求。如今胸壁外科作为一个独立的专业出现在临床中，应该有自己特有的观点和原则，手术适应证也有自己特殊的要求。

一、胸廓畸形的手术适应证

在所有五种胸壁外科疾病中，胸廓畸形是最特殊的疾病，之所以特殊，是因为很多畸形不被看做疾病，比如某些较为轻微的畸形。这样的畸形不会有任何生理方面的危害，一般也没有人会把这样的畸形当做问题，更不会当做疾病。但是，往往前来胸壁外科就诊的就是这样的人群。在就诊的过程中，他们本身甚至也不承认自己是病人，而令人感到意外的是，他们会向医生提出手术的要求。按照外科疾病手术适应证的基本原则，这样的人是不能接受手术的，但事实上医生很有必要为他们实施手术。之所以要满足他们的要求，原因很简单，是为了消除其心病。心病也是病，这是胸壁外科医生必须明白的道理。

以往对胸廓畸形的手术治疗一直受很多传统观念的约束，就拿最常见的漏斗胸来说，其适应证问题就受到很多因素的影响。现存的文献中专门对漏斗胸的手术适应证做过总结，很多文章甚至所谓的共识、指南中都将这样的总结当做必须遵循的规则。具体内容如下[1]：

手术指征包括以下2个或者2个以上标准：①CT Haller 指数大于3.25。②肺功能提示限制性或者阻塞性气道病变。③EKG、超声心动图检查显示不完全右束支传导阻滞、二尖瓣脱垂等异常。④畸形进展或者合并临床症状。⑤外观的畸形使患者、家属不能忍受。

对于一种手术来说，制定出如上标准显得十分严谨，也很科学。但是，这些标准经不起仔细推敲。首先说 Haller 指数这个数值。一般来讲，凡是涉及测量数据的指标都算是客观指标。Haller 指数有固定的测量方法，当然是一个客观的数值。这里先不说影响该数值的人为因素，仅3.25这个数值就不是一个令人信服的数据。将这个数值规定为手术指征本身就是一种非常主观的行为，是用某个医生自己的观点当参照，去当做所有医生行为的准则，这一行为既缺乏科学性，也缺乏逻辑性，本身很值得商榷。因此，不管 Haller 指数本身获得的渠道和方法多么客观，一旦将某具体的数值拿去决定畸形的命运，就陷入了主观的深渊，这样的数值是无法让人信服的[2]。其次是肺功能参数的问题[3]。肺功能检查是一项非常特殊的检查，检查时需要患者很好地配合。如果无法配合，测量的数值就毫无意义。漏斗胸患者很多都是低龄患儿，这样的患儿是否能很好地配合检查是一个值得讨论的问题。对于漏斗胸这种特殊的疾病来说，尤其当低龄患儿占了相当一部分手术人群时，利用这样的检查做参照，其可信度不免令人质疑。EKG 和超声心动图检查的指标暂且当做客观参照，而畸形的进展就又陷入主观影响的范畴了。对于每一种畸形来说，其进展方向并不完全相同，有的可能停止发展，有的可能加重，有的可能减轻。如果医生凭借自己的感觉对进展方向做判断的话，就完全成了没有客观依据的主观行为。临床症状本身就是患者对疾病主观的体验，是个纯主观的东西。将这样的东西拿来决定手术，似乎也与客观的指标相冲突。最后一项是患者和家人对畸形的感受，这本身也是一个主观的内容，与其他多项指标的性质完全相同。

在上述所有五项指标中，唯有 EKG 和超声心动图检查可以当做客观指标，其他四项都受主观因素的影响。主观的因素都是人的因素，既然人的因素影响如此严重，就很难做出客观的决定。而这个关于适应证的描述中还特别提到"2个或者2个以上标准"，使得本来就含糊不清的指标变得更加扑朔迷离。举个例子说，如果患者畸形非常轻微，但符合上面第 4 与第 5 个指标的组合，患者自己觉得畸形很难看，并且感到不舒服，但其他所有指标都不符合，也就是说，患者自己不满意外观且很想手术，这种情况下是不是可以手术呢？如果真手术了，按照上述的指标一定会受到批评[4,5]。

由此可见，胸壁畸形手术是一种与众不同的手术，这种手术之所以特殊，是因为其充分考虑了胸壁畸形的特殊性。就拿上述例子中的漏斗胸来说，患者畸形轻微，但自己想做手术，此时如果客观地做出评价的话，这个患者并不是一个严格意义上的病人，而只是对自己身体外观不满意的"正常人"罢了。既然不是病人而是正常人，如果胸壁外科医生依然要为其实施手术的话，这样的手术就多了另外一种使命，即美容。胸壁外科手术的目的首先是治病，其次是整形。这两个目的针对的都是疾病。而一旦涉及美容的问题，针对的对象就复杂了，那些不被当做疾病的胸廓外观问题必然会成为手术的对象。这种情况与其他所有类型的胸壁外科疾病都有不同。在临床工作中，经常会遇到畸形轻微的患者，他们不会被医生当做畸形病人，但自己会觉得难看，对外观不满意，渴望手术。从疾病的角度来看，这些人不可以接受手术。但是，一旦涉及美容的因素，他们的渴求就成了合理的要求。医生应该从更多的方面考虑患者的痛苦，而不仅从畸形的生理危害方面做考虑。

在考虑胸壁畸形手术适应证的问题时，客观而理智的原则是看两个方面的危害：第一，是否难看；第二，是否难受。难看是对外观的不满，不一定有肉体痛苦，但是心病。心病也是病，也需要治疗。如果患者没有办法通过其他的手段消除心理的痛苦，就需要通过手术来解决。此时的手术可以是治病的手术，也可以是美容的手术。如果患者感觉难受，这说明患者有了肉体上的痛苦。肉体上的痛苦是所谓的症状，既然有了症状，就说明畸形已经影响生理功能，自然更要治疗。此时的手术是治病的手术而不是美容手术。

总的来说，如果患者觉得自己的胸壁难看或者难受，就需要接受手术，相反，如果不觉得难看也不觉得难受，自然可以不做手术。这应该是关于胸廓畸形手术适应证最合理的表述。这样的表述是将手术的决定权交给患者和家属，医生不做最终的决定。表面上看，这似乎有悖医疗常理，但细究起来应该是最符合医疗常理的做法。手术本来就是由患者和家属最终决定的行为，这是一般的道理。在此过程中，医生并不是不作为。医生的职责是从医学的角度向病人解释客观的病情，这与一般疾病手术决策的程序并不矛盾。

在众多胸廓畸形中，凹陷类畸形可能出现压迫症状，在考虑手术适应证时经常要考虑患者有没有症状，也就是会不会难受。这是需要医生提醒患者的内容。而对于凸起类畸形来说，由于不存在压迫的情况，患者几乎不会有症状，于是难看成了患者唯一的主诉。遇到这样的患者，医生必须时刻保持清醒的头脑，千万不要以为他们不是病人，不需要治疗。恰恰相反，如果患者为畸形而烦恼，则一定要手术，否则可能带来很多问题。

在讨论胸廓畸形这种特殊疾病的手术适应证时，尤其需要强调如下具体问题：①不能受传统胸外科观念的影响。传统胸外科主要的工作在胸腔内，胸腔内疾病与胸壁畸形属于不同性质的疾病。疾病危害不同，治疗目的和手段也不同，因此手术适应证的考虑绝对不同，胸壁外科必须有自己的规矩。②不能绝对化。胸廓畸形涉及太多主观的问题。主观的特征之一就是影响因素众多，因此，当考虑适应证问题时，必须具体问题具体分析，避免将标准绝对化。③要充分考虑禁忌证。按照患者主观的意愿实施手术有其合理性，但有时并不可行，这主要与手术本身的禁忌证有关。当患者的要求超出病情或者技术允许的范围时，手术不能实施。④要针对具体的人做决策。每个人对手术的期望不同，手术适应证的考虑也会有差异。在具体决定是否手术时，不能千篇一律，每个人都采用相同的标准，必须充分考虑患者个人的意愿，做出个性化的决策。⑤要针对具体的畸形做决策。胸廓畸形之所以为畸形，是因为形状与正常不同。形状不同可能使胸廓外观表现得千差万别。轻度的畸形手术简单可行，而对于一些极其严重的畸形，手术难度大，效果不佳。此时如果依然按照患者个人的要求实施手术的话，就可能无法实现患者的愿望，有时甚至会导致手术失败。因此，在考虑手术适应证的时候，必须考虑畸形自身的特殊性问题。⑥要针对具体的手术做决策。对于任何一种畸形来说，手术方式都不可能只有一种选择。但每一种手术都有自己的局限性。在考虑畸形的手术适应证时，不能紧盯着一种手术，而应该全盘考虑。比如漏斗胸，如果仅考虑 Nuss 手术，由于采用特制的钢板实施矫形，而钢板本身对胸廓具有约束作用，如果患儿年纪较小，就无法接受 Nuss 手术。如果治疗漏斗胸的手术仅此一种，那么患儿便没有了手术适应证。但是，如果考虑到 Wang 手术的话，低龄患儿就有了手术的机会，同样有手术适应证。

二、胸壁创伤的手术适应证

胸壁创伤是一种情况复杂的病症，临床表现和轻重程度有很大的不同。在考虑手术的问题时，一方面要充分考虑伤情的需要，另一方面还要考虑手术的条件。由于创伤情况往往较为紧急，医生必须在短时间内做出决策，这对医生提出了更高的要求[6]。

轻度的创伤可以采用保守治疗，但重度的创伤就需要手术了。手术的适应证需要考虑很多具体的因素：①是否要手术的问题。一般来说，开放性胸壁外伤是绝对的手术适应证，闭合性胸壁外伤需要根据情况决定是否手术。对于骨折来说，单根单处肋骨骨折如果没有骨折端的错位，可以不做手术，其他情况则均需要手术治疗。胸骨骨折也需要考虑骨折的性质和程度。如果完全离断甚至错位，则一定要手术，否则可以不行手术。对于浮动胸壁的处理，一旦发生就一定要手术。②手术的时机问题。胸壁创伤多较危急，如果条件允许，多需要急诊手术。尤其对于一些危及生命的创伤来说，需要尽可能地快速手术。但是，在另外的情况下，如果缺乏基本的生命支持，手术反而会带来危险，此时需要对伤情做出综合判断后再决定手术时机。③手术的方案问题。胸壁创伤复杂，手术方法多样。紧急救命的手术与一般的创伤手术完全不同。在考虑手术适应证时，必须充分考虑手术方案的具体内容，这样的适应证才有意义。

三、胸壁肿瘤的手术适应证

胸壁肿瘤的情况同样较为复杂。一般的原则是，只要切除手术允许，都要首先将病灶切除。但在具体实施时尚要考虑一些限制，也就是所谓的禁忌。如果有远处转移或者局部侵犯了重要的结构，一般不建议手术。但这样的观点并不绝对。举例说，如果肿瘤巨大，对心脏和肺产生严重压迫，严重影响患者呼吸循环功能的话，即便存在某些所谓的禁忌证，也应该积极实施切除。这等于为后续的治疗争取了时间，否则患者将没有任何救治的希望。

在实施切除手术前，还要对手术的具体细节做评估。这些细节也将影响手术适应证的决策[7]。第一个细节是皮瓣的问题。如果肿瘤切除范围较广，术后必须考虑皮肤缺损的修复问题。大范围皮肤缺损修复的唯一方法是用皮瓣。但是，皮瓣的获取同样是一个手术操作，这样的操作将直接影响肿瘤手术的具体实施，因此在判定手术适应证时必须充分考虑。第二个细节是骨性结构的重建问题。胸壁肿瘤手术往往必须对骨性结构做切除，这些结构切除后，必须对骨性结构做重建。而重建需要特殊的材料，如果无法获取材料或者材料不满意，将影响手术的实施，因此同样要做考虑。

肿瘤治疗是近年来较为活跃的领域，很多新方法新观念被用于临床。除手术之外，尚有很多方法被证实具有可行性，也具有先进性。因此，在考虑手术的问题时，应做好横向对比。如果有更好的方法或者与其他方法联合使用能获得更好效果的话，应该给予充分考虑。当然，这样的考虑必然影响手术适应证的决策，但并不是对胸壁外科理念的否定。胸壁外科作为一个崭新的专业，理应更好地接受新鲜事物，这个仅不是对胸壁外科理念的否定，反而恰恰反映了胸壁外科的特色。

四、胸壁感染的手术适应证

胸壁感染是一种处理起来较为棘手的疾病，棘手的原因是感染的具体表现相当复杂，往往需要采用特殊的手段才能治疗成功。

急性感染处理相对简单，可以采用非手术方法进行治疗。如果急性期控制不理想发展成脓肿，则需要切开引流。临床上遇到最多的是慢性感染，且经常是继发于其他胸部手术后的切口感染。这样的感染一般只有通过再次手术才能获得成功，是绝对的手术适应证。但是，考虑到手术的特殊性和难度，术前必须做好充分的准备，尤其要选择好手术的时机，只有这样才能为手术奠定基础[8]。另外，由于感染也可能涉及皮肤和骨性结构的重建，术前同样需要对相关技术细节做考虑。

五、胸壁缺损的手术适应证

胸壁缺损本身是较为复杂的疾病，涉及问题较多，需要根据具体情况做分析。范围较小的原发性缺损，如果只涉及局部骨性结构，且没有明显反常呼吸的话，可以不做手术。范围较大的原发性缺损如果有明显的反常呼吸，且有影响外观的体表凹陷的话，需要手术治疗。如果缺损由乳腺癌术后放射治疗引起，则必须手术治疗[9]。

胸壁缺损累及皮肤时，会给患者的生活带来极大不便。对其手术适应证需要进行综合考虑。多数情况下手术适应证较容易决定，但是，在一些特殊情况下并不容易决定。比如，因乳腺癌放疗导致胸壁缺损，同时还有肿瘤复发，甚至在其他部位转移的病例，如果按照一般的原则进行决策的话，是明显的禁忌，但如果充分考虑缺损对患者生活影响的话，也就有手术的必要了。

胸壁缺损手术与胸壁肿瘤、胸壁感染手术有某些共性，如果需要皮肤和骨性结构的重建，则同样要考虑类似的技术内容，这也将影响手术适应证的决策。

六、关于手术适应证的认定

医学是一门经验科学，前人总结的宝贵经验值得后人学习。但是，经验的东西往往是主观的，如果考虑到医学科学自身不断发展的特性，经验的实际价值就需要打折扣。临床上很多疾病都有适应证的规定，这些规定会被写在各个角落，让人目不暇接。不可否认，这些规定来自前人的经验，值得后人学习借鉴，但考虑到其中的主观成分以及学科发展的因素，则不能盲目信奉。这是临床医生应有的起码的觉悟。

近年来，各种指南、共识满天飞，其中不乏对手术适应证的规定。这些规定就内容来说，其实质永远摆脱不了主观的本性。既然是主观的东西，就不能当做客观的尺度去强行约束他人的行为。这就是说，在考虑是否要手术的问题时，医生一定要有自己的底线，而不是靠所谓的指南。特别需要强调的是，胸壁外科是一门崭新的学科，尽管每一种疾病都来自传统的胸外科，但具体的认知需要一个新的视角。当这个专业才起步的时候，每一个胸壁外科医生都需要一种变革的精神，不能被传统胸外科的观念束缚。只有当大家都用一种全新的思维面对这个专业时，胸壁外科才能从传统的框架中真正独立出来，走出一条完全属于自己的发展道路。

参考文献

［1］曾骐，张娜，范茂槐，等. Nuss 手术与改良 Ravitch 手术的对比研究. 中华小儿外科杂志，2005，26（8）：397 - 400.

［2］王文林. 为什么 Haller 指数有时不能真实反映凹陷的程度?. 胸廓畸形手术专家，2019 - 05 - 24.

［3］王文林. 漏斗胸手术前：有必要做肺功能检查吗?. 胸廓畸形手术专家，2020 - 03 - 01.

［4］王文林. 对 NUSS 手术指征的质疑. 胸廓畸形手术专家，2015 - 09 - 12.

［5］王文林. 漏斗胸的手术指征问题. 胸廓畸形手术专家，2017 - 09 - 25.

［6］DOGRUL B N, KILICCALAN I, ASCI E S, et al. Blunt trauma related chest wall and pulmonary injuries：an overview. Chin J traumatol, 2020, 23（3）：125 - 138.

［7］SANNA S, BRANDOLINI J, PARDOLESI A, et al. Materials and techniques in chest wall reconstruction：a review. J vis surg, 2017（3）：95.

［8］TORTO F L, MONFRECOLA A, KACIULYTE J, et al. Preliminary result with incisional negative pressure wound therapy and pectoralis major muscle flap for median sternotomy wound infection in a high-risk patient population. Int wound J, 2017, 14（6）：1335 - 1339.

［9］张传生，叶玉坤，汪栋，等. 大网膜带蒂移植及健侧乳腺皮瓣转移治愈胸壁放射性溃疡. 中华胸心血管外科杂志，1999，15（1）：29 - 30.

第八节

胸壁外科手术的性质

胸壁位于胸部的外表，是一个特殊的解剖区域，也可以说是独特的解剖结构。这种结构具有多种功能，概括起来可以归纳为两种：其一是生理功能，其二是维持特定形状的功能[1]。胸壁外科疾病首先是结构方面的改变，结构的改变必然引起功能的改变，因此，胸壁外科疾病会有两方面的影响：其一是导致相关生理功能出现问题，其二是使胸壁外观发生异常。两种结果都由胸壁外科疾病引起，要想治疗疾病，就必须从这两方面入手。也就是说，不但要恢复生理功能，还要恢复外观形状。恢复生理功能靠的是消除病灶，恢复外观形状靠的是整形，由此决定了胸壁外科手术的两种基本性质，即治病和整形（图 1 - 8 - 1）[2,3]。

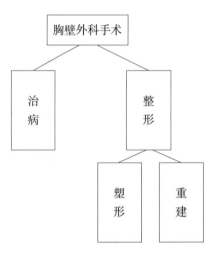

图 1 - 8 - 1 胸壁外科手术的性质

一、治病的性质

胸壁外科疾病首先表现为特定部位的病变，这种病变具有外科疾病的所有特性，可以为感染、畸形、创伤、缺损，甚至可以是肿瘤。由于病变明确，因此治疗的首要目的就是消除病变。要想实现这样的目的，最直接的方法就是切除病灶。但是，这种方法只能是其中的一个选项，在一些特殊疾病的治疗中，单纯切除并不是合适的方法。

　　单纯切除的操作适合于病灶本身具有严重危害的疾病。这种疾病首先是肿瘤，其次是感染性病灶。肿瘤是最适合切除的疾病。考虑到肿瘤的特殊性，不仅要做切除，还要保证切除彻底。为达到此目的，必须将肿瘤和周围一定范围的正常结构一并切除。在实施具体操作时，有时因为种种客观原因并不能达到彻底切除的目的[4]。比如肿瘤显露有问题或者侵犯了重要结构时，只能做尽可能的大范围切除，而不能做彻底的切除。此时的治疗不是根治而成了姑息治疗。姑息治疗虽然不能完全达到治病的目的，却可以部分消除肿瘤的危害，为后续的治疗赢得时间，奠定基础，从这个意义上讲，这依然是治病的内容。

　　感染性疾病同样适合切除。与肿瘤的治疗一样，理想的切除方法是彻底切除[5]。从形态上消除感染病灶难度很大，虽然经过努力并不是没有可能，但是，感染性病灶的危害有时是无形的，因为整个术野都可能被污染。此时即便切除了病灶，如果没有采取严格处理措施的话，依然无法获得满意效果。

　　胸壁肿瘤与感染的病灶适合切除，这是治病的内容。但是，切除病灶意味着胸壁结构的缺失，考虑到胸壁特殊的功能，缺失的结构需要重新构建出来。由此使治疗多了更多的内容。这个内容就是后面要讲的整形[2,3]。

　　胸壁缺损的病人主要特征是胸壁结构缺失。这种缺失首先可能是骨性结构的缺失，其次可能是皮肤和软组织的缺失。如果有皮肤和软组织缺失，可能伴随严重的感染，此时疾病的治疗会多出感染治疗的内容。除了感染的治疗外，缺损的治疗更重要的目的是恢复胸壁的完整性，这是治病的内容。但是，考虑到外观的问题，还必须完成另外的使命，即整形。

　　胸壁创伤不是疾病，但结果与疾病相同，只不过更加危急而已，因此同样需要当做疾病治疗，必须考虑治病的问题。此时治病的内容包括彻底止血、消除污染、清除坏死组织以及恢复胸壁完整性等操作[6]。恢复胸壁完整性的直接目的是恢复胸壁的生理功能，属于治病的内容。但是，恢复完整性有不同的途径，可以是不顾及美观的恢复，也可以为非常美观的恢复。后者显然多出了新的属性，也就是整形的内容。

　　畸形虽然是胸廓形状的异常，但是作为胸壁外科疾病的一种，畸形首先是一种疾病。因此，畸形手术的目的首先依然是治病。这样的目的在凹陷类畸形患者手术中表现得尤为突出。比如严重的漏斗胸患者，当针对凹陷实施操作时，其主要的目的之一就是解除对心脏的压迫。这是治病的内容。解除压迫的方法有多种。在最早期的手术中，有人将凹陷部位的骨性结构彻底切除，这是最简单也是最直接的手术方法，治病是其唯一的目的，这样的操作基本上没有顾及治病之外的内容。到了后来，当人们在解除凹陷压迫的同时又兼顾了外观形状时，这种手术才多了整形的内容。其他多种畸形手术也首先表现为治病的属性。比如窒息性胸廓发育不良（Jeune综合征），这种畸形最大的危害不是外观，而是对呼吸和心脏功能的致命性的影响[7,8]。如果对这种患儿实施手术，即便丝毫不关心外观的问题，如果能使患儿心肺功能恢复正常，也将是成功的手术。

胸壁外科疾病中的五种类型都是实实在在的疾病，因此不管哪一种针对这些疾病的手术都首先具有治病的属性。但是，有两种情况比较容易引起争议。第一种情况，畸形程度不严重，完全为了美观而实施的手术。这种情况似乎很难与治病联系起来。其实，仔细分析起来，其依然属于治病的范畴。凡是因美观问题而手术的人，尽管其胸廓的畸形可能较轻，却依然患有畸形，也就是说依然是疾病，因此其手术同样具有治病的属性。第二种情况，胸廓形状完全正常的人，为了获得让其本人满意的胸廓外观而实施的手术。这种人的胸廓不存在实际意义的畸形，不属于疾病的范畴。既然不是疾病，手术似乎就没有治病的属性了。这相当于绝对的美容手术。然而，如果从宏观的角度来考虑，既然患者有渴求，说明胸廓的形状已经成了心病。心病也是病，同样是需要关注的疾病类型。如果通过保守的方法无法获得治疗的话，手术便成了唯一可以选择的方法。既然也是为了治疗疾病，手术当然也有治病的属性。

在上述两种情况中，第二种情况是非常极端的。由于胸廓矫形手术不是一般的手术，需要花较大的代价，因此并不会有太多的"健康人"愿意通过此方法改变胸廓形状。但是，临床中这样的情况时有发生。尤其一些女性患者，会因为各种个性化的需求希望接受手术。对于这样的人来说，如果渴求强烈，可以考虑手术。但不可否认的是，这种情况往往需要更高端的技术，仅仅凭借一般的胸廓畸形手术技术很难获得良好的效果。这成了胸壁外科技术不断提高的动力，也是胸壁外科技术需要努力的方向。

二、整形的性质

胸壁外科疾病性质特殊，不仅影响生理功能，而且影响美观，这使得手术在治病的同时必须兼顾术后胸壁的美观问题，于是手术又具有了整形的属性。整形手术本是整形外科的工作，各种整形手术已经相当成熟。胸壁外科手术也涉及整形的内容。这部分内容随着胸壁外科的出现而出现，因此是崭新的内容，可以借鉴整形外科成熟的经验，但必须有自己的特色。在胸壁外科手术中，整形的目的非常明确，就是尽可能恢复胸壁的正常形状。胸壁的正常形状不仅关系到生理功能的发挥，同样关系到美观问题，因此整形是治疗胸壁外科疾病尤其重要的内容。根据整形的目的和手段不同，具体操作可以分为两种：一种是塑形，一种是重建。两种基本的操作构成了整形手术的完整体系[3]。

（一）塑形

塑形是针对骨性结构的畸形设计的手术，是通过各种特殊的技术消除异常形状，使胸壁形状恢复正常的操作。根据操作技术的不同，塑形操作可分为三种基本类型，即破坏性塑形、机械外力塑形以及模板塑形[9-11]。破坏性塑形是通过对畸形结构进行彻底破坏以达到塑形的目的。在早年，胸廓畸形基本上全采用这种手术进行塑形。破坏性塑形的典型代表是 Ravitch 手术和胸骨翻转术。这类手术的原理类似于汽车的大修，是在畸形结构彻底破坏后再进行的矫形。破坏性塑形损伤较大，破坏性强，不是理想的手术。在胸廓畸形治疗的早年，这样的手术并不少见。在当今的畸形治疗中，对于一些畸形尤其严重的患者，如果其他手术不能获得满意效果的话，就必须采用破坏性塑形，除此之外已经很少使用这样的技术。机械外力塑形指的是借助特殊的材料间接改变畸形形状的手术，其代表手术为 Nuss 手术。模板塑形的代表是 Wang 手术[12]和 Wenlin 手术[13]。这两种手术是借助模板的作用对畸形实施的矫正。机械外力塑形和模板塑形的创伤明显减小，因此被称为微创手术。这两种手术是目前矫正畸形的主流手术。

塑形的手术虽然只有三种基本类型，但具体的方法有很多。通常情况下，采用单一的手术方法基本可以满足畸形矫正的需要。但是，在一些特殊的畸形手术中，单一手术无法独立完成操作时，可以考虑将性质不同的手术结合起来，往往能获得意想不到的效果。

塑形是针对骨性结构的畸形设计的方法。这种畸形除了原发性胸廓畸形之外，也可以是继发性畸形。继发性畸形可由手术、创伤、胸腔内病变等因素导致[14]。基本的操作方法没有质的区别。胸廓发生骨折时，如果伴有骨折错位，局部形状改变，改变形状的骨性结构可导致一种特殊的胸廓畸形。这也属于继发性畸形的范畴。骨折手术的目的是恢复骨骼的正常形状，恢复形状等于消除畸形。因此骨折的固定手术本身也是塑形手术。从性质上分，应该属于模板塑形。

塑形手术主要是针对骨性结构完成的操作，虽然目的是获得基本正常的胸廓外观，却不涉及更多有关美观的细节问题。如果考虑这些问题的话，需要做一些细致的工作。但目前的做法非常有限，主要的内容只是对切口做一些特殊处理罢了。总的来说，塑形手术对外观的要求并不是太严苛，只要能获得正常形状或者接近正常的形状就达到了手术的目的，并没有更高的要求。但是，一些患者是抱着美观的目的前来就诊的，他们会对塑形手术提出更高的要求，这使塑形手术多出了一个特殊的属性，也就是美容的属性。由此可见，塑形可以分为不同层次的操作，初级的操作是获得正常外观，而高级的操作则是为了美观，也就是美容。

美容的目的已经超出了一般塑形，这对手术提出了更高的要求。这种要求来自两方面：其一是胸廓整个轮廓的美观，其二是皮肤切口的美观。胸廓轮廓的美观需要充分考虑患者的要求。比如一些胸骨角较高的患者，其唯一的目的就是将其降低。此时较低水平的胸骨角就是患者心中美观的标准。另外一些患者会为肋弓凸起而烦恼。手术如果能成功消除这样的弊端，也可以达到美容的效果。皮肤切口的美观问题涉及很多的内容，其中重要的内容就是切口尽可能短小，尽可能隐蔽。当然，在缝合的时候还要尽可能用美容的方法，这也是更高层次塑形的内容。

在实际操作中，在完成塑形的同时兼顾美容的属性，会让患者有意外的惊喜。但是，很多人做不到这样的操作。比如切口的选择，一些切口的操作完成得过于随意，具体表现是切口位置随意、长度随意、缝合方式随意。当医生对这种基本的操作都不用心的时候，很难想象其会对骨性结构的塑形用心。这一定会影响整体的塑形效果。因此，只有时刻牢记美容的属性，才能使塑形效果更令人满意，获得更好的效果。

美容性质的出现，使手术的性质有可能发生偏移。如上所述，胸壁外科疾病的治疗首先具有治病的性质。但是，一旦将美容的操作纳入手术的内容，治疗的对象就有可能发生改变，那些胸壁形状正常却想改变胸廓形状的人士可能加入手术的行列中。表面上看，美容是这种手术唯一的目的，事实上手术依然有治病的属性。如前文所言，这是治疗心病。

（二）重建

胸壁外科疾病的治疗过程中，很多操作都涉及胸壁结构的缺损。胸壁肿瘤切除、感染灶的清除，都会残留缺损，胸壁缺损本身就是缺损，严重胸壁创伤发生时，可能会出现胸壁大面积的缺损。胸壁有重要的生理功能，而功能的发挥必须依靠完整的结构。缺损发生时，胸壁结构完整性遭到破坏，功能将出现严重问题，严重者甚至可能危及患者的生命，因此凡是存在缺损的疾病都需要进行胸壁的重建[15]。这是治疗此类疾病最基本的保证。

缺损可累及骨性结构，也可累及皮肤和软组织，要想对这些结构进行重建，手术也必须包括两项内容，即胸壁骨性结构的重建和皮肤软组织的重建。理想的重建是完全恢复原有的结构，这不仅要求重建的结构在形状上尽可能接近正常，更重要的是要求其具有正常的生理功能。这对重建手术提出了很高的要求。

重建手术的实质是恢复胸壁原有的结构，而在原有结构已经存在缺失的前提下，需要用其他材料对缺损的结构进行修复。因此，重建手术的核心问题是材料。但是，由于材料的限制，要想达到完美的重建目标非常困难。为了完成基本的重建目标，临床上不得不按照较低的标准进行重建。

从骨性结构的重建来讲，较低标准的重建是在尽可能考虑外观形状的前提下，使胸壁具有一定的强度、硬度，且不能出现反常呼吸。这样的重建基本上可以满足治病的需要，同时又兼顾整形的目的。但这种重建并不是理想的重建。高级别的重建应该兼顾两方面的内容，即在治病的同时获得更为满意的结构。这样的结构一方面有正常的形状，另一方面还要有较好的功能。随着各种材料研发的不断发展，重建的水平也在不断提高。但是，要想完全满足上述两方面的要求还有很长的路要走。

目前临床上有很多材料可以用于重建，每种材料都有自己的特性。但是，并不是所有材料都能获得完美的重建效果。近年来，数字材料出现于临床，这种材料最大的特征就是个性化设计，此设计使得骨性结构的形状越来越令人满意[16]。在此基础上，如果材料的属性能进一步完善，使重建后的胸壁具有更多生理功能的话，就会使重建手术更加令人满意。

皮肤和软组织的重建具有极大的挑战性。真正的挑战来自重建材料的获取。理论上理想的材料是人工材料，但这样的材料到目前为止依然无法获取，这使得自体材料成了唯一可能的选择。但是，这意味着必须从身体的其他部位切取足够的材料。这种操作本身似乎与整形的性质相抵触。但是，为了消除胸壁缺损带来的更大的美观问题，在一些隐蔽的部位做一些美观方面的牺牲，与整体的整形属性并不冲突。

临床中皮肤和软组织重建的材料来自各种皮瓣。皮瓣的设计和操作需要专业的理论和技能。这种工作本属于整形外科的内容。如果胸壁外科医生对此技术不太熟悉的话，在实施相关操作时最好能请整形外科医生协助。

总的来说，胸壁外科疾病的整形也是手术的重要属性，整形的质量高低直接关系到手术的成败。但是，胸壁外科的整形与整形外科的整形并不是一个概念，后者可能会较少考虑功能的问题，仅针对外观而已，这与兼具治病功能的胸壁外科整形有很大的差别。比如漏斗胸的治疗，整形外科手术只关注凹陷，可以完全忽视漏斗胸这种畸形的疾病属性。在这种观念的指导下，整形外科的操作可能只是对凹陷进行填充。这种方法可以获得非常完美的外观，但只是整形而已，并不是治病，相反，因为填充物的存在，可能加重骨性结构的凹陷和对胸腔内脏器的压迫，导致更加严重的疾病。Poland 综合征的治疗也是如此。如果患者一侧胸壁凹陷、软组织完全缺失的话，整形外科的手术往往是直接用假体完成丰胸手术，这样可以获得很好的外观。但是，这样的操作同样会加剧胸壁凹陷，这种做法很难说是为了治病。

胸壁外科手术既有治病的属性，又有整形的属性，两种属性彼此独立，但又相互融合。这就是说，整形的属性中有治病的属性，而治病的属性中同样有整形的属性。就拿漏斗胸手术来说，治病的属性是指消除凹陷压迫的属性，但凹陷本身就是整形需要改变的形状，因此消除凹陷的操作又具有了整形的属性。同样的，整形的操作中往往也会包含治病的属性，比如在 Jeune 综合征中，胸廓外观的异常主要是由两侧胸壁的凹陷导致[7,8]。在针对此畸形实施整形的操作时，需要将凹陷消除。而凹陷恰好又是引起症状的根本原因，因此这样的操作又有了治病的属性。

由上述分析可以看出，任何一个胸壁外科手术其实都是治病与整形的统一体，只不过在不同的手术中有所侧重罢了[2]。当疾病对生理功能损害较严重时，治病的功能应该放在首位，相反，如果没有严重的生理功能问题，则应该更加注重整形。

参考文献

[1] 王文林. 胸壁外科：胸壁的基本结构与功能. 今日头条，2021－10－31.

[2] 王文林. 胸壁外科手术的基本性质. 今日头条，2021－10－31.

[3] 王文林. 胸壁外科手术：塑形与重建. 今日头条，2021－10－31.

［4］ THOMAS M, SHEN K R. Primary tumors of the osseous chest wall and their management. Thorac surg clin, 2017, 27 (2)：181 – 193.

［5］ KEUM D Y, KIM J B, PARK C K. Surgical treatment of a tuberculous abscess of the chest wall. Korean J thorac cardiovasc surg, 2012, 45 (3)：177 – 182.

［6］ BARATA R, RODRIGUES C, COSTA A R, et al. Chest wall trauma surgery review. Rev port cir cardiotorac vasc, 2020, 27 (2)：83 – 89.

［7］ 王文林, 龙伟光, 陈春梅, 等. 窒息性胸廓发育不良的外科治疗. 中国胸心血管外科临床杂志, 2021, 28 (8)：984 – 989.

［8］ WANG W. Surgical treatment of a 36-year-old patient with asphyxiating thoracic dysplasia. Interact cardiovasc thorac surg. 2022, 34 (1)：153 – 155.

［9］ 王文林. 胸廓畸形手术的三种基本形式. 胸廓畸形手术专家, 2019 – 09 – 24.

［10］ 王文林. 塑形过程中的力学问题. 胸廓畸形手术专家, 2019 – 10 – 06.

［11］ 王文林. 模板塑形的技术要点. 胸廓畸形手术专家, 2019 – 10 – 07.

［12］ WANG W L, CHEN C M, LONG W G, et al. Wang procedure：novel minimally invasive procedure for pectus excavatum children with low age. Case reports and images in surgery, 2018, 1 (1)：1 – 2.

［13］ 王文林. 今天两台重度鸡胸的 Wenlin 手术. 胸廓畸形手术专家, 2021 – 01 – 18.

［14］ 王文林. 继发性胸廓畸形. 胸廓畸形手术专家, 2021 – 09 – 21.

［15］ CORKUM J P, GARVEY P B, BAUMANN D P, et al. Reconstruction of massive chest wall defects：a 20-year experience. J plast reconstr aesthet surg, 2020, 73 (6)：1091 – 1098.

［16］ LIU Y, WANG W, LONG W, et al. Chest wall reconstruction with digitally designed materials for straight back syndrome with tracheal stenosis：a case report. Ann transl med, 2021, 9 (16)：1357.

第九节

胸壁外科手术的风险

　　手术的风险是一个复杂的问题。在谈论手术风险的时候，首先要明白什么是风险，其次才是风险大小的问题。关于手术风险的实质，应该有三个层面的理解：其一是对手术伤害性质的理解。只要有伤害，就应该理解为有风险。这种理解是对风险最普遍的认知。其二是对重要脏器功能伤害的理解。这是一种较为严重的风险，主要指的是一些重要脏器受伤害后导致的严重后果。其三是对生命的危害。这种风险是最大的风险。三个层面的风险概念不同，损害程度不同，要想分析清楚，必须从不同的层面分别进行讨论。但是，由于影响因素复杂，且没有统一衡量的标准，要想讨论清楚几乎没有可能。因此在接下来的内容中，风险的基本含义就是伤害，主要是那些严重的伤害。这也是一般的患者和家属关心的内容。

　　要想准确理解手术的风险，必须认清风险的两种基本特性：首先是风险的绝对性，其次是风险的相对性[1]。风险的绝对性说明风险无处不在，任何手术都有风险。风险的相对性则说明风险有大小区别，风险的存在是有条件的。条件不同，风险也不同。充分理解风险的两种属性，对临床工作的开展具有积极的作用。

一、风险的绝对性

　　任何手术都具有两面性，一个是治病的属性，另一个是创伤的属性。既然有创伤，就意味着有伤害，这就是风险的内容。由此可见，只要做手术就一定会有风险，风险可以说防不胜防，不可能完全消除，因此风险是绝对的。风险的绝对性与一些特殊因素有关，这些因素包括：①病变自身的因素；②手术设计的因素；③医疗条件的因素。这些因素的存在，决定了风险不可能完全被消除，因此具有绝对性。

（一）病变自身因素对风险绝对性的影响

　　每一种疾病都有自身的特性，这些特性直接或者间接决定了手术风险的大小。与风险有关的特性包括以下诸方面：病变的位置、大小，病灶与周围结构的关系以及病变自身的恶性程度等。

　　（1）病变的位置决定了手术风险的绝对性。一些关键部位的病变影响脏器的结构和功能。对这些病变实施手术时，无法避免对脏器的损伤，由此构成了绝对的风险。比如肺部的病变。如果病变范围广，需要做大范围切除时，肺功能就必然受到损害，这样的损害是由病变本质决定的，没有任何回转的余地，因此风险是绝对的。其他一些重要脏器的病变也是如此，比如心、脑或者大血管的病变，只要在这些部位做手术，风险就必然存在。这是决定手术绝对风险的重要因素。在胸壁外科手术中，前胸壁一些靠近中央部位的肿瘤，如果侵犯过深，可能紧挨心脏和大血管，尤其当这些肿瘤侵犯了这些重要脏器时，风险就成了绝对风险，不可能消除。凹陷类胸廓畸形最大的危害是对心脏和肺的压迫。当凹陷极其严重时，不管采取哪种手术都可能影响到心脏[2]。具体的伤害可能是对心脏的直接损伤，也可能是对心脏节律的影响，严重的心律失常同样具有极大的风险。因此此类手术的风险是绝对的，不可能因人为因素而消失。窒息性胸廓发育不良（Jeune综合征）病变部位位于多处，这些部位几乎全都围绕心脏而分布，针对病变的每一种操作都可能使心脏受影响，这决定了这种疾病的手术具有极大的风险[3,4]。乳腺癌术后放疗导致的胸壁缺损往往累及胸壁全层，严重者甚至使胸腔完全开放。这样的病变位置特殊，本身就非常危险。如果实施手术就更加危险，这样的风险也是绝对的风险[5]，无法因人为因素而彻底消除。针对心脏手术后切口感染的手术始终被认为是高风险的手术。之所以有这样的认识，最根本的原因在于其特殊的位置。由于切口邻近心脏和大血管，而病变周围的胸壁血液循环又不理想，因此无论从手术安全还是手术效果看，这样的手术都可以说是风险极高的手术[6]。

胸壁外科疾病位置虽然普遍比较表浅，但是，由于深部为胸腔内的各种重要结构，这种位置关系决定了胸壁外科手术必然具有风险。从这个角度来讲，胸壁外科手术的风险是绝对的。这种风险不会因为手术方式或者手术技术的改变而消失。

（2）病变大小决定了手术的绝对风险。一些小的病灶切除范围小，风险不会过大。但是，对于较大的病变，风险就会绝对存在，不可能因为一些主观因素而消除。比如一些巨大的肿瘤，即便是良性肿瘤，其手术也具有很大的风险。这样的病变其实在很多部位都可以见到，比如胸腔内的巨大肿瘤，有时会占据整个胸腔。对这样的病变进行切除就不可能没有风险。胸壁上往往也有巨大的肿瘤。切除这样的肿瘤需要处理好很多具体的问题，比如出血的问题、对胸腔内脏器的损伤问题、术后胸壁重建的问题等，都是非常关键的问题，这些问题直接关系到手术的成败，因此手术同样具有巨大的风险。

对于胸廓畸形这种特殊的疾病来说，病变大小可以理解为畸形的严重程度。较轻微的畸形手术简单，风险不大。但是，病变严重的畸形则具有绝对的风险[7]。比如极其严重的鸡胸手术。要想使畸形彻底消失，手术本身会有多种风险，比如手术失败的风险、并发症发生的风险，甚至还有危及生命的危险，这些风险决定了此类手术有绝对的风险。

（3）病灶与周围结构的关系决定了手术的绝对风险。如果病灶周围有一些重要结构，且与之关系不太明确的话，也会给手术带来绝对的风险。比如胸外科的肺上沟癌，由于周围有锁骨下的众多重要结构，此处是公认的危险区，这样的手术具有绝对风险[8]。胸壁外科某些肿瘤也会邻近这个区域，比如发生于第 1 肋的肿瘤，恰好位于这些重要结构附近，因此风险也是绝对存在的，采用任何技术进行切除都有风险。胸壁外科还有一种绝对风险非常典型，那便是漏斗胸手术失败后再次手术的风险。这样的患者胸壁与心脏广泛粘连，二者之间一般没有间隙，对于这样的患者不管采用哪一种手术都会有损伤心脏的风险[9]。心脏手术后的漏斗胸手术情况与这种情况基本相同，由于粘连的存在，风险无法消除，因此也是绝对的风险。

（4）病变的恶性程度决定了手术的绝对风险。胸壁外科疾病中，有大量的胸壁恶性肿瘤。有的肿瘤恶性程度极高，侵袭性强，容易复发。对这样的肿瘤实施手术时，其风险不言而喻。除了恶性肿瘤外，一些良性肿瘤其实也有风险。比如一些巨大的血管瘤，虽然是良性肿瘤，手术却可能造成大出血，因此也可以看做是某种性质的恶性病变。这种病变的手术自然会有较大的风险。而这种风险是绝对的，不可能因为人的因素而完全消失。

（二）手术设计对风险绝对性的影响

一些手术的设计本身会避开重要脏器，不仅显露良好，也不会有损伤重要脏器的机会。这样的手术自然不可能有太大的风险[10]。但是，有的手术设计却时刻围绕着重要脏器展开，不仅显露困难，还有造成重要结构损伤的可能，这样的手术无疑会有很大的风险[11]。只要做这样的手术，就一定会有风险。这是风险绝对性的一种重要表现。

胸壁外科手术中，关于绝对风险最典型的案例就是 Nuss 手术[11]。在此手术出现之前，所有的操作都通过前胸壁较长的切口完成。这种切口损伤虽然较大，却可以保证操作在直视下完成。对于一个熟练的外科医生来说，在这样的手术中损伤心脏是不可思议的事情。这就是说，以往的手术是相对安全的。但是，当 Nuss 手术用于临床后，由于操作必须紧贴心脏表面完成，而且不能在直视下完成此操作，手术的风险大大增加，风险也成了此手术最鲜明的标志（图 1 - 9 - 1）。这种风险几乎如影随形，只要做这种手术，不管多么熟练的医生都要面对风险。

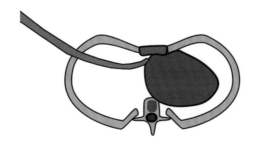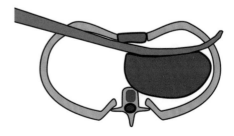

图 1 - 9 - 1　Nuss 手术的风险

Nuss 手术正式公布后，由于手术较简单，操作较方便，尤其有"微创"的诱人标签，很快便受到广泛关注。但是，损伤心脏的风险却成了该手术致命的硬伤。很多胸外科医生甚至因为这样的风险而不敢做此手术。这也正是该手术无法大面积推广的根本原因。为了尽可能消除损伤心脏的风险，很多医生都在做各种各样的改良。但是，一切努力几乎全无作用，因为没有任何一种方法可以彻底消除风险。由此可以看出，对于 Nuss 手术这种特殊的操作而言，对心脏损伤的风险就是绝对的风险，只要做这样的手术，就不可能没有风险。

(三) 医疗条件对手术风险绝对性的影响

任何手术的完成都需要一些基本条件做支撑。如果缺少了这些基本的条件，手术风险就会明显增加。这些条件是客观的，不是人为因素造成的，因此造成的风险也是客观的，更是绝对的。只要条件不改变，风险就不可能彻底消除。

胸外科技术经过多年的发展，终于到了胸腔镜手术时代。如今几乎所有的胸外科手术都需要借助胸腔镜完成。对胸腔镜的过度依赖使胸腔镜的质量成了很多手术风险大小的决定性因素。如果质量过差，会影响视野的清晰度。当对一些重要的血管实施操作时，较差的产品质量就可能带来致命的风险。如今，很多人在实施漏斗胸手术时会借助胸腔镜。如果胸腔镜质量有问题，手术风险将不言而喻。所以医疗条件的客观性决定了风险的绝对性。这样的风险不是外科医生凭借自己技术水平的超常发挥能消除的。

除了一般的器械设备外，医院整体的医疗条件也会带来绝对的风险。任何手术都是一个系统工程，除了手术操作外，还需要术前的准备，术后的监护、康复等内容。任何一个环节出现了问题，都可能影响手术的效果，都会带来风险。

医疗条件对手术效果影响最明显的例子是心脏手术。术前检查水平如果有问题，诊断就会出问题，这将是最大的风险因素。术中体外循环如果技术不高，不能为手术操作提供一个安全平稳的环境，手术的风险不言而喻。而术后缺乏良好的监护，风险更会随时出现。由此可以看出，医疗条件的好坏直接决定了心脏手术的成败。如果整体医疗条件有问题，这种条件下的手术就会存在系统性的风险，也就是绝对的风险。

在讨论医疗条件的风险时，重点需要强调的是麻醉的风险，这也是任何医院都可能涉及的问题。临床中经常会提及"麻醉意外"，这种意外其实就是绝对的风险。麻醉与手术一样，是由医生实施的，但是整体的麻醉水平却是一个医院客观医疗条件的缩影。高水平的麻醉风险相对较小，低水平的麻醉则会带来巨大风险。所以必须牢记的事实是，只要做手术，不管做什么样的麻醉，麻醉的风险一定存在，不可能被彻底消除，由此也构成了手术的绝对风险。

风险的绝对性提醒大家，任何手术都会有风险。不管什么专业、什么疾病，也不管什么人来实施，风险都会时刻存在。胸壁外科手术虽然都是较为浅表的手术，风险相对较小，但并不是没有风险，且风险不可能因为医生的努力而彻底被消除。正因为如此，医生在临床工作中才应该用如履薄冰的心态对待每一台手术，只有这样才能将风险降到最低水平。

二、风险的相对性

风险的相对性指的是对不同情况下的风险做比较时呈现出不同程度的风险。手术的风险虽然客观存在，不可能完全被消除，但很多情况下的风险都是相对的，其大小受很多因素的影响。

（一）专业的分工对风险相对性的影响

临床上不同专业涉及的手术部位不同，性质不同，风险也不相同。这种风险指的是整体的风险，而不是指向某种具体手术。一般来说，心脏外科、脑外科的手术是公认的风险较高的手术。胸外科手术因为涉及大血管操作且邻近心脏等结构，也被认为是风险较高的手术。相比之下普通外科和骨科手术的风险较小，是较为安全的手术。

胸壁外科手术操作部位表浅，显露良好，且本身没有太多重要的脏器，也可以说是较为安全的手术，其风险明显低于一般的胸外科手术，更低于心脏手术和脑外科手术。但是，这种手术如果涉及深部结构的操作，风险同样不能小觑。不同专业手术风险的比较反映的是整个专业的特性，是手术风险大致的体现。这种比较可以充分反映出风险的相对性。

（二）医生个人习惯对风险相对性的影响

医生的习惯首先指的是操作习惯，操作习惯决定了手术方式的选择，而手术方式本身对手术风险就有影响，因此操作习惯也影响了手术的风险。比如说，在实施漏斗胸手术时，有的医生习惯于实施 Nuss 手术，另外的医生却习惯于实施 Wang 手术。很显然，两个医生的习惯不同，手术的风险也不同。即便同一种操作，操作习惯不同也会有不同的风险。还拿 Nuss 手术来说，有的医生喜欢用胸腔镜协助手术。这样的习惯有利于观察过纵隔的操作，理论上来说可以减小风险。但是，使用这样的操作并不一定能让胸腔镜真正发挥作用。在一些极端的病例中，即便用了胸腔镜也看不清操作的部位。在这样的情况下，风险反而会高起来。相反，有的医生习惯于不使用胸腔镜。为了消除风险，这些医生会摸索出一整套过钢板的技巧。这些技巧的使用，反而使安全系数大大提高，风险明显降低。医生的操作习惯更多地反映在一些基本操作的细节中，比如对出血的处理。有的医生看到出血会习惯性地用止血钳钳夹，这样的操作有很大的风险。如果钳夹的部位恰好是较为脆弱的结构，不但不可能止血成功，反而可能带来更为严重的后果。这种情况在每个专业中都可能遇到。相反，如果医生有很好的习惯，先按压出血部位，等术野清晰后再仔细检查出血的情况并做出适当处理，反而能有效地消除风险。总的来说，医生的操作习惯能够很好地体现出其应对风险的能力。好的习惯可以有效规避风险，坏的习惯则可能带来更大的风险。

(三) 医生技术水平对风险相对性的影响

技术水平是一个较为笼统的概念，可以理解为医生对一种手术总体的驾驭能力。同样一种手术，同样一种操作，医生技术水平不同，安全系数、手术效果都不相同，因此医生的技术水平直接决定了手术的风险[12,13]。

如 Nuss 手术，对于技术熟练的医生来说，放置钢板是一个最基本的操作，不会有太大的风险。但是，如果医生技术水平有问题，可能连放置钢板的操作都难以完成，这种医生手术的风险显然是很高的。

医生技术对手术风险的影响可以体现在很多具体的方面，比如并发症发生的风险，手术失败的风险，甚至包括危及生命的风险，都直接与医生技术有关。胸壁外科手术像很多其他手术一样，经常有这样或者那样的并发症。还拿 Nuss 手术来说，比如钢板移位的风险。这种并发症非常常见，最根本的原因在于医生的技术。如果医生对手术原理不了解，盲目操作，结果会造成钢板固定不牢固，或者放置位置异常，于是就很容易导致钢板移位。Nuss 手术还有很多其他的并发症，比如对两侧胸壁的约束、切口的感染等问题，其实都与医生技术有关。临床中经常会遇到手术失败的病例，如果仔细分析失败的原因，几乎都可以从医生技术方面找到端倪。医生的技术问题造成了手术失败的风险。而关于威胁性命的风险，则更与医生的技术有关。前面提到的 Nuss 手术放置钢板的操作，如果技术不娴熟，一旦伤及心脏可能使患者当场毙命。这是医生技术的原因导致的最可怕的风险。

(四) 患者的因素对风险相对性的影响

除了医生的因素外，手术的相对性还与患者有关。在手术过程中，患者一般被认为是被动接受手术的，手术风险似乎与患者无关，而事实却并非如此。在临床的实际工作中，手术方式的选择经常不是由医生一方决定的，决定权甚至可能在病人手里。比如漏斗胸手术，有的病人会要求医生做 Nuss 手术，另外的病人则会要求医生做 Wang 手术。患者选择的不同，直接决定了手术风险的不同。此外，患者还经常会就术中使用材料和器械的选择做决定。不同材料和器械的安全系数不同，也会影响手术的风险。比如 Nuss 手术中使用的钢板。有的钢板两端有凹齿，有的钢板则完全是平滑的边缘。两种钢板设计不同，手术操作的风险也不相同。如果患者执意要选择带有凹齿的钢板，无疑会使手术的风险明显提高。

手术风险的相对性主要受人的因素影响，认清这些因素的作用，对降低手术的风险有重要作用。从医生的角度来说，客观上要求放弃坏习惯，不断提高自己的技术水平[13]。

而对病人来说，首先要选择好医生，其次是要尽量配合与支持医生的工作，这样才能使手术更安全，获得好的手术效果。

综上所述，胸壁外科手术的风险是客观存在的。对于胸壁外科医生来说，任何时候都必须有良好的风险意识。有了这样的意识，才会有危机感，才能非常认真地对待每一台手术。而风险同时也是相对的，风险的大小是可以通过人的因素而改变的。胸壁外科医生只要不断提高自己的技术水平，就能有效地控制风险，将风险降到最低水平，取得更好的手术效果。

参考文献

［1］王文林. 手术的危险指数. 胸廓畸形手术专家，2021－07－19.

［2］RACHWAN R J, PURPURA A K, KAHWASH B M. Sudden cardiac arrest in a young patient with severe pectus excavatum. Am J med sci, 2018, 356 (6)：570－573.

［3］王文林，龙伟光，陈春梅，等. 窒息性胸廓发育不良的外科治疗. 中国胸心血管外科临床杂志，2021, 28 (8)：984－989.

［4］WANG W. Surgical treatment of a 36-year-old patient with asphyxiating thoracic dysplasia. Interact Cardiovasc Thorac surg, 2022, 34 (1)：153－155.

［5］ROUANET P, FABRE J M, TICA V, et al. Chest wall reconstruction for radionecrosis after breast carcinoma therapy. Ann plast surg, 1995, 34 (5)：465－470.

［6］JONES G, JURKIEWICZ M J, BOSTWICK J, et al. Management of the infected median sternotomy wound with muscle flaps. The Emory 20－year experience. Ann surg, 1997, 225 (6)：766－778.

［7］FRANTZ F W. Indications and guidelines for pectus excavatum repair. Curr opin pediatr, 2011, 23 (4)：486－491.

［8］KAWAI N, KAWAGUCHI T, YASUKAWA M, et al. Less invasive approach to pancoast tumor in a partitioned incision. Ann thorac cardiovasc surg, 2017, 23 (3)：161－163.

［9］王文林. 漏斗胸手术失败后二次手术的风险和效果. 胸廓畸形手术专家，2021－05－05.

［10］王文林. Wang 手术是一个安全的小手术. 胸廓畸形手术专家，2021－01－24.

［11］王文林. 漏斗胸 Nuss 手术：为什么在胸腔镜下还会把心脏捅破?. 胸廓畸形手术专家，2021－06－03.

［12］王文林. 怎样才能把漏斗胸手术做得更安全?. 胸廓畸形手术专家，2021－07－16.

［13］王文林. Wung 手术的安全性. 胸廓畸形手术专家，2021－04－24.

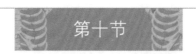

第十节
胸壁外科的材料

胸壁外科手术有两个基本的性质，即治病和整形，而整形又分为塑形与重建[1]。由前文的介绍可以看出，不管是塑形还是重建，都需要借助一些特殊的材料才能完成手术，这是手术成功的基础。由于需要大量特殊的材料，胸壁外科手术与胸腔内手术有了明显的不同。从某个角度来讲，胸壁外科手术更像是胸壁的骨科手术[2]。由于几乎所有的胸壁外科疾病都涉及骨性结构，如果将这样的疾病与传统骨科疾病相对照，似乎没有本质的不同。这也成了胸壁外科疾病另外一种特性。从骨科专业的角度看，所有骨性结构手术几乎全都需要材料，当胸壁外科手术同样涉及骨性结构的处理时，材料的问题就成了整个学科的大问题。这也构成了胸壁外科手术与传统胸外科手术最大的差异。

一、塑形材料

塑形材料主要用于畸形的矫形手术，使用这些材料的目的是消除畸形。这些材料的使用往往是临时的，当骨骼形状修复满意后，这些材料就显得多余，需要从身体内取出。

（一）Nuss 手术钢板

Nuss 手术是典型的机械外力塑形，这种手术显著的特征是借助特殊的材料间接对病变局部做塑形[3]。毫不夸张地说，手术的材料是 Nuss 手术的第一保障，因此必须对材料进行非常周密的设计。到目前为止，临床上有多种材料在使用。使用最广的是 Nuss 手术最初标配的钢板[4]。这种钢板最先用于临床并一直沿用至今。总的来说，这种钢板可以满足手术的基本需要，但在后来的应用中，其缺陷不断被发现，于是很多经过改进的其他钢板被设计出来并用于临床中。Nuss 手术的钢板针对漏斗胸手术设计，因此基本上只限于此手术。后来随着对其他畸形认识的加深，这种钢板又被广泛用于其他畸形的手术，发挥出更大的作用。

1. 经典的 Nuss 手术钢板

经典的 Nuss 手术钢板由两部分组成，其一是主钢板，其二是主钢板两端的固定板（图1-10-1）[4]。主钢板为薄的条状钢板，不同规格可以满足不同手术需要。主钢板中部边缘整齐，两末端圆滑，接近末端的两边缘有凹齿。凹齿设计的初衷应该是便于固定钢板。但是，由于钢板需要经过心脏表面放置于前胸壁凹陷的底部，凹齿的存在带来了巨大的不便，不仅在放置钢板时可能割裂纵隔结构，在取钢板时同样会造成损伤。另外，凹齿的存在为操作带来很大困难。固定板是一个短小的装置，可以套在主钢板之上，与主钢板垂直。放置于体内后，由于固定板位于主钢板垂直的位置，恰好可以放置于肋骨之上。这种位置不仅对主钢板起到支撑作用，而且有很好的固定作用。从理论上讲，固定板是一个不错的设计，但在实际操作中，这种设计存在很多的问题。第一，肋骨的走向不总是与主钢板平行，既然不平行，那么与主钢板垂直的固定板也不可能与肋骨垂直。固定板与肋骨不垂直的话，放在其表面就会影响钢板的稳定性。钢板不稳定，固定效果就会打折扣，最终可能因为固定效果不佳而导致严重并发症。第二，固定板有一定的厚度和体积。对于低龄的患儿来说，由于切口局部缺乏足够的软组织，缝合切口时，固定板可能直接位于皮肤之下，这种位置不利于切口的愈合。很多 Nuss 手术后的患者会出现切口感染或者愈合不良，都与这个固定板的存在有关。第三，固定板的存在使切口长度不可能微小。固定板本身有一定的长度，要将其与主钢板对接、固定，往往需要较大的操作空间，尤其当需要放置两条甚至三条钢板时，对切口长度的要求更大，因此很难在较小的切口内完成操作。Nuss 手术自公布之日起就声称是微创手术，微创手术的特征之一就是切口微小。但事实证明，有时 Nuss 手术的切口并不微小。较长的切口除了与医生技术有关外，固定板的存在是其直接的原因。

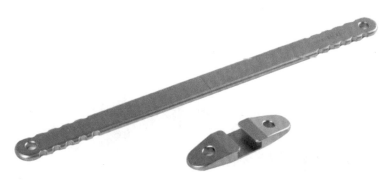

　　图 1 - 10 - 1　经典的 Nuss 手术钢板。主钢板两端有凹齿，设计的初衷是为了便于固定，但在经过纵隔时可能造成损伤。短钢板为固定板，专门用于钢板的固定。这种设计过于理想化，现实中可能带来种种弊端

2. 改良的 Nuss 手术钢板

　　经典的 Nuss 手术钢板的弊端显而易见，为了消除这些弊端，一些改良的钢板逐渐被设计出来。比如有一种著名的钢板，是韩国医生 Park 的设计，这种钢板依然包括两部分，第一部分是主钢板，第二部分是末端的固定装置（图 1 - 10 - 2）[5]。主钢板彻底消除了经

典 Nuss 手术钢板的弊端，采用完全平直的边缘设计，不再有两端的凹齿，这使得放钢板和取钢板的操作都变得安全易行。末端的固定装置采用的是一种非常精巧的设计，由两个"L"形的固定片、一个"T"形的螺丝和螺母组成。使用的时候通过固定片卡住肋骨，将钢板和肋骨固定在一起。由于"L"形的固定片上设计有一个长方形的孔，移动范围广，方向也可以随意调整，因此可以满足任何方向肋骨固定的需求。由此可见，从理论上讲，这种设计是一种很理想的设计。但是，这种钢板依然有问题，主要在于两端的固定装置。第一，这种装置有时安装会有困难。固定装置是在放入主钢板之后安装的，由于此时的主钢板可能被紧紧压于肋骨之上，要想将固定装置安装妥善并不是一件很容易的事情。第二，有时固定板固定的效果并不满意。固定板在设计时考虑了各种固定的可能，理论上不存在任何的问题和难度，但是现实的操作环境经常不能使固定装置完美发挥作用。万一操作不理想，就会影响整个钢板的固定效果。第三，固定装置可能影响切口的愈合。固定装置虽然设计灵巧，但依然有一定的厚度和大小。如果患者切口附近没有足够的软组织，同样可能影响切口的愈合。第四，安装固定装置需要特殊的器械，这无疑限制了钢板的广泛使用。

经典的 Nuss 手术钢板与 Park 改良的钢板都由主钢板和两端的固定装置构成，但固定装置可能带来诸多的问题。由此可见，固定板的设计是钢板最重要的问题。但是，换个角度思考问题，如果不用这些固定装置，而把固定的方法做变动的话，可能会消除这些弊端。正是基于这样的考虑，我们在所有的手术中都没有用过固定板。我们设计了针对凹陷畸形的 Wung 手术[6] 以及针对凸起畸形的 Wenlin 手术[7]，都是将主钢板直接与肋骨做固定，这种设计不仅消除了固定板存在的弊端，而且获得了更好的手术效果。

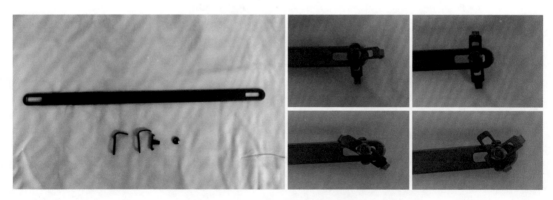

图 1-10-2 Park 改良的钢板。主钢板两端边缘平滑，有效克服了经典 Nuss 手术钢板的弊端。固定装置设计巧妙，可以满足任何方向的固定需求

除了 Park 对钢板的改良外，临床上还有不同作者设计的特殊钢板，这些钢板分别从不同角度对钢板做设计，都有自己与众不同的特点。比如一种单孔手术的钢板，整个钢板

设计成"T"字形，钢板的一端是尖的，主体呈弧形，另一端为与主体垂直的短固定板[8]。利用这种钢板进行操作时，通过一侧胸壁切口将钢板尖端插到前胸壁凹陷的底部，然后送到对侧胸壁的肋间，接着翻转钢板，将凹陷胸壁撑起，最后对其进行固定。由于整个操作只需要一个操作孔，因此被称为单孔手术。这种钢板设计精巧，但操作风险巨大，很难得到大面积推广。

此外还有一种钢板，钢板与导引器设计为一体，位于整个装置的末端。当导引器将钢板拖入前胸壁凹陷底部后，可以去掉导引器，然后直接对钢板进行固定[9]。这种设计非常巧妙，尤其是不需要翻转钢板，可以避免不必要的损伤。但是，这种设计也有很多弊端。第一，钢板的长度有限，不能满足所有凹陷类畸形手术的需要；第二，钢板两端的固定装置依然为垂直的设计，这种设计的固定效果有限；第三，钢板的放置和取出都需要特殊的装置，同样会限制钢板的广泛使用；第四，钢板的弧度固定，不能在术中根据塑形需要而改变，因此塑形作用有限，有的畸形无法使用此钢板完成手术。

除了以上的设计外，还有其他的钢板，每一种钢板都有其自以为有意义的设计。但目前使用最广的依然是经典的 Nuss 手术钢板。这样的钢板之所以能被更多人接受，除了产品制造和销售的某些限制外，先入为主的因素可能是最主要的原因。

（二）Wang 手术钢板

Wang 手术发明之后，在最初的时间里，我们使用的是 Nuss 手术的钢板。具体操作时，经过正中的小切口放入胸壁骨性结构表面[10]。由于只有一个切口，放置的操作有一定的难度，而且可能带来不必要的损伤。尤其麻烦的是，取钢板的操作会更加困难。这逼迫我们不得不做一个更理想的设计，于是一种专用的钢板诞生了。这便是后来我们常规使用的钢板。这种钢板的基本设计理念是将一个整体的钢板一分为二，中间设计有连接部，可以通过螺丝连接固定。在放置钢板的时候，先将两部分分别经中间的切口放入两侧胸壁的隧道，然后在中间连接固定。这种设计有效克服了单切口放置较长钢板的困难。而在拆除钢板的时候，只要将中间的螺丝松开，两部分钢板就可以经正中切口轻松取出。这使拆钢板的操作也变得极其简单。这种钢板另外的优点还在于：①钢板两端均采用了平直的设计，不再有凹齿，这样的设计使钢板的放置和取出都极其方便，没有任何困难，也不可能有任何并发症和风险；②钢板两端采用舌形边缘设计，末端逐渐变窄，变薄，这样的设计使放入的过程不容易受到阻碍，而取出的过程更容易；③正中连接部采用特殊的嵌入式设计，可以保证连接牢固，且不增加局部的厚度，这样的设计有利于术后切口的愈合；④连接部采用一个螺丝进行固定，操作极其简单，不因此增加使用难度。

从原理上看，Wang 手术是一个有诸多优点的手术。但是，如果没有特制的钢板，手术将很难开展，其优越性不仅无法体现出来，反而会因钢板的问题增加不必要的麻烦。特制钢板的问世，不仅使原有设计的各种优点彻底展现出来，而且带来了更多的便利。因此这种钢板是一种非常理想的设计。

(三) 各种肋骨的接骨板

胸壁外伤是胸壁外科主要的收治内容之一。胸壁外伤一类重要的病种就是各种类型的骨折。骨折手术也属于塑形手术的范畴。骨折手术的基本方法是固定,而固定需要特殊的固定材料,这些材料也需要进行介绍。胸壁结构的骨折主要包括肋骨骨折、肋软骨骨折以及胸骨骨折。目前临床上针对肋骨骨折大约有三种产品:第一种是记忆合金产品,第二种是钛合金产品,第三种是 MatrixRIB (图 1 - 10 - 3)。记忆合金产品的设计利用的是某种特殊合金具有的记忆特性,在温度较低的环境下可以变柔软,可以其进行塑形;而一旦温度升高,升到正常体温时,合金就会变硬,而且强行恢复到最初设计的记忆形状。此时的形状刚好是最佳的固定肋骨的形状。这种产品设计巧妙,操作简单,不需要特殊的器械,在临床中已大范围使用。钛合金产品是怀抱式结构,利用主板两端伸出的齿状结构进行固定。固定过程中需要用角度不同的钳子进行钳夹固定。由于钳子需要特制,而且同一台手术中经常需要不同的钳子,因此手术需要大量器械方面的准备。这无疑限制了材料的使用。MatrixRIB 板类似于骨科使用的钢板,需要用钉子和螺丝直接将其与肋骨进行固定[11]。由于板的形状按照肋骨自然形状设计,因此更符合生理要求。另外,板自身厚度适中,且截面有一个生理弧度,这样的设计可以保证钢板与肋骨完美地贴合,最终获得理想的固定效果。但是,这种材料也有自身的缺陷,主要的缺陷是需要特殊的器械才能完成手术。这无疑也限制了材料的广泛使用。

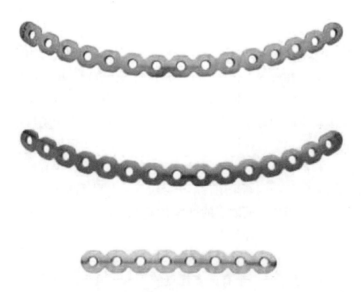

图 1 - 10 - 3　MatrixRIB。分左右两侧不同的设计,以不同的弧度满足手术的需要;另外还设计有直板,可用于胸骨或者一些特殊部位的操作。该材料不仅可以用于肋骨或者胸骨骨折的固定,更可以广泛用于胸壁骨性结构的重建,是一种有用的手术材料

肋软骨骨折是一种非常特殊的骨折，对其固定本身存在争议，因此到目前为止没有特制的产品。需要固定时，比较流行的方法是采用肋骨骨折的固定板进行。但由于肋软骨较脆，固定时需要特殊的技巧。

胸骨骨折是较为特殊的骨折，固定产品有很多种，但这些产品都没有得到广泛认可，根本原因有三方面：①操作困难。胸骨骨骼方向主要是横断，该方向与胸骨长轴垂直，这样的骨折本来应该较容易固定，但由于胸骨表面不平整，再加上两侧有肋软骨干扰，使固定的操作相当困难。②钢板过厚。目前临床上使用的钢板都有较大的厚度。由于胸骨前方软组织较少，很难将钢板满意遮盖。遮盖不满意，就可能影响切口愈合。③效果不理想。由于胸骨表面不平整，很难与固定板紧密贴合。贴合不满意，就会影响固定效果。

由于专门针对胸骨骨折设计的钢板有诸多的缺陷，临床中使用的情况并不理想。我们在临床中发现，MatrixRIB板用于胸骨骨折反而是一种非常理想的选择。具体的使用方法是将两条或者三条 MatrixRIB 板并排跨越骨折线放置并固定，这可以获得非常令人满意的固定效果。

针对骨折的产品的研发始终是一个非常活跃的领域，近年来对治疗胸壁外科骨折相关产品的研发也始终在向前发展。最近比较热门的是胸腔镜下的肋骨固定材料，目前采用的是记忆合金设计。这种设计非常巧妙，使用也较为方便，但是具体应用中尚存在不少的问题，需要进一步改进。

（四）其他材料

除了以上各种材料外，临床上还有很多其他的材料被用于塑形手术，比如最传统的克氏针，到目前为止依然在某些基层医院使用。如前所述，胸壁外科可以说就是胸部的骨科，既然有骨科的性质，就可能使大量骨科的材料用于临床。骨科是一个古老的学科，各种材料的研发已经有丰富的经验。一旦将骨科的理念用于胸壁外科材料的研发，将会有大量先进的材料涌现出来，最终彻底改变胸壁外科材料的现状。

二、重建材料

重建材料主要用于胸壁的重建。在胸壁外科疾病中，很多情况下都会有缺损存在，要想针对缺损进行修复，就需要各种各样的重建材料。重建的内容有两类：一类是骨性结构的重建，另一类是皮肤软组织的重建。与之相对应的材料也应该有两类。而目前临床上关于皮肤软组织重建材料的研发并不令人满意，因此谈及重建材料时主要指的是骨性重建材料。重建材料与塑形材料有一定相似性，也有很大的不同。最主要的区别有如下几方面：①使用的目的不同。塑形材料使用的目的是矫正骨性结构的形状，起一种辅助的作用。重建材料使用的目的是替代骨性结构，起一种直接的参与作用。两种作用的根本目的不同，使材料的各种性能也不同。②材料的物理特性不同。塑形材料使用的目的是改变骨骼的形状，因此自身需要极大的硬度和强度。而重建材料只要求恢复胸壁正常的形状和功能，硬度和强度不需要像塑形材料那样强大。③材料的形状不同。塑形材料针对骨性结构进行塑形，其作用类似一种"工具"，这样的材料不需要与人体正常骨性结构相同。但是，重建的目的是用材料替代正常结构，因此其形状必须尽可能接近正常结构的形状。④材料的归宿不同。塑形材料的使命是恢复骨性结构的形状，一旦此目的达到，塑形材料的使命即完成，因此多数情况下，这样的材料需要经手术取出。而重建材料的使命是充当人体的结构，这种使命是终身的，因此重建材料不能再取出。

由如上对比可以看出，重建材料是一种非常特殊的手术材料，理想的材料不仅应该拥有正常的结构，而且应该在性能和功能上接近正常结构，这是对重建材料的最高要求。但是，由于加工工艺以及其他现实条件的限制，要想获得这样的材料并不容易。临床上使用的很多重建材料其实远远不能满足这样的要求，这无疑会影响手术的效果。然而，要想在现有条件下完成手术，使患者获得最基本的治疗，这些材料不得不被使用。

（一）数字材料

数字材料是我们提出的一种特殊概念[12,13]。这种材料的核心技术就是数字化处理，由于数字化处理存在于材料制作的每一个环节，因此才有了这样的命名。数字材料的获取需要特定的步骤（图1-10-4）：第一步，对患者实施影像学检查，获取病灶和正常胸壁的数据；第二步，根据数据模拟出病灶和整个胸壁的三维图像；第三步，在三维图像上设计手术的切除范围；第四步，根据切除范围设计出材料的形状和大小；第五步，加工数字材料。

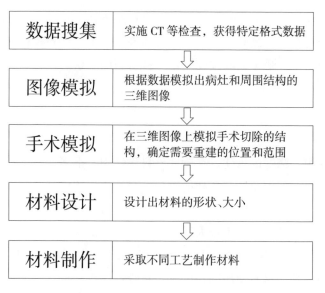

数据搜集	实施 CT 等检查，获得特定格式数据
图像模拟	根据数据模拟出病灶和周围结构的三维图像
手术模拟	在三维图像上模拟手术切除的结构，确定需要重建的位置和范围
材料设计	设计出材料的形状、大小
材料制作	采取不同工艺制作材料

图1-10-4 数字材料获取的主要步骤

在总的步骤中，前四个步骤基本固定，主要由医生和工程师共同参与完成，第五个步骤不同厂家会有所不同。有的厂家是通过3D打印技术获得材料的，因此这种材料又被称为3D打印材料[14]，有的厂家采用数控机床进行材料加工，这种材料被称为定制材料（图1-10-5）。不管哪种加工方法获得的材料，由于都具备了数字材料的属性，因此都是数字材料。

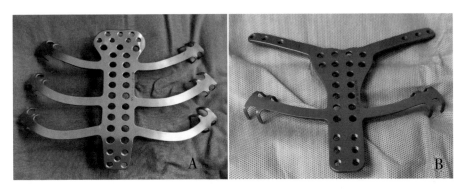

图1-10-5 定制材料，即根据病灶和手术的实际需求设计并加工出来的材料。理想的材料可以具有个性化设计的优势，但实际加工出来的材料往往很难完全满足手术的需求。要实现真正个性化有很大的难度

数字材料最大的优势是个性化设计。由于数据直接来自患者的病灶，而最终的材料又紧紧围绕数据而加工，因此材料个性化特征鲜明，能最大限度满足手术的需要。但是，数字材料又有天然的缺陷。这些缺陷包括：①加工过程烦琐，时间过长。数字材料不是现成的材料，只有当病人住院后才能开始制作，一般需要多个工作日才能完成。加工时间的漫长，往往会给临床工作带来极大的不便。②需要医生全程参与。在加工数字材料的过程中，从数据获取到材料的最终设计成功，每一个步骤都需要医生参与，这将花费医生大量精力。③尽管严格按照个性化的原则进行设计，但由于工程师与临床医生之间很难建立专业的默契，因此加工的产品往往不能最好地满足手术需要，使个性化的优势大打折扣。

数字材料作为一种新概念出现在临床中，本来是一种较为理想的重建材料，但各种缺陷的存在又限制了其广泛使用。为了消除数字材料的各种弊端，一些其他的材料逐渐受到重视。目前正在研发的材料主要是制式材料，其设计的初衷是将所需要的材料设计成现成的构件，在实际操作中根据重建的需求将不同构件临时组合以满足手术需要。这种材料可以解决数字材料获取过程中的一些麻烦，如果设计合理可以满足手术的个性化需求。但是，不管材料设计得多完美，都很难达到完全的个性化需求。另外，由于临时构建材料需要在术中完成，可能使手术时间延长。除了新研发的材料外，一些现有材料的功能不断被挖掘，比如MatrixRIB，其重建的优越性逐渐被发现。

（二）MatrixRIB

MatrixRIB 设计的初衷是用于肋骨骨折固定。但是，由于其形状与肋骨相仿，且有足够的长度和合理的弧度，再加上有良好的弹性，因此可以用于肋骨缺损的重建手术。目前临床上没有其他形似肋骨的重建材料，这使得 MatrixRIB 成了唯一的选择。理论上讲，数字材料可以用于所有部位的重建，但是考虑到数字材料加工的种种缺陷，这种材料不适合用于肋骨的重建。

除了肋骨的重建外，MatrixRIB 还可用于胸骨的重建。这种重建虽然不能使胸骨外观得到恢复，但可以使胸廓的功能保持完整。如果 MatrixRIB 设计得合理，会获得非常令人满意的效果，其结果类似于上述的制式材料，甚至比制式材料更令人满意。

（三）其他材料

除了上述的两种材料外，临床上曾有大量其他材料在使用，这些材料包括有机玻璃、骨水泥、钛网、各种补片等。这些材料的共同特征是只瞄准了缺损的重建，没有考虑缺损中骨性结构的形状与功能。正因为如此，各种弊端显而易见，当有其他更合理的材料可以选择时，这些材料逐渐被取代。

理论上讲，重建手术是一种要求极高的手术，因为其目的是恢复正常的结构。而在现实工作中，由于材料的限制，重建手术存在很多不尽如人意之处。数字材料的出现，虽然使重建手术的质量大大提高，但要想最终实现恢复正常结构的目标，还有很长的路要走。

参考文献

［1］王文林. 胸壁外科手术的基本性质. 今日头条，2021 - 10 - 31.

［2］王文林. 胸壁肿瘤的相关问题. 今日头条，2021 - 10 - 31.

［3］王文林. 胸廓畸形手术的三种基本形式. 胸廓畸形手术专家，2019 - 09 - 24.

［4］NUSS D, OBERMEYER R J, KELLY R E. Nuss bar procedure：past, present and future. Ann cardiothorac surg, 2016, 5 (5)：422 - 433.

［5］YOO G, SHIN J, RHA E Y, et al. Quadrangular fixation of pectus bars to prevent displacement in nuss procedure. Thorac cardiovasc surg, 2020, 68 (1)：80 - 84.

［6］王文林. Wung 手术的安全性. 胸廓畸形手术专家，2021 - 04 - 24.

［7］王文林. 今天两台重度鸡胸的 Wenlin 手术. 胸廓畸形手术专家，2021 - 01 - 18.

［8］陶麒麟，贾兵，闫宪刚，等. 单切口改良 Nuss 手术矫治儿童漏斗胸. 中国微创外科杂志，2016, 16 (2)：127 - 130.

［9］李国庆，梅举，丁芳宝，等. 新改良 NUSS 手术临床应用初步体会. 中华小儿外科杂志，2013，34（7）：493 –496.

［10］WANG W L, CHEN C M, LONG W G, et al. Wang procedure：novel minimally invasive procedure for pectus excavatum children with low age. Case reports and images in surgery，2018，1（1）：1 –2.

［11］RAMPONI F, MEREDITH G T, BENDINELLI C，et al. Operative management of flail chest with anatomical locking plates（MatrixRib）. Anz J surg, 2012, 82（9）：658 –659.

［12］王文林. 广义与狭义的数字材料. 胸廓畸形手术专家，2019 –11 –23.

［13］LIU Y, WANG W, LONG W, et al. Chest wall reconstruction with digitally designed materials for straight back syndrome with tracheal stenosis：a case report. Ann transl med，2021，9（16）：1357.

［14］WANG L, HUANG L, LI X, et al. Three-dimensional printing PEEK implant：a novel choice for the reconstruction of chest wall defect. Ann thorac surg, 2019, 107（3）：921 –928.

胸壁外科手术的并发症

手术是有创治疗手段，在达到治疗目的的同时，也会有损伤存在。损伤对人是有害的，但一定范围的创伤是手术必然的代价，因此是合理的。除了合理的损伤外，临床上可能出现额外的损伤，这样的损伤就是所谓的并发症。胸壁外科手术主要操作部位位于胸壁，如果所有操作局限于胸壁的话，并发症种类和数量将非常有限。但是，由于胸壁手术多会涉及胸腔内结构，因此经常会出现与胸腔内脏器有关的并发症。这是胸壁外科手术的一个较为明显的特点。

一、出血

出血是最常见的并发症。根据出血程度的不同，可分为大出血、中量出血和少量出血。大出血一般指的是短时间内数量巨大的出血，主要发生在心脏或者大血管受损时。胸壁外科手术主要操作位于胸壁，一般不会触及心脏或者大血管。但是，一些特殊的操作可能涉及这些结构，比如漏斗胸的 Nuss 手术，放钢板的操作位于心脏表面。如果操作不注意，就可能引起大出血。这是胸壁外科手术中最严重的并发症[1]。在多数 Nuss 手术中，只要注意操作细节，一般不会发生这样的并发症。但一些特殊的情况例外，比如极其严重的漏斗胸、手术失败的漏斗胸、心脏手术后的漏斗胸，这些患者都是高危病人，损伤心脏的可能性大大增加[2,3]。除了漏斗胸手术外，胸壁外科其他一些手术也可能导致大出血。比如胸壁肿瘤的切除，如果病灶范围大，滋养血管丰富的话，同样会造成大出血。另外，一些特殊部位的胸壁肿瘤手术会侵犯较大的血管，比如位于上胸壁的肿瘤可能会侵犯锁骨下血管，如果操作有问题，同样可能造成大出血[4]。

胸壁本身的众多血管中，较大的血管是胸廓内动脉，该血管受到损伤时，也可能出现较大量的出血[5]。这种情况可以在很多手术中发生。比如经胸膜外实施 Nuss 手术时，放置钢板可能损伤该血管。而在一般的 Nuss 手术中，如果反复翻转钢板也可能损伤该血管。另外，在胸骨翻转手术或者一些胸壁肿瘤切除过程中，该血管可能遭受损伤，导致出血发生。

胸廓内动脉损伤虽然没有心脏破裂那么凶险，却也可以在短时间内造成血容量的大量丢失，带来严重后果。这种出血也属于大出血。

中量出血多为一些较小血管的出血，比如肋间血管，这样的出血速度慢，数量小，且可能自行停止，因此不至于形成大出血。少量出血多半来自手术野的渗血，或者来自小血管的短时间出血。少量出血危害不大，可以看做每种手术都可能存在的代价。

三种数量的出血可以人为规定出血标准，以便做区分。但是，人为规定标准本身是主观的，主观的东西很难标榜为科学，因此最好不做具体的规定。而即便如此，每一个人对于诸如心脏破裂带来的出血量都是了解的。有了这样的认知其实就已经足够，因为起码知道了其真正的危害。

二、胸腔积液

胸腔内出现较多的液体时，就成了胸腔积液。胸腔积液可有多种来源，胸壁外科手术后最多见的积液是血性积液，主要与术野的渗出有关。血液可能来自肋间血管，也可能来自切口。出血可以为活动性出血，也可以为陈旧性的积血。活动性出血可能导致持续的胸腔血性积液，如果不处理可能造成严重后果。陈旧性的积血经引流后可以消失，不会有严重危害。

胸壁外科的每一种手术几乎都可能造成血性积液。为了避免术后的不利影响，最好的方法是术中放置胸腔闭式引流装置。对于年龄较大的患者来说，这种管道尤其必要。

除了血性积液外，一些患者术后还可能出现其他性质的积液。这些积液可能来自钢板的刺激，也可能是术后的胸膜反应。患者积液量一般不大，经过抽吸或者引流后将消失。

胸壁感染手术较为特殊，如果感染不能很好控制，术后可能有脓性的积液。这样的积液危害较重，单靠引流往往无法获得好的效果，需要做进一步的处理。

除了上述积液外，胸壁手术同样可以引起乳糜胸。这种情况的机理不清楚，但结果非常明确，此时的积液是来源于淋巴的液体，具有鲜明的特性。

三、气胸

气胸主要是指胸腔内出现气体的情况。气体有两个来源：一个是肺损伤，一个是操作过程中由切口进入胸腔的气体。胸壁外科手术的操作虽然位于胸壁，但有可能造成肺损伤，这种情况其实并不少见。比如漏斗胸放置钢板的过程中，导引器或者钢板有可能从肺组织中穿过，导致直接肺损伤[6]。在一些漏斗胸的二次手术中，由于胸腔内存在广泛的粘连，在游离粘连的过程中，也可能损伤肺组织[6]。在一些胸壁肿瘤或者感染手术中，由于肺组织可能与病灶有粘连，在切除的过程中也可能损及肺组织。另外，在继发于脓胸的胸壁塌陷整形手术中，实施胸膜剥脱时，肺组织极容易受损伤，这种手术后一般都会有气胸存在。

除了肺组织直接损伤导致的气胸外，临床上最多见的气胸来自切口，也就是操作过程中存留于胸腔的气体。这种情况几乎可以见于所有的胸壁外科手术。有的手术需要经过胸腔内才能完成操作，这种手术后的气胸比较容易理解。但一些特殊的手术，比如 Wenlin 手术，表面上不存在进入胸腔的操作，被认为不可能引起气胸，事实上并非如此。因为在放置钢丝导引线的过程中，要反复经肋骨上下缘进行跨越肋骨的操作，因此气体同样有机会进入胸腔形成气胸。

有效预防气胸的方法是放置胸腔闭式引流装置，但对于很多胸壁外科手术来说，由于考虑到种种弊端，医生往往下不了决心去放置这样的管道。这是很多患者术后出现气胸的根本原因。

气胸的处理较为简单，一般放置胸腔闭式引流装置便可以有效消除。但是，如果肺组织损伤严重，尤其是出现大的气道漏气的话，仅凭胸腔闭式引流很难控制气胸。此时需要直接对肺部损伤做处理，否则几乎无法使气胸消除。

四、皮下气肿

皮下气肿主要是气体通过特殊的渠道进入皮下所致。气体可来自胸腔内，也可来自开放的引流管。皮下气肿形成的必要前提是气体压力过高。皮下气肿可发生于张力性气胸中，也可发生于术后剧烈哭闹的患儿。气体通过某种途径持续进入皮下后，就会形成皮下气肿。皮下气肿自身一般没有严重危害，经过适当处理，可以很快消除。但是，形成皮下气肿的原因往往更为重要，如果原因无法消除，可能会带来更为严重的后果。

五、胸腔内感染

胸腔内的感染近年已经非常少见，这与无菌技术的提高以及抗生素的有效应用有关，但依然时有发生。早期可以为胸膜炎，后期甚至可能发展为脓胸。这样的并发症可发生在所有胸壁手术之后。胸壁感染病灶的手术本身就是感染性手术，如果切除病灶的过程中导致胸腔内的蔓延，则更容易形成此并发症。

六、胸腔内脏器的损伤

胸壁外科手术虽然位于体表，但由于病变可能累及深部结构，因此可能导致胸腔内结构的损伤。这些损伤包括心脏损伤、肺损伤、气管损伤、食道损伤、胸导管损伤等多种。

心脏损伤极其凶险，在前文已经叙述。肺损伤前文也有提及，主要包括放置钢板过程中的损伤以及分离粘连时的损伤[6]。肺组织一旦受损伤，可能造成两方面的危害：一个是出血，一个是漏气。如果不做处理，可能会带来更为严重的后果。由于位置较深，气管、食道、胸导管遭损伤的可能性较小。但是，一些严重的胸壁外科疾病同样会侵犯这些结构，这使得相应的损伤成为可能。

七、肺不张

胸壁外科手术导致肺不张的原因有多种，可能与材料的压迫有关，也可能与肺组织嵌顿于某种缝隙中有关[6]，还可能与术后咳痰不及时有关。肺不张的主要表现是肺组织的塌陷。肺不张发生时，最直接的影响是呼吸。如果持续不能复张，则可能导致局部的坏死、感染。

八、呼吸功能的损害

呼吸功能的维持需要众多因素参与，除了肺组织之外，胸壁的作用不可忽视。一般胸壁外科手术完成后，由于有疼痛等因素的影响，呼吸功能肯定会受到损害。但这并不是引起呼吸功能损害的主要原因。除了疼痛之外，尚有很多其他的原因影响呼吸功能，比如塑形手术中钢板对胸廓的约束作用。当前胸壁大部分骨性结构因为钢板的存在而无法有效活动时，呼吸功能必然受到影响。另外，呼吸功能的损害还来自肺组织的直接受压。在一些凸起型畸形的手术中，需要用钢板对凸起的胸壁做压迫。此时的压迫如果过度，就可能直接限制肺的舒张，从而影响呼吸功能。再者，如果术后出现了肺部的炎症，也会影响呼吸功能。

还有一种情况很特殊，来自胸壁功能的直接破坏。肿瘤、感染、缺损手术的重要内容之一就是胸壁的重建。如果重建不满意或者根本不做重建，就可能导致胸壁完整性遭破坏，影响呼吸功能。对于外伤病人，如果发生浮动胸壁而固定不满意的话，呼吸功能同样会受到影响。

九、心功能的损害

心脏功能受损可见于胸壁手术后，最常见的原因是压迫。在一些凸起类畸形手术中，如果前胸壁矫形过度导致心脏直接受压的话，术后可能出现心脏功能不全。常见的鸡胸手术一般不引起这种并发症。但是，如果压迫过于严重，则可能导致心脏受压。心脏受压的情况也可以见于 Nuss 手术中。一般来说，Nuss 手术的钢板是消除压迫的，不会再引起心脏受压。但是，如果钢板放置不正确，或者撑顶不彻底，钢板会横在心脏表面产生严重压迫。这种情况一般不会被医生发现，但有可能引起心脏功能异常，在 CT 截面图像中则可以看得相当清楚。另外一种情况发生在窒息性胸廓发育不良手术中，患者心脏功能本来就存在问题，如果压迫过度，心脏功能将受到严重影响，严重者甚至可能出现功能衰竭。

十、心律失常

心律失常是胸壁外科手术中常见的并发症，主要原因与心脏受刺激有关。在治疗漏斗胸的 Nuss 手术中，由于放置钢板的操作要从心脏表面完成，导引器或者钢板穿通的过程中很可能引起心律失常。较轻的情况可能是短暂的早搏，严重者可能引起室颤，导致严重后果。由于穿通过程中经常会有心律的变化，有的医生会利用此变化间接感知心脏是否受到损伤。这种做法本身非常危险，而且意义不大。

十一、切口延期愈合

切口如果超出一定时间不愈合，就是延期愈合。这是临床上常见的一种并发症，几乎可以发生于每一种胸壁疾病手术后（图 1 - 11 - 1）。导致延期愈合的原因有多种，常见的原因如下：①感染。感染是最常见的因素。切口一旦感染，愈合就会受影响，不仅皮肤无法对合，而且可能裂开，并有脓性分泌物溢出。这是最严重的延期愈合，也就是常说的切口感染。②血液循环。切口愈合需要充足的血液供应。如果血液供应不良，切口无法获得充足的养分，局部抵抗力也会降低，最终可能影响愈合。③人工材料。在胸壁外科手术中，普遍会使用塑形或者重建材料，由于材料都是异物，当异物存留于切口内时，如果表面没有足够的软组织包埋，同样可能导致延期愈合。④切口局部渗液。切口愈合需要切口两侧紧密贴合。如果切口中有渗液存在，两侧就会分离，这种状况将影响愈合。切口内渗液可来自直接的渗液，也可来自脂肪液化。切口缝合时如果止血不彻底，也可能导致切口内液体存留。这些液体的存在都将影响愈合。⑤皮肤损伤。切口局部皮肤如果有严重损伤或者明显的缺损，将直接影响皮肤的愈合，同样会导致延期愈合。⑥缝合技术。切口愈合还与切口的缝合技术有关。如果皮肤对合不良，或者局部皮肤内翻的话，也会引起延期愈合。⑦全身性因素。全身性因素也可以导致延期愈合，比如重度的营养不良、严重慢性消耗性疾病等，都将影响切口愈合。

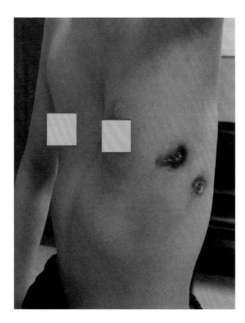

图 1 - 11 - 1 切口延期愈合。由于切口深面有钢板存在，延期愈合一旦发生，处理往往非常困难，严重者甚至不得不将钢板提前取出

延期愈合发生后，可以有两种结局。其一是经过局部换药或者其他处理后逐渐愈合；其二是切口感染。切口感染是较为严重的并发症，如果处理不当，可能导致切口深层的人工材料外露，使症状进一步加重。

十二、整形相关的并发症

胸壁外科手术有两个基本的属性，一个是治病，另一个是整形。从整形的角度来看，手术又可分为塑形手术和重建手术。这两种手术其实并不是独立的，但可能发生与之相关的特殊并发症。为了更好地认识这些并发症，以下单独对其进行介绍。

(一) 肋骨骨折

肋骨骨折是一种较为常见的并发症，主要发生在胸廓畸形的塑形手术中，比如 Nuss 手术，由于钢板必须放置在一定的部位才能将凹陷的胸壁撑起来，如果凹陷过于严重，骨质过于坚硬，或者支撑钢板的肋骨过于脆弱的话，就可能导致肋骨骨折。尤其在青壮年漏斗胸患者的手术中，如果翻转钢板阻力过大而强行翻转的话，就可能导致骨折发生。而在凸起类手术中，如果应力分配不均或者过于集中，同样可能导致肋骨骨折。这种情况常见于钢板数量较少或者仅固定于一处的患者。在塑形手术中，肋骨是钢板承重的部位，肋骨一旦发生骨折，整个塑形手术都将失败。由此可见，要想保证钢板发挥良好作用，必须尽可能地避免肋骨骨折发生。

(二) 材料的外露

胸壁外科手术经常需要使用人工材料。这样的材料有时可能从切口或者皮肤破口露出体外，造成严重的后果（图1-11-2）。这种情况与如下因素有关：①切口感染。切口感染发生时，切口可能裂开，发生组织液化、坏死，很容易使材料露出。②材料的排异。在使用人工材料过程中，有时人体对材料会发生排异，导致严重的局部反应，不仅影响愈合，还将使材料露出切口。③磨破皮肤。手术中如果材料与胸廓贴合不紧，造成局部凸出的话，可能逐渐磨破皮肤，最终从皮肤破口露出体表。④术后意外损伤。术后意外摔伤或者碰撞时，如果恰巧碰到材料处，可能导致局部皮肤破裂，使材料露出。材料露出是一种较为严重的并发症。如果并发感染，往往不得不将材料取出。如果没有感染，可以在局部处理的基础上直接缝合，往往可以获得满意的结果。

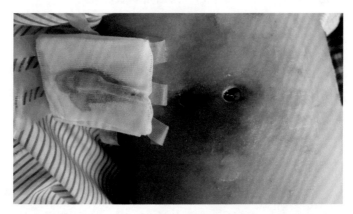

图1-11-2　钢板露出体表。切口愈合出现问题时，局部软组织可能出现坏死、溃烂，最终使深层的钢板露于体表

(三) 钢板的移位

在胸廓畸形的塑形手术中，钢板的位置非常关键，一旦发生移位，塑形效果将直接受到影响，严重者导致手术失败（图1-11-3）[7]。这种情况最常见于Nuss手术。当钢板由凹陷最底部滑向一侧后，凹陷在自身应力的作用下将恢复原状，使前胸壁再次出现畸形。前凸类畸形手术也会出现这样的情况。如果凸起位置范围小，表面不平，钢板有可能从此部位滑向一侧，最终导致手术失败。钢板移位是一种较为常见的并发症。其发生除了与畸形本身有关外，主要还与医生的技术有关。防止移位的关键在于钢板放置的方式和固定方法。如果放置妥当，固定牢固，钢板一般不会发生移位。

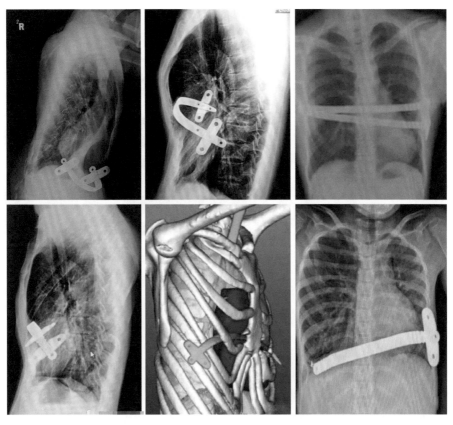

图 1 - 11 - 3　各种形式的钢板移位。钢板移位发生后，均无法有效发挥作用，一方面导致畸形复发，另一方面可能因钢板移位而造成其他损伤

（四）材料的断裂

在整形手术中，有时会发生材料断裂。这种情况可能发生在手术准备的过程中，也可能发生在操作的过程中。断裂主要与医生操作不当有关，当然也可以自行断裂（图 1 - 11 - 4）。材料断裂如果发生在术前而又没有其他材料替代的话，将影响手术的开展；如果发生在术中，则可能导致手术失败。

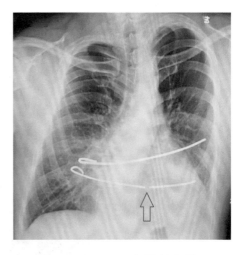

图 1 - 11 - 4　固定材料断裂

（五）材料对脏器的损伤

在放置材料的过程中，材料有可能损伤胸腔内脏器，造成不利影响。在 Nuss 手术中放置钢板时，除了上述情况可能造成肺损伤以外，还有一种来自钢板两端凹齿的损伤。由于钢板要从纵隔中穿过，凹齿可能对沿途的结构造成割裂，有时会造成严重后果。另外，钢板放入胸腔后，钢板周围将出现明显粘连，钢板与肺组织粘连在一起，肺组织将受到明显的损伤（图1-11-5）。

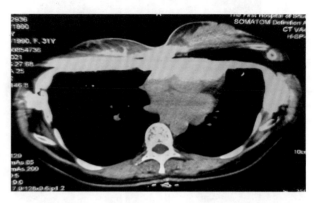

图1-11-5 钢板对肺组织的损伤。当钢板取出后，局部会有明显粘连

（六）锐角畸形

锐角畸形是一种非常特殊的畸形，可单独存在，也可以发生在一些胸廓畸形手术后，是一种严重的并发症[8]。在漏斗胸的 Nuss 手术中，如果钢板撑顶的位置位于凹陷的一侧而不是底部的话，凹陷的胸壁将向一侧整体移动，使凹陷边缘逐渐呈锐角隆起，形成锐角畸形（图1-11-6）。这种并发症一旦发生，不仅意味着手术彻底失败，而且会使畸形更加严重，处理起来难度更大。

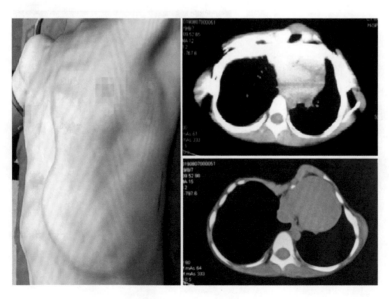

图1-11-6 锐角畸形。由于钢板放置不当，凹陷的胸壁发生形状改变，一侧边缘呈锐角隆起，形成锐角畸形。此畸形的出现意味着手术失败，要想实施二次手术，需要针对锐角畸形做特殊处理

（七）矫枉过正

这是一种非常常见的并发症，可发生于每一种畸形的矫正术中。在漏斗胸的 Nuss 手术中，如果钢板弧度过大，可能使前胸壁凸向体表，形成前凸畸形。这是最常见的矫枉过正。而在前凸畸形手术中，如果压迫过于严重，前胸壁正中可能出现凹陷，形成完全相反的畸形[9]。这种情况也经常发生。由一种畸形变为完全相反的畸形，虽然起到了治疗的效果，却往往会成为新的遗憾。这是应该尽可能避免的并发症。

（八）塑形失败

在各类塑形手术中，每一种并发症发生后，几乎都会造成塑形失败，因此严格来说塑形失败不是单一的并发症，这里之所以提出来，是要将所有其他原因造成的塑形失败放在一起讨论。

塑形的目的是消除畸形获得正常的胸廓形状。如果达不到这样的目的，都可以说是手术的失败（图 1 – 11 – 7）[3]。手术失败与很多原因有关，上述的并发症都可能造成手术失败。但是，更多的时候这是直接由医生的技术导致的。医生技术有问题，手术就会出问题，就不可能获得满意的结果，于是便成了失败的手术。手术失败往往会导致严重后果，因为其可能造成更为严重的新畸形。这样的畸形往往极具挑战性，手术风险高、难度大，即便付出巨大努力也很难获得满意效果。由此可见，对于塑形手术来说，手术失败应该是最严重的并发症。

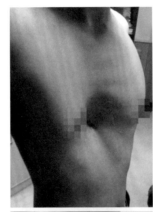
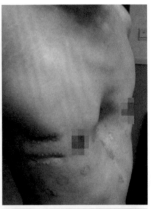
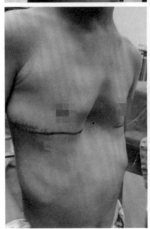
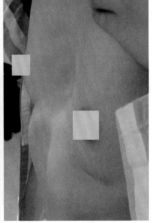

图 1 – 11 – 7　塑形失败，胸壁无法恢复正常形状，可表现为与原畸形的重现，也可以表现为新畸形。一定程度改善的结果也可以算做失败的塑形，只有完全消除畸形的塑形手术才算是成功手术

（九）皮瓣坏死

在整形手术中，重建是一项重要的内容。重建可以是骨性结构重建，也可以是皮肤软组织重建。后者主要通过各种形式的皮瓣完成手术。皮瓣移植后，要想保证皮瓣存活，需要考虑很多的因素，有血液循环的因素，有感染的因素，有固定的因素，有机械外力影响的因素等，每一个因素都会影响皮瓣存活，严重者可能导致皮瓣坏死。皮瓣一旦发生坏死，手术将彻底失败[10]。

综上所述，胸壁外科手术可能有大量不同的并发症。这些并发症虽然可能与胸腔内脏器有关，但多半与胸壁自身的特性有关。在临床工作中，必须充分了解胸壁外科手术的特点，熟练掌握手术操作的技巧，才能消除并发症，保证手术最终成功。

参考文献

［1］王文林. Nuss 手术的风险问题. 胸廓畸形手术专家，2021 – 04 – 25.

［2］王文林. 漏斗胸手术失败后二次手术的风险和效果. 胸廓畸形手术专家，2021 – 05 – 05.

［3］王文林. 二次漏斗胸手术 39 例临床分析. 中国胸心血管外科临床杂志，2016，23（10）：1026 – 1028.

［4］王文林. 胸廓顶部胸壁肿瘤的第三次手术. 胸廓畸形手术专家，2020 – 11 – 07.

［5］王文林. NUSS 手术对胸廓内动脉损伤的可能. 胸廓畸形手术专家，2019 – 10 – 09.

［6］王文林. Nuss 手术可能导致的肺损伤. 胸廓畸形手术专家，2021 – 08 – 23.

［7］王文林. NUSS 术后钢板移位该怎么处理？. 胸廓畸形手术专家，2014 – 08 – 13.

［8］王文林. 锐角畸形. 胸廓畸形手术专家，2021 – 08 – 18.

［9］王文林. 矫枉过正的鸡胸手术：凹陷畸形. 胸廓畸形手术专家，2018 – 05 – 29.

［10］王茂盛. 乳腺癌根治术后皮瓣坏死及皮下积液的预防. 中国普通外科杂志，2008，17（5）：515 – 516.

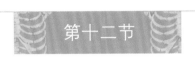

第十二节

胸壁外科手术效果的评价

胸壁外科手术的性质有两个，一个是治病，一个是整形[1]。这也是手术的基本目的。手术效果的评价实际上就是看手术的目的有没有达到。也就是说，病有没有治好，胸廓外观有没有恢复正常，这是评价手术效果的本质。在胸壁外科的五种疾病中，虽然都有治病与整形的目的，但不同的疾病有所侧重。比如胸壁肿瘤，患者更看重的可能是治病。胸壁感染患者也会更看重治病。然而，对于胸壁畸形患者，则可能会更看重整形。疾病性质不同，手术关注的重点不同，评价的标准自然有差异。而效果评价的本质是一个主观的过程，既然是主观的过程，就会受很多人为因素影响，要想完全客观公正几乎不可能。但是，效果的评价是一个时刻发生的过程，每一台手术结束都会有评价，有医生的自我评价，有同行的评价，有患者和家属的评价。当太多的人都有可能参与到评价过程中时，评价就会变得更复杂。为了使评价尽可能公允，就需要对评价的过程进行设计，使之尽可能得到多数人的认可，尽可能反映出真实的手术效果。

一、治病效果的评价

从治病的角度来看手术效果，需要对不同病种做分析。肿瘤患者只有将肿瘤完全切除才算是手术成功。当然，这里的成功必须保证手术切口的基本愈合，围手术期不发生并发症。对于恶性肿瘤患者来说，理想的结果是病变不复发。胸壁感染手术的结果应该是感染灶消除，胸壁皮肤切口愈合良好。这样的结果是患者对手术的基本要求。这些要求满足了，在患者心中手术也就成功了。胸壁创伤手术要分两种情况进行分析，如果创伤不算太严重，患者对治病的要求可能不算太高。如果创伤极其严重，甚至威胁生命的话，患者会把治病的目的看得尤其重要。胸壁缺损如果只是骨性结构的缺损，且缺损没有影响生理功能的话，治病的目的不会受到重视。如果缺损累及皮肤，治病就会成为患者最关心的目的。畸形患者情况复杂，除了部分凹陷类畸形外，患者多数不关心治病的内容。由此可以看出，不同胸壁外科疾病的病人看待手术效果的角度是不同的。要想从治病的角度进行评价，必须结合每一种疾病的特点，并认真了解病人的需求，只有这样才可以尽量接近真实的效果。

二、整形效果的评价

从整形角度看胸壁外科手术的效果，也会有很多的问题。肿瘤、感染患者几乎可以忽视整形的效果。创伤患者如果较为严重，也会忽视整形效果。缺损患者如果涉及皮肤缺损，则同样会忽视整形效果。相比之下，唯有畸形患者才是最看重整形效果的患者。

整形的目的是对胸壁的外观形状进行塑形或者重建，以获得尽可能正常的外观。从这个意义上来讲，整形效果的评价其实就是看胸壁的外观，外观越接近正常整形效果就越理想[2]。整形包括塑形和重建两种手术[3]。重建手术主要指肿瘤、感染、缺损病人切除病灶后对胸壁结构的修复。由于这样的病人往往更关心治病的效果，因此重建手术多是其中的附加手术，多数情况下不被重视。因此谈论整形效果时，此类病例并不是关注重点。塑形指的是胸廓畸形的矫形手术，这样的病人最看重术后胸廓的外观，因此适合从塑形的角度对其进行评价。为更好地衡量塑形效果，可以通过两种指标进行衡量：一种是较为客观的指标，也就是影像学检查；另一种是较为主观的指标，即直接对外观进行的观察。

（一）客观的评价

影像学检查是较为客观的检查手段。具体的方法有多种，要想最真实地反映骨性结构的塑形效果，最理想的手段是三维重建技术。利用这样的技术，可以将所有骨性结构及周围的脏器组织均显示清楚。这种检查最直观，也最全面，效果好坏一目了然。即便没有任何医学知识的患者也可以看得清楚。这种检查可以让患者和医生轻易达成共识，因此相对客观。但有一种情况必须注意，那便是骨性结构形状与胸壁外观形状的差异问题。患者和家属关心的往往是胸壁的外观而不是骨性结构自身的形状。骨性结构矫正得再完美，如果外观不令人满意，也会影响患者对影像结果的信任。可见，三维重建在为评价提供便利的时候，也会带来一定的问题。不过总的来说，有一个可视的胸廓结构图，相当于有了一个实实在在的标准。医生与患者相对容易达成共识。但是，目前三维重建检查并没有完全普及，很多单位没有这种检查手段，这无疑会影响结果的评价。三维重建检查如果无法实施，可以做常见的 CT、X 线检查，但这类检查并不直观，需要有专业知识才能看懂。患者和家属一般都看不懂这样的检查结果，要想让医生和患者从影像检查中找到共识将是一件困难的事情。

（二）主观的评价

当影像学检查无法实施的时候，对手术效果的评价就只能通过主观手段进行了[4]。主观的手段是直接对外观进行评价。从理论上说，如果胸廓外观基本接近正常形状的话，医生和患者会很容易达成共识，不会对结果有异议。这种状况下做出的评价是最满意的。受主观因素影响最严重的是那些手术效果不满意的手术。医生可能认为畸形已有明显改善，而患者和家属则会有较高的期待，对结果并不满意，于是分歧便产生了。此时很难有一个一致的评价。

如果从胸壁外观形状来评价胸廓畸形塑形效果，靠的只有人的眼睛。眼睛长在不同人身上，就会有不同的评价结果。如前所述，当塑形效果非常完美，也就是几乎与正常形状一样时，不同的眼睛看到的结果可能大致相同，不会有明显分歧。但是，当形状并没有达到正常水平时，分歧就存在了[5,6]。引起分歧的情况可包括如下内容：

其一，畸形矫正不全。畸形如果矫正不全，会有非常明显的标志。此时可以轻易看出结果，因为胸廓外观并没有达到正常水平。此时的畸形可以有一定程度的改善，但并没有得到彻底矫正。就拿漏斗胸手术来说，如果凹陷只是减轻而不是完全消失的话，就是矫正不全。鸡胸的情况也一样。如果凸起经过矫正后依然存在，并没有完全变平，则同样是矫正不全。对矫正不全的看法因人而异。严苛的人会将其当做手术失败，较为宽容的人则认为其有效果。这样的结果其实最容易引起医生和患者之间的纠纷。

其二，矫枉过正。矫正是为了消除某种特性的畸形。但是，在操作过程中，如果操作过度，则可能造成相反的结果。比如原本是凹陷畸形，术后却成了凸起畸形；原本是凸起畸形，术后却成了凹陷畸形。这类情况可能发生在几乎所有的手术中。矫枉过正是一种不理想的结果，应该尽可能避免。但是，为了获得更好的结果，有时需要这种矫枉过正，这主要是考虑了延期塑形的作用。有时为了避免术后畸形复发也会故意做这种过度的矫正。如果有意为之，这种结果多为一过性，反而会获得更好的效果。但是，除了这种情况之外，如果发生了不可逆的矫枉过正，则成了手术失败的标志。针对矫枉过正的结果，患者有时会产生异议，这种心情可以理解。但对于那些有意的矫枉过正，医生需要给患者做好解释，否则会给工作带来麻烦。

其三，以一种畸形代替另外一种畸形。手术的目的是消除畸形，但在一些特殊情况下，畸形虽然被消除了，却生出了新的畸形。这种情况类似于矫枉过正，但又不相同。矫枉过正获得的是一种完全相反的结果，畸形依然存在于原畸形的部位。但此处说的新畸形却与原畸形无任何关系，而是另外一处出现的新畸形。比如常见于 Nuss 手术中的情况，凹陷本来位于前胸壁正中，但因钢板两端压迫侧胸壁，往往会出现侧胸壁的凹陷。这等于用一种新的凹陷畸形取代了原有的凹陷畸形。这种畸形被称为继发性鞍状胸。还有一种情况，在复合型的胸廓畸形中，如果只对其中一种畸形做矫正而不对另外的畸形做矫正，另一种畸形就会加重，其结果会使复合型畸形转化成一种严重的单一类型的畸形。比如说，患者本来是上胸壁的前凸合并下胸壁的凹陷畸形，如果仅仅将上胸壁的前凸压平的话，下方凹陷将更加严重，这样会形成一个极其严重的漏斗胸。这等于由复合型畸形转变成了重度的漏斗胸。以一种畸形替代另外一种畸形的做法，表面上看似乎对原有畸形做了治疗，消除了主要的病症，但新畸形的危害也许不小于原有畸形。因此，很多患者对此也会有争议。有人甚至同样将这种结果看成是手术失败。

其四，局部的瑕疵。畸形的矫正一般都是对主要畸形完成塑形，这样的工作不可能面面俱到。也就是说，对于一些局部的小缺陷不可能做细致的矫正。这是胸廓畸形塑形手术的特征，完全是正常的操作。比如说，很多漏斗胸患者术后会有肋弓的前凸。这种前凸在很多手术后都会出现。这可以说是此手术后最常见的瑕疵。如果不对此瑕疵做处理，并不能说漏斗胸手术失败。一般来说，畸形越复杂，可能残留的瑕疵就越多。比如窒息性胸廓发育不良手术，几乎是所有胸廓畸形手术中的巅峰手术。这种手术有很多种方法，每一种方法都有这样或者那样的弊端或瑕疵。如果看不到整体的整形效果而总是揪着这些瑕疵不放的话，就会对手术效果形成错误的认知。总的来说，在对待局部的瑕疵时，应该明白塑形手术与美容手术的差异。塑形手术不等于美容手术，因此局部的缺陷对于塑形手术来说不算是问题。如果患者对局部的瑕疵有看法，而医生又没有做好解释工作的话，就会产生矛盾。

其五，切口的疤痕。塑形效果的评价是一个视觉上的评价。既然是视觉，就会涉及一些可见的细节，比如一个明显的内容也就是手术的疤痕问题。疤痕越长越明显，就越会影响评价的结果。相反，如果疤痕既短小又隐蔽的话，患者就会比较满意，就会给予很好的评价。疤痕的问题是由很多因素决定的。有病人的因素，有病变的因素，有手术方式选择的因素，当然也有医生技术的因素。如果因为一些客观的因素而导致疤痕较为明显的话，可能会影响患者对手术效果的评价。

其六，畸形恶化。医生不是神仙，而是有血有肉的普通人，因此每个人的手术都有失败的可能。如果说在上面提及的情况中畸形都有所改善的话，另一种情况却不同，术后患者的畸形不但没有改善，反而更复杂、更严重。这样的情况其实并不少见。究其原因，根源肯定在医生。畸形恶化是一种大家都不愿意接受的结果。即便是最想为自己技术做辩护的医生，在面对畸形恶化的现实时也不得不承认失败的事实。正因为如此，医生和患者会达成可贵的共识，都将这种结果认定为手术失败。但很显然，患者会非常不愿意接受这样的现实。

其七，死亡。畸形矫正不满意的情况不管怎样发生，即便使畸形恶化，都会有机会补救。但是，有一种情况却连补救的机会都没有，那便是患者死亡。这种悲剧在漏斗胸的Nuss手术中时有发生。毫无疑问，这依然是医生技术不佳导致的结果。面对这样的结果，患者已经没有机会对手术结果做评价。

其八，其他并发症发生。对塑形效果的评价一般都是建立在没有明显并发症的前提下。上述的多种情况其实都是并发症，这些情况一旦发生，肯定会影响结果的评价。而除了这些并发症之外，临床上还可能发生其他的并发症。并发症发生时，不管胸廓外观结果怎样，都将影响最终的评价结果。比如切口感染的并发症。这样的并发症虽小，但可能导致切口长期迁延不愈，严重的患者甚至可能因此而不得不将钢板提前取出。患者因并发症而遭受的痛苦可想而知。面对这样的并发症，即便胸廓外观非常完美，患者也很难对结果做出好的评价。尤其是当钢板不得不提前取出时，手术效果直接受到影响，患者是绝对不可能给出好评的。

总之，除了手术失败或者病人死亡外，一旦发生了手术不满意的情况，医生和患者必然产生分歧，这是临床中最常遇到的情况。对于医生来说，不管内心多么愧疚，表面上多会倾向于对自己的工作表示宽容，会给予较好的评价。尤其当面临可能的纠纷时，医生为自己辩解是情理中的事情，此时评价结果往往会好于事实。而患者和家属的看法会截然不同。患者花了钱受了罪自然想有个好结果，一旦遇到不满意的结果，很可能将不满的情绪放大，于是分歧就产生了。患者与家属的意见一般都是一致的，但由于牵扯一些复杂的因素，也有不一致的时候。有的家长为了安慰孩子，不得不接受现实，他们会对结果表示出宽容。但也有严苛的家长，本来孩子对手术结果还算满意，而家长却会鸡蛋里挑骨头，结果患者和家人之间也会产生分歧。

（三）评价体系

当所有人都对效果评价有异议的时候，评价就难以进行了。为了消除异议，使大家有一个公认的评价标准，不少作者做了相关的设计，试图使评价标准被大家认可，但这样的目的很难达到。

手术效果的评价要想使每一个人都认可，必须充分考虑所有人的意见，那意味着必须设置很多细致的指标。但是，对于手术效果评价这个特殊的行为来说，过程越是复杂结果也许越不精确，反而会有适得其反的结果。

如上所述，真正的分歧往往出现在效果不满意的时候。此时的评价由不同人完成，既然是人，就必然存在主观性。主观的东西具有很多不确定性。对于这样的东西来说，如果非要用繁杂的、极其精细的尺度做评价的话，将使结果更加偏离轨道。因此，最理智的评价方法是简单化，就是用尽可能简化的方法做评价。方法越简单，主观因素干扰就会越少，反而会增加客观的成分，评价由此也更可信。

按照如上原则，我们设计了一种特殊的评价方法，将医生、患者和家属三方的意见都考虑进去，以相同的权重进行打分，然后依据评分做最终评价[7]。具体方法是：

三方分别对塑形手术的效果进行评分，非常满意3分，基本满意2分，不满意1分。将三方的评分进行累计，获得一个总评分，然后根据总评分做最终评价。8~9分为满意，外观基本恢复正常；5~7分为基本满意，外观明显改善；3~4分为不满意，外观无变化或者加重。

此方法充分综合了三方的意见，分配合理，权重相同，因此更精确也更科学，结果也更容易被所有人接受。我们在临床中一直使用这样的方法进行评价，其结果基本得到了医生、患者和家属的认可。

像其他主观行为一样，当缺乏客观尺度时，用一种折中的方法做评价是大家都愿意接受的。这种方法同时考虑了医生、患者和家属三方意见，是为消除异议而做的工作[4]。但是，不管对医生、患者还是家属，当大家在内心审视手术结果时，如果不是出于某种特殊的目的，都会有一个最贴近事实的评价。这样的评价最接近事物的本质，是相对客观的结果。

比如对于医生来说，关于手术的好与坏，大家心中会非常清楚。此时医生自己心中会有一个隐形的尺度。虽然看不见摸不着，却非常客观。对于患者和家属也是相同的道理。为了治疗畸形，患者付出了巨大的代价，他们会有较高的期望。这样的期望虽然会影响评价结果，却不一定是其心中真实的想法，尤其当一些纠纷产生，患者希望通过某些途径获取索赔时，会离真实的想法更加遥远。但不能否认，每个人心中都会有一个客观的尺度。大家会用一种最简单朴素的方法去衡量手术的效果，那是最客观的，只是大家不愿轻易告诉别人罢了。

综上所述，胸壁外科手术涉及两方面的手术目的，治病的目的影响因素众多，没有一个共同的标准，因此很难做出一致的评价。整形的目的同样受很多因素影响，要想对每一种疾病的整形效果做评价几乎没有可能。但对于胸廓畸形这种特殊的胸壁外科疾病来说，如果从塑形效果方面做评价，则可以采用一些特殊的评价体系进行。这样的体系虽然不完全客观，却充分考虑了相关人员的意见，最终可以形成一个较为公允的评价体系。

参考文献

［1］王文林. 胸壁外科手术的基本性质. 今日头条，2021 – 10 – 31.

［2］文林. 胸廓畸形手术的评价标准. 胸廓畸形手术专家，2013 – 09 – 09.

［3］王文林. 胸壁外科手术：塑形与重建. 今日头条，2021 – 10 – 31.

［4］王文林. 胸廓畸形手术效果的评价标准. 胸廓畸形手术专家，2017 – 11 – 25.

［5］王文林. 胸廓畸形手术的五种结果. 胸廓畸形手术专家，2021 – 09 – 22.

［6］王文林. 漏斗胸失败后的恶果. 胸廓畸形手术专家，2019 – 11 – 18.

［7］王文林，陈春梅，龙伟光，等. 高龄漏斗胸治疗的经验. 实用医学杂志，2015，31（7，增刊）：311 – 312.

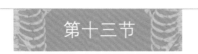

第十三节

胸壁外科手术后的康复

胸壁外科手术像所有其他手术一样，是有创的治疗手段。在此过程中，人体要经受一次非同寻常的打击。这种打击不仅来自肉体，更来自心理。很多患者术前并不一定像个病人，但经历了手术后，便成了绝对意义上的病人。治疗已经完成，患者要从治疗的过程中走出来，让自己成为健康人，这个过程极其重要。为了保证此过程顺利进行，必须做相关工作。这个工作就是康复。由此可见，康复是一个综合性的概念，是一系列工作的总和，它包括了所有使患者从生理到心理恢复正常的措施和努力。

胸壁外科疾病较为特殊，手术也特殊，因此术后康复有许多与众不同的要求。根据胸壁外科手术的特点，可将术后的整个康复过程分为三个阶段[1]：第一阶段是手术后到出院前的阶段，第二阶段是出院后三个月，第三阶段是出院后三个月到拆钢板之前的阶段。三个阶段里病人的基本状况不同，主要的问题不同，康复的内容和手段也不同。

一、第一阶段的康复

第一阶段的康复实际上相当于围手术期的康复，康复的目的是保证患者顺利出院。要想达到这个目的，需要实施如下的具体康复内容：其一，给予心理上的安慰；其二，消除早期的疼痛；其三，保证切口愈合良好；其四，保证不发生早期的并发症；其五，保证适当的活动。

（一）心理安慰

外科手术对任何患者都是巨大打击，这样的患者身心都处于一种非常特殊的状态，因此最需要安慰。安慰有助于患者消除恐惧和焦虑，积极面对术后的康复。特别是对那些恶性疾病、慢性疾病、严重疾病患者，由于术前其心理上往往有极大的负担，术后的安慰对患者是一剂良药，可以让患者很快从伤痛中解脱出来，积极面对人生，积极进行康复。

对于胸壁畸形患者来说，心理问题是很多人都会有的问题[2]。手术的完成等于消除了患者的心病，会给患者带来很大的安慰。但是，有的患者可能无法在短时间内消除心理问题，此时的安慰对患者来说非常有益。胸壁其他疾病的患者术后也常有心理问题。比如胸壁肿瘤病人，尤其恶性肿瘤病人，经常会为手术效果担忧。这样的患者不仅需要安慰，更需要鼓励，要让患者有信心面对进一步的治疗。胸壁感染、胸壁缺损患者多经历过漫长的病史，有的甚至经历过不止一次手术。这样的患者术后往往对手术效果充满疑虑，担心手术失败。这样的患者同样需要心理上的安慰。创伤患者多经历过不平凡的创伤史，即便手术结束，也可能依然停留在惊恐之中。这样的患者更需要进行耐心的安慰。

患者心理负担没有了，心情就会好起来，就会主动配合医生的指导，使康复速度和质量都有明显改善。如果不注重心理的安慰，可能会使一些患者陷入真正的心理困境。即便做了手术，解除了肉体上的痛苦，他们依然会承受心理问题的折磨。由此可以看出，心理方面的安慰具有极其重要的意义，正因为重要，所以必须重视。

(二) 镇痛

胸壁外科手术位于体表，这个部位是感觉神经分布较广的部位，因此术后疼痛是最常见的主诉之一。在各部位的手术中，正中切口的手术疼痛相对较轻，侧胸壁切口手术疼痛较明显。这可能与神经末梢的分布有关。在各种疾病中，畸形手术是针对大面积骨性结构做操作，术后疼痛相对较明显，其他手术疼痛相对较轻。疼痛的存在不仅影响患者的主观感受，也会影响呼吸运动、咳嗽排痰以及其他相关的活动，对患者术后的恢复极其不利，因此必须采取有效的措施给予控制。

为了避免疼痛，止痛措施可以于术中便开始使用，关闭切口前可做相关的镇痛处理，比如局部浸润，可能会有好的效果。术后镇痛措施有多种，比如静脉持续镇痛，或者临时药物镇痛等。

疼痛是一个极其主观的感受。疼痛的强弱与人的心理因素有很大关系[3]。意志坚强者对疼痛耐受能力强，意志薄弱者则很难耐受疼痛。另外，疼痛的感受极易受外界因素暗示。如果周围的患者或者家属将术后的感受描述得极其恐怖，患者就很容易受到感染，也可能出现同样的感受。因此，术后处理疼痛时必须从两方面做工作。在药物治疗的同时必须对病人进行安慰与鼓励，尽可能传递正面的积极信息，而避免人为的恐吓。这样的工作往往会收到很好的效果。必须注意的是，千万不可以过于随意地使用镇痛药，否则容易造成镇痛药成瘾，带来极其严重的后果。

(三) 切口的愈合

要完成康复第一阶段的任务，手术切口必须良好愈合，这是本阶段康复的主要内容。切口的愈合受很多因素影响，除了术中操作的因素外，还包括其他诸多因素[4]：①切口周围环境的因素；②切口的血运问题；③有无渗出存在；④有无机械碰撞；⑤抗生素的应用；⑥拆线的时机。

切口的愈合客观上需要一个干净、干燥、符合生理要求的周围环境。这个环境的提供主要是靠敷料包扎完成的。按时按要求且依照无菌原则进行换药，是切口愈合的基本要求。如果换药工作做不好，切口愈合就会出问题。切口的血运主要与术中的处理有关。但是，术后的一些因素可能会影响切口的血运。比如机体长时间的压迫或者敷料包扎过紧，都可能影响局部血运。一些辅助措施可能改善切口血运，比如红外线的烘烤，可提高局部温度，增加血液循环，改善血运。切口的愈合还与切口局部是否存在积液或者渗出有较大关系。如果有积液又无法及时引流的话，将会影响愈合。切口未完全愈合之前，本身非常脆弱，应该尽可能避免碰撞。如果碰撞剧烈，可能导致切口裂开，同样会影响愈合。胸壁切口如果为无菌切口，术后可以不用抗生素。但是，除了胸壁感染的手术切口外，几乎所有胸壁外科手术都需要使用人工材料。由于这些材料都是异物，理论上要用抗生素预防感染。如果没有使用抗生素，或者抗生素使用不当，都可能影响切口愈合。最后一个因素是切口拆线时机的问题。拆线较晚可能不会明显影响愈合，而如果过早的话，则会导致切口裂开，愈合必然受到影响。

除了如上因素外，还有很多其他因素可能影响愈合。比如切口皮肤的对合问题，切口内的异物问题，以及患者的全身营养状况等，也都会影响切口的愈合。可见切口的愈合是一个非常容易受到影响的过程。为了促进切口愈合，必须从每个环节做工作，消除不利因素，创造有利条件，使切口在最短的时间内愈合满意。

(四) 防止并发症

术后早期是并发症的高发期，防止并发症的发生是康复第一阶段的重要工作。胸壁外科手术后会有各种各样的并发症发生。而很多并发症发生的根本原因在手术中，与手术后的处理无关。因此严格说来，术后这个时期的康复不是防止并发症发生，而是尽可能地减少并发症发生。

胸壁外科疾病种类较多。每一种疾病手术后的并发症不同，因此术后康复的内容也不同。对于胸壁畸形患者来说，由于术中普遍使用钢板进行矫形，因此防止钢板移位是这种手术后最重要的康复内容。具体的措施包括[5]：①避免运动量大的活动。胸壁畸形的矫正主要的操作对象是骨性结构，术中这些结构的形状在短时间内被改变，并且以钢板做固定或者支撑。这种放置方式其实并不是非常牢固。要想巩固这种效果，术后早期要尽量多休息，不能过早过大运动。运动幅度过大，可能导致钢板移位，引发相应并发症。②尽可能平卧，避免侧卧。在畸形手术中，钢板一般都是对称放置于前胸壁，这种特殊的位置要求术后早期要尽可能平卧。平卧时钢板受力均匀，不会出现移动。如果采取侧卧的姿势，钢板受力不对称，可能造成钢板向对侧移位，导致畸形复发。关于卧位的问题，成人或者青少年患者比较容易控制。低龄患儿不太容易保持平卧位。对于这样的患儿，如果偶尔侧卧无法避免，也该尽量减少。另外，对于术后早期的低龄患儿，如果要怀抱的话，也要时刻注意怀抱姿势，要尽可能避免对钢板位置的影响。③尽量避免哭闹。患儿哭闹时，胸壁会剧烈起伏，这样的起伏运动对胸壁骨性结构和钢板固定都非常不利，因此必须尽可能避免。④尽量避免碰撞。术后早期钢板位置不牢固，抵抗外力碰撞的能力较弱，此时要尽可能避免机械碰撞，否则不仅可能导致钢板移位，而且会造成其他严重后果。

胸壁畸形手术后除了与钢板位置相关的并发症之外，还可能有其他多种并发症。比如气胸、胸腔积液、肺不张等，都会对康复造成影响。在具体工作中应该密切观察，采取有效防范措施，尽量减少并发症的发生。

除胸壁畸形外，其他胸壁疾病手术同样会有各种相关的并发症。这些并发症一旦发生，也会对康复造成严重影响，因此，防止或者减少这些并发症的发生同样是这些手术后康复的主要内容。

（五）适当的活动

任何手术对人都是一个打击，要想从打击中尽快恢复过来，必须于手术后适当时间开始活动。这是由病态转化到健康状态的一个过渡。活动的重要意义在于[6]：①增加自信心，加快康复进程。胸壁外科手术后，疾病得到治疗，此时如果能适当活动，患者将非常自信。这将利于术后整体康复。②改善血液循环，为康复奠定基础。适当的活动有利于改善血液循环。不仅切口周围和术野附近的血液循环得到改善，全身各处的血液循环都会因为适当活动而加速，这对患者的康复非常有利。③增加机体耐受力，有利于减轻甚至消除疼痛。早期活动可能会给患者带来一定的痛苦，但是这样的痛苦会提高机体的耐受力，有助于尽快消除接下来的痛苦。患者如果总是害怕疼痛而不敢做任何活动，疼痛必然会长期存在，严重影响康复。④减少并发症。胸壁外科手术虽局限于胸壁，但依然会涉及整个胸部。由于胸部有重要的脏器存在，因此胸壁手术无可避免地会对呼吸功能、循环功能造成影响。术后如果长期卧床不活动，就可能增加肺部并发症发生的机会，同样也会导致其他并发症发生。而如果早期适当活动的话，这些并发症发生的可能性必然会大大降低。⑤缩短康复时间，使机体尽早恢复健康。康复的目的是恢复正常活动。如果患者能尽早活动，就意味着康复时间的缩短。相反，如果患者长期不活动，则根本就谈不上康复。

术后适当的活动对患者康复具有重要意义。但是，在实施活动的时候必须注意基本的原则：①麻醉作用尚未消失时，尽量不要下床活动。胸壁外科手术一般都需要做全身麻醉。这样的麻醉较为安全，但术后会持续较长时间。在麻醉作用消失之前，人的身体尚处于一种特殊的状态，此时不宜过早活动，否则反而会出现问题。②引流管拔除之前，要谨慎进行活动。胸壁外科手术后经常会留置闭式引流管。这些引流管有时会留置较长的时间。带着这些引流管活动相当不便，因此需要谨慎活动，尤其要注意保护好引流管，不要因此出现意外。③活动必须循序渐进，不能突然剧烈活动。术后早期患者身体比较虚弱，此时绝对不能突然进行较为剧烈的活动。活动过于剧烈，不仅不利于康复，反而会增加病人的痛苦，甚至会带来并发症。

在术后第一阶段，患者刚刚经历过手术的打击，生命体征不平稳，身体极其虚弱，此时的康复虽然必要，但一定要把握好方法和度，只有这样才能加速患者康复，为接下来的康复奠定基础。

二、第二阶段的康复

胸壁外科手术后康复的第二个阶段是一个过渡性阶段，是患者由围手术期过渡到彻底痊愈的过程。患者出院后，标志着围手术期结束，此后康复进入第二个阶段，此阶段一直延续到患者彻底痊愈。此处的痊愈与一般意义上的痊愈不同。在其他的外科手术中将切口愈合当做痊愈，而对于胸壁外科手术来说，由于涉及骨性结构的塑形，因此痊愈的时间相对较长。我们将术后三个月左右的时间当做骨性结构愈合的时间。在此过程中，康复的重点是使患者尽快摆脱疾病的困扰，恢复体力，在最短时间内接近正常水平。为了达到此目标，需要注意以下事项：①充分补充营养；②适当休息；③科学有效地锻炼；④避免并发症。

补充营养是非常重要的内容。机体经受手术打击后，身体消耗极大，而身体的康复也需要营养，因此术后营养的补充非常必要。术后的休息同样重要，休息可以为康复提供更好的基础，不能一出院就急于工作，那样不利于康复。锻炼也十分重要。锻炼的好处有很多种，适当锻炼可以缩短身体康复的时间，改善身体素质，使身体尽快回到健康水平。最后一个需要注意的问题是避免并发症发生。患者出院后，切口已经愈合，表面上看似乎已经不可能有并发症发生。但患者切口愈合并不等于痊愈，身体内部很多结构并没有完全恢复到正常水平。此时如果剧烈活动或者受到意外伤害的话，不但可能影响康复，还可能带来各种并发症。因此，依然要格外小心呵护。

三、第三阶段的康复

经过前面两个阶段的康复后，患者的康复进入第三阶段。此时患者的切口愈合不会有问题，骨骼也已经完全愈合，胸廓形状也较为固定，因此是绝对意义上的痊愈。对于大多数胸壁外科疾病的手术来说，此阶段的康复内容只有一个，那便是力所能及的功能锻炼。但是，对于胸壁畸形患者来说，由于绝大多数患者身体内部有钢板存在，因此康复依然不能缺席，还必须做相关的工作。

胸壁畸形患者到此阶段后，骨性结构虽然已经定型，但形状并不牢固。如果遇到外力作用，会快速改变形状。因此，此阶段是骨骼形状的巩固期。只有经过此阶段的巩固，胸廓才可能彻底定形，保证不再复发。此时康复的内容并不多，主要是改善身体素质，维持钢板的功能，为钢板的塑形提供支撑。此阶段需要注意的问题主要有两个：①必须避免损伤；②暂时不要健美。

胸壁畸形手术后，患者终于从畸形的影子中走出来，会非常渴望得到社会的认可。而认可的途径就是参加各种集体活动或者运动。这类活动或运动对患者早日消除心理的阴影很有好处。但是，如果运动过于激烈，就可能产生伤害。由于患者身体内部置有钢板，如果伤害过重，会产生更加严重的后果，这对患者的康复极其不利。因此，不管做什么运动，都必须格外谨慎，不能因此酿成悲剧。

胸壁畸形患者对胸壁外观多有较高的要求。胸壁手术结束后，很多患者会非常积极地参与健美活动，渴望获得更好的外观。但是，健美也会带来问题。健美的目的是改善胸壁肌肉的形状。从外观来说，这样的肌肉是无害的。然而，必须考虑将来取钢板的操作。如果肌肉过于肥厚，会给取钢板的手术带来巨大麻烦。此时为了取出钢板，往往不得不将原有的切口进一步延长，结果会留下更长的疤痕。健美本来是为了获得更完美的外观，但疤痕的增加却成了健美的必然代价，因此最好不要盲目健美。另外，健美同样是较为剧烈的运动。如果运动方式不注意，也会引起钢板的移位，最终影响手术效果。由此可见，术后健美是一项不太合适的运动。如果患者想做这样的运动，可以等到拆除钢板后再进行。那时的健美将会带来真正好的效果。

综上所述，胸壁外科手术后的康复是一项重要的工作，必须根据不同疾病不同手术的特点付诸实施。科学的康复将巩固治疗效果，使患者尽早痊愈。如果康复工作过于随意，不科学，不仅会影响痊愈的进程，而且可能带来不必要的并发症，甚至使手术失败。因此，术后的康复工作必须受到重视，只有这样才能获得最完美的结果。

参考文献

［1］ 王文林. 胸壁外科手术后的康复问题. 胸廓畸形手术专家，2021－11－02.

［2］ 王文林. 鸡胸患者的心病与心理疾病. 胸廓畸形手术专家，2021－04－28.

［3］ 王文林. 术后疼痛的主观性与客观性. 胸廓畸形手术专家，2017－06－17.

［4］ 王文林. 影响胸壁外科手术切口愈合的因素. 今日头条，2021－11－02.

［5］ 王文林. 胸壁外科手术后：防止并发症发生. 今日头条，2021－11－02.

［6］ 王文林. 术后康复：早期下床活动的意义. 今日头条，2021－11－02.

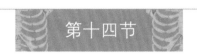

第十四节

极简法则与胸壁外科

极简法则是一种信念，也是一种习惯，它要求人的思维和行为遵循尽可能简化的原则。极简法则不一定被所有人认可，但它是一种客观的规律，几乎顺应了一切技术发展的方向。

纵观外科学技术发展的历史，很多理念和操作都是沿着简化的方向发展的。早年的很多外科技术都相当复杂，这样的复杂体现在两个方面：其一是技术本身较为复杂，很难被医生掌握；其二是操作难度大，很少有医生能胜任手术操作。手术的复杂会限制专业的发展。而随着技术的不断进步，每一种手术都会朝着简单的方向发展。这是技术成熟的标志，也是每一种技术发展的必然方向[1]。

胸壁外科技术的发展也体现了极简化的方向。就拿漏斗胸手术来说，早年的开放手术相当复杂，需要将畸形的细节完全破坏，然后再对所有细节做矫形。要完成这样的手术，医生要付出大量的努力。到了后来，胸骨翻转术出现了。这种手术的操作内容虽然依旧较多，但明显简化了不少。这种操作不再需要考虑畸形的细节，而是将病变的胸壁当成一个整体实施操作。这样的操作内容明显减少，具体细节也完全简化，因此被很多人使用。再到后来，Nuss 手术显然比之前的所有手术都更简单[2]。这种手术之所以有无比强大的生命力，最根本的原因就是顺应了手术发展的自然方向，极简法则得到了完美的体现。沿着这样的方向，可以设想，漏斗胸治疗的下一站，必然是比 Nuss 手术更简单的术式，于是 Wang 手术便走进了人们的视野，并立即引起极大的关注。Wang 手术是在直视下对凹陷畸形的直接操作，由于只需要简单的提拉便可以消除凹陷，因此手术简化到了极致，更体现了极简法则的精髓[3]。

胸壁外科作为外科学的一个分支，在临床工作的方方面面都能看到极简法则的影子。胸壁外科概念的提出本身就是极简法则的直接体现。传统胸外科包括大量疾病的治疗。随着学科的进步，每种疾病的研究都需要向更深更细的方向发展。但是，在胸外科这样大的学科中，由于种种客观条件的限制，不可能使每一种疾病的研究都面面俱到，于是便有了精细化发展的要求。这也是很多外科专业向亚专业方向发展的根本原因。由庞大胸外科发展到仅仅研究胸壁疾病的胸壁外科，这是最典型的减法，是简化的表现，因此同样是极简法则的直接诠释。

胸壁外科是一个崭新的学科，学科逐渐成形后，积极吸收最先进的技术和理念，逐渐形成了自己的特色。在这些特色中，很多方面都可以看出极简法则的影子。极简法则不仅存在于基本的观念中，也存在于手术的原理中，还存在于具体的操作细节中。极简法则成了这个学科真正的灵魂。

一、观念的极简

观念的问题是学科的大问题，是学科一切工作的思想指导。自从胸壁外科出现后，极简法则便自觉成为本学科最重要的观念。在临床工作中，检查力求极简，术前准备力求极简，术中的准备力求极简，手术操作力求极简，术后的监护力求极简，术后的康复力求极简。极简的观念逐渐融入胸壁外科的方方面面，成了一切工作的灵魂。这样的观念显然与传统的胸外科有明确的不同。但是，也许正是这样的观念，才体现出学科的优势，才能为学科进一步发展奠定基础。

二、手术原理的极简

严格说来，传统的胸壁手术并不是真正的胸壁外科手术，因为那些手术都是胸外科医生或者其他专业的医生设计的手术。比如 Nuss 手术，设计者是小儿外科医生，并且存在于胸壁外科独立之前很多年，因此这样的手术不应该是胸壁外科手术。胸壁外科出现后，出现了一种针对 Nuss 手术的改良技术，这便是 Wung 手术[4]。这种手术的出现，就是极简法则的完美体现。该手术最鲜明的特征就是对钢板固定方法的彻底简化，这就是后来的Wang 技术。由于固定简单易行，效果牢固，且可以在极小的切口内完成，此技术一经问世便风靡全国，目前已经成为固定钢板的主流技术。由 Nuss 手术发展到 Wung 手术，最主要的变化就是固定原理的简化。这是 Wung 手术的灵魂。

胸壁外科还出现了另外一种特殊手术，也就是针对前凸畸形的 Wenlin 手术[5,6]。这种手术被认为是之前 Abramson 手术[7]的改良。Abramson 手术的出现也在胸壁外科出现之前，因此同样不能算是典型的胸壁外科的手术。这种手术最大的弊端依然在于钢板的固定。由于其采用的钢板是漏斗胸 Nuss 手术专用的钢板，固定时需要先将短固定板固定于肋骨，然后再将主钢板固定于短固定板，这种固定方法操作困难，固定效果不确切，而且需要较大的切口。对于真正的微创手术来说，这一切都是需要克服的缺陷。Wenlin 手术采用完全不同的固定原理对固定方法进行设计，不使用短固定板，而将主钢板直接与肋骨做固定。肋骨与钢板的固定由间接变为直接，且不再使用短固定板，使手术效果大大提升，Abramson 手术的弊端全部被消除。由 Abramson 手术到 Wenlin 手术的演变过程中，手术原理的简化成了手术进步的关键。

三、操作技术的极简

胸壁外科出现后，手术的面貌发生彻底改观，除了观念和手术原理的极简化发展外，具体的技术也朝极简方向发展。这样的发展体现在几乎所有技术的改进上。拿漏斗胸的 Nuss 手术来说，从切开皮肤到缝合皮肤的所有操作细节都大大简化，由此使整个手术都彻底改观。操作的简化表现在如下诸多方面：①固定钢板的 Wang 技术。标准 Nuss 手术钢丝的放置一般都在钢板放置完毕后，由于切口内有钢板的存在，如果此时再放置钢丝，一方面会非常困难，另一方面会有刺破肺组织的风险。为了简化操作，我们将放置钢丝的操作提前完成，也就是在放置钢板前完成。但并不是直接放钢丝，而是先放置钢丝导引线。这样可以有效避免提前放置钢丝对操作的影响。经过这些改变后，放置钢丝的操作变得既安全又简单，而且可以有非常好的固定效果。②放置导引器的操作。标准 Nuss 手术放置导引器一般都在胸腔镜下完成，这样的操作费时费力而且有特殊的条件限制。为了彻底简化手术，我们采用直接穿通的方法放置导引器，不再使用胸腔镜。这样的方法不仅安全、确切，而且使操作大大简化。③放置钢板的操作。导引器放置完毕后，在标准的 Nuss 手术中，一般是采用较粗的带子将钢板与导引器的末端绑在一起，然后拖过纵隔，将钢板放置在凹陷底部。这样的方法一来较为烦琐，二来由于钢板与导引器连接部不光滑而可能在拖拽的过程中对周围结构造成损伤。为了简化操作，并使整个过程流畅，我们采用一个特殊的导引管间接放置钢板。具体的方法是，先在导引器末端穿入导引管，把导引管拖入纵隔，然后再用导引管把钢板拖入需要放置的位置。整个过程多了一个步骤，表面上看更加烦琐，实际上却因为导引管的存在而使操作变得简单而安全。

除了 Nuss 手术的例子外，临床上几乎所有其他手术的操作都在向极简的方向发展。这些手术不仅包括胸廓畸形手术，还包括胸壁肿瘤、缺损、感染以及外伤的手术。操作技术的极简为技术的进步指明了方向，也提供了动力。

四、概念的极简

在胸壁外科的临床实践中，除了观念、手术原理以及操作技术的极简外，还有一些与极简法则相关的概念被提出来。这使得胸壁外科的极简理论体系更加完善。

（一）Tubeless 技术

Tubeless 技术是何建行教授提出的手术理念，从大的方面来说，属于快速康复的范畴[1,8]。这种技术要求在实施胸外科手术时采用无管化处理，尽可能消除各种管道。这样的观念虽然出现在胸外科，但胸壁外科出现后，由于大量胸壁外科手术可以使用该技术，因此胸壁外科手术成了该技术最好的实践者。Tubeless 技术的核心内容是不使用各种管道，这种理念恰好是极简法则最直接的体现。

在传统胸外科的手术中，手术开展必须做全麻，而全麻又必须使用气管插管。为了保证围手术期的安全，需要建立各种所谓的生命通道。第一个通道是静脉插管，保证在意外发生时快速补液，同时用来检测静脉压力。第二个通道是动脉插管，保证随时观察血压变化。第三个通道是尿管，一方面保证通畅排尿，另一方面可以监视即时尿量。除了这些生命管道外，胸外科手术还要插胸腔闭式引流管。这些管道几乎是传统胸外科手术的标配。在以往的观念中，这些管道中的每一项都是必不可少的，任何一个管道的缺位，都被看做是极不安全的事件，甚至与所谓的医疗常规要求相抵触。很显然，这些管道的存在使围手术期的操作变得相当繁杂。但是，在长期的临床工作中，人们似乎没有意识到这些繁杂的工作带来的不利影响。在一些特殊因素的影响下，甚至更多的管道和操作被加到手术中，这无疑会带来很多的弊端。Tubeless 技术的理念出现后，对临床工作产生了极大的影响。越来越多的人开始意识到，传统观念中一些貌似必不可少的操作完全是可以省略的。只要相关技术设计完善，以往那些所谓的生命管道都可以去除，于是真正的无管手术时代到来了。

对于绝大多数胸外科医生来说，Tubeless 技术全面实施尚需要过程。这主要与胸外科手术的特殊要求以及个人习惯有关。但是，对于胸壁外科手术来说，Tubeless 技术的开展却有得天独厚的条件。首先，胸壁外科手术操作时间普遍较短，因此可以不使用常规的气管插管（图 1 - 14 - 1），也可以不使用尿管。由于手术在胸壁，相对安全，动脉插管和静脉插管也可以省去。其次，由于极少侵犯胸腔，还可以不放置胸腔闭式引流管。胸壁外科手术这些特性，使得 Tubeless 技术可以与胸壁外科手术完美结合，获得非常满意的效果。

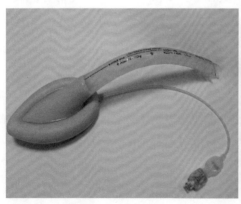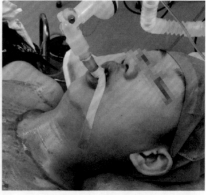

图 1 - 14 - 1　Tubeless 技术中最关键的操作，喉罩给氧

Tubeless 技术在胸壁外科的广泛应用，是极简法则的完美体现。由于大量操作被省略，围手术期的操作变得极其简单，患者康复的质量大大提高，康复时间大幅度缩短。患者就医的体验得到极大程度的提升。

（二）干净手术

干净手术是我们提出的一个极简的手术概念。此概念的提出，也与 Tubeless 技术一样，是极简法则的完美体现[9]。这里说的干净与日常生活中的干净没有什么不同，其中最主要的含义是整洁。整洁的基本要求之一是内容不能繁杂，或者说应该尽可能少，这显然与极简法则的要求完全相符。

干净手术需要从不同维度和境界进行理解。干净手术首先应该包括三个基本的维度（图 1 - 14 - 2、图 1 - 14 - 3、图 1 - 14 - 4）[10]：第一个维度是手术野的干净，第二个维度是手术台的干净，第三个维度是手术室的干净。只有当三个维度的干净都实现时，才能达到最彻底的干净，也是最彻底的极简。

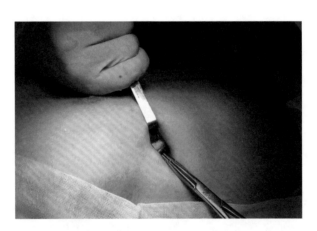

图 1 - 14 - 2 手术野的干净

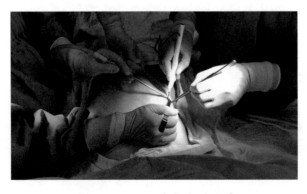

图 1 - 14 - 3 手术台的干净

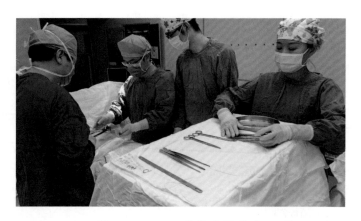

图 1-14-4　手术室的干净

　　手术野的干净是一种最基本的干净，要求术野没有太多的材料、管道、器械、敷料等，一切物品必须层次分明，甚至连明显的出血都没有。要达到这种目的，需要医生在操作过程中具有很高的水平，这是最基本的极简，也是对外科医生的基本要求。手术台的干净是更高层次的干净。这要求医生不但有良好的操作技巧，而且有很好的局面把控能力，更重要的是要懂得极简。如果手术台上各种管道、器械到处都是，要想干净是不可能的。干净不仅意味着有条理，而且意味着内容必须要少。当手术台上变得干净时，整个操作的内容也必然大大减少，极简的法则才能得到进一步的体现。手术室的干净似乎与医生的操作没有任何关系，实际上却并非如此。如今很多手术室秩序越来越混乱，各种辅助器械装置纷纷登场，弄得手术室内越来越热闹。这种景象其实与其他人无关，主要责任还在医生。如果医生能保证自己的手术不使用这些东西，则会达到另外一种层面的干净。这样的干净无疑是更高层面的干净，也更能体现出极简法则的精髓。

　　在一般的外科手术中，要想做到三个维度的干净并不容易。但是，在胸壁外科手术中却可以很好地完成干净手术。在手术野的维度，很多手术可以做到无出血的程度。当术野连肉眼可见的出血都没有时，应该可以达到干净的程度，这样的手术也一定是最简单的手术。从第二个维度看，很多胸壁外科手术只需要极少的器械便可以完成。不需要特殊器械，手术台上就会非常干净。而把视野放到手术室内，由于不需要任何特殊装置，不需要连接多余的管道，很多情况下甚至连胸腔镜都不需要，此时的手术室会显得极其干净，第三个维度的干净也得以实现。由此可以看出，胸壁外科手术的干净并不是一个遥不可及的概念，而是从最开始就存在的现实，而这一切都很好地体现了极简的法则。

　　从不同维度理解干净手术，是一个简单的量的理解，并不是深层的理解。干净手术真正的内涵，需要从不同的境界去理解。我们将所有的干净手术分为四重境界[11]，即初级境界、次中级境界、中级境界以及最高境界。从不同境界去理解干净手术，可以更为精准地描绘干净手术的实质。

干净手术的初级境界可以理解为感官上的干净。这样的干净是看得见摸得着的干净，是数量上的减少，比如上述的手术野、手术台、手术室的干净，都属于初级境界的干净。

干净手术的次中级境界可以理解为操作上的干净。感官上的干净可以理解为静态的干净，而手术是动态的操作，是一系列动作的结合，因此更高级别的干净应该来自动作细节的内容。任何手术都有自己特定的内容，不同医生完成操作的内容会有不同。有的医生操作干净利索，而有的医生却拖泥带水。两种医生的操作都能最终完成治疗，但给人的印象却有天壤之别。操作上的干净指的是操作简单明了、没有任何多余动作。这样的干净显然比静态的干净更高明，这是对干净手术更高境界的诠释。

中级境界的干净可以理解为手术原理的干净。完成疾病治疗的手术可有不同的具体方式，有的手术方式内容繁杂，操作困难，需要各种器械材料辅助，这样的手术不能称做干净手术。与之相对可能存在另外的手术，采用完全不同的原理进行操作，操作内容大大减少，操作方法大大简化，这样的手术从原理上看会显得更干净。手术原理决定了手术的质量，决定了操作内容和技术细节。原理上的干净无疑具有极其重要的作用。这是更高境界的干净，也是更高境界的极简。

最高境界的干净手术可以理解为观念上的干净，这是外科医生良好素质的体现，也可以反映出医生良好的思维习惯。观念上的干净是极简法则最本质的体现，是治疗理念的极简，是最高境界的干净。对于外科医生来说，只有从思想上彻底贯彻极简的理念，才能达到最高境界的干净。

胸壁外科有很多技术都在践行干净手术的理念。从感官上讲，现有的多种手术都在努力实现感官上的干净。这种干净不仅是自身干净，也是与其他胸外科手术相比较时显现出的干净。而从操作内容上看，很多手术也在尽可能简化，比如 Nuss 手术。标准的 Nuss 手术虽然简单，却可以设计得更为简单，成为操作内容极少的手术。这便是操作内容上的干净。从原理上看，很多手术的原理也越来越简单，比如治疗漏斗胸的 Wang 手术，就是最鲜活的实例，在其他疾病的治疗方面也可以找到这样的例子。这说明胸壁外科手术的设计原理正在变得越来越干净。观念上的干净应该是胸壁外科最鲜明的特征。胸壁外科的概念提出后，所有观念都体现了干净手术的内涵。这也是极简法则对这个专业最深刻的影响。

干净手术概念的提出，是对外科手术技术的一次深刻反思与觉悟。纵观外科手术技术发展的历程，每一种技术都在朝着更加干净的方向发展。在此过程中，可能会出现某种"不甚干净的技术"，但这样的技术几乎都会昙花一现，不可能长久。只有那些真正干净的技术，才符合技术发展的潮流和方向，才符合极简法则的要求，才更有生命力，才会得到真正的发展。

胸壁外科作为一种全新的临床专业，一开始就受到大量先进思想的影响。在这些思想的指导下，胸壁外科不仅积极接受了 Tubeless 技术、干净手术等理念，而且对大量具体的技术进行了革新，由此使极简法则的精髓在胸壁外科事业中得到最完美的体现。这一切不仅顺应了事物发展的方向，也为胸壁外科的进一步发展提供了动力。在极简法则的指导下，胸壁外科事业必将越来越干净，得到全方位发展。

参考文献

［1］王文林. 何建行教授手术理念：Tubeless 手术与极简法则. 胸廓畸形手术专家，2020 - 02 - 19.

［2］SCHWABEGGER A H. Pectus excavatum repair from a plastic surgeon's perspective. Ann cardiothorac surg, 2016, 5（5）：501 - 512.

［3］WANG W L, CHEN C M, LONG W G, et al. Wang procedure：novel minimally invasive procedure for pectus excavatum children with low age. Case reports and images in surgery, 2018, 1（1）：1 - 2.

［4］王文林. Wung 手术的安全性. 胸廓畸形手术专家. 2021 - 04 - 24.

［5］WANG W L. Minimally invasive surgical technique for barrel chest. Surgical case reports, 2018, 1（2）：1 - 2.

［6］王文林. 极简法则与Wenlin 胸手术. 胸廓畸形手术专家，2018 - 12 - 15.

［7］ABRAMSON H, ARAGONE X, BLANCO J B, et al. Minimally invasive repair of pectus carinatum and how to deal with complications. J vis surg, 2016（2）：64.

［8］王文林. 胸廓畸形 Tubeless 手术与极简主义法则. 胸廓畸形手术专家，2018 - 11 - 25.

［9］王文林. 干净的手术：Bleedingless 手术与 Tubeless 手术. 胸廓畸形手术专家，2019 - 01 - 19.

［10］王文林. 干净手术的三个维度. 胸廓畸形手术专家，2019 - 01 - 24.

［11］王文林. 干净手术的四重境界. 胸廓畸形手术专家，2019 - 01 - 26.

第十五节

胸壁外科与胸外科的关系

胸外科是一个古老的专业，也是目前临床中的大专业，很多医院的胸外科都非常强大，而且有非常著名的专家。照理说，如此强大的专业应该是全面发展、每一个方面都非常出色的。但非常遗憾的是，近年来这个专业的发展出现了偏差，大量人力物力被集中到胸腔内疾病的治疗中，胸壁疾病受到冷落。这显然与大临床专业的地位不相符。胸壁疾病不受人重视，就不利于这些疾病的治疗与研究。这样的状况显然极不正常。之所以出现这样的现状，与很多因素有关，有客观的，更多的是主观的，也就是人的因素。当人的因素过度地渗透到临床中时，出现这样的景象便成了必然的结果。当多数人围绕胸腔内疾病开展工作时，这个领域肯定会有巨大的发展。这已经被当前的很多成就所证实。至于胸壁疾病，尽管被很多人忽视，却不可能被永远忽视。因为病人不可能消失，且发病率相当高。面对这么大的治疗需求，医生的忽视只能是暂时的。当多数人对这样的病人视而不见时，必然有一些觉悟者看到其中的机会，于是胸壁外科便出现了。所以从某种意义上讲，胸外科发展的偏差反而给胸壁外科提供了发展的机遇，为其最终走向独立的道路奠定了基础[1]。

从胸壁外科的发展过程看，其经历了两个阶段：第一个阶段是作为胸外科亚专业的阶段，第二个阶段是发展成独立新专业的阶段。胸壁外科所处的阶段不同，自身的特点不同，与胸外科的关系也不同。正确地理解两者的关系，对胸壁外科工作的开展具有重要的指导意义。

一、亚专业阶段

胸壁外科并不是天生就存在，其理念也不是随便就被提出来的。就建立发展第一个胸壁外科的经验来看，最开始实际上并没有任何理念，只是专注于胸廓畸形这一类疾病而已。此时只能是在胸外科的框架之下做一些特色性的工作罢了，胸壁外科甚至连亚专业都谈不上。随着胸廓畸形手术逐渐开展成熟，其他胸壁疾病的患者也逐渐受到重视，胸壁肿瘤、感染等疾病逐渐走进视野，此时胸壁的特色才显现出来。这些工作与传统胸外科工作最大的不同就是更为专注、更为精准，其特色也更加鲜明。这种特色保持下来后，不仅引起同行的关注，也引起了病人的关注，于是接受治疗的病人越来越多。当胸壁疾病病人数量超过其他种类的胸外科疾病时，构建真正的亚专业的时机已经成熟。在胸外科大的框架下，胸壁外科工作才真正被系统地开展了起来[2,3]。很显然，在这个阶段，胸壁外科尽管有自己的特色，却依然是胸外科的内容，收容的所有疾病都是以往胸外科框架下的疾病，治疗方法虽不断进步，但基本上还是胸外科流行的方法。此时如果说胸壁外科工作与一般胸外科工作有何不同的话，主要的不同就是更加专注或者更加局限罢了。胸外科为胸壁外科提供了存在的空间，提供了病源，提供了技术，提供了人员，所以胸外科完全包含了胸壁外科。可以说，亚专业阶段的胸壁外科只是胸外科的一个小分支，如果说有特色的话，特色其实只是收治病种的不同，没有更多技术上的特色。但是，亚专业阶段的胸壁外科具有极其重要的意义，因为这意味着有人已经看到了其中的机会，他们已经开始前行，并将取得辉煌的成绩。

二、独立的新专业阶段

从亚专业发展到新专业，胸壁外科逐渐走出了胸外科的影子，以崭新的面貌出现在临床中[4,5]。经过长时间的发展与完善，其理论体系逐渐形成，概念逐渐更新，技术也得到了发展，这一切都与传统胸外科有质的差别，由此也成了其完全独立的标志。

（一）明确了学科的定位

独立的胸壁外科将自身定位于胸壁外科疾病的治疗。这样的定位与以往胸外科的定位完全不同。而此定位的确立，必然对胸外科自身的定位产生冲击。在同一个单位内，胸壁外科的出现等于否定了以往胸外科的定位。与之相对应，胸外科将不再包括胸壁外科疾病的治疗，而只能是多数医院胸外科热衷的那种胸腔内疾病的治疗。在早年的临床实践中，这样的划分可能会引起一些矛盾。但在胸外科自身已经走上"畸形"发展道路的大背景下，当绝大多数胸外科医生还在争先恐后对付胸腔内疾病的时候，胸壁外科的定位不但没有让其他胸外科医生感到危机，反而为他们解决了后顾之忧。这成了绝对双赢。两"兄弟"分家不仅没有打架，反而皆大欢喜，这样的定位及时而又必要。

（二）完善了学科的理论体系

胸壁外科出现之前，一些理论性的概念已经出现，此时的概念相互独立，并没有被有机地联系起来，更没有进入一个完整的理论体系。胸壁外科出现后，理论研究得到发展，系统性的理论逐渐形成，并将以往相关理念和概念统一起来，形成了一整套完整的理论体系。理论体系的建立，为胸壁外科临床工作的开展奠定了扎实的理论基础。

（三）提出了新的概念

胸壁外科本身是一个全新的概念，与之相适应，大量新的概念逐渐被提出，比如胸壁外科疾病的概念、胸壁畸形与胸廓畸形的概念、预塑形的概念、延期塑形的概念、数字材料的概念等，都是胸壁外科出现后才被提出的新概念。这些概念的出现，不仅完善和丰富了胸壁外科的理论体系，也为临床工作的进一步开展提供了理论指导。

（四）规范了收容范围

在亚专业阶段，胸壁外科的收容范围并不规范，可能偏重于畸形，也可能偏重于肿瘤。但是，一旦独立成科，就需要考虑科室的运营和发展问题。此时最现实的问题就是收容问题。而明确收容范围是开展收容工作的前提。五种基本胸壁外科疾病是参照了一般外科专业的收容范围而设定的，这样的规定科学且实用，为胸壁外科临床工作的开展奠定了基础[6]。

在具体运营过程中，对于胸壁外科这样的新专业来说，难免与其他传统的专业收容产生矛盾，此时必须认真协调好相互之间的关系，避免不必要的冲突。比如脊柱外科和乳腺外科，也涉及胸壁外科病变。要想处理好相应的关系，首先必须明确本专业擅长的工作，其次是不能越界，有自知之明才能尽可能避免矛盾的发生。另外，还必须处理好与整形外科的关系。整形外科其实也是一个相对新兴的专业，其收容范围跨越了身体的每一个区域，与任何一个临床专业都可能发生交叉和联系。胸壁外科几乎每一种疾病都可能与整形外科工作发生联系，因此更需要对二者的关系进行妥善处理。一些医院的小儿外科一直在实施胸廓畸形手术，这样的现状必然与胸壁外科的工作相冲突。胸壁外科是综合科室，收治的患者年龄跨度不应该有限制，因此同样应该包含儿童或者低龄患儿的胸廓畸形。收容有交叉，矛盾就会产生，必须合理处理矛盾，才能有利于专业发展。

令人欣慰的是，胸壁外科出现后，很好地规定了本专业的收容问题，并妥善地解决了与其他专业在收容方面的纠纷，这为专业的健康发展铺平了道路。

（五）发明了新的技术

胸壁外科独立后，专业的医生有了更多的精力专注于胸壁外科疾病的研究，专注的结果必然是取得更多的成绩。成绩之一就是新技术和新方法的发明。这本来是任何专业都会发生的事情。即便在传统的胸外科，如果有人对胸壁疾病加以关注，同样会设计出更好的手术，但不可否认的是，胸壁外科独立后，相关技术的研发一直在飞速发展，一大批成果已经被研发出来，这充分显示出胸壁外科这个新生事物强大的生命力。

（六）横向发展

胸壁外科独立的过程，是一个继承与发展的过程。传统胸外科的理论与经验是胸壁外科存在的基石，而学科独立的真正目的是发展，这种发展不仅是原有理论的纵向发展，同时也是跨专业的横向发展。纵向发展是原有理论与技术的进一步深化，而横向发展则是向全新领域的探索。显著的横向发展有两个：其一是骨科，其二是整形外科[7]。在胸壁结构中，骨骼是一个基本的骨架结构，这种结构构成了胸壁的主体，因此任何一种胸壁外科疾病都涉及骨骼的病变。这种基本的特性其实与骨科的特性几乎完全相同。正因为如此，胸壁外科甚至可以被称为胸壁骨科。这是传统胸外科不可能有的称谓。这样的称谓为胸壁外科工作的开展提供了很好的借鉴，也为新技术和新理念的出现提供了指导。第二个横向发展的内容是整形外科。胸壁外科手术有两个基本的属性，一个是治病，另一个是整形。这样的整形虽然只是胸壁的整形，却与整形外科的工作有交叉。胸壁外科自身的整形理念相对保守，且没有太关注某些细节的问题，一旦将整形外科的理念用于胸壁外科的工作中，整形效果必将发生大的改观。另外，在以往的胸壁外科手术中，经常有与整形外科协作完成的操作，比如皮瓣的移植或转移，以往天经地义是整形外科的工作。而随着胸壁外科工作的开展，这部分工作必然会由胸壁外科医生完成。这也是向整形外科横向发展的内容之一。

跨专业的横向发展为胸壁外科的发展提供了新领域、新视野，也成了学科发展强大的催化剂。这种跨专业的发展，显然成了胸壁外科更加鲜明的特色和标志。

（七）创建了新的临床科室

胸壁外科逐渐走向独立后，会有很多明显的标志，其中最基本的标志就是独立科室架构的建立。独立的科室架构包括独立的病房单元、独立的医生队伍、独立的护理团队等。当胸壁外科能像其他成熟专业科室那样健康运转时，胸壁外科的独立才能成为现实。

综上所述，任何临床专业都有自己鲜明的标志，这些标志不仅来自单纯的理论，更重要的是临床的实践。只有当临床各项工作紧紧围绕新专业有条不紊地开展时，才谈得上专业的独立。胸壁外科从无到有，经历了一个漫长且艰辛的过程。即便到了今天，胸壁外科依然不够成熟，尚在不断摸索中前进。但是，胸壁外科作为一个新生事物，一旦在临床中出现，就不可能停止前进的脚步。这是学科发展的需要，更是传统胸外科向前发展的必然出路。

三、独立的胸壁外科与胸外科的差异

胸壁外科来自胸外科，但独立后的胸壁外科又有了新的内涵，由此使胸壁外科与胸外科有了明显的区别。这些区别表现在以下诸方面：

（一） 手术的性质

传统胸外科手术是单纯地治病，只要能达到此目的，可以不顾及其他的内容。但是，对于胸壁外科手术来说，由于主要的工作位于体表，每一种手术都涉及外观的问题，因此又多出了一个重要的属性，即整形。整形与治病是两种性质完全不同的手术，治病的手段是破坏，即切除病变结构，而整形的手段却是塑形或者重建。从本质上讲，两种手术几乎是完全矛盾的手术。传统手术不需要过多地考虑如何解决这种矛盾，而胸壁外科手术却不得不在两种手术中做权衡，以获得最佳的手术效果。这种特殊的性质，对胸壁外科手术提出了更高的要求。

（二） 微创的概念

当今的外科领域普遍提倡微创的理念，传统的胸外科已经全面进入了微创的时代。胸壁外科作为一个新出现的专业，同样始终强调微创的概念。但是，胸外科的微创与胸壁外科的微创概念是不同的。胸外科的微创，可以说只是切口微小而已，主要是通过减小切口的创伤实现的，胸腔内的创伤并没有减小。从这个意义上讲，胸外科的微创只能是片面的微创，而不是全方位的微创。胸壁外科的微创首先是通过较小的切口实现的。但是，这样的微创并不是创伤的全部，因为除了切口的创伤外，胸壁其他部位同样会发生创伤，这部分创伤是难以避免的。从这个意义上讲，胸壁外科的微创同样是片面的、不完全的。胸壁外科微创的不全面还体现在大的病种手术上。在胸壁外科的五类疾病中，微创的概念只能在畸形手术中体现，除此之外，几乎所有手术都不可能通过更微创的手段完成。这应该是胸壁外科与胸外科手术在创伤方面最大的不同。

但是，创伤较大并不是手术自身的缺陷，而是由其性质决定的。比如胸壁肿瘤手术，不管怎么减小创伤，都不能避免胸壁上大范围结构的切除。这样的操作是难以避免的，因此创伤不可能很小。胸壁缺损、感染与创伤的情况也是如此。这些疾病的性质决定手术只可以通过损伤较大的操作完成，不可能用太过微创的手术完成。

（三） 胸腔镜的使用

当代的胸外科可以说就是胸腔镜外科。胸腔镜是来观察胸腔内结构的装置，这种装置的应用，可以大大缩小胸壁的切口。但是，胸腔镜手术并不等同于微创手术。这一点在胸外科手术中可以体现出来，而在胸壁外科手术中体现得更加清晰。比如 Nuss 手术，绝大多数医生做这个手术时都要使用胸腔镜。像普通的胸外科手术一样，使用胸腔镜确实可以通过很微小的切口完成手术。但是，如果不使用胸腔镜，手术依然可以通过微小的切口完成操作，甚至切口的数量更少的话，胸腔镜手术就不能说是微创手术了。胸壁外科疾病位于体表，这样的位置显露方便，可以在直视下完成手术。胸腔镜设计的目的是便于对胸腔内结构进行观察。如果胸壁外科手术必须通过胸腔镜完成的话，似乎是走偏了方向。这也许是专业发展过程中尤其应该注意的问题。为了完成所谓的微创手术，一些人错误地将微创手术与胸腔镜手术混为一谈，这种做法等于是将最简单的手术复杂化了，不符合手术的基本规律。如果将其当做手术发展方向的话，就等于是带偏了方向。令人欣慰的是，胸壁外科发展到今天，胸腔镜并没有在各种胸壁手术中找到其用武之地，这样的势头必然被保留下去，成为胸壁外科区别于胸外科的标志之一。

（四）器械与材料

胸壁外科与胸外科一个明显的区别是手术的特性，胸壁外科涉及骨性结构的手术，因此需要大量材料，这些材料主要有两种功能，一个是塑形，一个是重建。塑形材料较为固定，主要使用的是各种塑形钢板。随着技术的改进，各种改良的产品逐渐出现。重建材料品种繁多，也是当今胸壁外科研发最活跃的领域。近年来数字材料受到重视，这将成为胸壁重建最重要的材料。但是，由于此类材料需要更长时间的设计与加工，临床上需要更加方便的材料予以替代。

胸外科手术越来越向更加精细的方向发展，其基本的支撑就是各种器械和材料的研发。当前临床上主要需要两种材料，一种是胸腔镜操作所需的器械，另一种则是手术部位需要的材料。二者的研发势头相当迅猛，其发展直接将胸外科推向更高的境界。

在器械方面，胸外科最重要的器械是胸腔镜，而胸腔镜发展的极限是机器人。种种迹象表明，如今的胸外科临床中，有越来越多先进且昂贵的器械在不断投入使用。胸壁外科更多的操作是在直视下完成的，这些操作不需要太特殊的器械，绝大多数胸壁外科手术都可以通过一般的手术器械完成。手术器械研发飞速发展，手术的科技含量就会越高。这似乎是外科手术技术发展的方向。但是，一个潜在的问题必须引起警觉。器械研发需要投入，研发越深入，器械成本就会越高，手术的代价也会越大。当手术代价大到社会无法承受的时候，高级别器械的使用必然会限制临床技术的开展。这反而会阻碍临床技术的进步。就拿普通的胸外科来说，在没有胸腔镜的时代，很多医生可以轻易开展胸外科手术。但是，一旦发展到胸腔镜阶段，手术开展的难度明显增加，能熟练开展手术的医生人数明显下降。到了机器人手术阶段，手术开展的难度更大，门槛也更高。如果将来有人制定了相关的准入标准的话，绝大多数胸外科医生都会失去手术资格。这显然不利于胸外科技术的发展。相比之下，胸壁外科不可能存在这样的情况。由于不需要特殊器械，因此器械研发和使用的成本都不会太高，这会使大量医院尤其是基层医院具备开展胸壁外科手术的条件，这无疑会成为推动学科发展真正的动力。

（五）手术的风险

胸腔手术涉及一些重要的脏器，尤其是心脏和大血管，万一损伤这些结构，可能造成极其严重的后果。特别是在使用胸腔镜实施操作时，操作的风险进一步增加。胸壁外科手术操作位于体表，显露方便，操作直接，风险普遍较小。这非常有利于技术的推广。但是，有的手术会有天然的风险，比如 Nuss 手术。实施该手术的时候，需要将钢板放在凹陷的最底部。这种操作很多是在胸腔镜下完成的。对于经常使用胸腔镜的胸外科医生来说，这本来应该是一个简单的操作，然而几乎所有损伤了心脏的案例都发生在胸腔镜之下。出现这种情况的原因其实很简单，那是因为在紧贴心脏表面通过的时候，胸腔镜多半是看不到的。胸腔镜的使用是为了获得好的视野，越是危险的操作越需要好的视野，也越需要胸腔镜的辅助。但是，事实是，恰恰在最需要胸腔镜的时候，这个装置缺席了。这使得最危险的操作反而成了盲操作。结果发生意外就难免了。这成了手术最大的风险。所以胸壁外科始终在提倡观念与技术的回归，返璞归真并不代表技术的退步，相反恰恰是对技术本身最基本的尊重。当胸壁外科医生踏踏实实用直视的方法完成本专业的手术时，手术的风险也会被降到最低水平。

（六）手术的难度

胸腔内手术如果要在胸腔镜下完成，首先要掌握胸腔镜的各种使用技巧，在此基础上才能实施基本的操作。因此，胸腔内手术的学习曲线相对较长，手术操作的难度也较高。胸壁手术在直视下完成，不需要特殊的器械辅助，操作直接，只要掌握了基本的手术原理就可以完成，因此难度普遍较小。

但是，不管胸腔内手术还是胸腔外手术，都既有简单的手术也有复杂的手术。对于简单的手术来说，也许胸壁手术更简单，但对于那些复杂的手术来说，有时胸壁的手术也许更复杂。比如窒息性胸廓发育不良手术以及极其严重的胸壁畸形手术，都是对外科医生技术的极大考验，其难度不亚于任何一种胸腔内手术。

四、必然的联系

胸壁外科的独立，其实质是对传统胸外科的彻底否定。但是，不管学科怎样颠覆传统，胸壁外科与胸外科天然的联系是无法割裂的。这种联系体现在如下诸方面：

（一）胸壁外科手术不能独立于胸腔内操作而完成

很多胸壁手术都会涉及胸腔内的操作。比如最常见的 Nuss 手术，必须经过胸腔放置钢板。这样的操作本身不可能脱离胸腔内完成。再比如鸡胸的 Wenlin 手术，表面上看这种手术的所有操作都不涉及胸腔的内容，事实上却不可能没有关系，因为过固定钢丝的操作需要绕肋骨完成，此操作实际上已经进入了胸腔。Wang 手术虽然不进入胸腔，但偶尔有损伤胸膜导致气胸的案例发生，这可以看做是对胸腔内结构的间接损伤。

除了畸形外，其他疾病对胸腔内的影响更大，比如胸壁肿瘤，可以直接侵犯胸腔内结构。胸壁缺损、创伤、感染也都可能侵犯胸腔内结构。而从胸腔内的角度来看，胸腔内疾病也并不是总局限在胸腔内，很多疾病会累及胸壁，肿瘤、外伤、感染等都是如此。从更为普遍的视野看，所有胸腔手术都需要经过胸壁切口才能完成。由此可见，胸壁外科与胸外科虽然已经分家，但千丝万缕的联系是割舍不断的，二者任何时候都保持着天然的联系。

（二）联合手术

胸壁外科疾病与胸腔内疾病的内在联系无法割裂，因此在不少情况下，往往需要开展联合手术。比如胸壁肿瘤手术，有的肿瘤侵犯范围广，直接侵及肺或者纵隔等结构，此时的手术就不可能只局限于胸壁。另外一些情况，胸壁肿瘤和肺部肿瘤或者纵隔肿瘤同时存在，此时也不可能只做胸壁肿瘤手术而不做胸腔内肿瘤手术。胸壁感染的情况也类似，感染一般会贯穿整个胸壁，累及胸腔内结构，此时必须同时实施操作。与畸形联合存在的胸腔内病变也不少见，多为孤立病变，比如扁平胸合并肺大泡，或者漏斗胸合并先天性心脏病，都是经常遇到的情况。这些情况一般都需要同期完成手术。外伤的情况更为多见，很多胸壁外伤会合并胸腔内的损伤，此时如果实施手术，就必须同时对胸腔内外结构进行操作。

（三）辅助操作的联系

不管是胸壁外科还是胸外科，都存在一些共同的操作，这样的操作是二者共有的，不可能只存在于一个专业。比如胸腔闭式引流，这种操作是胸外科最基本的操作，几乎每一台手术后都要使用。而在一些特殊胸腔内疾病的非手术处理过程中，这种操作也会经常被应用。在胸壁外科疾病的治疗中，虽然疾病本身局限于胸壁，但由于很可能引起胸腔的积液和积气，这种操作也同样会经常被使用。另外还有一个操作是两个学科任何一种手术都不得不面对的，那便是胸壁切口的处理。胸外科手术必须做胸壁的切口，术后必须缝合切口。胸壁外科手术同样需要做胸壁切口，术后同样必须进行缝合。两个专业本是一个专业，即便完全独立，联系不可能完全割裂。

总而言之，任何事物都不可能静止不前，都是在发展的。随着临床理论和技术不断发展，传统的外科专业必然受到冲击。胸外科作为一个古老的临床专业，经过多年的发展，已经取得了非常辉煌的成绩，正是因为成绩斐然，才为亚专业的发展提供了可能。胸壁外科从胸外科中独立，开启了亚专业发展的历程，将使胸壁外科疾病的治疗走上新台阶。但是，任何专业的存在都不孤立，即便毫不相干的专业间也存在千丝万缕的联系，因此，胸壁外科要想真正摆脱胸外科而完全独立是绝对不可能的。只有正确地处理二者之间的关系，才能合理利用彼此优秀的研究成果和经验，共同进步，协调发展。

参考文献

［1］王文林. 胸壁外科概念的诞生. 胸廓畸形手术专家，2019 – 11 – 13.

［2］JIANG R，LIAO L. Wenlin Wang：a "weird doctor" in defiance of the Matthew effect. J thorac dis，2019，11（7）：E90 – E95.

［3］王文林. 胸壁外科发展的历程. 胸廓畸形手术专家，2019 – 11 – 01.

［4］王文林. 中国胸壁外科发展的必由之路. 胸廓畸形手术专家，2019 – 02 – 16.

［5］王文林. 独立之路：胸壁外科与胸外科的决裂. 胸廓畸形手术专家，2018 – 08 – 17.

［6］王文林. 胸壁外科研究的内容（1）. 胸廓畸形手术专家，2018 – 08 – 11.

［7］王文林. 胸壁外科与其他专业的关系. 今日头条，2021 – 11 – 02.

第十六节

胸壁外科医生的基本素质

专业的医生要面对特殊的病人，解决专门的问题，必须掌握专门的知识。不同专业有不同的知识架构。这些知识会体现在临床工作的每一个细节，从疾病处理的理念、基本原则到具体操作技术，都可以清晰地反映出专业的特殊性。专业的工作需要专业的人士完成，专业人士需要有专业素质，专业素质是完成专业工作的基本保证。

临床上有很多专业，每一个专业都需要具有专业素质的人士。拿胸外科来说，这样的专业对每一个胸外科医生都有专门的要求。在开放手术时代，胸外科的工作主要是常规的开胸手术。由于涉及心脏、肺、食道、大血管等重要的脏器，胸外科医生必须熟练掌握大量与这些结构脏器相关的知识，这是与其他专业医生最鲜明的区别，所以胸外科医生必须具备起码的专业素质。到了微创手术时代，尤其当胸腔镜技术成了手术的标配后，胸外科医生又必须熟练掌握胸腔镜技术。这些素质为胸外科医生所特有，确切地反映出微创时代胸外科专业的特性。

胸壁外科脱胎于传统的胸外科，胸壁外科医生首先是胸外科医生，因此必须具备胸外科医生应有的素质。但是，胸壁外科如果仅仅是胸外科一部分的话，所谓的独立便没有了意义。当胸壁外科作为一个独立的专业出现在临床中时，这种独立一定是继承后的发展。也就是说，其既继承了传统胸外科的特性，又多出了新的内涵。这种独立类似传统骨科中亚专业发展的状况。就拿脊柱外科来说，当其作为一个独立的专业从传统骨科分出后，除了继承骨科的基本内容外，又增加了神经外科的内容，因此脊柱外科多出了传统骨科不具备的东西。同样地，整形外科从传统骨科中分出后，增加了美容科的内容，这使得整形外科逐渐发展出许多与传统骨科完全不相干的内容。这些例子说明，亚专业的独立，绝不是简单的专业的分隔，而是继承和发展，发展的内容恰好是原专业不可能拥有的新东西。

胸壁外科完全独立后，在原有胸外科专业的基础上增加了新内容，这些内容主要包括三方面：第一是骨科的内容，第二是整形外科的内容，第三是美容科的内容。这三方面的内容都是以往胸外科不具备的东西，但对于胸壁外科却至关重要。由此可见，胸壁外科医生必须具备特别的素质，才能完成继承与发展的使命。

一、胸壁外科医生应该是一个优秀的胸外科医生

胸壁外科尚未从胸外科中独立出来时，只能算是胸外科的一部分，或者是其中的一个

亚专业。既然是亚专业，就不一定被所有人关注。在开放手术时代，关注胸壁疾病的胸外科医生相对较多，掌握这些疾病的治疗技能是胸外科医生必须具备的素质。但是，随着胸腔镜技术的发展，传统胸外科的发展似乎走向歧途，关注胸壁疾病的医生越来越少。这种畸形发展的结果是，很多著名的医生只会做肺手术或者食道手术，除此之外几乎不会做其他手术。道理上讲，不管做哪种手术，做好做精了都是了不起的大咖，都是同样的专家。但是，现实中却存在种种偏见。这种偏见尤其反映在胸壁疾病的治疗上。很多医生虽然名曰胸外科专家，却从不做胸壁外科手术，甚至不会做胸壁外科手术。这样的医生如果说是胸外科专家的话，恐怕难以服众。临床上经常可以看到一些令人惊愕的现象，比如胸壁外科最常见的 Nuss 手术，却有相当比例的胸外科医生不会或者不敢完成[1]。既然传统的胸外科包括了胸壁外科，既然胸外科疾病包括了胸壁上的疾病，那么胸外科专家就不能不掌握 Nuss 手术。不敢做 Nuss 手术的医生，是否可以称为胸外科专家，这值得讨论。这也间接说明一个道理，要想成为一个优秀的胸壁外科医生，首先必须是一个优秀的胸外科医生。这是这个专业对医生最起码的要求。而从实际工作的需求来看，这样的要求并不为过。要知道，绝大多数胸壁外科手术都涉及胸外科技术，如果没有这样的技术做支撑，胸壁外科将寸步难行。所以说，胸外科医生的素质对于胸壁外科医生来说是应具备的基本素质，这些素质表现在如下诸方面：

第一，胸壁外科医生必须熟练掌握胸外科的基本知识。胸壁外科结构位于胸部的外围，表面上看是独立于胸腔结构之外的结构，实施上却是一个整体，因为这些结构直接参与了胸腔内结构的功能，比如在呼吸功能中，胸壁结构起到了非常重要的作用。当胸壁外科疾病发生时，胸壁自身结构出现病变，以至于呼吸功能也会受到影响。此时患者除了胸壁局部出现症状外，还可能因呼吸功能受到影响而出现相应症状，这使得胸壁与胸腔内脏器始终密切相关，形成一个不可分割的整体。胸壁外科医生要想对本专业的疾病有更好的了解，就必须熟练掌握胸外科的基本理论，只有这样才能当一个合格的胸壁外科医生。

第二，胸壁外科医生必须熟练掌握胸外科基本的操作技能。胸壁外科与胸外科有着大量相同的问题需要处理，基本的操作技能彼此相通。比如对气胸、胸腔积液的处理，虽然是胸外科最基本的技术，却同样存在于胸壁外科手术中。胸壁外科医生要想完成本专业的临床工作，就必须熟练掌握这些基本的操作技能。

第三，胸壁外科医生必须熟练掌握胸外科常见疾病的治疗。胸壁外科疾病多会累及胸腔内结构，在实施手术治疗时，需要同时完成胸腔内疾病的治疗。另外，在一些特殊的情况下，胸壁外科疾病可能同时合并胸腔内的疾病。比如扁平胸合并肺大泡的情况[2]，漏斗胸合并肺囊腺瘤的情况[3]，漏斗胸合并先天性心脏病的情况[4]，都需要在处理胸壁外科疾病的同时对胸腔内病变进行处理。如果胸壁外科医生没有处理胸外科疾病的基本经验，就很难彻底完成疾病的治疗。因此，熟练掌握胸外科疾病的治疗方法，对保证胸壁外科疾病的完美治疗具有重要意义。

第四，胸壁外科医生必须熟练掌握胸外科急症的救治技术。在胸壁外科疾病的手术中，可能遇到两种涉及胸腔内结构的急症：一种是操作过程中出现的意外，比如心脏或者大血管的破裂；另一种是胸壁创伤合并存在的胸腔内结构的损伤。第一种情况常见于经胸腔的各类胸壁手术中，比如凹陷类畸形的手术。在放置钢板的过程中，如果出现意外，需要紧急开胸处理。这样的操作属于传统胸外科急症处理的范畴。第二种情况常见于严重的胸外伤中，此时的损伤累及胸壁和胸腔内部结构，如果要处理，则必须同时进行，这样的处理同样也属于胸外科急症处理的范畴。对于胸壁外科医生来说，在手术中如果不具备这种处理急症的基本功，后果将不堪设想，连最起码的安全都无法保障。

按照如今胸外科的现状，胸外科医生哪怕对胸壁外科的工作一窍不通，照样可以当好胸外科医生，甚至可以当最出名的胸外科医生。但是，对于胸壁外科医生来说，如果没有胸外科医生的基本素质，则寸步难行。

二、胸壁外科医生应该是一个好的骨科医生

胸壁外科专业包括五种基本的疾病，每一种疾病的治疗都涉及胸壁的骨性结构。胸廓畸形本身是骨性结构的畸形，胸壁创伤手术的重点和难点是对骨性结构创伤的处理，胸壁缺损的主要内容是骨性结构的缺损，而胸壁肿瘤和胸壁感染手术的重点之一是胸壁骨性结构的重建。胸壁外科每一种疾病都与胸壁的骨骼有密切关系，因此可以毫不夸张地说，胸壁外科就是胸壁骨科[5]。正因为有这样的定位，如果说胸壁外科与传统胸外科有所不同的话，第一个不同就是多出了骨科的内容。在传统胸外科中，胸壁的疾病也得到过相应治疗，治疗过程中甚至同样涉及了骨科的内容。但是，胸壁外科独立的意义就在于对骨科这类新内容的强调。可以设想，当胸壁外科医生能够熟练应用骨科的专业知识处理骨折、骨骼肿瘤、骨骼缺损、骨骼畸形、骨骼炎症时，最终的效果必然比胸外科医生用其固有的技术处理更有效，也更专业。由此可见，胸壁外科医生除了要当好胸外科医生外，还要当好骨科医生。这样的素质将帮助胸壁外科医生把工作做得更细致、更深入。

三、胸壁外科医生应该是一个好的整形外科医生

胸壁外科疾病位于体表，最大的特征之一是对胸壁外观的影响。这样的影响是胸腔内疾病不存在的。正因为有这样的特性，客观上就要求胸壁外科医生必须将胸壁的外观当做重点关注内容。由于在很多情况下外观的影响是患者唯一的主诉，因此外观的问题甚至是医生需要关注的唯一内容。外观的内容属于整形外科的范畴。胸壁外科的五种疾病都涉及

外观的问题，必然与整形外科的工作有交叉。胸廓畸形最大的危害之一是外观的异常。使胸壁恢复正常的形状，一直是整形外科医生努力的方向。以往整形外科一直在对胸廓畸形做治疗，比如漏斗胸、Poland 综合征等畸形，始终都是整形外科治疗的范畴。胸壁创伤涉及胸壁骨性结构和胸壁软组织损伤，对这样的损伤进行救治也包括了整形外科的内容。而对于胸壁肿瘤、缺损、感染等疾病，手术的重要内容之一就是重建，不仅包括骨性结构的重建，还包括软组织、皮肤的重建，这样的工作更是整形外科的内容。整形外科的工作虽然与胸壁外科的工作截然不同，但不可否认的是，整形外科的某些理念和技术是胸壁外科最需要借鉴的内容。由此可见，胸壁外科医生要想把手术做完美，需要掌握基本的整形外科技术[5]。有了这样的技术，很多工作将做得更加完美。而如果离开了一些特殊的整形外科技术，比如皮瓣的相关技术，很多手术将无法开展。

四、胸壁外科医生应该是一个好的美容科医生

胸壁外科疾病虽然是一般的疾病，但由于位于体表，患者会比一般的病人更为关注美观的内容，这对胸壁外科医生提出了更高的要求。这种要求不仅体现在胸壁整体的外观上，更会涉及一些与美容相关的细节，比如切口的大小、位置、方向及缝合方法等，都是患者特别关心的内容。胸壁外科医生要想得到患者的信任，让患者更满意，就必须在这些问题的处理上下功夫[6]。整形外科的基本技能可以使胸壁外科手术在外观方面有明显改进，但不一定能达到美容的要求。要想使外观更令人满意，胸壁外科医生就必须掌握美容科的一些技术，这样的技术将使手术质量有质的飞跃。而如果不做这方面的工作，手术质量将难免存在瑕疵。随着人们生活水平的普遍提高，胸壁外科手术中有关美容工作的权重会不断增加，这对胸壁外科医生的素质提出了更高要求。

五、胸壁外科医生必须拥有广博的跨专业知识

胸壁外科医生来自胸外科，为了实现专业发展，需要掌握胸外科、骨科、整形外科、美容科的大量知识和技能。专业的知识是胸壁外科医生完成本职工作的基本保证。但是，胸壁外科医生只有专业的知识往往还不够，还要有专业之外的知识。

第一个专业之外的知识是力学知识。胸壁外科所有疾病几乎全都涉及胸廓、脊柱的问题，这些问题的核心其实就是力学的问题[7,8]。比如胸廓畸形与脊柱侧弯的关系，漏斗胸、鸡胸的发病机理，各种畸形矫正手术以及胸廓重建手术的机理等，都直接与力学原理相关。如果能熟练掌握这些关系和原理，手术就不会有太大问题。相反，如果没有基本的力学知识，手术就可能出现大问题。临床上有很多例子可以佐证这样的观点。比如 Nuss 手

术的原理，在很长的时间里，全世界的医生都没有对此问题做过专门的研究。不懂得手术的原理，操作就会极其随意。在胸壁外科的概念提出前，这个手术由胸外科医生、小儿外科医生甚至骨科医生完成，当医生连基本的原理都不清楚便走上手术台开刀时，结果可想而知。我们在临床中接诊过大量手术失败的病人。分析失败的原因，几乎全与医生不懂得基本原理有关。表面上看，Nuss 手术的操作并不是一个简单的或者单纯的动作，而是一个综合的复杂操作。如果不用专业的力学眼光审视该动作，很难发现其中的本质。而物理学中最常用的分析方法是分解，力可以分解，运动也可以分解。当用这样的方法分析 Nuss 手术的原理时，问题很快变得简单。我们于 2014 年率先对这种手术的原理做了深入的分析，最终发现其实质相当于最基本的杠杆原理[9]。这是 Nuss 手术问世十余年后其原理第一次被阐明。在此前漫长的岁月中，全世界的医生都在不懂得原理的情况下实施手术。无数患者因为医生的盲目操作而遭受手术失败的痛苦。而此原理被阐明后，手术的质量大为改观，成功率大大提高，失败的病例明显减少。关于力学知识作用的例子还有很多，比如 Wenlin 手术原理、模板塑形的原理、预塑形的原理等，都是最基本的力学原理。这些原理的掌握，对保证手术顺利完成起到了关键的作用。其实胸壁外科几乎每一个著名的手术方式都有力学的基础。如果不理解这些基础，就很难把手术做完美。

胸外科手术的重点是胸腔内手术，而当胸腔镜开始在临床使用后，胸腔内手术几乎成了很多人心目中胸外科的代名词。这些手术基本的属性有两个，一个是切除，另一个是修复，除此之外几乎不涉及其他的内容。这样的内容其实并不涉及传统的力学知识。这成了胸外科手术与胸壁外科手术最基本的区别之一。胸壁外科医生要想胜任本专业的各种工作，就必须改变以往胸外科医生的思维习惯，掌握扎实的力学知识。

第二个专业之外的知识是心理学知识。胸壁外科疾病位于胸壁表面，其危害包括两个基本方面：一个是生理危害，一个是心理危害。生理危害是医学专业需要解决的内容，而心理方面的危害往往被医生忽视。对于胸壁外科医生来说，由于接触的病人中很多会有心理方面的问题[10]，这要求胸壁外科医生必须拥有过硬的心理学知识。这种知识不仅能够帮助患者消除心理的困惑，更可以使临床工作最大程度满足患者的需求。

传统胸外科的工作同样涉及外表的问题，但即便对于以往胸壁的疾病，比如胸壁肿瘤或者胸壁外伤等疾病，也很少有胸外科医生会考虑外观问题。至于胸腔内的疾病，由于基本不涉及外观的问题，一般的胸外科医生更多考虑的是治病的问题，而不会考虑外观问题。不考虑外观的问题，就可能忽略外观对患者心理的影响。但是，胸壁外科医生则不同，外观问题是胸壁外科医生关注的重点内容，因此必须学会了解患者的心理，最终从心理上满足患者的需求。

第三个专业之外的知识是审美方面的知识。这样的知识较为抽象却又很现实。胸壁外科手术涉及胸壁外观的问题，而不同患者对美的评判标准是不同的。比如胸骨角较高的问题，多数人不会将其当做疾病或者瑕疵。但是，有的人就会极其在意，而且会对手术提出特殊的要求。在其他畸形或者形状方面也经常有人提出类似的要求。医生的责任是尊重人审美的权利。这就像丰胸、隆鼻之类的操作，既然胸壁外科医生的工作有了整形外科和美容科的性质，那么在对待这类患者的需求时，就应该换个角度去考虑。也就是说，应该常从审美的角度去思考患者的需求，而不是仅仅局限于治病。有了这样的理念后，很多工作就会变得轻松。如若不然，会给自己的工作带来麻烦。

六、胸壁外科医生必须拥有的品行

任何专业的医生其实都应该具有良好的品行，胸外科医生也好，骨科医生也好，脊柱外科医生也好，都应该具有良好的职业道德和敬业精神。但是，受一些不良习俗的影响，要想使现有传统专业中所有的医生都具有好的品行几乎不大可能，这样的习气无疑会影响到新的专业。胸壁外科才出现于临床上不久，从一开始就应该杜绝不良习气的影响，使从业人员具有良好的品行，这将对专业的健康发展起到积极的推动作用。

（一）开拓精神

胸壁外科才出现在临床中，各项工作都需要从头开始。由于没有现成的经验可以借鉴，一切工作都需要在摸索中前行。此时最需要有一种开拓的精神，要不畏艰险，勇敢前行，不断总结经验，使专业不断成熟。没有开拓精神，胸壁外科就必然始终依附于传统的胸外科，就不可能完全独立，更不会逐渐成熟。

（二）拼搏精神

作为一种新专业，胸壁外科的工作必然困难重重，从病人的收容，到手术的开展，再到各种规章制度的执行，都将遇到很大的挑战。此时需要从业人员具有拼搏的精神，要勇于接受挑战，不断克服困难，推动事业的发展。

（三）务实精神

胸壁外科是一个崭新的事业。为了这个事业的发展，很多有识之士做了巨大的贡献。但是，作为一个新专业，其根基并不牢固，需要大量扎实的工作做铺垫，这是其存在的根本。为此，广大胸壁外科医生务必以绝对务实的精神开展工作，只有脚踏实地迈出每一步，才能为长久的发展打好基础。

（四）工匠精神

工匠精神体现为对技术的执着追求。胸壁外科像所有的外科专业一样，核心工作是手术。手术首先是手艺，首先也是技术。技术上的精益求精是对外科医生最实在的要求。如果技术不过硬，一切都是空谈。所以对于胸壁外科医生来说，工匠精神是一定要具有的精神。

（五）批判精神

胸壁外科的创立本身就是对传统胸外科批判的结果。因此，批判精神是胸壁外科医生最应该具有的素质。理性的批判可以让大家除去传统的羁绊，跨进新领域，实现专业的独立与腾飞。没有批判精神，就无法摆脱传统陋习的影响，就很难有实际意义上的胸壁外科。

七、胸壁外科医生必须杜绝的恶习

临床中流行了许多恶习，这种恶习几乎充斥于每一个临床专业中。胸壁外科医生不可能全是新入职的年轻医生，多半是来自传统胸外科的医生，而即便是新入职的医生，也会在接受培训阶段受到种种恶习的影响，因此所有人员都可能受到恶习的影响。这样的恶习对传统外科专业的影响早已存在，对于新生的胸壁外科专业来说，如果从一开始就受这种恶习的影响，将严重影响专业的发展。因此，在专业开始的阶段摒弃这些恶习，将具有重大意义。

（一）杜绝学术浮夸

学术浮夸是任何专业中都存在的恶习。这种恶习的典型表现就是肆意吹嘘学术成果与成绩，这将造成极其恶劣的影响，如果不制止，就可能造成攀比，使浮夸成风，严重影响学科发展。胸壁外科作为一种新专业，很多工作都是开创性的，如果有人将任何一项工作都拿出来炫耀吹嘘的话，将会使整个专业乌烟瘴气。那不是学科繁荣的景象，而是学科的悲哀。因此，这种恶习必须从一开始就杜绝。

（二）消除江湖习气

学术圈子是一个大江湖。近年来，江湖气息愈加浓厚，这样的气息充斥于每一个传统专业，充斥于每个角落。胸壁外科才开始，不可能置身于江湖之外，因此必然沾染某些江湖习气。很多迹象表明，一些"江湖人士"已经将这样的习气带到这个新专业中来。比如，在学科发展的早期，一些胸壁外科的专业组织纷纷建立。这样的组织本来是为开展胸壁外科工作而建立，但其中却处处显示出江湖的痕迹。这样的现象极不正常，却十分普遍。江湖气息浸染过甚，必然影响学科的发展。这是尤其应该消除的恶习。中国胸壁外科联盟发展的过程中，也曾受到这种恶习的影响。问题被发现后，很快得到制止，这为全国胸壁外科事业的健康发展铺平了道路。

（三）摒弃功利之心

功利之心是流行甚重的恶习，尤其当临床医生的很多切身利益与一些特殊的东西绑定在一起后，功利之心便尤显严重。如今最显著的东西就是SCI、基金、课题等，这样的东西与临床工作的开展本不矛盾。但是，一旦强行对这些东西做了要求，就会催生很多匪夷所思的事物。这不仅造成了大量社会资源的浪费，而且耗费了医生大量的精力。胸壁外科从诞生之日起就应该与这种恶习划清界限，这里需要的是务实精神，是脚踏实地的创业精神，是实实在在的技术，而不是虚无缥缈的文章。这里不需要杜撰出来的各种共识、指南，更不需要某些自以为是的所谓专家进行解读。杜绝功利之心，是胸壁外科从创立之日起就必须做的工作。

综上所述，胸壁外科作为一个崭新的临床专业，尽管与传统的胸外科有千丝万缕的联系，一旦完全脱离，便有了自己新的发展方向和成长空间。从事本专业的外科医生因为专业的需要必须树立新理念，学习新技术，不断丰富自己的理论知识，练就一身与众不同的技能，使自己拥有最优秀的素质。另外，胸壁外科医生还必须时刻与各种恶习划清界限，只有这样才能使自己不断走向成熟，最终走向成功。

参考文献

［1］王文林. 胸外科医生眼里的漏斗胸手术. 胸廓畸形手术专家, 2020 - 04 - 11.

［2］王文林. 扁平胸合并肺大泡的一期手术. 胸廓畸形手术专家, 2020 - 06 - 29.

［3］王文林. 先天性肺囊腺瘤合并漏斗胸的手术问题. 胸廓畸形手术专家, 2020 - 10 - 17.

［4］王文林. 先心病合并漏斗胸、肺囊肿一期手术成功. 胸廓畸形手术专家, 2013 - 12 - 20.

［5］王文林. 胸壁外科与其他专业的关系. 今日头条, 2021 - 11 - 02.

［6］王文林. 切口的美观与疤痕的美容. 胸廓畸形手术专家, 2020 - 03 - 15.

［7］王文林. 延期塑形：塑形大师的力学理念. 胸廓畸形手术专家, 2019 - 10 - 04.

［8］王文林. 胸廓畸形手术后力学因素的变化. 胸廓畸形手术专家, 2018 – 10 – 22.

［9］王文林. NUSS 手术后侧胸壁出现的凹陷问题. 胸廓畸形手术专家, 2014 – 08 – 12.

［10］王文林. 鸡胸患者的心病与心理疾病. 胸廓畸形手术专家, 2021 – 04 – 28.

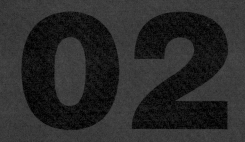

02

CHAPTER 第二章

胸壁畸形

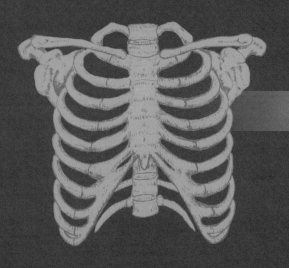

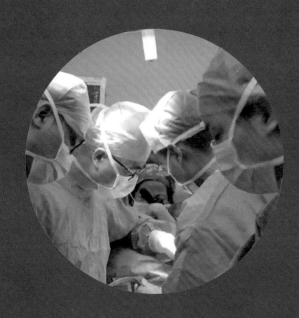

第一节

胸壁畸形的基本概念

胸壁畸形是胸壁外科五种疾病中的一种，也是一种常见的疾病[1]。在前文已经做过介绍，胸壁畸形是一个范围极广的概念，所有胸壁外观出现的异常情况都可以被认为是胸壁畸形，这样的情况不仅包括骨性结构形状的异常，还包括由其他结构异常导致的外观异常。比如罹患胸壁肿瘤、胸壁脓肿等疾病时，其胸壁外观会出现明显异常，这样的外观也可以看做是畸形。而在一些非病理情况下，比如健身后导致的肌肉异常肥大或者过度肥胖引起的外观异常，都可以被视为畸形。还有一种情况，当胸壁两侧软组织发育不对称时，胸壁整体外观会出现左右的不协调，这种情况与正常的胸壁外观也存在差异，因此严格说来同样属于畸形的范畴。由此可见，广义的胸壁畸形涉及面广，很难界定，不仅容易与其他胸壁外科疾病相混淆，而且可能引起异议。为了更准确地认识这种疾病，需要对其概念进行限定。一般来说，当谈起胸壁畸形这个概念时，特指的是胸壁骨性结构形状的异常，骨性结构被定义为胸廓，因此实际上是所谓的胸廓畸形[1]。这是胸壁畸形狭义的定义。这个定义的确立，使胸壁畸形的概念更为明确，为临床工作的开展提供了便利。为了避免概念的混淆，在本书中我们一般将胸壁畸形表述为胸廓畸形，而尽量避免胸壁畸形的表述。

一、胸廓畸形的本质

胸廓畸形是胸壁外科的一种疾病，这种疾病与其他类型的疾病有显著的不同。畸形主要是结构的异常，这是对畸形最一般的认知。但是，究竟怎样的结构才能算是畸形却需要科学的定义。在定义畸形之前，首先要明确正常结构的概念。只有正常结构的定义明确了，才有可能理解异常的概念。

(一) 正常结构、变异与畸形

人体解剖学是研究人体正常结构的学问。解剖学对人体结构和脏器的重要物理特性做了科学的规定。这种规定建立在大量数据的统计基础之上。所谓正常结构，就是人群中绝大多数个体拥有的结构。这种结构在形状、大小、位置、内部构成等方面都有大致相同的数据支撑。如果某种结构与正常结构不太相符，但各种参数与正常数据较为接近，差别不显著的话，这种差异被称为变异（variation）[2]。变异可以看做形状的轻度异常，并不是疾病的范畴。而如果超出一般变异的范围，则构成了统计学上发生率极低的类型，这样的类型甚至可能有生理功能的异常，这就是所谓的畸形（abnormality）[2]。

胸廓并不是一个独立的解剖结构，而是由多种具体结构按照一定规律构成的复杂有机整体，其中的每一个独立结构都有自己所谓正常的形状和内部构造。拿肋骨来说，每一条肋骨都有相对固定的形状，但临床中不可能每个个体的肋骨都完全相同，这其实就是所谓的变异。变异得太严重了就成了畸形，而这样的畸形并不一定构成胸廓的畸形。胸廓畸形是将胸廓当做一个整体或者独立结构时表现出的形状异常，在畸形出现之前，有可能仅仅表现为胸廓的变异。对于多数人来说，胸廓的形状是相似的，这是所谓的正常形状。如果某个个体胸廓的形状与正常形状稍有差异，就成了所谓的变异。变异不是病，更不是畸形，一般没有临床症状，不需要治疗。如果结构变化剧烈，与正常形状相差甚远的话，就不再是变异而成了畸形。

从正常结构到变异再到畸形，是一个渐进的过程，没有明显的分界，因此对变异和畸形的判断并没有客观的标准。影像学检查可以作为判断的参考，但并不绝对，多数情况下需要靠患者的自我感受和医生的经验确定。

（二）局部结构异常与整体形状异常

在研究胸廓畸形时，需要理清局部结构异常与整体形状异常的关系。要想明确此关系，需要从两个层面进行研究：一方面要从宏观角度研究胸廓结构与形状的关系；另一方面要从微观角度研究胸廓构成成分的结构与形状的关系。两个层面的研究将有助于全面认识胸廓畸形的本质特性。胸廓畸形的局部结构与整体形状存在三种基本的关系：

1. 构成成分结构异常，整体形状正常

胸廓最基本的构成成分是肋软骨、肋骨和胸骨，脊柱也参与了胸廓的构成，由于脊柱疾病属于脊柱外科的范畴，这里不做讨论。三种基本成分的形状在多数病人中大致相同，但存在变异和畸形的可能。比如颈肋[3]、腰肋变异[4]，或者肋骨的分叉[5]、融合畸形[6]等，都与正常的结构不同。这些异常本身在多数情况下没有临床意义，但是，由于这些结构参与构成胸廓，因此可能影响到胸廓的形状。由于胸廓整体的形状并不一定取决于构成成分的形状，所以即便构成成分形状有问题，胸廓的整体形状也可能并不会改变。胸廓构成成分的结构异常一般在体检时发现，由于本身不对机体功能造成影响，且不影响胸廓的外观，因此理论上这样的异常不需要处理。然而，在以往胸外科的临床工作中，有医生对这样的结构做过手术治疗。这种做法的合理性值得商榷。

2. 构成成分结构正常，整体形状异常

胸廓构成成分只有三类，具体的结构个体却相当多。如果每一个结构个体形状都在正常范围内却存在一些瑕疵的话，这些瑕疵累积起来可能造成相加的结果，最终导致胸廓整体形状的异常，此时很难在具体的肋软骨、肋骨、胸骨上发现问题，而胸廓外观却已经明显偏离正常的形状，成了事实的畸形。这种畸形可见于桶状胸、扁平胸或者某些类型的鸡胸，大面积的凹陷类畸形也可以有这样的情况。由于局部结构没有明显异常，治疗畸形时只需要考虑整体形状的矫正而无须对局部结构做处理，因此手术相对较为简单，一般也能获得满意的效果。

3. 构成成分结构异常，整体形状异常

如果构成成分出现明显异常，则更可能造成胸廓整体形状的异常。这样的情况在临床上最常见，是比较普遍的畸形类型。在对这种畸形做临床检查或者术中探查时，一般均能发现明显的局部异常。这样的异常往往关系到手术的成败，如果不做妥善处理，将影响手术效果。漏斗胸患者整体外观的异常为凹陷，患者局部的严重改变往往位于凹陷的最底部。此处的结构明显异常，典型的表现为局部骨性结构增粗增厚，并形成凸向脊柱侧的内向性凸起。针对这种畸形实施治疗时，最关键的操作是对此凸起进行处理。但是，有些间接性塑形手术，比如 Nuss 手术并不对此做任何直接处理。[7] 不做处理就可能影响钢板的放置，最终导致手术失败。另外，不做处理的延期后果是造成凹陷复发。可见局部畸形的处理有时同样非常重要。与 Nuss 手术不同，Wang 手术直接瞄准凹陷底部最严重的局部畸形，在对其实施直接的矫正后再做固定，这使得矫形效果明显改善，且消除了畸形复发的可能[8]。窒息性胸廓发育不良（Jeune 综合征）患者胸廓外观畸形明显，而局部的病变更为严重，肋骨与肋软骨接触部位可有严重的畸形，在以往的手术中，几乎都不针对局部畸形做处理。这注定会影响远期的效果。Wenlin 手术主要针对局部畸形做处理，经此处理后，肋骨和肋软骨整体生长方向发生变化，从根本上消除了病变的根源，因此能获得较为理想的治疗效果[9]。

（三）结构异常与数量异常

胸廓由多个不同的个体构成，个体的异常可以表现在两个方面：一个是结构自身的异常，另一个是结构数量的异常。结构自身异常主要是变异和畸形，而数量上的异常则是指数量与正常数量的差异。数量的减少可以表现为两种形式：一种是缺失，另一种是融合。缺失最常见于肋骨缺失，可以有不同数量肋骨的减少。缺失也可以发生于肋软骨。胸骨可以有部分缺失，经常出现于其他畸形中。融合多发生于肋软骨和肋骨，融合后也可以导致结构数量的减少。除了数量减少外，结构个体的数量也可能多于正常。比如 13 对肋变异，患者的肋骨比正常多一对[10]。数量的增加还可以体现为异位结构的出现，比如腰肋、颈肋等结构，都使肋骨总的数量增加。结构异常和数量异常最终是否有意义，取决于其对胸廓外观和生理功能是否有影响。如果影响明显，则具有临床意义，需要进行干预，否则便不需要任何处理。

（四）结构异常与形状异常

在一般关于畸形的表述中，对结构异常与形状异常并没有做明确的区分，事实上两者存在本质的不同。结构异常强调的是构成成分空间位置、排列次序、成分数量出现的异常。形状异常强调的只是外观，而并不关心内部结构。表面上看二者是完全不同的概念，实际上却有密切的联系。任何结构的异常都会表现出形状异常，即便其总体的外观没有异常，其内部构成成分的形状也会有异常。从另外一方面看，任何形状的异常都会有内部结构的异常，形状异常是结构异常的必然结果，也是其外部的特征。由此可见，形状异常与结构异常其实是畸形的两种不同方式的表述，二者表述的角度不同，反映的事实却完全相同。因此，在我们关于畸形的表述中并未做严格的区别。一般来说，解剖学关于畸形的描述也同时涉及两方面的异常，因为关系密切，所以也未做明确的区分。

（五）形状异常的相对性

任何畸形都是形状的异常。但是，形状异常的判断是一个主观的过程。既然主观就不可能绝对，就不可能存在客观的标准，因此对畸形的判断必然存在相对性[11]。这就是说，同样一个畸形在不同人的眼中会有不同的感受。有人认为是畸形，也有人会认为非畸形；有人认为是严重畸形，也有人不以为然。正因为有这样的相对性，在临床工作中需要灵活看待畸形。必须牢记的事实是，医生自己的观点并不绝对，也可能存在片面性。这个事实对畸形的诊断尤其是手术适应证的确定具有重要指导意义。医生在给出合理建议的前提下必须尽可能听取患者和家属的意见。如果患者和家属对胸壁外观不满意，认为是畸形，则应该视为畸形。相反，如果患者和家属并不在乎胸壁外观的问题，则最好不要过分为患者担心。这样的做法表面上看似乎很不讲原则，实际上却是一种最实用的原则。要知道，关于畸形的认识从来就没有客观的尺度。既然没有尺度，医生如果总是将自己的看法或者感觉当尺度的话，本身就是没有原则的表现。当医生把决定权交予患者和家属时，将非常有利于临床工作的开展。否则不仅会给工作带来麻烦，还可能导致各种纠纷的发生。

（六）畸形与其他疾病

畸形被定义为形状和外观的异常，而在临床中，其实每一种疾病都可能出现形状和外观的异常。比如肿瘤，其鲜明的特征就是新生物生长，这种新生物多会向体表生长，导致胸壁局部以及整体外观出现变化。胸壁感染的早期可能出现局部的红肿，后期可能出现脓肿甚至局部皮肤的坏死、破溃，这都可以引起外观的异常。缺损发生时，胸壁结构出现不同部位不同程度的缺失，必然对胸壁外观造成影响。而在各种类别的胸壁创伤中，胸壁外观更会出现程度不同的异常。由此可见，如果仅仅将外观的问题视为畸形的话，畸形的定义就会出现偏差。事实上，畸形和其他病变存在本质的差异，这种差异就在于亚结构水平，也就是说，畸形的组织和细胞结构基本上是正常的，但其他所有胸壁外科疾病的组织和细胞结构却有明显的病理改变。这是畸形与其他疾病最本质的区别。

二、胸廓畸形的发病机理

胸廓畸形主要是骨性结构形状的异常，关于此类畸形发病的原因，医学界尚无定论。其实对于绝大多数畸形来说，原因是很难明确的。比如漏斗胸畸形，一些人会不假思索地说与缺钙相关，另一些人认为与营养不良有关。这些说法其实都不科学。畸形的发生与很多因素有关，有先天性因素，也有后天性因素。先天性因素有可能明确，更多的时候不明确。后天性因素较为明确，但也有不明确的情况。畸形的致病因素不明确，致病机理就更加复杂，也很难有具体的说法。然而，由于是骨骼形状的改变，因此畸形最一般的发病机理是明确的，无外乎两种最基本的机制，首先是骨质结构的变化，其次是外力的作用[12,13]。多种因素可以引起胸廓骨质结构的改变，有营养性因素，有病理性因素，还有外界环境的其他因素，其最终的作用是改变骨骼内部的结构，使其物理特性发生改变，为形状的改变打下基础。外力可来自多个方面，也可以多种形式作用于胸廓的骨性结构。最常见的外力为机械性外力，这种外力来自物体的直接牵拉或者挤压。比如心脏对前胸壁的冲击作用，就是最普遍的机械外力。这种外力在某些类型的鸡胸形成过程中起了决定性作用（图2-1-1）[14]。再比如先天性膈疝手术后膈肌的牵拉作用，也是一种机械外力，这种外力可以直接作用于前胸壁，从而导致局部的凹陷畸形[15]。机械外力还可以见于一些先天性畸形的形成过程中。比如同卵双胞胎兄弟的单个体胸壁凹陷畸形，最大的可能就是来自双胞胎兄弟的挤压，这是机械外力导致凹陷畸形的典型案例。还有一种外力为隐性的外力，没有具体的物体，却真实地存在。这种外力就是来自胸腔内的负

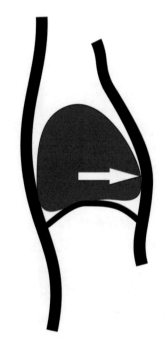

图2-1-1 鸡胸形成机理。心脏位于前胸壁深部偏左，正常情况下，心脏与前胸壁有一定接触，由于胸壁有足够强度，不至于导致胸壁前凸。如果因为某些原因使胸壁本身较为薄弱的话，可能在心脏搏动的冲击下导致胸壁前凸，最终形成鸡胸

压。当胸腔内负压值过大时，胸壁两侧产生明显的压力差，胸壁可能出现位置移动，从而形成畸形。这种情况可见于严重哮喘患儿[16]，也可见于先天性膈疝和肺囊腺瘤术后的患儿[17]。在这两种手术中，胸腔内容积突然增大，而肺组织无法及时填充增大的胸腔内空间，结果负压增大，最终导致畸形。

总的来说，胸廓畸形的病因和发病机理都相当复杂，要研究清楚并不容易。从治疗角度来讲，针对病因或者机理进行的治疗当然是最理想的治疗方式，但由于很多情况下病因和机理都不清楚，此时的治疗就不得不采用一些大众化的手段。这样的做法肯定会有问题，却是无奈之举。不过，在病因和机理不明确的情况下，如果随意凭想象进行处理，不仅不会获得好的治疗效果，而且可能延误病情，造成严重后果。这方面最普遍的例子是钙剂和维生素 D 的滥用，很多人将所有的胸廓畸形都归因于缺钙并毫无节制地对患者进行补钙治疗，这无疑是一种不负责任的做法。

三、胸廓畸形的危害机理

人体任何结构的异常最终都可能引起功能的异常。胸壁结构的异常除了对功能的影响外，尚多了对外观的影响。这是由胸壁这种特殊结构的属性决定的。而从本质上看，不管是功能还是外观都存在两种形式的危害，即直接危害和间接危害。从功能来看，直接危害多表现为对周围重要脏器的挤压甚至侵蚀，这是最常见的危害形式。比如漏斗胸患者前胸壁对心脏和肺的压迫，是最常见的直接危害。直接危害的结果是影响心肺功能，从而表现出各种与之相关的症状和体征。间接危害是一种继发的危害，比如漏斗胸对脊柱形状的影响，主要通过脊柱两侧受力改变而导致危害[18]。这样的危害更具隐蔽性，如果不深入研究，很难发现其因果关系。

胸廓畸形对脊柱的危害普遍存在，不仅漏斗胸，其实各种畸形都可能造成这种危害。由于危害隐蔽，长期以来没有任何胸外科医生对其潜在的机理做过研究。脊柱外科医生对脊柱侧弯的机理研究较深入，但同样没有关注过其与胸廓畸形的关系。这种关系的揭示开始于我们的研究。我们最先发现了漏斗胸与脊柱侧弯的因果关系，接着又发现了胸廓畸形与脊柱侧弯之间关系的普遍性（图 2 - 1 - 2、图 2 - 1 - 3）[19]。这为相关临床工作的开展提供了理论指导。

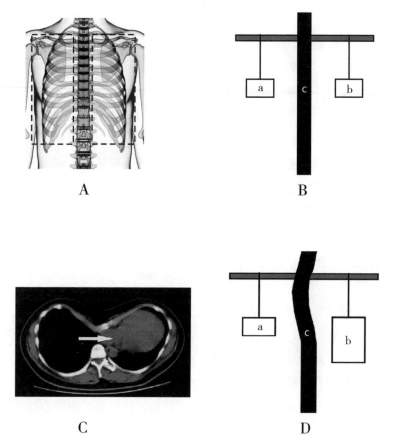

图2-1-2　漏斗胸导致脊柱侧弯的机理（A、B. 生理状况下，脊柱是人体躯干部主要的承重结构，躯干部所有的重量全部直接或者间接加载于脊柱之上。正常情况下，脊柱两侧受力均匀对称，因此不会出现侧向的歪斜。C、D. 当前胸壁出现凹陷时，心脏被挤到左侧胸腔，心脏的移动又通过大血管牵拉整个纵隔，使纵隔结构也偏向左侧。由于两侧的肺组织通过肺门结构与纵隔相连，当纵隔偏移时，双肺的重量也将同时向左侧转移。此时脊柱两侧受力将出现不对称，从而造成脊柱的弯曲。多数情况下，脊柱将弯向左侧。但脊柱弯曲的方向还受其他因素影响，比如心脏的阻挡等，因此实际弯曲的方向要根据具体情况做分析。不管影响因素如何，最终脊柱必将发生弯曲。这几乎是漏斗胸这种特殊畸形晚期都会出现的并发症。脊柱弯曲一旦出现，说明前胸壁的凹陷已经较为严重，需要尽早考虑手术。如果不手术，不仅畸形得不到矫正，还可能使脊柱侧弯更为严重。由于脊柱弯曲的矫正要付出更大的代价，为了避免不必要的代价，也需要尽早手术）

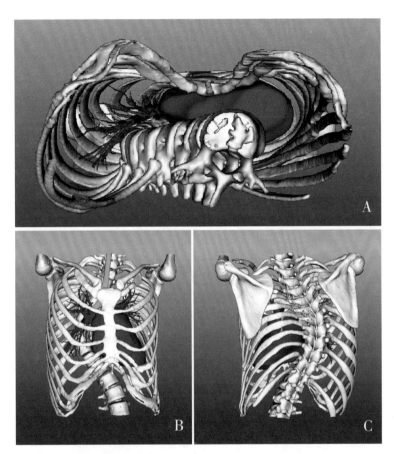

图 2 - 1 - 3 漏斗胸导致脊柱侧弯的案例 (A. 前胸壁凹陷,心脏被挤到左侧,纵隔结构同时左移,脊柱两侧受力不均,导致侧弯; B. 心脏位于脊柱的左侧缘,其自身的正压将脊柱挤向相反方向,从而加重了脊柱的弯曲; C. 脊柱明显弯曲)

　　胸廓畸形对形状的影响也有直接危害和间接危害的差异。直接危害主要因结构本身的明显异常而导致。比如鸡胸和漏斗胸,都因局部结构的异常而直接引起整体外观的异常,这是胸廓畸形最普遍的危害。而有的结构异常则通过间接机制影响胸廓形状。比如肋骨融合或缺失,如果不是过于严重,一般不会引起胸廓整体形状的异常。但是,这些因素可以通过脊柱形状的异常而反过来再影响胸廓整体的形状,这便是间接危害。间接危害的情况可见于胸廓发育不良综合征和 Poland 综合征患者,患者可因为脊柱两侧受力不均或者直接失去支撑而出现脊柱侧弯,侧弯反过来再影响胸廓形状。这是间接危害的一个例证。这种危害还可以出现在胸廓畸形手术后的案例中。一些患者术后感觉一侧胸壁疼痛而喜欢采取保护性姿势,这样的姿势往往会引起脊柱侧弯。而脊柱侧弯会对胸廓形状造成影响,最终可能导致手术失败。这也是间接危害的例证。胸廓畸形的直接危害较容易引起临床医生的关注,间接危害由于其特有的隐蔽性而多会被忽略,因此更需要注意。

四、胸廓畸形的临床表现

胸壁位于体表，是一个很特殊的部位，胸廓畸形的危害已做过详细介绍，包括基本的两部分，一个是对外观的影响，一个是对功能的影响[20]。外观的影响属于心理感受，因此是心理方面的影响。功能的影响属于客观影响，属于生理方面的影响。心理影响可以没有任何症状，但生理影响却会有明显的症状。胸廓畸形虽然同时有生理和心理两种危害，却并不一定同时表现出来。这就是说，患者可能不在乎外表形状，也可能对外表极其在意。患者的临床症状也不一定会表现出来，有的患者症状极其明显，有的可能没有任何症状。

胸廓畸形本身一般不会出现局部的症状，其症状主要通过胸腔内脏器功能的改变表现出来，最常见的是呼吸系统症状，其次是心血管系统的症状，偶尔会有消化系统症状。这种症状与病变分离的特性，构成了胸廓畸形临床表现的显著特征。正是此特征的存在，使胸壁外科与胸外科总保持着千丝万缕的联系。胸壁外科想完全独立，却总离不开胸外科。

胸廓畸形症状的特征为临床诊断提出了特殊要求。由于症状并没有特异性，因此当症状出现时要同时考虑两种可能，除了胸廓畸形的诊断外，还要考虑合并胸腔内疾病的可能。这种情况其实并不少见。如果不考虑后者，就可能造成诊断的遗漏。

在对胸廓畸形的症状进行分析时，必须明确一个事实，即畸形的严重程度与症状没有严格的相关性。有的患者畸形极其严重，却可能没有任何症状或者症状轻微；而另有患者虽然畸形并不严重，症状却极其严重。在评估患者畸形的严重程度时，必须从两个方面着手，既要看畸形的外观，又要看临床表现，只有这样才能做出比较客观的评价。另外，还必须充分考虑患者心理因素的影响。心病同样是病，即便没有非常明确的畸形，如果患者总为胸廓外观烦恼的话，这样的心病也需要治疗。考虑到心病的根源在于胸廓的外观，此时唯一的治疗方法就是改变胸廓的形状。

五、胸廓畸形的手术

胸壁外科疾病有多种，每种疾病的手术都会有自己的特征。胸廓畸形尽管是一种良性疾病，却依然有疾病的性质，因此手术的第一属性应该是治病。但是，由于位于体表，又不得不考虑外观问题，于是多了整形与美容的属性。关于手术的性质与其他相关问题，在总论里已经交代清楚。本章将对手术的技术问题进行详细介绍，这将是本章的重点内容。

胸廓畸形手术是胸壁外科最先开展的手术，这种手术以往由两种专业的医生完成，一种是胸外科医生，一种是小儿外科医生。由于专业习惯和理念的不同，两种不同专业的治疗方法必然存在差异。胸壁外科脱胎于胸外科，很多理念更接近胸外科。但不能否认的事实是，不管是胸外科还是小儿外科都与胸壁外科在诸多方面存在差异。当胸廓畸形手术由专业的胸壁外科医生完成时，必然具有自己的特色。这种特色表现在如下诸方面：

（一）理念的问题

胸壁外科医生看待胸廓畸形时，首先能认识到其两种最基本的危害，这种视角与其他专业的医生视角不同。视角不同，解决问题的出发点就不同。胸外科和小儿外科医生可能更注重疾病的治疗，而胸壁外科医生治疗的重点却同时包括了两种目的，既要治病又要整形甚至美容[21]。治疗理念的不同决定了手术方法的不同，最终的效果也必然有差异。同样一种畸形，如果只是为了治病，则可以忽略很多治病因素之外的内容。比如切口、损伤，都可以不做考虑。但是，如果考虑整形或者美容的因素，手术方法就会有很明显的不同。

（二）方法的问题

胸壁外科具有骨科和整形外科的属性，这种属性为胸廓畸形的治疗提供了大量跨专业的先进技术[22]。这样的技术不管是胸外科还是小儿外科都不曾有，这使胸壁外科手术的优势格外明显。

（三）胸腔镜的使用问题

胸腔镜是用于胸腔内疾病治疗的重要装置。在当今的胸外科手术中，胸腔镜已经成为标配，几乎任何手术都离不开这种装置。胸外科医生在实施胸廓畸形手术时，受观念和习惯的影响，很多时候都离不开胸腔镜。小儿外科医生受到胸外科观念的影响，在手术中也经常会使用胸腔镜。胸腔镜的使用偶尔会给胸廓畸形手术提供便利，但更多的时候会带来麻烦。胸壁外科医生针对胸廓畸形实施治疗时，始终坚守专业底线，并不会盲目使用胸腔镜。这种原则为更好地推广胸廓畸形手术技术奠定了基础。

（四）微创的问题

创伤是一个非常复杂的概念，创伤大小的衡量不是一件简单的事情。因此，当临床医生动辄以微创来描述某种手术时，其准确性值得怀疑。事实上，微创只能是一个相对的概念。具体到胸廓畸形手术，只有在与传统的开放手术相比较之时才具有实际意义。以往在谈论胸廓畸形治疗时，普遍认为已经进入了微创手术时代，非微创手术已经成为技术落后的标志。如果与开放手术相比，流行的多种手术都可以看做微创手术。但是，胸廓畸形是一个庞大的疾病群，除了最常见的简单畸形外，还有很多复杂的畸形。这些畸形的手术是不可能通过简单的所谓微创手术完成矫正的。此时如果一味追求微创，必然限制畸形的治疗[23]。因此，只要有需求，创伤较大的手术同样具有合理性。如果总是用微创的概念约束畸形的矫正，当面对复杂畸形时会束手无策。这种做法既不科学，也不合理。

（五）Nuss 手术的使用问题

长期以来，临床医生对胸廓畸形的认识几乎全部来源于一种疾病，即漏斗胸。正因为如此，治疗漏斗胸的手术也顺理成章地成了治疗胸廓畸形的标志性手术。Nuss 手术是最先得到公认的好手术，自从其问世后，一直被当成治疗漏斗胸的标准术式。由于没有更好的手术将其替代，该手术由被认可逐渐升华为膜拜甚至彻底的神话，以至于即便在谈论其他畸形的治疗时，依然有很多人会念念不忘 Nuss 手术。理性的思维告诉大家，任何手术都有自己的使用范围，都有自己的适应证，都不可能万能。Nuss 手术显然也是如此。即便对于漏斗胸这种畸形，Nuss 手术也不是万能的手术，因此当这样的手术被用于其他畸形的治疗时，其结局可想而知[24]。临床上经常会遇到滥用 Nuss 手术的悲剧，不仅畸形没有得到治疗，甚至会导致更为严重的畸形。由此可见，在对胸廓畸形开展手术时，必须针对畸形的特性灵活选择手术，而不是盲目地盯着 Nuss 手术不放。在胸壁外科医生的词典里，除了 Nuss 手术，其实还有很多其他手术可以选择。这也是胸壁外科手术与其他专业手术区别的特色之一。

六、胸廓畸形的治疗效果

胸廓畸形是胸廓骨性结构形状的异常，最理想的治疗效果应该是消除畸形，恢复正常形状。但是，由于畸形手术的特殊性，获得这样的效果并不容易。于是便有了另外三种效果，即好转、无效和恶化。好转和无效两种结果较容易理解，恶化的结果却经常会让人感到意外。但临床上经常会遇到使畸形恶化的情况。究其原因，多与医生的技术有直接的关系。总的来说，有人将治疗结果分为两类，一类是成功，另一类是失败[25]。凡是能使畸形彻底消除的手术都算是成功的手术。相反，如果没有达到成功的标准，也就是说没有使胸廓恢复正常形状的话，即便有好转，也不能算是成功的手术。当手术最终被定性为失败手术时，患者遭受的损失将难以衡量。这是胸壁外科手术特殊性的重要表现，也对胸壁外科医生的技术提出了格外苛刻的要求。

参考文献

［1］王文林. 胸壁外科研究的内容（1）. 胸廓畸形手术专家，2018 – 08 – 11.

［2］KACHLÍK D, VARGAL, BÁČA V, et al. Variant anatomy and its terminology. Medicina（Kaunas），2020, 56（12）：713.

［3］DA SILVA E R, DALIO M B, et al. Surgical treatment of cervical rib-associated arterial thoracic outlet syndrome. J vasc bras, 2021（20）：e20200106.

［4］. CARCAMO C R. Lumbar rib causing chronic pain after minor thoracic injury. Pain med, 2016, 17（11）：2149 – 2151.

［5］KUMAR N, GURU A, PATIL J, et al. Additional circular intercostal space created by bifurcation of the left 3rd rib and its costal cartilage：a case report. J med case rep, 2013（7）：6.

［6］DUNLAY R P, JONES K B, WEINSTEIN S L. Scoliosis caused by rib fusion following thoracotomy for tracheoesophageal fistula：case report. Iowa orthop J, 2007（27）：95 – 98.

［7］王文林. Nuss 手术最鲜明的特征. 胸廓畸形手术专家，2021 – 07 – 13.

［8］WANG W L, CHEN C M, LONG W G, et al. Wang procedure：novel minimally invasive procedure for pectus excavatum children with low age. Case reports and images in surgery, 2018, 1（1）：1 – 2.

［9］WANG W. Surgical treatment of a 36-year-old patient with asphyxiating thoracic dysplasia. Interact cardiovasc thorac surg, 2022, 34（1）：153 – 155.

［10］HATTI R B, NYAMAGOUDAR A H, PATIL T G R, et al. Thirteen ribs and long gap oesophageal atresia：the embryological hypothesis for exploration. Afr J paediatr surg, 2020, 17（3 – 4）：99 – 103.

［11］王文林. 主观感受与客观标准. 胸廓畸形手术专家，2015 – 05 – 21.

［12］王文林，陈春梅，龙伟光，等. 漏斗胸发病的"胸廓缺陷假说"初探. 实用医学杂志，2015, 31（增）：200 – 201.

［13］王文林，龙伟光，陈春梅，等. 鸡胸发病机理的分析. 实用医学杂志，2015, 31（增）：313 – 314.

［14］王文林. 鸡胸发病机理与代谢性疾病. 胸廓畸形手术专家，2017 – 08 – 30.

［15］王文林. 先天性膈疝手术后漏斗胸形成的机理. 胸廓畸形手术专家，2020 – 11 – 24.

［16］王文林. 哮喘为什么可以引起漏斗胸？. 胸廓畸形手术专家，2021 – 06 – 30.

［17］王文林. 肺囊腺瘤术后的漏斗胸. 胸廓畸形手术专家，2020 – 10 – 24.

［18］王文林. 漏斗胸的另外一种严重危害：脊柱侧弯. 胸廓畸形手术专家，2021 –

05 – 12.

[19] 王文林. 胸廓畸形与脊柱侧弯：力学原理. 胸廓畸形手术专家, 2017 – 09 – 30.

[20] 王文林. 胸廓畸形的另一种危害. 胸廓畸形手术专家, 2020 – 03 – 27.

[21] 王文林. 胸壁外科手术的基本性质. 今日头条, 2021 – 10 – 31.

[22] 王文林. 胸壁外科与其他专业的关系. 今日头条, 2021 – 11 – 02.

[23] 王文林. 胸廓畸形：微创手术与开放手术. 胸廓畸形手术专家, 2021 – 05 – 04.

[24] 王文林. 惨痛的教训：Nuss 手术并不万能. 胸廓畸形手术专家, 2021 – 10 – 05.

[25] 王文林. 胸廓畸形手术的五种结果. 胸廓畸形手术专家, 2021 – 09 – 22.

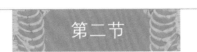

第二节
胸廓畸形的命名与分类

临床外科的各种教材和胸外科专业书籍中提到的胸廓畸形只有四种，即漏斗胸、鸡胸、扁平胸和桶状胸。由此给广大医生的印象似乎是除了这几种畸形外不会再有其他种类的畸形。但现实中胸廓的形状要复杂得多，各种稀奇古怪的畸形都可能在临床中遇到。如果用现有的四种名称对这些畸形做诊断的话，很难有一个满意的结果。诊断不满意就认识不到畸形的特点，其最终的后果是影响畸形的治疗。很多患者因为诊断不准确而遭受了手术的失败。这是胸廓畸形治疗领域一个很大的遗憾。在过去的工作中，我们遇到过大量特殊的畸形，这些畸形在形状结构上与教科书中描述的畸形完全不同。为了更确切地认识和治疗这些畸形，我们对其做了新命名[1-8]。畸形的命名使其自身的特性得到重视，更便于临床工作的开展。然而，对每一种畸形自身来说，命名都是独立的工作，从畸形名称上很难看出彼此之间的联系。为了更好地揭示这种联系，我们又从整体的角度对各种畸形进行了系统的分类[9]。命名与分类工作的开展，不仅使每一种畸形的特征变得清晰，也使彼此之间的联系得以展示。这对进一步认识畸形并直接指导诊疗工作起到了积极的推动作用。

一、新畸形的命名

畸形之所以为畸形，其实质是形态的异常。对畸形概念有所了解的人都知道，形态既然出现异常，就不可能按照标准化或者既定的方向发育与发展，畸形概念的本身就意味着具体的形状将变化无常。而以往四种畸形的命名显然是理想化或者标准化的做法，这种做法本身与畸形多变的特性相互矛盾，因此命名本身存在很多问题。我们在临床中遇到过很多新的畸形，这些畸形有的被错当做以往命名的畸形，有的则找不到合适的名称。这样的状况对临床工作带来了极大的影响。为了消除不利影响，我们对一大批畸形做了命名。这些畸形包括：沟状胸、鞍状胸、Wenlin 胸、扁鸡胸、侧胸壁凹陷畸形、局限性凸起畸形、肋弓畸形以及剑突畸形等[1-8]。以下对这些新畸形的特征进行简单描述。

（一）沟状胸

沟状胸是一种非常特殊的畸形，以往一直被当做漏斗胸，其特征同样是前胸壁存在凹陷（图2-2-1）。但是，沟状胸的凹陷与漏斗胸的凹陷完全不同[1]。漏斗胸之所以用"漏斗"来命名，是因为其外观像漏斗。漏斗胸的凹陷是前胸壁的"坑"，其正中深陷，周围有相对较高的边缘。这样的凹陷一般存在于前胸壁靠中间的位置。沟状胸也有前胸壁的凹陷，但凹陷却是一条明显的"沟"而不是"坑"。这个沟是前胸壁下部横行的凹陷。两种畸形都有凹陷，特征却不同。如果认识不到这种区别，就很容易造成治疗的失误。临床上经常会有沟状胸手术失败的案例。这些病人被误诊为漏斗胸而采用 Nuss 手术进行治疗，由于缺乏 Nuss 手术发挥作用的结构基础，因此很容易失败[10]。当一种疾病的治疗因为命名而失败的时候，说明这种命名是不合适的，需要重新命名[5]。沟状胸的凹陷呈沟状，为了与漏斗胸做区别，我们做了新命名，即沟状胸。这种命名完成后，我们又针对畸形的特征做了手术的设计，获得了良好的效果。

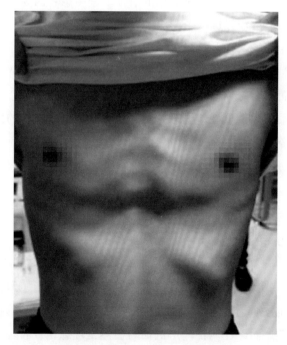

图2-2-1　沟状胸胸壁外观。该畸形为凹陷类畸形的一种，但与漏斗胸的"坑"显然不同，此畸形为明显的"沟"，因此更准确的命名是沟状胸，而不应该再称为漏斗胸。这种命名的目的是方便手术，尤其当 Nuss 手术被当做治疗漏斗胸的标准术式时，为了避免在治疗诸如沟状胸之类的畸形时手术失败，很有必要做针对性的命名

（二）鞍状胸

鞍状胸是另外一种新畸形。这种畸形以往没有任何人关注。其特征是下胸壁两侧凹陷，正中正常。这样的畸形可以看做是两侧胸壁凹陷畸形的合并形式，由于这种特征没有

受到关注，因此多被当做复杂类型的畸形，而治疗方面更是空白。事实上，这种畸形并不少见，而且有鲜明的特征。考虑到畸形的外观形似马鞍，我们将其命名为鞍状胸（图2 - 2 - 2)[2]。鞍状胸的凹陷与漏斗胸的凹陷没有任何可比性。两侧凹陷，正中的部分可以看做是相对的凸起，此凸起与鸡胸的凸起完全不同，因此手术既不能借鉴漏斗胸手术，也不能借鉴鸡胸手术，必须针对畸形的特征进行具体的设计。只有这样才能获得好的治疗效果。

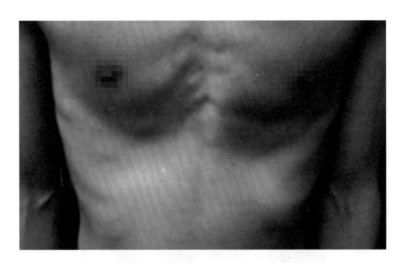

图 2 - 2 - 2　鞍状胸胸壁外观。这类畸形实际上是复合型畸形，由两个侧胸壁的凹陷畸形共同组成。由于正中的部位并没有高出正常胸壁平面，因此不能算做鸡胸，当然更不能算做漏斗胸。此畸形外观像马鞍，因此被命名为鞍状胸

（三）Wenlin 胸

Wenlin 胸是一种罕见的胸廓畸形，以往一直被认为是鸡胸的一种，偶尔有人称之为鸽球胸[11]或者鸽子胸[12,13]，命名极不准确。国外文献中名称混乱，有多种命名。命名过于混乱就会影响治疗。我们很早就开始关注此畸形，根本的原因在于手术的挑战性。为了更深刻地揭示畸形的实质，为手术治疗提供指导，我们做了新命名[3]。

Wenlin 胸的实质是一种复合型畸形，既有前凸，也有凹陷，与以往任何形式的单一畸形都不同（图2 - 2 - 3）。Wenlin 胸的凸起与普通鸡胸的凸起有明显的差异。鸡胸的凸起可位于前胸壁所有部位，面积可大可小，程度可高可低；而 Wenlin 胸的凸起主要位于以胸骨角为中心的有限区域，凸起并不局限于正中，两侧胸壁也有较明显凸起。除了凸起之外，其另外一个鲜明的特征就是正中的凹陷，凹陷的中心位于胸骨体。由于凸起与凹陷都累及胸骨，胸骨呈现出特征性的改变，整体增厚，截面呈"S"形。总的来看，Wenlin 胸表现出鲜明的外观特征。由于不是单一的畸形，因此既不能被当做鸡胸，也不能被当做漏

斗胸。以往我们在临床中遇到过多例手术失败的病例，这些患者都被当做单一的鸡胸或者漏斗胸进行治疗。由于没有兼顾合并畸形，手术不可能成功。

　　Wenlin 胸虽然有凸起也有凹陷，但其重要的特征是，这种复合型畸形并不是凸起与凹陷的简单相加，而是一种极其特殊的畸形[3,14]。针对一般的复合型畸形，有效的方法被认为是三明治手术。具体的操作是用钢板先从凹陷底部将凹陷撑起来，然后再从凸起的表面将凸起压平。这等于是同时做了漏斗胸手术和鸡胸手术。但是，对于 Wenlin 胸来说，单纯的三明治手术无法完成两种畸形的治疗，根本原因在于胸骨自身的特殊性。由于胸骨增厚，本身异常坚硬，这使得局部的塑形几乎没有办法通过间接的方法完成，因此要想获得满意的效果就必须采用特殊的手术进行矫正，一般的三明治手术显然不具备治疗的能力。

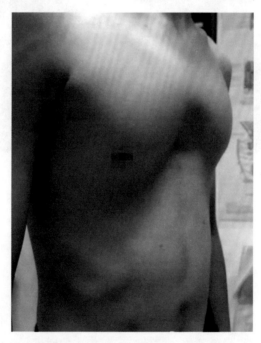

　　图 2-2-3　Wenlin 胸胸壁外观。这是一种非常特殊的畸形。一般胸外科医生不把畸形当做重点，很少会碰到这种畸形。小儿外科医生虽然有可能碰到，但由于该畸形往往在成年后才表现出典型的外观特征，因此小儿外科医生也不会遇到很多典型的患者。当两个主要涉及胸廓畸形治疗专业的医生都很少接触该畸形时，对其基本的认识就会缺失。这无疑会影响该畸形的治疗。事实上，该畸形病理特征非常鲜明，是一种独立的畸形，与一般的鸡胸没有任何关系，因此需要独立命名。当找不到更合适的名称时，我们只好用 Wenlin 这个十分简单的名字来命名。而在后来的工作中我们发现，我们做了正确的决定

（四）扁鸡胸

扁鸡胸的情况与 Wenlin 胸有些类似，但不是同一种畸形。扁鸡胸的特点首先是前胸壁有明显的前凸畸形，而在整体前凸的同时其正中局部又有明显凹陷（图 2 - 2 - 4）[5]。这也是两种畸形的合并畸形，但同样不是漏斗胸和鸡胸的简单相加。正因为如此，其手术变得较为棘手。如果采用单纯的三明治手术进行治疗，很难获得好的效果。这说明此畸形并不能被当做普通的复合型畸形。为了更好地认识和治疗这种畸形，我们对其做了命名，也就是扁鸡胸，随后我们又对其手术做了特殊的设计，获得了满意的效果。

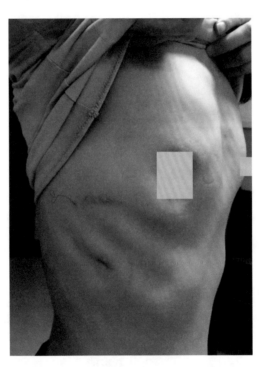

图 2 - 2 - 4　扁鸡胸胸壁外观。这种畸形也是一种非常独特的畸形，整体看像是鸡胸，但正中却有凹陷。于是我们做了扁鸡胸这个命名

（五）侧胸壁凹陷畸形

侧胸壁凹陷畸形也是凹陷类畸形的一种，但这种畸形不能被称做漏斗胸（图 2 - 2 - 5）。漏斗胸的凹陷位于正中附近，一般都累及胸骨。侧胸壁凹陷畸形病变位于单侧胸壁，只累及肋骨，与胸骨无关，胸骨的形状正常。这样的畸形以往也被称为漏斗胸，但显然不是典型的畸形。如果用 Nuss 手术针对此种畸形做治疗，由于很难在凹陷侧找到钢板的支点，因此难以获得满意效果。这种畸形特征鲜明，尤其与漏斗胸的凹陷有明显不同，为了

更好地认识和治疗这种畸形,我们对其做了专门的命名[4]。在此基础上,我们也对其手术方式做了专门的设计,获得了很好的治疗效果。

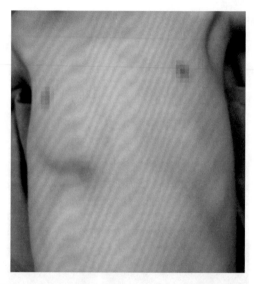

图 2 - 2 - 5 侧胸壁凹陷畸形胸壁外观。正中畸形是凹陷类畸形的一种,但很显然与漏斗胸不同。漏斗胸的凹陷位于正中或者稍微偏离正中的部位,而此部位的凹陷却完全位于侧胸壁,与正中的胸骨没有任何关系,因此不能当做漏斗胸,而需要独立命名

(六) 局限性凸起畸形

以上的各种畸形形态各异,性质不同,但有一个共同的特征,即都不是某一局部的畸形,而是一个较大范围的畸形。这些畸形会累及多个相邻的结构,因此也可以说是多种结构的畸形。除了这些畸形外,临床上尚有一类特殊的凸起畸形,这种畸形局限在胸壁某一个狭小区域内,周围结构完全正常。由于其凸起明显影响了胸廓的外观,因此也属于畸形的范畴,但显然不是一般的鸡胸。为了突出其基本的特性,我们也做了命名,即局限性凸起畸形[15]。由于是局部的凸起,其临床表现和治疗方法与其他畸形均不相同,由此更显示出命名的价值。

(七) 肋弓畸形

肋弓畸形是一种被彻底忽视的畸形,以往没有任何人关注 (图 2 - 2 - 6)。这种畸形可以单独存在,也可以与其他各种畸形合并存在。由于无人关注,因此也没有作者对其做过处理。即便合并了漏斗胸,在治疗时也多只是处理漏斗胸而已,少有人对肋弓畸形做处理。对于年龄稍大的患者来说,由于前胸壁是一个有相当机械强度的整体,如果只对凹陷做处理,肋弓将会随着凹陷胸壁的前移而上抬,最终出现更为严重的前凸。这无疑会影响

手术效果。由此可见，肋弓的畸形不能被当做其他畸形的一部分，而应该看做是一个独立的畸形，需要做特殊处理。

事实上，独立的肋弓畸形也较为常见，这样的畸形与其他畸形无关，可以表现为局部的凸起和凹陷。我们将肋弓畸形的概念提出来，本质上并不是为其命名，而是为了引起人们的关注。在深入研究该畸形病理结构的基础上，我们对其进行了分类，并对手术方式做了设计。这些工作不仅使合并于其他畸形的肋弓畸形得到矫正，而且使独立的肋弓畸形也得到了满意的治疗[8]。

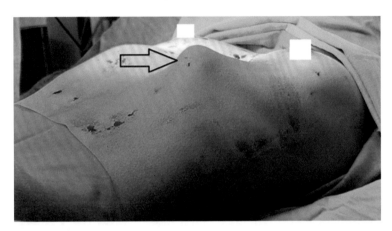

图 2 - 2 - 6　肋弓畸形外观。此畸形可表现为多种类型，可独立存在，也可以与其他畸形合并存在

(八) 剑突畸形

在胸廓各结构中，剑突是最容易被忽略的结构，剑突的形状一般也不会受人关注。但是，临床中剑突同样会存在畸形，这种畸形也会带来各种各样的问题，因此有必要进行关注。像肋弓畸形一样，我们并没有对其进行命名，只是对畸形进行了细致的观察，并在此基础上对其做了分型[7]。这些工作对该畸形的治疗起到了积极的作用。

畸形的命名是一项重要且严肃的工作，其重要的意义在于，可以使人们关注某种畸形的特征并对其做更为深入的研究。但是，畸形的命名又有局限性，一般的命名难以全面深刻地反映出畸形的本质特性。为了尽可能消除这些局限性，就需要做其他工作进行弥补。于是便有了另外一项重要的工作，即对畸形进行整体分类。

二、畸形的整体分类

早年对畸形的研究较少，针对各种畸形开展的临床工作较独立，很难从宏观的角度审视各类畸形。近年来随着对畸形研究工作的不断深入，畸形之间的内在联系不断被发现，此时一些共性的东西自然而然地呈现出来，这为更加细致地命名或者分类提供了可能。

在观察各种畸形的特征之前，有一个工作必须预先完成，那便是寻找观察标准。有了这样的标准，就可能与各种畸形做对照，从中找出内在的规律来。我们找到的观察标准是正常人体的胸壁表面。这是一个最科学，也是最容易被认可的标准或者尺度。

标准找到后，将所有的畸形与此标准做对照，可以自然而然地将所有畸形分成两大类：第一类是低于参照平面的畸形，第二类是高于参照平面的畸形。前者为凹陷型畸形，后者为凸起型畸形。这样的分类以一个统一的标准将所有畸形都串联起来，其内在的联系也很快建立起来。

畸形被分为两个主要类型后，不同的畸形个体可以依次清晰地排列出来，于是一个整体的分类体系便建立起来了。这就是畸形的整体分类法（图2-2-7、图2-2-8）[9]。

整体分类法首先以正常前胸壁平面为标准，将畸形分为两个基本类型，即Ⅰ型和Ⅱ型。Ⅰ型是低于标准平面的类型，Ⅱ型正好相反，是高于标准平面的类型。根据前胸壁各种畸形的不同特征，再将Ⅰ型分为Ⅰ-a、Ⅰ-b、Ⅰ-c、Ⅰ-d、Ⅰ-e、Ⅰ-f、Ⅰ-g七种亚类型，将Ⅱ型分为Ⅱ-a、Ⅱ-b、Ⅱ-c、Ⅱ-d四种亚类型。

Ⅰ-a型为凹陷居于前胸壁正中的畸形，相当于对称型漏斗胸。Ⅰ-b型为凹陷偏离中线但又累及胸骨的畸形，相当于不对称型漏斗胸。Ⅰ-c型为凹陷完全位于一侧胸壁的畸形，相当于侧胸壁凹陷畸形，该畸形与胸骨无关。Ⅰ-d型为一侧胸壁整体塌陷，对侧胸壁正常或出现继发性改变，相当于单侧胸廓发育不良综合征。Ⅰ-e型为凹陷位于前胸壁偏下水平的畸形，凹陷位于两侧下胸壁，中间胸壁正常，无凸出，相当于鞍状胸。Ⅰ-f型为横行的沟状凹陷，位于前胸壁下部，相当于沟状胸。Ⅰ-g型为全部前胸壁的整体凹陷，相当于扁平胸。

Ⅱ-a型为凸起位于前胸壁正中的畸形，相当于对称型鸡胸。Ⅱ-b型为凸起偏离中线的畸形，相当于不对称型鸡胸。Ⅱ-c型为凸起位于前上胸壁，但正下方有相对凹陷，相当于Wenlin胸。Ⅱ-d型为前胸壁整体凸起的畸形，相当于桶状胸。

在整体分类体系中，原属于漏斗胸的人群被分成了Ⅰ-a型和Ⅰ-b型两个亚型，Poland综合征由于畸形表现不单一而不复存在，其中一部分归并于Ⅰ-a型，另一部分归并于Ⅰ-b型，少数患者因畸形复杂而被排除于整体分类体系之外。原属于鸡胸的患者被分成Ⅱ-a型和Ⅱ-b型两个亚型，Wenlin胸被特别归并于Ⅱ-c型，自成独立类型。

特别需要交代的是扁平胸和桶状胸的划分，由于其前胸壁本身并没有局部的凸起或者凹陷，因此很难与一般的畸形建立联系。而通过整体分类，两种畸形被分别归属于Ⅰ型和Ⅱ型畸形中，其本质的病变被发掘，这为其治疗奠定了基础。

整体分类法具有诸多的优点：①包容性。本分类方法是一个开放的分类体系，在同一标准的规定下，所有类型的畸形都可以归并于此体系之下。该体系不仅包括了所有现有的畸形，而且对将来可能出现的新畸形敞开了胸怀，随时可以将其纳入该体系中。②概括性。该体系对所有胸廓畸形的特征做了高度的概括，使最基本的两大特征鲜明地体现出来，不仅更便于认识畸形，也更有利于畸形的治疗。③科学性。此体系采用了科学的标准、公认的尺度、合理的方法，因此无论从理论还是实践都体现出很高的科学性。④实用性。该体系紧紧抓住畸形的两大特征，为手术提供了强有力的参考，这使得所有胸廓畸形手术也随之而分成两种基本类型，即凹陷类畸形手术和凸起类畸形手术。手术类型的划分，直接为各种畸形的治疗提供了最有效的解决方案。打个比方，在此体系内，所有 I 型畸形都是凹陷类畸形，而凹陷类畸形可以采取大致两种方法进行治疗，即 Nuss 手术和 Wang 手术。因此不管畸形多么复杂，不管是 I-a 型、I-b 型还是 I-g 型，都可以用这两种手术完成治疗。整体分类法不仅将各种畸形有序分类，更为各种畸形的治疗提出了解决方案，不管从诊断还是从治疗角度看，这种分类方法都非常实用。

　　整体分类法是近年来才提出的分类方法，尽管有很多的优点，但像任何一种分类方法一样，不可能十全十美，其缺陷会在将来的应用中逐渐显现出来。这需要不断对其进行修正和完善。当然，如果有更好的分类方法将其取代，会更有利于临床工作的开展。

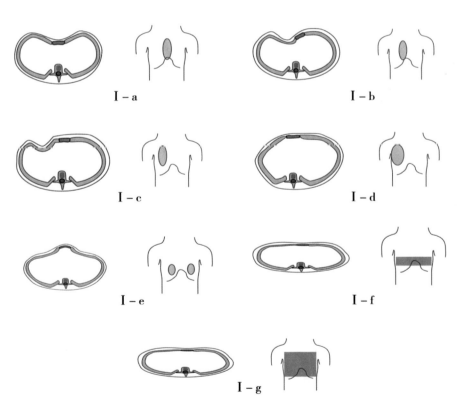

图 2-2-7　整体分类示意图（Ⅰ型）。此类畸形为凹陷类畸形，多种畸形都可以归并于此类畸形。凹陷为其内在的结构特征，不仅有助于发现各种畸形内在的联系，也有助于对同类畸形实施治疗

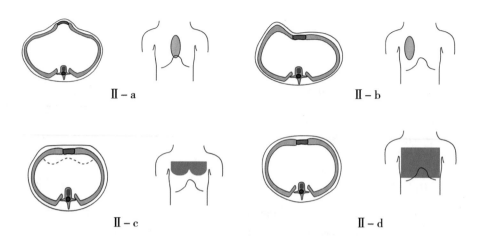

图 2 - 2 - 8　整体分类示意图（Ⅱ型）。此类畸形为凸起类畸形，通过对凸起这一标志性特征的认知，可以发现多种畸形内在的联系，同样有助于对其实施治疗

三、整体分类的实际应用

对于任何一种疾病的分类方法来说，实用性永远是真正的灵魂。不管理论上多么高大上，如果不实用，这样的分类就没有任何意义。因此设计分类方法的时候，在充分考虑其各种必然的属性之余，必须重点考虑其应用问题。

胸廓畸形的整体分类法是畸形领域最新的分类方法。该方法具有很多优点，其中实用性是其鲜明的特征之一。但具有实用性与用好此方法是两回事。要想使实用性充分发挥出来，需要从临床的角度对其进行挖掘。

第一，充分建立整体分类方法与命名方法之间的联系。畸形的传统命名多已深入人心，要想以新的分类体系去替代传统命名，会有一个不太习惯的过程。但时间会让陌生的东西变得不陌生，随着时间的推移，新的系统会逐渐被人接受。在此过程中，有必要将两种体系中的名称对应起来，了解其内在联系，掌握命名的规律，这样不仅不会影响畸形的认识，反而有助于从更新的角度认识畸形，最终为畸形的诊疗工作带来便利。

第二，抓住主要特征，做好畸形分类。分类的目的一方面是规范畸形的概念，另一方面是指导临床工作的开展。当面对一个畸形患者时，首先要抓住畸形的主要特征，即凹陷或者凸起，将其归并于两大类，然后根据畸形的细节特征分为各种亚型。按照这样的程序开展工作，不仅能更加精确地认识畸形，也会有利于畸形的诊断和治疗。

第三，善于发现畸形，做好分类的拓展。近年畸形的研究工作虽然取得了巨大的进展，但只是开始而已，这种势头不会停止下去。随着相关研究工作的深入，新的畸形会被发现。新畸形出现后必须有新的名称。由于整体分类方法是一个开放的分类体系，新畸形可以随时加入这个体系，最终使分类更完善、更全面，分类体系本身也将得到很好的拓展。

第四，善于分解畸形，做好分类补充。整体分类方法将畸形分为两类，几乎可以囊括所有的畸形。但是，临床中很多畸形是相当复杂的，其病理改变并不单一，也就是说，既有凹陷也有凸起。对于此类畸形，整体分类方法似乎难以发挥作用。然而，这只是表面现象罢了。事实上，这种复杂的畸形恰好为整体分类方法提供了发挥作用的可能。整体分类的两大类型是凹陷与凸起，而畸形不管多么复杂，都不外乎这两种最基本的特征。畸形之所以复杂，只不过是凹陷与凸起的组合方式复杂罢了，两个基本的病理改变是任何时候都客观存在的，这也正是整体分类方法牢牢抓住的两大特征。因此，只要能对复杂畸形深入研究，仔细观察，就能发现两种基本畸形的存在，进而正确分类和命名。

参考文献

［1］王文林. 沟状胸的命名与形态学特点. 实用医学杂志，2016，32（2）：335-336.

［2］王文林. 鞍状胸的命名与形态学特征. 实用医学杂志，2017，33（增）：380-381.

［3］王文林. Wenlin 胸与 Wenlin 手术. 胸廓畸形手术专家，2019-06-22.

［4］王文林. 侧胸壁局限性凹陷的命名. 实用医学杂志，2015，31（增）：196.

［5］王文林. 扁鸡胸的命名：一种特殊的胸廓畸形. 胸廓畸形手术专家，2019-05-23.

［6］王文林. 手术的特殊性决定了畸形的命名. 胸廓畸形手术专家，2021-06-11.

［7］王文林. 剑突畸形的基本概念. 胸廓畸形手术专家，2019-02-17.

［8］WANG W L. Minimally invasive operation for costal arch deformity. Surgical case reports，2018，1（2）：1-3.

［9］王文林，陈春梅，李学军，等. 胸廓畸形的整体分类法. 中国胸心血管外科临床杂志，2018，25（11）：981-985.

［10］王文林. 今天手术：失败沟状胸手术之二次手术. 胸廓畸形手术专家，2018-12-26.

［11］商子寅，段贤伦，章鹏，等. 小儿漏斗胸合并球形鸽胸的外科治疗. 中华小儿外科杂志，2012，33（2）：148-149.

［12］LESTER C W. Pigeon breast（pectus carinatum）and other protrusion deformities of the chest of developmental origin. Ann surg，1953，137（4）：482-489.

［13］LESTER C W. Pigeon breast，funnel chest，and other congenital deformities of the chest. J am med assoc，1954，156（11）：1063-1067.

［14］王文林. Wenlin 胸的特殊性. 胸廓畸形手术专家，2021-06-10.

［15］王文林. 胸壁局部凸起畸形. 胸廓畸形手术专家，2021-10-06.

第三节

胸廓畸形手术的性质

胸廓畸形是狭义的胸壁畸形，是胸壁外科中一种重要的病种。既然属于胸壁外科，其手术必然具有两种基本的属性，即治病和整形[1]。对于多数胸廓畸形来说，生理伤害不是主要问题，整形才是手术的主要目的。而从宏观的角度看，即便畸形本身没有明显症状，也依然属于疾病的范畴，因此整形手术依然具有治病的属性，此时的治病与整形是合二为一的，只不过更偏向整形罢了。

整形的属性可以分为两种形式，一种是塑形，一种是重建[2]。重建主要是针对原发性和继发性缺损实施的手术，而塑形则是专门针对胸廓畸形进行矫正的手术。

胸廓畸形的实质是胸廓骨性结构形状的变化，这种变化的结果与正常形状有明显差别。要想对这种畸形的结构做治疗，必须通过一些特定的手段改变其形状，使其最终恢复正常。我们将这种手段称为塑形，其本意是重新塑造胸廓的形状。从根本的性质上分，塑形手术可以分为三种基本类型[3]：破坏性塑形、机械外力塑形以及模板塑形。三种手术的基本原理和操作细节都不同，每一种手术都拥有自己鲜明的特征。

一、破坏性塑形

破坏性塑形是一种较为常见的手术方法，早年的畸形治疗曾经较为流行这种方法。表面上看，破坏性塑形具有极大的破坏性，这似乎与塑形的本意相矛盾。塑形是为了获得正常形状，破坏的实质是毁坏基本形状。两种目的水火不容，本质却完全一致。破坏性塑形的对象是胸廓的畸形，也就是病变局部的不正常骨性结构。异常的结构不破坏就不可能用正常的形状替代畸形结构。因此从广义上讲，所有畸形手术都是对畸形的病变结构的否定或者破坏。这里谈论破坏性塑形的时候，主要指的是操作的手段而不是结果，因此与塑形的本意并不矛盾。具体来说，破坏性塑形指的是直接对畸形局部病变实施操作，为的是改变异常的结构和形状，最终恢复正常的胸廓形状。

胸廓畸形是骨性结构的病变，这样的结构异常坚硬，要想改变形状并不容易。如果通过一般的方法不能改变其形状，则必须借助强大的破坏力将畸形结构破坏才能使其形状改变。要达到这样的目的，起码要完成三个基本的操作，即切开、切断和切除。这些操作都具有显著的破坏性。当这些操作完成后，畸形的基本结构将被破坏，这为重新建构新的胸廓形状奠定了基础。由此可见，破坏性塑形实际上不仅仅是破坏，除了破坏，更重要的是重新塑形。这才是手术最终的目的。这种做法类似于汽车的大修，是一种彻底的全方位的修复。

在胸廓畸形手术开展的早年，由于缺乏理想的治疗方法，很多手术都具有破坏性塑形的属性。比如漏斗胸手术，早期只是将肋软骨切除，这种尝试其实就是破坏性手术。结构的切除是最彻底的破坏，在这样的基础上，如果再对构成结构的形状做塑形，就成了标准的破坏性塑形手术。最早期的手术更多的是破坏而没有塑形，因此并不是完美的手术。后来的 Ravitch 手术显然进了一步。在手术过程中，病变最严重的部位先被破坏，破坏的方式有楔形切开、切断，对最严重的病变局部则直接切除。这些破坏性操作完成后，再将所有相关的结构进行排列、组合、固定，最终获得理想的形状，这成了最重要的塑形内容。很显然，Ravitch 手术是破坏性塑形手术的代表[4]。

胸骨翻转手术似乎没有对畸形局部的结构做破坏，但从宏观的角度看这个操作，则可以当做对畸形整体的破坏[5]。当凹陷的前胸壁被翻转的那一刻，相当于完成了最彻底的破坏，而此操作同时也将凹陷的外观消除，因此同时具有了塑形的内容。这意味着破坏与塑形在同一时刻得以完成，所以这种手术既是最彻底的破坏，也是最彻底的塑形。这是典型的破坏性手术。但是，由于没有对畸形的局部细节做破坏，手术操作少了"大修"的意味，因此胸骨翻转手术往往不能获得最理想的塑形效果。这种手术完成后，明显的局部畸形还存在，以局部的凸起替代了局部的凹陷。胸壁的压迫得到解除，但畸形以另外一种形式存在。这种手术治病的属性被彻底彰显，但整形的效果并不完善，所以胸骨翻转手术本身并不是一种完美的手术。在很长的时间里，该手术与 Ravitch 手术同时存在，但使用范围较小，究其原因，应该与该手术明显的缺陷有关。

对破坏性塑形这种特殊的手术来说，破坏与塑形都是必不可少的要素。没有对病变结构的彻底破坏，就不可能获得圆满的塑形。这种特殊的性质使此类手术具有了鲜明的特征：首先，由于手术本身的破坏性强，因此其创伤一般较大。在微创手术时代到来之前，创伤不被人重视，手术的唯一目的是消除骨性结构的畸形进而获得正常形状。为了达到这样的目的，只要患者能承受创伤的打击，几乎没有人会过多地关注手术自身创伤的问题。这样的理念为破坏性塑形的存在提供了生存的土壤。其次，由于破坏往往需要较大范围的操作，这种手术多会有较大切口。大切口意味着大疤痕，必将影响术后皮肤的美观。胸廓畸形手术的目的是消除畸形，使胸廓看起来更美观。如果术后手术疤痕过于明显的话，将使矫形的努力受到影响。

Ravitch 手术和胸骨翻转手术都有较明显的创伤，也都有较为显著的手术疤痕。在早年的手术中，创伤和疤痕被当成了手术必然的代价，没有人质疑。但是，当更先进的手术方式出现后，这些问题开始受到关注，并很快被认定为手术的缺陷。于是这类手术都有了一个不太体面的标签，即开放手术。

开放手术是微创手术概念提出后才出现的概念。当微创的理念风靡全球的时候，开放手术成了落后的代名词。对于胸廓畸形这种特殊疾病的手术来说，破坏性塑形因为创伤和切口的问题而成了陈旧的选项，成了落后的技术，以至于到了今天，几乎没有人再使用这样的手术。

但是，从手术的基本原理上讲，病变结构的破坏与重新塑形并没有原则性错误。之所以遭到质疑，是因为操作本身的问题，而不在于操作原理。对于像胸骨翻转手术和 Ravitch 手术这类的手术，如果只能通过长切口和大创伤才能完成手术目标的话，必然会遭到质疑。但是，在这种原理的指导下，如果能通过合理的方法经较小的切口以及简单的操作去实现破坏与塑形目的，那样的手术便会成为理想的破坏性塑形手术。

二、机械外力塑形

破坏性塑形的本质特征是破坏。既然是破坏，胸廓的完整性必然受到影响，也就是说，各部分间的联系会遭受破坏。病变结构之间的联系被破坏或者消除，为正常结构的建立奠定了基础。这是破坏后再塑形需要做的操作。然而，如果不对畸形形状做彻底破坏，而是在原有形状之上直接重新塑形，理论上也应该是可行的。将此理论付诸实践，便成了另外一种塑形手术，即机械外力塑形[3]。

机械外力塑形与破坏性塑形最大的区别是，后者先对畸形的病变结构实施了破坏性操作，而机械外力塑形却少了这样的内容，其真正的做法是借助特殊材料对病变局部施加外力，最终改变畸形的形状。在这种手术中，胸廓完整性一直没有被破坏，因此与破坏性塑形有显著不同。

在机械外力塑形中，由于不需要直接瞄准畸形局部做操作，只需要借助外部力量实施手术，一般都需要特殊的材料。这种特点使手术由直接塑形转变为间接塑形。间接塑形因为特殊材料的使用而具有了新的特性，切口可以远离病变局部，由此为微创手术提供了可能。

Nuss 手术是机械外力塑形的典范。对于漏斗胸这种特殊的畸形来说，病变最严重的部位位于凹陷底部，一般都在胸骨附近。破坏性塑形是直接对病变局部进行操作，而 Nuss 手术具体的操作部位并不涉及病变局部，而在侧胸壁[6]。侧胸壁操作完成后，在此处施加机械外力，再通过特制的钢板间接对前胸壁正中的病变做塑形，最终达到手术的目的。由于有了特制钢板的参与，局部破坏性操作得以避免，不仅使切口更微小，创伤更轻微，也使切口变得更隐蔽，这无疑更利于术后美观效果的提升。

机械外力塑形有很多的优点，尤其与破坏性塑形相比较时，这种优点会表现得更明确。但是，像任何手术一样，此类手术不可能十全十美，也必然有其弊端。这些弊端包括：

（1）操作不精确。机械外力塑形操作的部位不在病变局部，而在远离病变的部位。由于不能直接进行操作，病变就无法精确地被消除。病变不能彻底消除，就可能带来种种问题。拿漏斗胸来说，其病变最严重的部位位于凹陷最深处，此处骨性结构会增生、融合、扭曲，最终会形成内向的凸起凸入体内。此处的处理关系到手术的成败。在破坏性塑形中，这样的结构会得到直接的处理。而在机械外力塑形中，这个部位的操作往往被忽略。当整个前胸壁大的凹陷被撑起之后，中心部位的病变没有做任何处理，其潜在的麻烦是：第一，可能直接影响钢板的放置。从矫形的实质看，钢板最佳的放置位置应该在凹陷的最底部。但由于存在内向的凸起，此处无法为钢板提供足够的撑顶位置，因此钢板往往无法放在最理想的位置。在很多情况下，钢板位于凸起的旁边，此处相当于一个斜坡，很难让钢板放置稳定。第二，可能导致钢板移位。凹陷底部的内向凸起不消除，钢板就不可能稳定。一旦受到外力作用，钢板就可能发生移位，这将影响其撑顶的效果。撑顶效果不理想，手术终将失败。第三，为取钢板后的畸形复发埋下伏笔。钢板存在于体内期间，由于钢板的撑顶，凹陷一般不会再次复发。但是，一旦钢板被取出，由于内向的凸起始终存在，可能很快再次出现凹陷，使畸形复发。由此可以看出，由于机械外力塑形手术仅通过特殊的材料间接实施操作，很难保证病变局部得到精确的塑形。塑形不精确，就会带来很多现实的麻烦。

（2）操作不稳定。机械外力塑形时，操作的具体部位远离病变局部。由于无法直接对病变局部进行操作，就很难保证有稳定的效果。比如 Nuss 手术，其最关键的操作是将钢板放在凹陷最深的底部并将其牢固固定在此部位，这样才能保证塑形效果。但是，由于无法对这个部位进行固定，钢板很容易滑到其他部位。这相当于钢板的移位。移位一旦发生，手术将会失败。对任何一种手术来说，操作稳定是其成功的关键。机械外力塑形时，操作的稳定性不能保证，将带来很多问题。

（3）效果不理想。胸廓畸形不仅体现在整体形状，也体现在某些病变局部。手术的目的是塑形，除了大体外观的塑形外，局部的塑形同样重要。但是，机械外力塑形关心的往往只是大体的外观，而不注重细节。从整体外观上讲，这种做法本身将影响手术的效果。从深层次来分析，由于畸形局部的处理往往关系到整个手术操作的成败，因此，如果不注重病变局部的塑形，可能最终会影响整体塑形。这种弊端在 Nuss 手术中表现得非常明显，也是机械外力塑形的显著缺陷。

（4）手术具有风险。机械外力塑形操作的不精确，不仅影响了手术的效果，而且可能损伤周围的脏器，如果脏器至关重要，就可能导致严重后果。漏斗胸的凹陷直接压迫心脏，由于无法在直视下完成操作，心脏损伤成了最大的风险。每年都有患者因接受 Nuss 手术而死亡。究其原因，根本的风险就在于机械外力塑形是间接塑形。由于间接所以不确切，由于间接所以无法直视。在无法直视的情况下对最重要的脏器做不确切的操作，这本身就是无视风险。不注重风险，就必然有风险。

（5）易发生并发症。操作部位远离病变部位尽管有一定的优点，却可能在操作部位引起新的并发症。在 Nuss 手术中，侧胸壁真正的术野经常会出现并发症，比如对肋骨局部压迫导致的侧胸壁凹陷畸形，再比如弧形钢板对侧胸壁肋骨发育造成的约束，都是这类手术与生俱来的并发症。而考虑到间接塑形对使用材料的额外要求，又可能发生与材料相关的并发症。

（6）手术难度增加。破坏性塑形是直视手术，这样的手术对任何一个有外科基础的医生来说都不是太困难。但是，机械外力塑形手术是间接手术，在多数情况下都无法直视。即便借助胸腔镜也依然不能与直视相提并论。无法直视的手术难度可想而知，所以尽管很多人声称 Nuss 手术很简单，但这种说法并不准确。事实上，在很多具体的手术中，比如成人的漏斗胸、不对称的漏斗胸、大面积的漏斗胸手术中，手术难度并不小。手术难度较大的根本原因就在于机械外力塑形的间接塑形特性。

（7）需要特殊的条件。破坏性手术不需要特殊材料，可以广泛开展。机械外力塑形需要借助特殊的材料才能完成手术，这对手术条件提出了特殊的要求。就拿 Nuss 手术来说，如果没有特制的钢板和器械，手术就无法开展。考虑到很多医生对胸腔镜的依赖，如果医生不能熟练掌握胸腔镜技术，这种手术同样无法实施。

综上所述，由破坏性塑形发展到机械外力塑形，手术性质发生了根本变化。创伤明显变小，切口变得更美观，手术更容易被接受。但是，这同时也带来很多现实问题，因此这样的手术有明显的缺陷，需要进一步改进。

三、模板塑形

模板塑形是我们提出的一种特殊手术理念，该理念是参照了生活中类似的操作而被提出的。比如复印机复印的操作、各种模具工作的操作等，都曾给我们以启迪。在此基础上，模板塑形的理念最终被提出。

模板塑形的基本设想是，先按照正常胸壁的形状设计出一个模板，再将畸形的胸壁与模板紧贴在一起并牢固固定，最终使胸壁获得与模板一样的形状[7]。由于模板事先被设计成了正常胸廓的形状，因此理论上讲，矫正后的胸廓也将拥有正常胸廓的形状。

塑形是一个做功的过程，需要外力参与，破坏性塑形和机械外力塑形都需要外力参与，模板塑形同样也需要外力发挥作用。但外力作用的目的和效果却与另外两种塑形方式完全不同。在破坏性塑形中，外力作用的目的是破坏病变结构。在机械外力塑形中，外力作用的目的是间接改变病变结构的形状。而在模板塑形中，外力作用的目的是使病变结构尽可能贴紧模板，这种作用与另外两种手术中的外力作用显然有很大不同。在外力作用下，当胸壁的所有细节与局部均向模板贴紧并融为一体后，塑形的目的便可以实现。由于模板塑形是以正常胸壁外观做参照或者模板而进行的塑形，理论上的塑形效果应该最理想。在具体操作过程中，如果能对操作细节做更完美的设计，并使局部创伤尽可能缩小、切口更美观的话，必然会有很好的效果。

我们曾设计过两种模板塑形手术，一种是 Wenlin 手术[8]，一种是 Wang 手术[8,9]。Wenlin 手术是针对凸起畸形设计的手术，Wang 手术则是针对凹陷畸形设计的手术。在 Wenlin 手术中，先根据正常胸壁外观设计出特定形状的模板钢板，然后将凸起的骨性结构压平，使各部分结构与钢板紧贴在一起并牢固固定，最终达到塑形目的。在 Wang 手术中，同样要先依据正常胸壁外观设计出特定形状的模板钢板，然后将凹陷的胸壁提起并与钢板紧紧固定在一起，借此完成塑形。

对两种手术的操作细节进行观察可以发现，尽管二者矫正的畸形不同，操作的具体方法也不同，但实质却是一样的。二者的操作实质包括两个要领：其一，首先设计出理想的钢板模板；其二，将畸形的胸壁与钢板牢固固定在一起。这样操作实质上与印刷或者铸造过程的原理基本相同，由于是参照正常的模板来完成塑形，因此理论上应该是最理想的手术。

模板塑形特色鲜明，优势明显。但是，这类手术同样也有缺陷，具体表现在以下诸方面：①塑形的范围问题。由于塑形采用的材料依然是长条状的钢板，最终的塑形作用主要集中于狭长的线性范围。如果胸壁结构不是太坚硬的话，塑形的范围就会相当局限。对于畸形范围较小的患者来说，其缺陷不算明显；如果范围较大，将难以达到理论上的绝对模板塑形。为了弥补这样的缺陷，唯一有效的方法就是增加塑形板的数量。但数量的增加意味着花费增加，操作也更烦琐。这无疑成了模板塑形明显的缺陷。②固定的力度问题。局部畸形明显时，如果结构过硬，需要极大的力量才能将胸壁结构与钢板固定紧密。但紧密的固定又可能导致局部结构的断裂，既可能是骨性结构的断裂，也可能是固定钢丝的断裂。不管什么结构断裂，最终都会影响手术效果。③切口的选择问题。固定范围较广，部位较多时，需要在多处操作，这对切口的位置和数量提出了较高的要求。如果不能满足显露，则会影响手术效果。而为了完成固定操作而过于随意做切口的话，又会影响术后的美观。可见，切口的问题有可能成为模板塑形的硬伤。

模板塑形是一种设计巧妙的微创手术，这种手术有其他手术不具备的优越性。但是，由于手术自身有特殊要求，必须对手术的细节做良好的设计。如果不注重细节问题，则可能影响塑形效果，最终带来诸多的问题。

由破坏性塑形，到机械外力塑形，再到模板塑形，塑形的理念发生了质的改变，方法也不断在改进。由于出现的时间顺序不同，采用的技术不同，可能会造成一种印象，以为模板塑形优于另外两种手术。其实手术方式的好坏并不是一个绝对的概念，最重要的是要看适合哪种具体的畸形。这就是手术本身的适应证问题。对适合特定手术的畸形来说，这种手术就可能是最理想的选择。如果手术不适合某种畸形，即便是模板塑形，也不是好的选择。由此可见，简单地比较手术的好坏没有任何意义，关键要根据畸形特点选择合适的手术。就拿漏斗胸来说，对于骨质较软、凹陷局限的患儿，可以选择 Wang 手术。这是典型的模板塑形手术。但对于骨质坚硬、凹陷范围较广的患者，这种手术就不是理想的选择，此时 Nuss 手术会有明显的优势，这是典型的机械外力塑形。根据畸形的特征选择合适的手术，是胸壁外科医生应该具有的基本素质。不因病制宜，机械地做选择，必然会影响手术效果。

在多数情况下，三种性质的手术是相对独立的技术，彼此之间有本质的不同。但是，从宏观的角度看，这三种手术又有内在的联系。比如破坏的属性，除了存在于破坏性塑形中，在另外两种塑形手术中同样存在，不管是机械外力塑形还是模板塑形，都存在破坏的性质。再比如模板塑形的属性，在破坏性塑形中，当对破坏后的结构进行塑形时，往往也需要用具有模板功能的材料进行塑形。这是另外一种形式的模板塑形。在机械外力塑形中，尽管使用的钢板形状与目标形状不完全相同，却也有很大程度上的相同。这种操作至少有部分模板塑形的功能。由此可见，三种基本的操作尽管存在形式上的不同，却有内在的联系。深刻理解这些联系，不仅有利于更加全面地掌握塑形的本质，也有利于各种复杂畸形手术的完成。

在各种畸形的塑形过程中，经常会用到一种特殊的技术，即预塑形技术，这种技术的实质就是破坏性塑形。其目的是破坏原有的结构，使其形状或者性能发生改变，为真正的塑形奠定基础。临床中有一种特殊的漏斗胸类型，其一侧边缘可能呈现严重凸起，呈锐角畸形，这种畸形无法用 Nuss 手术完成矫正，唯一的选择只有 Wang 手术[10]。但是，在具体实施此手术的过程中，如果直接实施模板塑形，由于锐角畸形的存在，不仅难度极大，还会影响最终效果。为了使手术简化，通常会在塑形前先做预塑形，即对局部畸形进行破坏性塑形。这样的操作完成后，局部应力彻底释放，塑形难度大大降低，Wang 手术变得简单易行。在此过程中，实际上是将两种性质不同的塑形方法，即破坏性塑形和模板塑形联合在一起使用，其效果显然比单纯的塑形要更理想。在一些复杂畸形的手术中，由于涉及不同性质的畸形，使用单一的手术方法往往无法获得好的结果，此时经常需要同时使用不同性质的塑形方法。当每种方法的优势都充分发挥出来后，必然取得满意的效果。

总的来说，胸廓畸形的塑形手术可分成三种不同性质的方法，每一种方法都有自己与众不同的特性，但彼此之间并不独立，存在内在的联系。在畸形的塑形过程中，必须根据畸形的特点合理选择手术，只有这样才能使手术最终成功。

参考文献

[1] 王文林. 胸壁外科手术的基本性质. 今日头条，2021 - 10 - 31.

[2] 王文林. 胸壁外科手术：塑形与重建. 今日头条，2021 - 10 - 31.

[3] 王文林. 胸廓畸形手术的三种基本形式. 胸廓畸形手术专家，2019 - 09 - 24.

［4］ NASR A，FECTEAU A，WALES P W. Comparison of the Nuss and the Ravitch procedure for pectus excavatum repair：a meta-analysis. J pediatr surg，2010，45（5）：880－886.

［5］ LIU T，LIU H，LI Y. Comparison of the Nuss and sternal turnover procedures for primary repair of pectus excavatum. Asian J surg，2014，37（1）：30－34.

［6］ 王文林. Nuss 手术常见的并发症：继发性鞍状胸. 胸廓畸形手术专家，2021－05－17.

［7］ 王文林. 模板塑形的技术要点. 胸廓畸形手术专家，2019－10－07.

［8］ 王文林. Wang 手术与 Wenlin 手术. 胸廓畸形手术专家，2018－10－11.

［9］ 王文林. Wang 手术的工作原理. 胸廓畸形手术专家，2020－09－22.

［10］ 王文林. 锐角畸形的手术问题. 胸廓畸形手术专家，2021－09－08.

第四节

漏斗胸

漏斗胸是一种常见的胸廓畸形，关于其发病率，不同作者统计的数值不同，从 0.1%到 0.8% 不等[1]。仔细考量这些数值，其实即便 0.1% 的发病率也是一个极高的发病数值。这样的数值几乎高于任何一种胸外科疾病的发病率。目前胸壁外科住院治疗的胸廓畸形患者中，漏斗胸一直是最多见的类型，也是治疗最成熟的畸形。早年的漏斗胸没有好的治疗方法，治疗效果不理想，关注的人并不多。到了 1998 年，当 Nuss 手术公布后，漏斗胸的治疗发生了一场真正的革命[2]，手术更为简单，效果更加令人满意。这为漏斗胸患者带来了福音，也激起了广大医生治疗漏斗胸的热情。很多胸外科医生、小儿外科医生甚至骨科医生、整形外科医生纷纷投身到漏斗胸的治疗行列中来。医生关注漏斗胸，患者和家属也关注漏斗胸，大量的关注将漏斗胸的治疗推向高潮，很多新术式和新理念被研究出来，不仅使漏斗胸自身的治疗得到进一步的发展，也为其他畸形的治疗提供了帮助，甚至直接促成了胸壁外科的诞生。由此可见，在所有胸壁外科疾病中，漏斗胸是一个极其重要的疾病，需要认真进行研究。

一、发病机理

漏斗胸的发病是一个非常复杂的问题，不少人在研究，但至今没有统一的说法[3]。一些人想当然地以为漏斗胸与缺钙或者某些营养因素缺乏有关。这种说法毫无依据，盲目补充钙剂和营养元素无助于凹陷的消除。早年有观点认为凹陷与胸壁内侧面凹陷底部的异常纤维牵拉有关，后来有人在胸腔镜下并没有发现异常纤维，于是否定了这种可能性。然而，在一些特殊的手术中，当需要经剑突下做切口对胸骨后做游离时，可以明确地发现有来自膈肌的纤维牵拉。这种纤维恰好位于漏斗胸凹陷的底部。由于牵拉严重，有可能是导致凹陷的元凶。纤维牵拉的说法是最有可能的发病机理。一些家族中有多个个体会出现漏斗胸，此时漏斗胸呈现明显的遗传倾向，因此被认为存在遗传致病的可能[4,5]。基因水平的证据可以找到，但具体通过怎样的机制造成了胸壁的凹陷不得而知。遗传性因素导致的漏斗胸都是先天性漏斗胸，但并不是所有先天性漏斗胸都是遗传因素所致。在一些同卵双生的双胞胎个体中，可以发现单个个体患有漏斗胸而另外的个体没有[6]。这种现象显然是对遗传因素的否定，但仔细分析其原因可以推测出一种可能，即机械性压迫。对于同处于一个狭窄空间内的两个个体来说，这几乎是唯一合理的解释。

除了上述的可能外，漏斗胸发病的机理尚有多种说法。这些说法都试图从不同角度对前胸壁的凹陷做解释，但多数是猜测，很难找到证据。不过有的漏斗胸会有明确的原因。比如继发于外伤或者手术后的漏斗胸，由于致病因素明确，可以很好地解释漏斗胸的发病机理。

新生儿有一种较为常见的疾病，即肺囊腺瘤。一些医生会在患儿出生后不久为其实施囊腺瘤切除手术。由于囊腺瘤本身占据了较大的体积，而切除囊腺瘤的时候还需要切除一部分健康的肺组织，当完成手术后，胸腔内组织结构会大量丧失。胸腔的容积没有缩小，而残余的肺组织不可能马上扩张将残腔完全填满，这将导致胸腔内的负压明显增大。正常生理状况下，胸壁两侧的压力差是一定的，这样的压力差对维持胸壁正常的形状有重要作用。但是，当胸腔内负压值明显增高时，胸壁两侧可能形成明显的压力差。如果胸壁本身有足够的硬度也就是机械强度的话，压力差不至于影响胸壁的形状。但是，低龄的患儿由于剑突附近的胸壁缺乏正中结构支撑而非常薄弱，在跨胸壁压力差的作用下，很容易出现凹陷，形成漏斗胸。这是此类手术后发生漏斗胸的机理[7]。

另外还有一种先天性疾病，即先天性膈疝，其特征是腹腔脏器通过膈肌裂孔疝入胸腔。由于病变严重影响患儿的生理功能，因此必须实施手术。在手术的过程中，首先需要将疝入胸腔的腹腔结构送回腹腔，然后将膈肌缺损缝合。腹腔脏器送回腹腔后，胸腔内的肺组织不可能马上扩张将胸腔内的残腔填充。这种结果与肺囊腺瘤手术后的结果完全相同，胸腔内的负压也将明显升高。除了这种结果外，由于需要对膈肌进行修补，如果膈肌较为紧张，肌纤维将直接对前胸壁产生牵拉作用。这两种机制都将使前胸壁出现凹陷，最终形成漏斗胸[8]。

继发于手术后的漏斗胸也可见于正中开胸的心脏手术后。这种畸形的发生被认为与两个因素有关：其一是胸骨固定不满意，其二是术后纵隔粘连的牵拉。两个因素相互作用，直接促成了前胸壁的凹陷[9]。

临床中的漏斗胸还可以继发于外伤后。这种情况出现于大面积胸壁外伤中，胸壁首先出现软化，在此基础上发生畸形愈合，最终形成胸壁的凹陷。在此过程中，胸腔内纤维组织增生产生的牵拉，被认为是一种可能的致病因素[10]。这种机制与慢性脓胸导致胸壁塌陷的机制相同，纤维直接连接胸壁，大量增生时产生巨大的牵拉作用，最终形成凹陷[11]。

在上述所有继发性漏斗胸形成的机制中，都存在两个重要因素：其一是胸壁结构的薄弱，其二是外力的作用。继发性漏斗胸形成的机理非常清晰。原发性漏斗胸形成的机理虽然不清楚，但很可能与继发性漏斗胸大致相同。这就是说，不管是哪种途径导致的畸形，其最终形成凹陷的机理很可能大致相同[12]。

二、病理特征

（一）大体结构

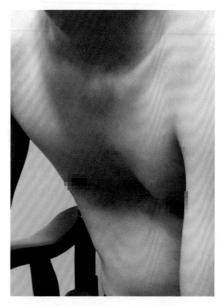

图2-4-1　典型漏斗胸患者的胸壁外观，前胸壁为"坑"而不是其他类型的凹陷

漏斗胸主要的病理变化为前胸壁骨性结构的凹陷。以往对凹陷不做更详细的鉴别，将所有的凹陷都称为漏斗胸。在开放手术时代，这样的观点不存在任何问题。但是，随着微创手术时代的到来，当Nuss手术出现后，由于凹陷位置的不同影响了手术的效果，此时不得不对凹陷畸形做更精确的分类。这就是说，不能不加区别地将所有的凹陷畸形都看做漏斗胸。严格说来，漏斗胸之所以被称做漏斗胸，根本的原因不是凹陷，而是因为凹陷外观像漏斗。漏斗的形状一般人都熟知，用于描述胸前的凹陷时，应该是一个"坑"而不能是沟、槽或者其他形状的凹陷（图2-4-1）。考虑到胸壁特殊的空间结构，只有位于前胸壁的"坑"状凹陷才是漏斗胸，除此之外的任何凹陷都不应该是漏斗胸。由此使标准漏斗胸具有了如下基本的病理特征[13]（图2-4-2）：①必须是位于前胸壁的凹陷。胸壁的范围很广，除了前胸壁之外还有侧胸壁，而从解剖学角度看，甚至连背部也应该是胸壁的范畴。胸壁任何部位都可能有凸起或凹陷。很显然，从漏斗胸这种疾病的历史与习惯来看，只有前胸壁的凹陷才被认为是漏斗胸，侧胸壁和背部的凹陷不适合归为漏斗胸。②凹陷必须累及胸骨。前胸壁范围很广，正中是胸骨，两侧为肋软骨和肋骨。一般来说，漏斗胸大致位于正中，即便是不对称型的漏斗胸，也不可能完全位于一侧胸壁，其共同的特征是全部累及胸骨。如果凹陷与胸骨无关，则成了侧胸壁的凹陷畸形，这样的畸形不能被当做漏斗胸。③凹陷必须为"坑"。强调"坑"的形状是为了坚守"漏斗"的初衷。这种认定并不是简单的命名问题，如上所述，这将直接关系到手术方式的选择。"坑"首先是一个凹陷，有最深处的底和周围的边缘，边缘一般完全封闭，没有缺口。这样的结构才构成漏斗的形状，才是标准的漏斗胸。剑突附近的漏斗胸往往是最典型的漏斗胸。有的畸形甚至位置非常低，最低点位于剑突下。此时其边缘似乎并不完全封闭，而在下方存在缺口。这种理解其实并不正确，因为边缘不仅可以为骨性结构，也可以为肌肉或者软组织。当把腹壁当做凹陷的下部边缘时，其边缘便不再存在缺口，而依然是一个封闭的边缘。

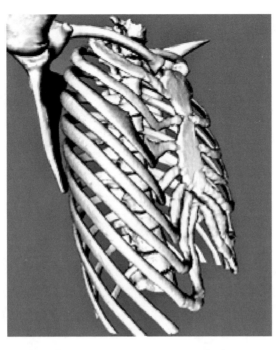

图 2-4-2　漏斗胸的病理特征。前胸壁凹陷，累及胸骨，凹陷为各种形状的"坑"

（二）大体分型

漏斗胸的大体形状有共同的特征，但不同个体有明显差异。根据个体形态的不同，可以将漏斗胸分成如下不同的类型（图 2-4-3）：

（1）典型漏斗胸[1]。典型的漏斗胸是左右对称的凹陷畸形，凹陷位于前胸壁正中，一般位置靠下，位于胸骨末端或者剑突附近，凹陷底部为胸骨或者剑突，一些低位的畸形凹陷底部可位于剑突下方。这是最常见的漏斗胸类型。

（2）不对称型漏斗胸[14]。此类畸形可以有两种不同的理解。狭义的不对称型漏斗胸指的是凹陷位于一侧胸壁的畸形，其凹陷底部为肋骨或者肋软骨，凹陷累及的胸骨部分倾斜，位于凹陷的一侧斜坡上。这种畸形是常见的类型。除了这种畸形外，还有两种广义的不对称型漏斗胸（图 2-4-4）。第一种情况的凹陷外观类似对称型漏斗胸，凹陷位于正中，底部为胸骨，两侧边缘对称，但骨质结构却存在明显差异。体格检查可以发现一侧胸壁骨质结构粗壮坚硬，而另一侧的骨质却薄而柔软。这是一种潜在的骨质结构的不对称，也属于不对称型漏斗胸的范畴。另外一种情况的凹陷虽然位于正中，但两侧边缘却明显不对称，一侧边缘较高，另一侧边缘较低。这种畸形同样属于不对称型漏斗胸的范畴。广义的不对称型漏斗胸概念的提出，是对漏斗胸畸形更为精确的理解。这种理解对漏斗胸的治疗具有极其重要的指导意义。

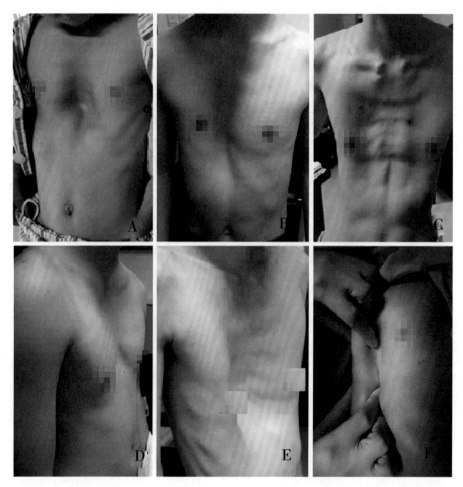

图2-4-3 各种类型的漏斗胸（A. 典型漏斗胸；B. 不对称型漏斗胸；C. 大面积漏斗胸；D. 高位漏斗胸；E. 大峡谷型漏斗胸；F. 边缘为锐角畸形的漏斗胸）

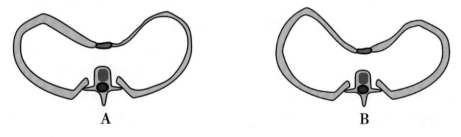

图2-4-4 两种广义的不对称型漏斗胸（A. 外观左右大致对称，但左右两侧骨质结构有明显的差异；B. 凹陷虽然居中，但两侧边缘不一样高，因此同样属于不对称范畴）

（3）大面积漏斗胸[15]。这种畸形凹陷范围广、面积大，常累及前胸壁的大部分，没有具体的限定。从程度上看，其深浅不一，但边缘的高度一般都不太高。单用 Haller 指数评价此畸形，指数值往往较大，但凹陷程度并不深，可能出现一种 Haller 指数虚高的假象。

（4）高位漏斗胸[16]。这种畸形的凹陷位置一般都较高，底部可位于胸骨体，也可位于高位的肋骨或者肋软骨。高位漏斗胸深部一般为心脏底部，为大血管出入心脏的部位。如果凹陷严重，更容易影响心脏功能。

（5）大峡谷型漏斗胸[17]。这种畸形的面积大，范围广，是一种极其严重的漏斗胸类型。其凹陷外观呈现纵行的沟，从上胸壁一直延伸到腹壁，可位于正中，但多斜行，凹陷程度深，外观呈现严重的畸形。

（6）含有锐角畸形的漏斗胸[18]。这种畸形的边缘或者底部呈锐角伸向体表或者胸腔深部，畸形极其严重，需要用特殊的方法才能完成矫正。

除典型漏斗胸之外，其他五种类型的漏斗胸都是较为特殊的类型。其畸形各有特色，与典型漏斗胸形状有明显差异。但是，由于这些类型都具备漏斗胸的三种基本特征，因此依然属于漏斗胸的范畴。

（三）整体分类

漏斗胸是一种古老的疾病，其命名有漫长的历史。孤立地看这种疾病并只考虑此种疾病自身治疗的话，对其结构做现有研究已经足够。但是，如果将胸廓畸形当做一大类疾病，尤其当对更多的其他畸形一并做研究之时，就需要将漏斗胸作为所有畸形中的一分子进行对待，此时可以看到漏斗胸与其他畸形之间的内在联系。为了更好地呈现不同畸形之间的联系，我们设计了一种新的分类方法，即胸廓畸形的整体分类法[19]。在这种分类方法中，漏斗胸被分得更细，Ⅰ-a 型畸形的凹陷位于前胸壁正中，相当于典型的漏斗胸；Ⅰ-b 型畸形的凹陷偏离中线但依然累及胸骨，相当于不对称型漏斗胸。将漏斗胸置于整体分类中去研究，不仅建立了其与其他凹陷类畸形之间的联系，也与所有凸起类畸形有了鲜明的对照。这种关系对进一步认识和治疗漏斗胸都有重要的帮助。

（四）结构特征

以上从不同角度对漏斗胸进行了描述，但这样的描述并不全面，因为都是大体上研究的内容，也就是对外观形状的研究，并没有涉及具体的胸壁结构。事实上，漏斗胸患者的胸壁结构也存在一些明显的改变，这样的改变直接关系到手术的成败，因此也需要给予关注。

漏斗胸出现凹陷时，有人认为局部的肋骨和肋软骨长度变长，甚至生长速度快于正常的结构，这也被认为是漏斗胸形成的可能原因。从结构上看，肋骨和肋软骨的长度确实要长于正常的长度，但如果将其认为是形成漏斗胸的原因，则会有争议。争议的重点在于原因与结果的真正关系。如果有外因导致了凹陷的发生，则肋骨和肋软骨长度必然延长，这更可能是结果而不是原因。但不管怎样，肋骨和肋软骨的长度长于正常尺寸是客观存在的事实，这也是此类畸形明显的病理改变。

从具体结构上看，胸骨下段、肋骨和肋软骨都可能发生相关的改变。凹陷越严重，范围越局限，这些结构的病变也会越严重。具体的病变可表现为局部的扭曲、增粗、融合或者缺失等。在对称型漏斗胸中，病变局限于靠近凹陷底部的位置，主要累及胸骨末端和肋软骨。在不对称型漏斗胸中，凹陷底部位于侧胸壁，最深处为肋软骨和肋骨，底部的肋骨和肋软骨可能存在严重的病变。最严重的情况甚至会出现锐角畸形，即凹陷呈锐角凸向纵隔或者胸腔内，这将是非常严重的漏斗胸类型。

从漏斗胸的定义看，胸骨是必须累及的结构，因此胸骨一定会存在相应的病理变化。在对称型漏斗胸中，胸骨位于凹陷最底部，此时的最深处一般位于胸骨下端附近。由于其与剑突相连，可呈现特殊的连接关系。这样的关系一般表现为三种具体形式[1]（图2-4-5）：①胸骨自身弯曲，形成凹陷底部，剑突与胸骨下端直接延续，形成一种向前胸壁凸出的形状。②胸骨自身没有明显弯曲，但胸骨最下端与剑突形成夹角，构成凹陷最底部。此时的剑突可凸向前胸壁。③胸骨直接延续为剑突，剑突末端构成凹陷最底部。胸骨与剑突的关系极其重要，局部结构的特征直接影响手术的操作和效果，术前有必要进行明确。在不对称型漏斗胸中，胸骨虽然受累，但并不构成凹陷的底部，胸骨自身位置往往发生倾斜，与胸骨的主体不在一个平面，胸骨呈现扭曲的形状。

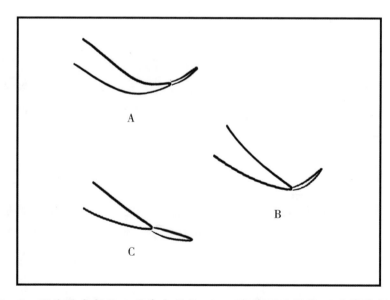

图2-4-5　漏斗胸底部的三种基本结构（A. 胸骨下端构成凹陷最底部；B. 胸骨最下端与剑突形成夹角，共同构成凹陷最底部；C. 剑突为胸骨下端的直接延续，剑突末端构成漏斗胸的最底部）

漏斗胸整体的形状中，需要关注的重点部位有两个，一个是底部，一个是边缘。不管哪种结构构成了凹陷的底部，底部都可能有不同的病理改变。从胸腔面观察凹陷的底部，可以呈现不同的形状特征。有的底部面积较大，较为平缓；有的底部面积较小，呈现为尖状结构。另外，有时底部会出现明显的骨性结构增生。这些改变客观地存在于凹陷底部，会直接影响手术效果，因此在手术中必须给予足够的重视。

漏斗胸的边缘一般不会凸出体表，多数情况下与周围胸壁在一个水平。但是，在少数漏斗胸畸形中，凹陷边缘可能凸出表面，形成一定程度的隆起。这种情况一旦出现，会形成事实的复合型畸形，对畸形的治疗将产生严重影响。这种情况中最严重的案例是锐角畸形，其经常发生于一侧边缘[18]。当局部呈现锐角形状时，Nuss 手术将成为禁忌，唯一可能的手术只能是 Wang 手术。

如上所述，锐角畸形并不是单纯的凸起，在一些严重的凹陷畸形中，也可以存在于凹陷的底部[20]。由此可见，锐角畸形一旦出现，不管是凹陷还是凸起都极其严重，将成为最严重的畸形类型（图 2 - 4 - 6）。

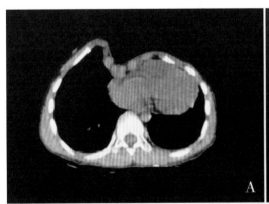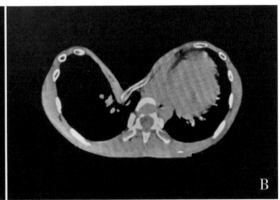

图 2 - 4 - 6　锐角畸形（A. 凹陷边缘呈锐角凸起；B. 凹陷底部呈锐角凸起，凸向胸腔内部。两种畸形都无法通过直接的机械外力塑形完成治疗，必须借助适当的预塑形技术甚至破坏性塑形技术才能完成治疗）

（五）程度划分

在讨论漏斗胸病理结构时，除了上述内容外，尚需要关注严重程度的问题。为了有一个客观的尺度，有人利用 Haller 指数值进行区分[21]。这是一种通用的做法。但是，只要有了人的因素，便必然有主观性，因此只能作为参考，而不能过分依赖。除了存在主观性外，Haller 指数还有两种无法处理的情况（图 2 - 4 - 7）：第一个是 Haller 指数无限大的情况[17,22]，第二个是负值的情况[23]。这两种情况都极其严重，虽然并不多见，但真正需要 Haller 指数显示其价值的时候，Haller 指数却无能为力。

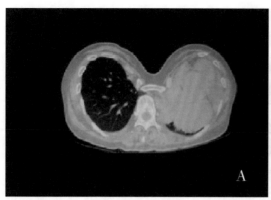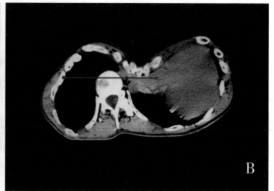

图 2 - 4 - 7　Haller 指数无法反映凹陷程度的两类畸形（A. Haller 指数无限大，此时的数值没有意义；B. Haller 指数为负值，凹陷极其严重。如果单用 Haller 指数做参照，很难获得准确认知）

为了消除 Haller 指数自身的缺陷，我们设计了一种更简单也更实用的判断方法，这种方法可以完全抛开 Haller 指数而对畸形的严重程度做评判。为了便于使用，我们做了命名，称为 Wenlin 评价法。该方法将漏斗胸分为四种程度：轻度、中度、重度和极重度。具体的做法是（图 2 - 4 - 8）：在患者 CT 截面图上，先将前胸壁最高点连为一线，再从脊柱前沿到连线作垂线，将该垂线等分为三等份，然后对凹陷程度做判断。当凹陷底部位于上 1/3 时，为轻度漏斗胸；当凹陷底部位于中 1/3 时，为中度漏斗胸；当凹陷底部位于下 1/3 时，为重度漏斗胸。极重度漏斗胸指的是凹陷底部超越脊柱前沿，从脊柱一侧陷入更深程度的漏斗胸，这种畸形是最严重的漏斗胸畸形。

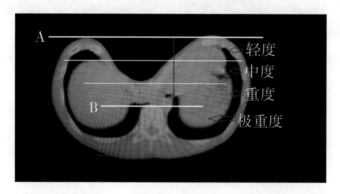

图 2 - 4 - 8　漏斗胸严重程度的 Wenlin 评价法（A. 凹陷边缘最高点的平面；B. 脊柱前沿的平面。将 A、B 之间的区域划分为三等份，根据凹陷底部所在的区域将畸形分成轻度、中度、重度和极重度四种程度。此评价方法不需要测量具体数据，不需要计算，靠目测基本上可以做出大致的评价，因此是一种较为实用的评价方法）

为了与 Haller 指数进行的程度划分做对比，我们对这种方法中相关部位的 Haller 指数做了测量。测量的结果是：中上 1/3 处对应的 Haller 指数大约为 3.37，中下 1/3 处对应的 Haller 指数大约为 6.74。利用 Haller 指数进行分类时，一般将 Haller 指数小于 3.2 的情况定为轻度，3.2～3.5 为中度，大于 3.5 为重度[1]。这种规定与我们的方法中测算的 Haller 指数有明显差异。这种差异可以看做两种方法关于轻重程度不同的表述。考虑到 Haller 指数无法表征所有类型凹陷的程度，我们认为 Wenlin 评价法更合理。为了量化 Wenlin 评价法，我们定义了 Wenlin 指数（Wenlin Index）[24]，该指数为凹陷深度与脊柱前沿到凹陷边缘平面距离的比值。小于 0.33 为轻度，0.33～0.67 为中度，0.68～1.0 为重度，大于 1.0 为极重度。Wenlin 指数的提出，为漏斗胸严重程度的判定提供了更实用的参考。

三、危害

漏斗胸主要的危害有两方面：一个是心理的危害，一个是生理的危害[1]。心理的危害主要来自异常的外观。很多患者会因为畸形的外观而感到自卑，进而出现一系列心理问题。生理的危害首先来自对胸腔内脏器的压迫，心脏和肺是主要受压的脏器。早期因为二者有强大的功能储备，一般不会出现功能异常。但是，随着压迫时间的延续，可能逐渐有症状出现。另一个危害则是对脊柱的影响。很多患者会因为漏斗胸而出现脊柱侧弯[25]。除了上述较为显著的影响外，漏斗胸还可能影响身体的其他功能，比如消化功能。很多漏斗胸患儿会出现消化不良、身体消瘦的情况，都可能与此影响有关。

漏斗胸的危害一般会随年龄的增加而加重。早年的漏斗胸可没有任何影响。但是，随着年龄的增加，凹陷程度会加深，面积将增大。这种改变在青春期时更明显。青春期后由于骨质钙化，漏斗胸局部的骨性结构变得更粗壮，病变本身也会更严重，将给患者带来更加严重的影响。

在讨论漏斗胸的危害时，有一种情况的漏斗胸不能忽略，我们将这种情况命名为恶性漏斗胸。多数情况下，前胸壁凹陷出现时，心脏受到挤压将偏向左侧胸腔。虽然凹陷对心脏有压迫，但更多的是侧向的挤压。这种挤压对心脏功能影响较小。如果压迫正面对着心脏，心脏没有向左侧移位的话，产生的后果就会非常严重，此时的漏斗胸便成了恶性漏斗胸[26]（图 2 - 4 - 9）。这类患者会过早出现心脏功能异常，症状非常明显，需要尽早手术。另外还有一种情况可以看做是继发性的恶性漏斗胸，多见于心脏手术后的漏斗胸或开放性漏斗胸手术后复发的漏斗胸。由于有严重的粘连存在，心脏与前胸壁紧贴在一起而无法左移，从而使凹陷直接压迫心脏，影响心脏功能。此类患者往往更容易出现症状，因此更需要尽早手术（图 2 - 4 - 10）。

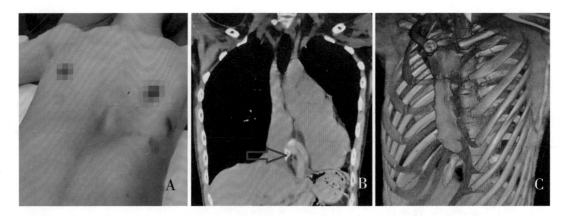

图2-4-9 恶性漏斗胸。心脏无法躲避前胸壁的压迫，使心脏功能在早期发生异常，患者会很早出现症状（A. 患者前胸壁外观，表现为不对称型漏斗胸，凹陷偏左，凹陷极深；B. 凹陷最底部与心影重叠，直接压迫心脏，心脏未向左侧偏移；C. 前胸壁三维图像）

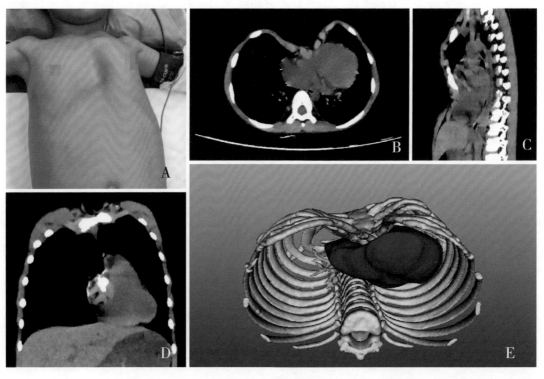

图2-4-10 继发性恶性漏斗胸（先心病手术后）（A. 先心病术后胸壁外观，凹陷明显，凹陷底部有手术疤痕；B. CT截面图，凹陷底部与心脏粘连，压迫心脏，心脏无法躲避；C. CT矢状面图，前胸壁有明显凹陷，底部压迫心脏；D. CT冠状面图，凹陷底部与心影重叠，心脏无法左偏，凹陷直接压迫心脏；E. 三维重建图，前胸壁直接压迫心脏，心脏明显变形）

四、临床表现

漏斗胸的症状主要与其危害有关,如上所述,有生理和心理两方面的危害[1]。生理性危害主要是对脏器功能的损害,可以表现出多种症状。呼吸系统的症状多为胸闷、气促,活动后加重。如果畸形严重,在轻微活动甚至安静状态下也可以有症状;伴有呼吸系统其他病变时可能出现咳嗽、咳痰等症状。循环系统的症状可为心慌、心悸、胸前区疼痛等。生理性危害偶尔会涉及消化系统,可出现食欲不振、消化不良等症状。除了上述危害之外,漏斗胸还可能并发脊柱侧弯。这种情况经常见于严重凹陷畸形患者或者患病多年的患者,脊柱侧弯可能有其他相关的症状。

心理危害是比较容易被忽略的危害,其表现形式多样,多发生于青春期开始后,从简单的焦虑到各种复杂的心理问题。患者普遍感到自卑,拒绝社交,有的甚至自闭。如果不及时治疗,会出现严重的心理疾病。

漏斗胸患者多不喜欢挺胸抬头,其根本的原因在于[1]:①挺胸抬头时,前胸壁对心脏压迫加重,患者会感到极度不适,因此会采取一种自我保护的姿势,即弯腰或者驼背。这样的姿势会让患者感到舒服(图2-4-11)。②挺胸抬头时,前胸壁的凹陷会轻易显示出来,患者自然不会接受,于是会采取特殊的姿势将身体的缺陷深藏起来。

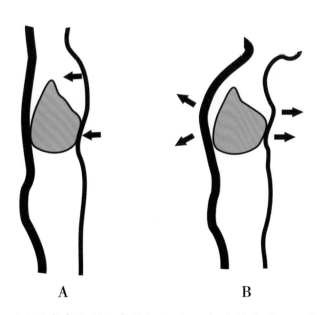

A　　　　　　　　**B**

图2-4-11　漏斗胸患者弯腰驼背的机理(A. 挺胸抬头时,凹陷直接压迫心脏,影响心脏功能,患者感觉不适;B. 弯腰驼背时,心脏前方压迫缓解,患者感觉舒服,因此患者会采取更舒服的姿势)

除了上述特殊的姿势外，漏斗胸患者还经常有特殊的睡觉姿势。患者多喜欢侧卧或俯卧，而不喜欢仰卧。仰卧时前胸壁对心脏压迫最严重，也会让患者感觉不舒服，因此患者喜欢采用其他睡姿（图 2 - 4 - 12）[1]。

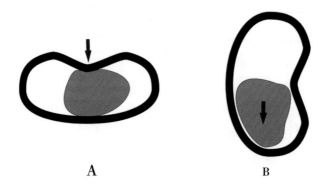

图 2 - 4 - 12　漏斗胸患者喜欢侧卧的机理（A. 仰卧时，前胸壁凹陷压迫心脏，患者感觉不适；B. 左侧侧卧位时，心脏避开凹陷压迫，患者感觉舒适，因此更喜欢采取此姿势）

经过大量临床观察我们发现，绝大多数漏斗胸患者均有三种临床表现，即驼背、侧卧睡姿及脊柱侧弯，三种表现为漏斗胸独有，其他畸形不存在。为了突出其特异性，我们将其命名为 Wenlin 三联征（Wenlin Triad）[27]。

漏斗胸患者最典型的体征是前胸壁的凹陷，凹陷可位于不同的位置。程度可深可浅，范围可大可小，可以为对称型也可以为不对称型。由于凹陷直接压迫心脏，多数患者前胸壁可见心脏搏动。心脏边界左移，部分患者听诊可闻及收缩期杂音，可有明显脊柱侧弯。

五、检查

漏斗胸的检查项目可以包括很多，临床上五花八门的检查都曾被使用。但必须明确的是，漏斗胸是一种体表的畸形，因此最有用的检查是医生的眼睛而不是其他。影像学检查有一定的辅助作用，但并不是必需的检查。有人为获取特定的数值而做某些特殊检查，比如为获得 Haller 指数而不得不做 CT 检查。这种做法值得商榷[1]。要知道，Haller 指数并不是必需的数值。为了获得一个数值而要求做某种检查，显然缺乏依据。Wenlin 指数的获取也需要做 CT 检查，但与 Haller 指数一样，并非必要。但是，如果怀疑有胸腔内合并病变，可以考虑做相关检查。另外，当听诊发现心脏杂音时，需要做心脏的结构检查，以排除心脏病变的可能。

六、诊断与鉴别诊断

漏斗胸的诊断较为简单，只要前胸壁有明显的凹陷，且凹陷累及胸骨，呈现明显的"坑"状外观，即可明确诊断。诊断时需要与那些不大像"坑"的凹陷畸形做鉴别[1]。沟状胸是前胸壁下部横行的沟状凹陷，与漏斗胸的凹陷明显不同。侧胸壁凹陷畸形病变位于侧胸壁，不累及胸骨，与漏斗胸的区别主要在于凹陷的位置。扁平胸可以被视为前胸壁整体"凹陷"，这种所谓的"凹陷"其实并不存在事实的"坑"，因此很容易与漏斗胸鉴别。除了单纯的凹陷畸形外，在很多特殊畸形中同样存在凹陷，需要与漏斗胸鉴别。鞍状胸是下胸壁两侧的凹陷，与漏斗胸正中单处凹陷明显不同。扁鸡胸前胸壁明显前凸，范围较广，但正中存在凹陷，凹陷范围较小，局限于胸骨周围，此凹陷与漏斗胸独立的凹陷明显不同。Wenlin胸同样存在凹陷，位于正中，位置偏高，上缘为凸起的胸骨角，两侧边缘为下垂的凸起肋软骨和肋骨，下部边缘开放，凹陷底部为胸骨体和胸骨下端，胸骨整体增厚，侧面观呈"S"形外观。上述三种畸形相当于事实的复合型畸形，由于畸形特征明显，结构固定，因此做了专门的命名。临床中还有大量没有固定形状的复合型畸形，其中同样有凹陷存在。这些凹陷也需要与漏斗胸相鉴别。这些复合型畸形最明确的标志是全部合并有前凸畸形，而漏斗胸的胸壁不存在任何形式的前凸。

在对漏斗胸进行诊断时，除了一般的鉴别诊断外，还要排除合并病变的可能。常见的合并病变主要包括肺部和心脏病变。一般的影像学检查可以轻易明确相关病变。此外，还要对畸形的程度做判断。如前文所述，以往采用 Haller 指数做判断，这样的方法有很多缺陷。我们利用 Wenlin 指数进行判断简单易行，可以更客观地反映出畸形的程度，因此是一种较为理想的方法。[24]

七、手术指征

漏斗胸手术指征的问题是临床上讨论最多的问题之一，也是很有争议的问题。有人将一些所谓的经验总结出来分享，另外一些人竟将其彻底神化，甚至编入所谓的指南或者共识中。这种做法不是科学的行为。如果不假思索地用这样的东西去指导手术，不仅会给工作带来麻烦，更会伤害患者，因此需要非常理智地对待文献中刊载的东西。

在现实工作中，经常会遇到两种极端的情况：一种是病变非常严重，但患者坚决拒绝手术；另一种是病变并不严重，患者却坚决要求手术。这两种情况都是对上述那些所谓指南与共识的挑战。作为医生，既不能强行给患者手术，也不能强行拒绝给患者做手术。在这样的情况下，如果忠实地履行别人制定的指南将会给自己的工作带来巨大麻烦。

在胸壁外科的理念中，由于多了整形和美容的成分，因此可以做出完全不同于常规理念的决定。客观地讲，对于漏斗胸这种良性疾病来说，手术与否不能由医生决定，而应该由病人和家属自己决定。总的原则是，如果患者觉得难看或者难受，就应该手术；如果既没有觉得难看也没有觉得难受，就不需要手术[1]。这种原则既科学又实用，还不会像某些共识或者指南那样虚无缥缈。按照这样的原则与病人进行交流，可以免除很多麻烦，更利于工作的开展。

八、手术治疗

漏斗胸的治疗历史悠久。早在 1911 年，一个名叫 Meyer 的医生率先开展了漏斗胸手术，其方法是将肋软骨直接切除[28]。这种做法的初衷不得而知，但其功绩不可磨灭，因为他开启了手术治疗漏斗胸的先河。接下来有人将更多的肋软骨切除，获得巨大成功。在此基础上，各种不同的术式先后登场，越来越多的漏斗胸患者得到治疗。

回顾漏斗胸手术治疗的历程，可大致分为两个时代：一个是开放手术时代，一个是微创手术时代。开放手术时代的代表手术有两种：一种是 Ravitch 手术，一种是胸骨翻转手术。微创手术的代表手术也有两种：一种是 Nuss 手术，另一种是 Wang 手术。随着技术的进步，各种术式不断完善，漏斗胸的治疗有了更多的选择。

（一） Ravitch 手术

Ravitch 手术以 Ravitch 医生的名字命名，其实并没有固定的方法，而是将以往一大类开放性术式都归并于该手术[29]。该手术主要包括两大要点：①对病变严重的部位做局部的切断或切除；②对病变局部做固定。该手术最大的特征是在直视下完成操作，可以对畸形的细节做彻底的修复。在这种手术中，如果技术足够熟练，对骨性结构的矫形效果将非常出色。但是，这种手术有明显的缺陷：①手术损伤巨大。胸廓的畸形一般会累及多个部位，要想对这些部位实施直接的矫正，往往需要大的术野。这样的操作意味着大的损伤。②手术疤痕较长。该手术是针对畸形细节进行的直接矫正，为了显露这些细节，不得不做较长的切口。切口长意味着疤痕大，大的疤痕会影响术后的美观。③矫形效果不理想。直接对局部畸形进行的操作有可能做到非常细致，获得满意效果。但是，这需要特殊的理念、技术和材料的支撑。在漏斗胸手术的早年，各种条件都不能满足细致矫形的要求，因此整体效果往往并不理想。另外，考虑到该手术对胸壁完整性的破坏，术后愈合与修复也可能出现问题。这些问题将会影响最终的塑形效果。

（二） 胸骨翻转手术

该手术也是一种开放手术。具体方法是将凹陷的前胸壁完整切开并离断，然后彻底翻转，再与胸壁周围结构进行固定[30]。这种方法可以直接消除凹陷，效果确切，手术彻底。

但是，该手术同样有诸多弊端：①损伤大，并发症较多。在实施手术的过程中，需要先做较长的切口，然后将凹陷局部的胸壁彻底游离，再将相关的肋骨、肋软骨、胸骨离断，翻转，固定。在整个操作过程中，由于侵扰范围大，创伤明显，因此可能出现多种并发症。②整形效果不满意。从消除凹陷的角度来看，这种手术效果非常彻底。但是，此手术是以一种前凸畸形替代凹陷畸形，术后早期在皮肤没有与骨性结构完全贴紧的前提下，外观似乎较理想，但后期当皮肤与骨性结构完整贴合后，会形成一种形状不规则的新畸形，远期整形效果多不满意。③术后有较长的疤痕。该手术需要做很长的切口，至少要从剑突下到胸骨角水平。由于切口位于正中，且长度较长，术后的疤痕将明显影响美观。

（三）Nuss 手术

Nuss 手术于 1998 年正式公布，由于采用了与传统手术完全不同的手术理念，一经问世便立即引起全球的关注[31]。该手术是用特殊设计的钢板对凹陷胸壁做撑顶，从而完成畸形的矫正（图 2 - 4 - 13）。Nuss 手术问世后在全球范围内流行，手术方式经历过一定的改进，形成了多种改良 Nuss 手术，成为至今影响最广的手术。

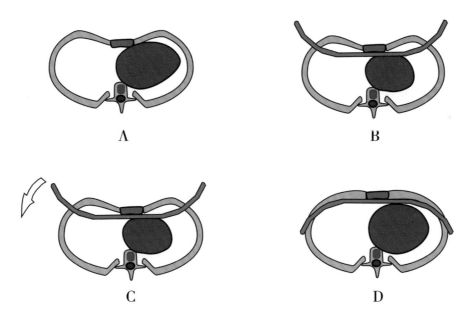

图 2 - 4 - 13　Nuss 手术示意图（A. 漏斗胸的截面图。显示前胸壁的形状以及前胸壁与心脏的关系；B. 将弧形钢板放入凹陷底部，钢板两端从胸壁两侧切口穿出；C. 翻转钢板，将胸壁凹陷撑起；D. 前胸壁凹陷被撑起后，对钢板两端做固定）

1. 基本原理

Nuss 手术问世多年，全世界范围的医生都在使用该手术。但是，关于手术的基本原理却一直没有人进行阐述。原理不清楚，手术就具有极大的盲目性，其结果必然导致手术失败。经过长时间的观察，我们用物理学的方法对该手术操作的过程进行了分解，最终发现其基本原理是简单的杠杆原理[32]。这一原理的发现，为手术的操作提供了直接的理论指导，从而避免了各种失败案例的发生。

而从本质上讲，Nuss 手术属于典型的机械外力塑形手术。这种手术是借助特殊的材料间接对畸形实施矫正，既不同于破坏性塑形，也不同于模板塑形。这是该手术最本质的属性。

2. 标准 Nuss 手术的操作

（1）术前准备。术前准备主要是针对钢板和器械的准备。钢板的准备包括钢板的数量和长度的准备。数量取决于病变的程度和范围，也取决于医生个人的习惯。钢板的长度取决于凹陷的宽度，也同样取决于医生个人的习惯。

（2）术中准备。术中的准备主要是对钢板进行塑形。由于钢板是用于对凹陷直接进行撑顶，其形状必须由凹陷的特性决定。术中要根据凹陷的具体特征对钢板做塑形，以满足手术的需要。另外，由于多数医生是在胸腔镜下完成手术的，因此有必要完成胸腔镜的相关准备。

（3）手术操作。标准 Nuss 手术的操作相对固定，先于侧胸壁适当部位做切口，游离局部的软组织，显露肋骨，然后于适当部位入胸。在胸腔镜观察下，将导引器由一侧胸壁切口放入胸腔，经纵隔穿至另一侧胸腔，再从对侧胸壁切口穿出。导引器连接钢板，将钢板拉入胸腔，经纵隔后由胸壁切口穿出，用翻转扳手翻转钢板，将前胸壁的凹陷顶起。将特制的短固定板套入钢板两端，牢固固定，关闭切口，手术结束（图 2 - 4 - 14）。这种方法是用导引器直接连接钢板，将其拖入胸腔内。由于导引器与钢板的连接一般是通过带子捆绑完成，连接处往往不光滑，经过纵隔时有可能遇到阻力。为了消除这种弊端，可以先将一条导引管经两侧胸壁切口放入，然后再将钢板引入。这样可以使放置钢板的操作既流畅又安全（图 2 - 4 - 15）。

3. Nuss 手术的优点

Nuss 手术问世后，很快得到广泛关注，这说明手术本身具有明确的优点。而在当时的背景下，与开放手术相对比，其优势更加明显。其主要的优点包括：①操作简单。Nuss 手术借助钢板对凹陷实施矫正，不需要对凹陷局部进行直接的操作，本质上属于一种间接塑形的方法。这样的方法由于舍去了直接操作的步骤，因此更为简单。如果操作熟练，可以在极端的时间内完成操作。②创伤较小。Nuss 手术通过侧胸壁的小切口完成操作，这样的切口比开放手术的切口明显缩小。由于手术主要的创伤局限于切口附近，因此其创伤明显小于开放手术。③疤痕小且隐蔽。Nuss 手术的切口位于侧胸壁，且都是较小的切口，这样的切口术后不会形成大而明显的疤痕，因此具有更好的美观效果。④效果较为满意。Nuss 手术具有特有的适应证。如果病人选择合适，手术会有不错的效果。这种效果明显优于开放手术。

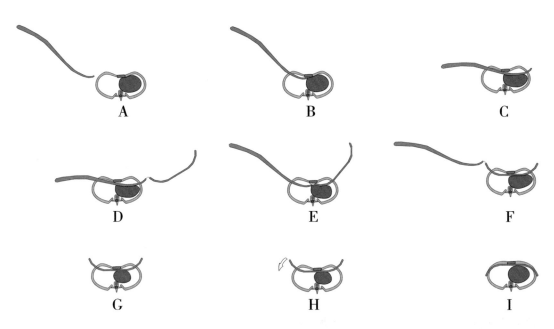

图 2-4-14　Nuss 手术操作示意图（导引器直接将钢板拖入胸腔。A. 导引器由一侧胸壁切口进入胸腔；B. 导引器尖端游离心脏与前胸壁之间的间隙；C. 导引器穿过心脏与前胸壁之间的间隙，从对侧胸壁切口穿出；D. 导引器尖端直接与钢板捆绑连接；E. 导引器原路返回，牵引钢板过纵隔；F. 导引器将钢板从术者一侧胸壁切口引出；G. 钢板放置到凹陷底部，两端位于侧胸壁切口内；H. 翻转钢板，对前胸壁进行撑顶；I. 前胸壁凹陷被撑起，对钢板两端做固定）

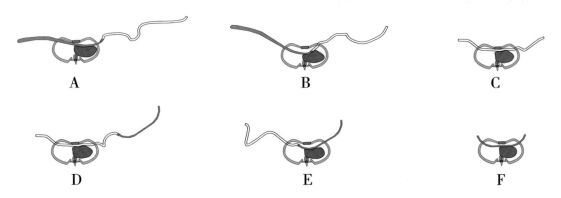

图 2-4-15　以钢板导引管将钢板放入胸腔的操作示意图（A. 导引器从对侧胸壁切口穿出后，不直接连接钢板，而是与钢板导引管相连；B. 将钢板导引管拖入胸腔过纵隔；C. 将钢板导引管拖出术者一侧的胸壁切口；D. 导引管的一端连接钢板；E. 以钢板导引管牵拉钢板进入胸腔，过纵隔；F. 将钢板放入凹陷胸壁底部）

4. Nuss 手术的缺陷

Nuss 手术是一种设计非常巧妙的手术，有大量明显的优点。但是，像所有其他手术一样，该手术也有自身的缺陷，具体表现在以下诸方面[33-38]：

（1）手术的风险较大。对于 Nuss 手术，很多人会怀着非常矛盾的心理。一方面觉得手术非常简单，另一方面又不敢轻易尝试，不敢尝试的原因在于手术的风险很大。在 Nuss 手术的具体操作过程中，最关键的操作是将钢板经凹陷底部放入体内。由于此操作必须紧贴心脏表面完成，而操作过程往往是在视野不清的情况下完成，这使得操作具有很大的盲目性（图 2-4-16）。一旦操作失误，就可能直接将导引器或者钢板插入心脏中，病人可能当场丧命。这样的风险并不是空穴来风，每年都有这样的不幸发生。这样的事件多了，可能将很多跃跃欲试的尝试者吓坏，以至于很多胸外科医生想起放钢板的操作都胆战心惊，根本不敢做这样的手术。

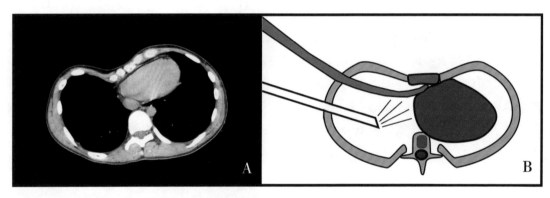

图 2-4-16　Nuss 手术的风险（漏斗胸患者的心脏紧贴前胸壁，凹陷严重时二者之间无间隙，此时即便用胸腔镜也很难看清操作的全过程。钢板经过凹陷底部的过程是手术中最危险的内容，该内容使手术风险无法根本消除。A. 心脏与前胸壁紧密贴合，严重者可有较大的面积。钢板从此间经过时，如果没有合适的方法，很容易损伤心脏；B. 胸腔镜只能看到纵隔一侧，不能显示间隙内的行程。即便两侧胸腔都有胸腔镜进行观察，也依然不能显示间隙内的行程，对于重度的漏斗胸来说更是如此。可见，胸腔镜在很多时候并不能看清关键的部位，这是胸腔镜手术最大的硬伤，同时更是 Nuss 手术自身的硬伤）

（2）手术的效果问题。相对于开放手术来说，如果适应证选择合适，Nuss 手术可以有很好的效果。但是，这样的情况并不经常存在。漏斗胸病变最严重的部位位于凹陷最底部。此部位多会向纵隔面凸出，形成一个特殊的局部畸形。要想彻底完成矫正，需要对此处的畸形做矫正。这种操作不仅可以保证满意的塑形效果，还可以防止畸形复发。但是，Nuss 手术是典型的间接塑形，是通过钢板间接对凹陷实施矫形的操作。这样的操作关注的是整体的效果而并不关心畸形的局部。凹陷最严重的局部得不到矫正，手术效果常常会打折扣。这样的例子在临床中非常常见。尤其当钢板位置放置不理想的时候，效果问题会更加突出（图 2 - 4 - 17）。

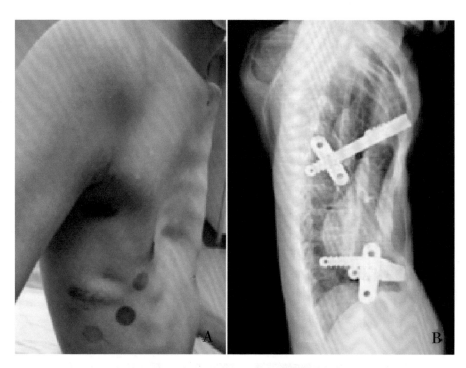

图 2 - 4 - 17　Nuss 手术失败的案例（按照基本的操作原理，钢板应该顶在凹陷底部才能发挥作用，本病例的钢板显然顶到了不应该顶的部位。这是手术失败的根本原因。A. 胸壁的外观，前胸壁有明显凹陷，侧胸壁可见陈旧性手术疤痕；B. X 线侧位片显示钢板位置。两条钢板撑顶的位置均不在凹陷底部，没有起到矫形的作用，因此手术失败）

（3）形成新畸形。在 Nuss 手术具体的操作过程中，要想将凹陷局部撑起，必须用足够的力通过钢板完成撑顶。但是，这些力需要一个着力点，或者支点。此支点一般位于侧胸壁。如果支点不够强大，当承受钢板的压迫后就会出现凹陷。凹陷的出现意味着新畸形的形成。最常见的是继发性鞍状胸（图 2 - 4 - 18）。如果伴随钢板移位，则可能导致非常严重的畸形（图 2 - 4 - 19）。

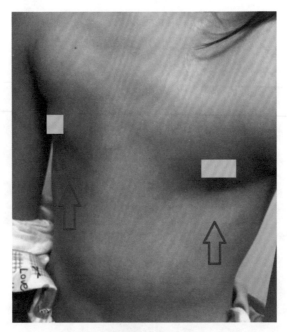

图 2 - 4 - 18　Nuss 手术后的继发性鞍状胸。Nuss 手术钢板支点的位置在两侧胸壁的肋骨上，如果肋骨不够坚硬，就可能被钢板压低，形成局部的凹陷。此时由于正中的凹陷已经被撑起，于是形成了一种新的畸形外观，这便是继发性鞍状胸

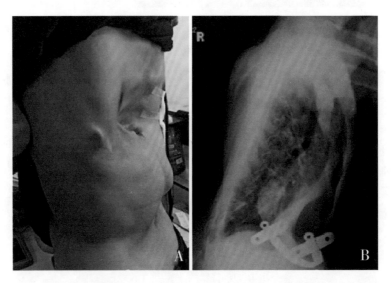

图 2 - 4 - 19　Nuss 手术失败后的新畸形（A. 前胸壁严重畸形，可见钢板末端翘起的痕迹；B. X 线侧位片显示钢板移位，未对凹陷底部有任何撑顶作用）

（4）对胸廓的约束。Nuss 手术的钢板于两侧胸壁的肋间穿出后，紧贴在肋骨外侧。这样的位置对胸廓将产生明显的约束。如果为低龄患儿或者青春期前的患儿，由于胸廓发育迅速，而钢板在体内存留期间不会改变弧度也不会增加长度，因此约束作用无法避免，其具体的危害是使钢板下方的胸廓明显下陷，使上述的继发性鞍状胸畸形不断加重。

（5）年龄限制。Nuss 手术需要一个较为坚硬的支点。但是，如果年龄过小骨质过软的话，侧胸壁的骨性结构不可能为钢板提供满意的支点，因此，过小的患儿不适合接受该手术。另外，低龄患儿骨骼发育速度相对较快，过早实施 Nuss 手术，钢板会对胸廓产生严重限制，这也成了低龄患儿不适合使用 Nuss 手术的根本原因。一般的观点认为，Nuss 手术应该在大于 5 岁的患儿中使用。一些激进的作者会将年龄限制降低到 3 岁。而普遍的观点认为，低于 3 岁的患儿不能使用该技术。如果一种手术方式是理想的，应该不会对年龄有限制，但是，Nuss 手术对年龄的限制已经成了一种共识，以至于没有人敢于在更低龄的患儿中使用该技术。然而，很多患儿一出生就被发现有凹陷畸形，其中的一部分甚至凹陷极其严重，最重的可能影响生命活动。在 Nuss 手术出现之前，这样的患儿是一定要尽早手术的，而当 Nuss 手术出现后，由于没有人敢于再尝试之前的开放手术，于是这些患儿的畸形竟然成了"不治之症"。由于没有合适的方法，只能眼睁睁看着患儿忍受煎熬，等到 3 岁后再接受 Nuss 手术。这种现象极不正常，必须用更合适的手术将其替代，使这些患儿得到救治。

（6）材料和器械的限制。Nuss 手术最初的设计建立在一整套特殊的材料和器械基础之上。这些材料和器械是完成手术的基本条件。如果没有这些物件，手术就没有办法完成。随着该技术的开展，尽管相关的材料和器械已经可以轻易获取，但由于其自身的特殊性，依然对手术的广泛使用构成限制。在一些较为基层的单位，由于没有这些物件，手术始终无法开展。

（7）材料本身设计的缺陷。Nuss 手术经典的钢板两端有大量凹齿，且需要用特制的固定板做固定。这样的设计本身虽有某种合理性，却也是最大的败笔。凹齿的存在会给放钢板和取钢板的操作带来巨大的风险。而短固定板的存在更是多此一举，不仅不利于钢板的固定，反而会带来更多的麻烦。固定板的使用需要较长的切口，这将使术后的疤痕更明显。为了将固定板合理包埋，需要大量软组织。如果包埋不彻底，将影响切口愈合。另外，如果患者较为瘦弱，术后固定钢板将位于较浅的部位，一旦遇到磕碰，很容易受到损伤。

5. Nuss 手术的并发症

Nuss 手术自身的缺陷不仅限制了其广泛的使用，也埋下了大量隐患。如果使用不当，则可能带来各种并发症。具体的并发症可能有如下几种：

（1）心脏破裂。这是 Nuss 手术最严重的并发症[39]，是在操作过程中直接将导引器或者钢板插到心脏中所致。这种情况一旦发生，几乎没有时间抢救，病人会直接毙命。发生心脏破裂的根本原因在于视野不清，即在根本没有直视的情况下去完成最危险的操作，这种操作本身就意味着巨大风险。为了改善视野，很多人会使用胸腔镜完成操作。这种做法理论上可以降低风险，但实际操作时却有很大问题，因为在漏斗胸凹陷的局部，前胸壁与心脏之间没有间隙，胸腔镜的视野非常有限，即便看到了纵隔一侧的内容也很难看到对侧的内容。这样的操作本身具有很大的盲目性。具有讽刺意味的现实是，到目前为止，几乎所有心脏破裂的案例全都发生在使用胸腔镜的手术中。这说明胸腔镜的作用是有限的。要想彻底避免这种不幸事件的发生，必须从技术的角度做处理，而不能单纯依赖胸腔镜。

（2）出血。出血指的是来自胸壁和术野的出血，损伤的血管可以是肋间血管，严重的可能是胸廓内动脉。术中如果发现有活动性出血，需要立即进行有效止血。如果发生于术后，要根据具体情况做处理。

（3）肋骨骨折。在翻转钢板的过程中，如果凹陷局部对钢板产生较大的阻力，而操作者又要以更大的力量完成翻转的话，阻力就会通过钢板传递到支点的肋骨局部。如果力量足够强大，则可能导致肋骨局部骨折。在 Nuss 手术中，肋骨发挥的是支点的作用。如果肋骨的完整性受到破坏，支点将无法发挥功能，手术必然失败。可见，在翻转过程中，必须对肋骨做合理的保护，避免骨折的发生。一旦发生骨折，必须采取补救措施。最好的办法是换一条完整的肋骨做支点。这几乎是唯一可行的选择。但是，如果阻力的问题得不到解决，即便换了其他的肋骨依然可能出现骨折。由此可见，对于这样的畸形来说，最根本的方法是有效降低阻力。在长期的临床实践过程中，我们设计了一整套消除阻力的方法，我们将这样的方法统称为预塑形技术。通过合理的预塑形，可以有效减小局部的应力，降低翻转过程中的阻力，不仅能避免肋骨骨折，而且能获得更令人满意的塑形效果。

（4）钢板位置异常。钢板位置异常是较为常见的并发症[40]。由于钢板的位置直接关系到胸壁的形状，位置一旦偏离正常位置，就可能影响手术效果（图 2 - 4 - 20）。

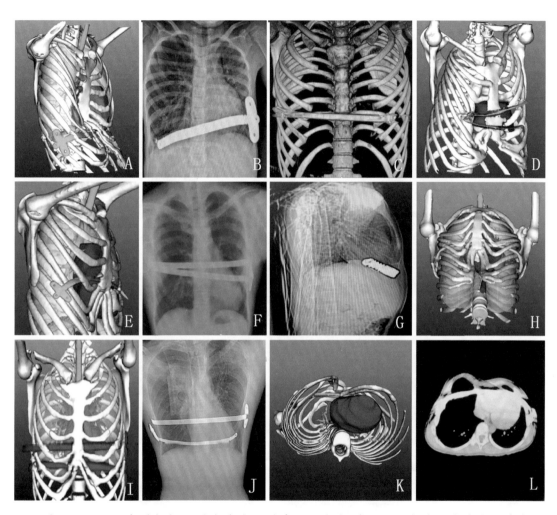

图 2-4-20 各种钢板位置发生变化的案例（钢板移位后，支撑功能消失，手术必然失败。而移位的钢板会导致额外损伤，造成各种意想不到的后果。A. 钢板位于凹陷的下方胸壁深面，无任何撑顶作用；B. 钢板的一端斜向下方，无法撑顶凹陷；C. 钢板向右侧移位，使撑顶作用受到影响；D. 两条钢板位置均不在凹陷最深处，起不到撑顶作用；E. 钢板位于凹陷上方胸壁深面，无撑顶作用；F. 钢板右侧滑动，影响撑顶作用；G. 钢板正中向下方转动，无法发挥撑顶作用；H. 钢板向上方转位，无法发挥撑顶作用；I. 两条钢板位置均不在凹陷最深处，上位钢板右侧位置异常；J. 钢板固定不牢固，固定片与主钢板脱离，导致钢板移位；K. 钢板位置异常，无法撑顶凹陷；L. 钢板放置位置不理想，支点过低，无法发挥撑顶作用）

　　钢板位置异常可分为两种情况，一种是移位（图2-4-21），一种是转位（图2-4-22）。移位主要指钢板位置的整体移动，包括三个方向的移位，即横向、纵向以及前后方向的移位。转位指的是钢板发生轴向运动导致的位置异常。运动轴可为标准的三维轴，也可以为任意一个方向的轴。转位发生时，往往并非钢板整体的移动。但转位与移位可同时发生，使钢板的位置变化尤为复杂。

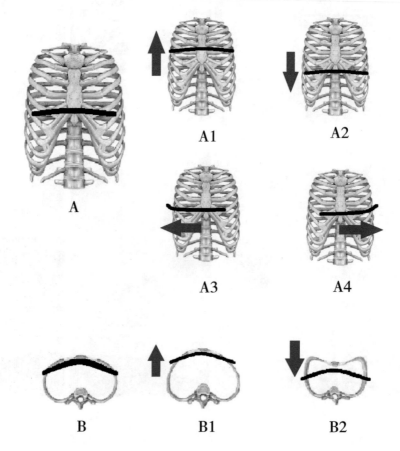

图2-4-21　钢板的移位（A. 冠状面上钢板的正常位置；A1、A2. 上、下方向的移位；A3、A4. 左、右方向的移位；B. 截面上钢板的正常位置；B1、B2. 前后方向的移位）

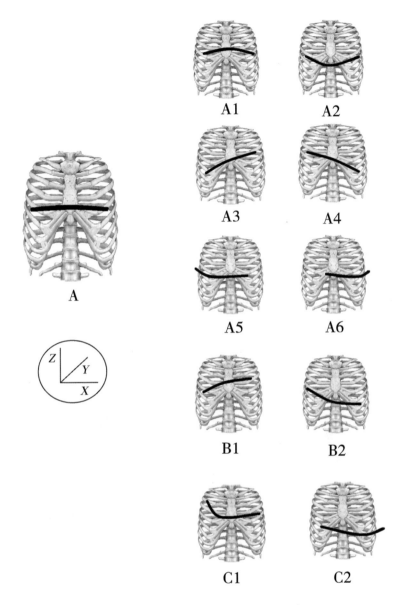

图 2-4-22　钢板的转位及其他位置异常（A. 钢板正常的位置；A1、A2. 钢板绕 X
轴转位；A3、A4. 钢板绕 Y 轴转位；A5、A6. 钢板绕 Z 轴转位；B1、B2. 钢板绕其他轴线
发生的转位；C1、C2. 转位与移位同时发生的位置异常）

　　钢板位置异常与很多因素有关，最常见的因素为：其一，医生技术因素。钢板位置异
常最大的可能是固定不牢固或者放置的位置本身有问题。而这些问题都是由医生操作造成
的。如果医生在手术中能将这样的问题处理妥当，术后几乎不可能发生钢板位置的异常。
其二，患者因素。术后早期患者如果运动剧烈的话，也会导致钢板位置异常。但这样的情
况多有一些客观的基础，即医生固定钢板本身有问题。如果固定非常满意，不可能因为患

者的运动而出现位置异常。其三，延期塑形问题。延期塑形是必然发生的变化，这样的变化对钢板的位置会产生影响，影响之一就是钢板位置的变化。不过这样的移位多发生于后期，如果钢板放置满意，一般不会对手术效果造成很严重的影响。

（5）气胸、胸腔积液。Nuss 手术需要进入胸腔，因此会发生所有与开胸手术相关的并发症。气胸和胸腔积液是较为常见的并发症。为防止其造成的危害，可以预防性地放置胸腔闭式引流装置。

（6）切口延期愈合。切口延期愈合是较为常见的并发症，与多种因素有关，其中缝合技术是最关键的因素。由于切口内有钢板存在，缝合时需要用足够的软组织对其进行包埋。如果没有这样的操作，就容易影响愈合。另外，切口愈合的问题还与患者自身的因素有关。如果患者过早使切口湿水或者做不当处置，也会影响愈合（图 2 - 4 - 23）。

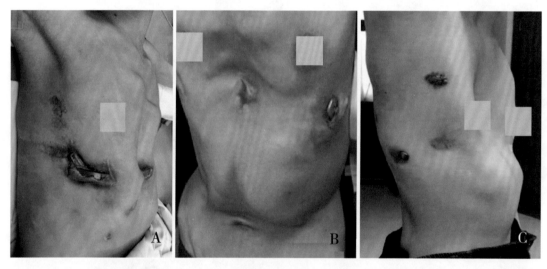

图 2 - 4 - 23　术后切口愈合不良（A. 该患者体内放置数条钢板，钢板多处顶破皮肤，外露于体表；B. 患者左侧的固定板一端露出体表；C. 患者右侧切口愈合不良）

（7）脊柱侧弯。脊柱侧弯可能发生于手术前，是一种继发性的病变，也可以发生于手术后，不少患者会在术后出现明显的脊柱侧弯。发生侧弯的原因有两个：其一与手术有关，其二与患者自身的姿势有关。漏斗胸的手术是通过钢板施加外力强行改变前胸壁骨骼形状的。由于胸廓是一个整体，当前胸壁骨骼形状被改变时，胸廓的每一个部位都可能受到影响。脊柱是胸廓的构成成分，在矫形过程中也必然受到影响。如果钢板用力不合适，就可能造成脊柱侧弯（图 2 - 4 - 24）。这是比较常见的情况，经常出现在术后的早期，与手术有明显的因果关系。除了手术的原因外，脊柱侧弯还与患者自身的姿势有关。手术后如果患者两侧胸壁出现了不对称性的疼痛，为了缓解疼痛，患者可能采取保护性的姿势，这种姿势将使脊柱弯向一侧，肩膀高低不平。如果持续过久，就可能造成永久性的侧弯。

这种侧弯主要由患者自己造成，要想避免发生，需要患者主动调整姿势。如果为低龄患儿，不能主动调整姿势，可以采用一些外部佩戴的支具进行矫正。

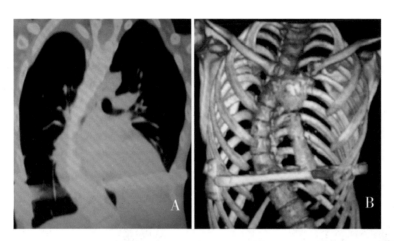

图 2 - 4 - 24 手术造成的脊柱侧弯（患者术前没有脊柱侧弯，手术后早期出现明显侧弯，与手术关系明确。A. CT 图片，显示脊柱明显侧弯；B. 三维重建图，可见钢板明显异位，前胸壁骨骼位置混乱，脊柱侧弯）

6. 改良 Nuss 手术

Nuss 手术问世后，由于优点鲜明，很快得到推广，很多医生都在尝试使用该手术。但是，这种手术的设计有天然的缺陷，如果不对其实施改进，则很难获得好的效果。正因为有了这样的认识，多年来，全球范围的医生都在做各种努力，希望对其进行改进，使风险降低，效果更令人满意。这便是所谓的改良 Nuss 手术。改良 Nuss 手术有多种，主要从材料、器械和操作方法等方面做改进。

（1）材料和器械上的改良。材料方面的改良主要是对钢板做重新设计，从各种角度消除经典 Nuss 手术钢板的弊端。器械上的改良则是对手术必需的特殊器械做更好的设计，使手术操作更方便、更安全。

（2）操作方法上的改良。操作方法的改良主要是针对一些操作细节，比如对过钢板的方法、固定钢板的方法、固定钢板的位置等方面进行改良。这些改良可能有不同的效果。

（3）辅助手段的改良。为了避免手术的风险，一些作者设计了多种方法以提高手术的安全性。比如用心电图或者经食道超声对穿钢板的过程进行监测，还有的作者在导引器前端设计了可视的镜头，以方便放置。这些方法都有自身的设计理由，但必须指出的是，过钢板的操作是对医生技术的考验，如果医生不具备这样的技术，或者连基本的素质都没有的话，不管辅助手段多么高级，都可能导致手术失败。从这个角度来看，类似的做法几乎都是徒劳的，会让医生更加惧怕该手术。

7. Wung 手术

在诸多针对 Nuss 手术的改良手术中，需要提一种与经典手术或者所有其他作者的改良手术完全不同的手术方式，即我们设计的 Wung 手术[41]。之所以为此手术专门命名，是因为这种手术有鲜明的特征，这里做专门介绍。（图 2 - 4 - 25、图 2 - 4 - 26）

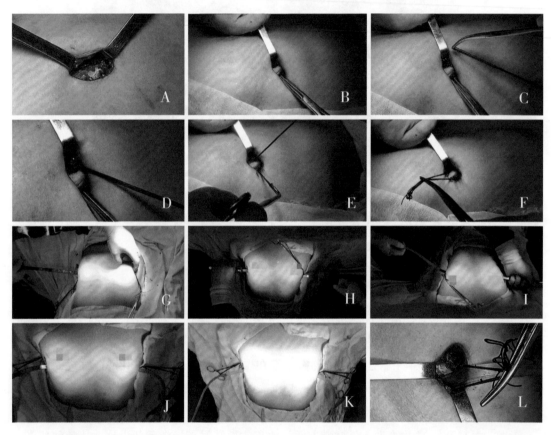

图 2 - 4 - 25　Wung 手术操作图(1)　（其中包含了标准的固定钢板的 Wang 技术[42]）（A. 侧胸壁做一微小切口，切口长一般不超过2cm。切开肌肉组织，显露肋骨。沿肋骨做进一步分离，显示合适的部位做钢板的支点。B. 用直角钳跨支点处的肋骨。C. 用血管钳钳夹钢丝导引线中部，递交直角钳。D. 直角钳钳夹钢丝导引线中部。E. 用直角钳将钢丝导引线绕肋骨引出，位置依然位于钢板的支点处。F. 直角钳钳夹钢丝导引线备用。G. 将导引器从一侧胸壁切口放入，经纵隔从对侧胸壁切口穿出，此过程不使用胸腔镜。H. 导引器从对侧胸壁切口中穿出。I. 导引器连接钢板导引管。J. 导引器将钢板导引管拖入胸腔，从纵隔经过。K. 钢板导引管从另外一侧胸壁切口引出。L. 调整钢丝导引线，使钢丝导引器同时环绕肋骨和钢板）

Wung 手术的基本操作方法是：先于凹陷最深平面的侧胸壁做切口，切口一般只需要 1~1.5cm，不管放一条钢板还是放两条甚至三条钢板，都只需要做这么长的切口。切开皮下组织和肌肉组织，直接显露切口深面的肋骨，然后沿肋骨表面向周围游离，使周围的多条肋骨都显露出来。显露拟做支点的肋骨上缘的肋间，切开肋间肌，约 2cm 大小。绕支点处肋骨放置钢丝导引线备用。两侧胸壁切口及其深面的操作完全相同。这些操作完成后，将导引器自一侧胸壁切口放入，经肋间切口进入胸腔，然后经纵隔进入对侧胸腔，再从对侧胸壁切口穿出。将钢板导引管接到导引器末端，用导引器将导引管经胸腔、纵隔由一侧切口引入另一侧切口。将钢板穿入导引管，用导引管将钢板拉入纵隔和胸腔内，经侧胸壁切口穿出，使钢板两端位于切口外，钢板中部位于前胸壁凹陷的底部。用翻转扳手翻转钢板，使钢板位于合适的位置并将凹陷撑起后，用钢丝导引线牵拉钢丝，使钢丝环绕肋骨和钢板。拧紧钢丝，使钢板得以牢固固定。关闭切口，手术结束。

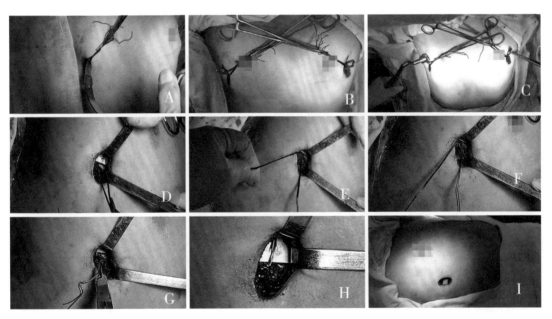

图 2-4-26　Wung 手术操作图(2)　(其中包含了标准的固定钢板的 Wang 技术[42])
(A. 钢板导引管连接钢板，将其拖入胸腔，经纵隔从对侧胸壁切口引出；B. 去掉钢板导引管，钢板两端位于两侧胸壁切口内，钢板主体位于凹陷底部；C. 用扳手翻转钢板，将凹陷胸壁撑起；D. 此时钢丝导引线恰好环绕肋骨与钢板；E. 将对折的钢丝套入钢丝导引线；F. 钢丝导引线牵引钢丝环绕肋骨，使肋骨和钢板同时被环绕；G. 拧紧钢丝，将钢板与肋骨固定在一起；H. 剪断钢丝，残端置于钢板深面；I. 闭合切口，手术结束)

与经典的 Nuss 手术相比，Wung 手术的优点在于[1]：①操作更简单。在手术过程中，我们对多项操作细节进行了简化，从而使整个手术变得极其简单。首先，我们完全摒弃了胸腔镜，所有操作都在非腔镜下完成。这样的操作使手术大大简化。其次，我们对钢板的固定方法进行了简化，不再使用短固定板做固定，而直接将钢板固定于肋骨。由于采用了一种特殊的 Wang 技术[42]，整个固定过程变得极其简单易行。②操作更安全。过钢板是最危险的过程，我们实施此操作不使用胸腔镜，而完全靠手的感觉完成。这种感觉更确切也更敏感，只要掌握了要领，绝对不可能伤及心脏，因此更加安全。另外，为了使钢板放置的操作更流畅，我们采用特殊的导引管进行导引，从而避免了放置钢板过程中产生的不利因素。③操作更微创。由于不再使用胸腔镜，从而避免了相应操作的损伤。另外，固定钢板的 Wang 技术的使用，使手术切口大幅度缩小，也减少了相应的损伤[42]。这些技术的实施，使手术整体的损伤大幅度下降，因此更加微创。④操作更合理。术中直接将钢板固定于支点处，保证了手术获得最可靠的撑顶效果。而固定钢板的 Wang 技术本身是一种巧妙的设计，这种设计为术中其他的操作提供了便利，因此设计非常合理。⑤疤痕更微小。由于不再使用短固定钢板做固定，尤其是使用了特殊的 Wang 技术后，所有操作都可以在非常微小的切口内完成，这可以使切口尽可能缩小，一般不超过 2cm，术后的疤痕也因此更微小。

Wung 手术问世后，我们在所有漏斗胸手术中全部采用了该技术。到 2021 年 12 月底，我们完成的 Wung 手术例数超过 3 500 例，获得了满意的效果。另外，我们还受邀在国内超过 300 家医院协助开展过此手术，由此使该手术方法得到大面积推广。特别需要强调的是，我们设计的固定钢板的 Wang 技术已经成为所有胸廓畸形手术中相关操作的标准术式，不仅应用于漏斗胸，也在其他畸形手术中广泛使用，该技术成了公认的革命性技术。[42]

（四）Wang 手术

Wang 手术是我们设计的一种特殊手术方法，于 2018 年正式公布。这种手术与 Nuss 手术完全不同，是新一代的漏斗胸治疗技术[43]。该手术于 2019 年被收录于《手术操作分类代码国家临床版》3.0 当中，成为继 Nuss 手术后又一个官方认可的手术。

1. 基本原理

Nuss 手术基本的操作原理是用钢板对凹陷做撑顶，而 Wang 手术则是从另外的角度对凹陷实施矫正。有人认为这种手术的实质是提拉或者悬吊，这种观点基本上可以反映该手术的原理。但从手术的性质上看，这种手术属于真正的模板塑形，与 Nuss 手术的机械外力塑形完全不同（图 2 - 4 - 27）。

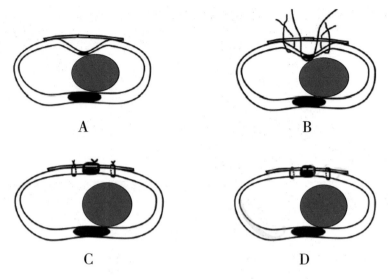

图 2 - 4 - 27　Wang 手术示意图（基本的原理是用钢板对凹陷胸壁做提拉，以消除凹陷。A. 钢板放置于凹陷表面骨性结构的表面；B. 在凹陷底部放置数条钢丝做提拉；C. 收紧钢丝，提拉凹陷胸壁，使凹陷消除；D. 将钢丝末端处理完毕，关闭切口，手术结束）

2. 适应证

设计 Wang 手术的初衷是治疗低龄漏斗胸患儿。由于 Nuss 手术无法用于低龄漏斗胸患儿的治疗，而很多低龄患儿胸壁凹陷又极其严重，为了使这部分患儿得到治疗，我们设计了该手术。在后来的临床实践中，这种手术的适应证得到扩展，一些年龄较大的患儿也可以考虑使用该手术。

3. 手术方法

剑突下方做纵切口，将剑突劈开，先于胸骨下端和周围骨性结构表面做游离，显露相关结构，然后对胸骨后结构做游离。在凹陷最深平面经切口向两侧胸壁做钢板隧道，用带针钢丝于两侧肋弓及胸骨下端做缝合，钢丝置于相应部位待用。将特制的钢板放入两侧隧道中，钢板正中对接后，以预留的钢丝提拉凹陷胸壁，使胸壁贴紧钢板后收紧钢丝固定，消除胸壁凹陷。缝合切口，手术结束（图 2 - 4 - 28）。

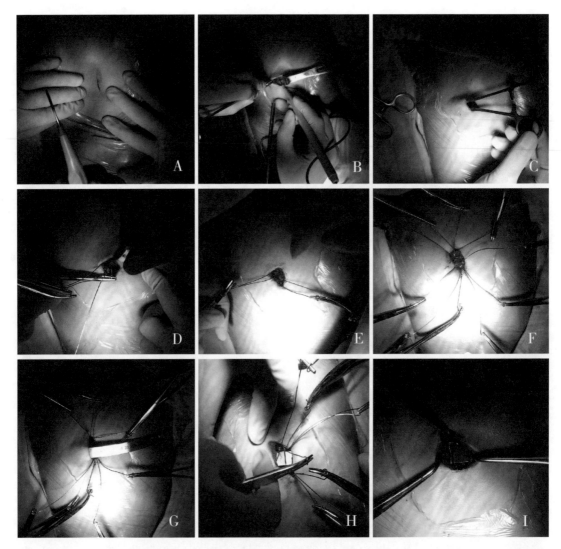

图 2 - 4 - 28 Wang 手术操作过程（A. 于凹陷正中最底部做纵切口，切口长 1 ~
1.5cm；B. 在骨性结构表面游离皮下组织，显露骨性结构；C. 用血管钳向两侧胸壁钝性
分离，做钢板的隧道；D. 用带针的钢丝贯穿凹陷底部的胸壁结构做缝合；E. 用相同的方
法放置适当数量的钢丝；F. 钢丝展开，显露术野；G. 将钢板放入隧道；H. 提拉钢丝并收
紧，使凹陷消除；I. 剪除钢丝，处理钢丝残余末端，缝合切口，手术结束）

4. 操作要点

（1）钢板放置的位置。钢板应该放于凹陷最深平面的前方。这是塑形的最佳位置。如
果偏离了这个位置，将影响手术效果。

（2）钢丝悬吊的位置。钢丝悬吊的部位一般固定在三处，这是最理想的部位，也是受
力最佳的部位。如果因为缝合的技术问题偏离了这些部位，则可能会影响手术效果。

（3）操作的次序。由于所有的操作都是在一个极其狭小的切口内完成的，操作的次序非常重要。如果次序不恰当，会给手术带来较大的麻烦。

（4）对模板塑形的理解。模板塑形的精髓是使畸形的胸壁结构紧贴钢板。为了达到这个目的，必须将胸壁结构牢固固定于钢板，这是保证手术效果的基本要求。

（5）切口的缝合问题。由于切口内有钢板存在，如果缝合不理想，将影响切口愈合。缝合的要点在于用尽可能多的软组织进行包埋。另外，还要做好止血，防止局部渗出，这也是避免切口愈合不良的要点。

5. 手术的优点

由 Wang 手术的操作细节可以看出，这种手术具有如下优点[44]：①操作简单。所有操作均在直视下完成，只需要将钢板放入胸壁然后提拉钢丝固定即可，因此所有操作极其简单，容易实施。②操作安全。主要操作全在骨性结构表面完成，不需要经心脏表面放置钢板，由此使风险大大降低；另外，由于所有操作均在直视下完成，操作的盲目性彻底消除，安全系数大大提高。③操作确切。操作在直视下完成，操作的准确性大大提高；另外，由于直接针对凹陷最严重的局部做操作，有效消除了 Nuss 手术相关的弊端。④疤痕减少。本手术只需要一个微小切口便可以完成所有操作，切口数量明显减少，术后疤痕数量也因此减少。⑤效果更好。该手术直接对凹陷病变最严重的部位进行操作，使效果得到保证。另外，由于其基本的性质是模板塑形，这样的性质使其塑形效果大大提高。⑥避免了大量的并发症。Wang 手术的钢板位于骨性结构的表面，由于是"漂浮"在骨性结构表面而不像 Nuss 手术那样"别"在肋骨中间，因此所有与之相关的并发症都不存在。另外，由于 Wang 手术的钢板放在多条肋骨之上，而不像 Nuss 手术那样以一条肋骨为支点，因此有效克服了低龄患者肋骨柔软的缺陷，使之适合低龄患儿使用。

6. 手术的局限性

（1）年龄的限制。Wang 手术是针对低龄漏斗胸患儿设计的手术，最适合使用的场合一定是这部分特殊的人群。对于其他年龄阶段的患者，由于其骨质过于坚硬，很难将这些结构提起，手术效果会受到影响。因此，这种手术不适合在较大年龄的患者中使用。我们主张超过 10 岁的患儿尽量不要使用此手术[43]。当然，年龄是一个不确定的因素，关键还要看漏斗胸局部的病理特性。如果患儿较为瘦弱，凹陷局限，局部不算太坚硬的话，年龄可以适当放宽。我们实施 Wang 手术的最大年龄为 14 岁，手术效果理想。相反的情况是，有的患儿虽然没有超过 10 岁，骨质却异常坚硬，这样的患儿也不适合使用该手术。

（2）畸形的限制。Wang 手术针对漏斗胸而设计，但并不是对所有类型的漏斗胸都有好的治疗效果。一般来说，畸形越局限，面积越小，手术效果就越满意。如果面积过大，则很难通过较小的切口完成大范围的操作，因此效果不理想。

7. 并发症

任何手术都可能有并发症，Wang 手术也不例外。并发症的发生与很多因素有关，有手术本身的因素，也有操作者技术的因素。不管什么因素，都必须引起重视。

（1）出血。Wang 手术操作的术野不涉及心脏，基本上没有大出血的可能。但是，在缝合钢丝的过程中，有时可能刺破胸壁的血管。较易损伤的血管是肋间血管。这种血管比较纤细，出血量小，电刀灼烧可以轻易止血。较少损伤的血管是胸廓内动脉。此血管一旦受损，可能导致较多的出血。此时同样可以直接用电刀灼烧止血。如果效果不佳，可以稍微延长切口，用丝线缝合，一般可以轻松止血。

（2）钢丝断裂。悬吊的钢丝与钢板会因为患儿的活动而反复摩擦，有可能导致钢丝断裂。早期钢丝断裂可能影响塑形，后期钢丝断裂不会有特殊影响。为了避免这个并发症，需要选择粗细合适的钢丝，不仅要有足够的强度，还要有足够的数量。

（3）切口延期愈合。钢板位于切口内，如果缝合不理想，可能导致钢板外露，影响切口愈合（图 2 - 4 - 29）。

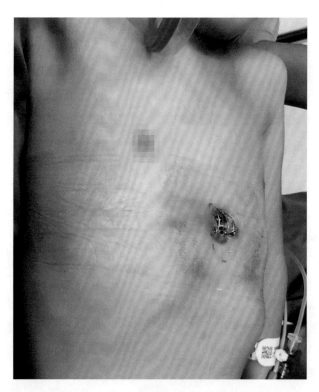

图 2 - 4 - 29　Wang 手术后切口愈合不良。由于局部软组织较少，如果处理不当，容易导致钢板外露

8. 取钢板时间

早期我们认为术后 1 年就可以取出钢板，但一些患儿取出钢板后发生了凹陷的复发。经过研究发现，1 年的时间不足以使患儿胸壁畸形完全消失。为了巩固疗效，我们最终将

拆钢板的时间延长到术后 2 年。经过此延长后，复发几乎没有再发生。

9. 手术效果

在过去的临床工作中，我们使用 Wang 手术完成过大量漏斗胸患儿的治疗，获得了非常满意的效果（图 2 - 4 - 30）。

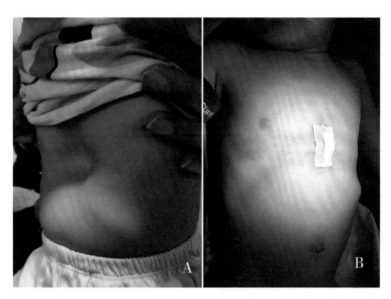

图 2 - 4 - 30　Wang 手术效果（由于采用的是模板塑形原理，因此外观几乎完全正常。A. 前胸壁凹陷畸形；B. 术后的胸廓外观）

（五）复杂的漏斗胸手术

临床上除了典型或者简单的漏斗胸外，尚有一些复杂的漏斗胸，比如高位的漏斗胸、大面积的漏斗胸、不对称型的漏斗胸、合并肋弓凸起的漏斗胸以及程度极深的漏斗胸等，这些特殊类型都需要特殊技术才能完成矫正。要想获得满意效果，操作过程中必须遵循以下原则[1]：

（1）灵活选择术式。到目前为止，临床上有多种手术方式可供使用。每一种手术方式都有自身的优点，需要针对畸形的特点灵活选用手术方式，这样可以充分发挥手术的优势，获得最理想的效果。

（2）联合使用不同术式。有些患者的手术过于复杂，使用单一的方法不足以满足矫形的需求。此时可以联合不同的手术方式进行矫正，充分利用每一种手术的优势为矫形服务，使手术获得成功。

（3）使用其他材料。目前漏斗胸手术使用的材料基本已经定型。对于多数畸形的手术来说，这些材料已经足够。但是，对于一些特殊畸形来说，如果有其他材料参与矫形，可能会获得意想不到的效果。

（4）不拘泥于微创手术。遇到特别复杂的病例时，如果微创手术无法完成矫正，或者存在巨大风险的话，则有必要采用开放术式进行治疗。

（5）不能离不开胸腔镜。胸腔镜是用来做胸腔内操作的装置，在过纵隔时有一定的帮助。但是，这种装置并非必要。如果能熟练掌握其他方法，完全可以不用这样的装置。

九、取钢板手术

漏斗胸手术中放置的钢板一般都需要取出，取出的时间与手术方式的选择以及具体恢复情况有关。一般来说 Nuss 手术要求术后 3 年取出钢板，Wang 手术 2 年取出。如果有特殊情况，则需要根据具体情况做分析，可以提前也可以延期取出。

1. Nuss 手术取钢板操作

平卧位，于两侧胸壁陈旧性手术疤痕处切开皮肤，向深处显露钢板。去掉短固定板以及固定钢丝后，将钢板两端移到切口外，用扳手将钢板尽量掰直，然后将其由一侧切口拉出体外。

多数情况下，取钢板的操作并不困难，但有时也会有较大难度。较困难的操作可在如下情况中遇到：①放置时间过久，有骨痂形成。有的患者置留钢板会超过 3 年。钢板长时间放置后，表面和周围会被骨痂包埋，此时的钢板很难取出。②钢板两端有凹齿，凹齿卡在纵隔或者胸壁骨性结构之上。这个问题主要与钢板的设计有关。凹齿卡在胸壁骨性结构上时，需要用咬骨钳将卡着钢板的骨痂咬开，才能将钢板取出。如果在取钢板的过程中钢板卡在纵隔处，不能用暴力取出，需要反复变换钢板的方向后慢慢将其取出。③钢板一端陷入胸腔。钢板放置时如果固定不牢，钢板的一端可能顺着肋间下滑，最终滑入胸腔。另一种情况，如果放置过久，钢板可能逐渐切断肋骨而陷入胸腔。陷入胸腔是非常麻烦的，钢板末端会陷入肺组织，被组织包绕，最终导致肺不张，局部发生炎症反应，使局部肺组织失去功能。取钢板时，需要将局部肋骨切除才能显露钢板。取出钢板后还要对肺组织做处理，否则可能引起出血、漏气等并发症。

取钢板的操作相对容易，但也可能发生并发症。最危险的并发症是对心脏的损伤。一些钢板末端有凹齿，凹齿可能切割心脏，导致心脏损伤。曾有医生因为取钢板损伤心脏而导致病人死亡，这是极端的并发症[45]。除了心脏损伤外，大出血的情况也时有发生，主要由胸壁或者肺内血管损伤所致。另外，取钢板还可能伤及肺组织，导致肺组织的漏气和出血。

Nuss 手术取钢板一直被当做不甚重要的操作。多数情况下操作简单，没有太大的难度。但是，在一些特殊情况下，手术不仅难度大，而且可能出现致命的并发症。因此，取钢板的操作绝对不能轻视。

2. Wang 手术取钢板操作

Wang 手术可以采用两种不同的钢板完成手术，拆钢板的操作也不同。如果用标准 Wang 手术钢板，只需要在原有手术瘢痕处做一个小切口即可完成手术。具体操作是，显露钢板后，将中间的螺丝松开，将两半钢板取出即可完成操作。如果采用的是 Nuss 手术钢板，最好能在一侧胸壁做一个新的切口。先将正中钢丝松开，然后从侧胸壁切口将钢板取出。相对来说，Wang 手术取钢板的操作较容易，也很少会有并发症发生。

十、漏斗胸手术的预后

1. 效果评价的标准

漏斗胸手术效果的评价是一个非常主观的过程，受很多因素影响。较为客观的评价需要参考多方的意见，而不是仅凭医生或者患者自己的意见。我们曾设计了一种评价体系，充分考虑医生、患者和患者家属三方的意见，然后按照不同的权重计分，最终靠计分对结果做评价。这是一种较为满意的评价体系。

2. 手术效果

手术的效果可以有四种基本结果，其一是满意，其二是改善，其三是无变化，其四是恶化[1]。对于漏斗胸这种凹陷型畸形来说，如果能完全消除凹陷，使胸廓外观达到正常人的水平，则是满意的结果。如果达不到满意的结果，只是使凹陷程度变浅的话，这样的结果只能说是改善。如果术前术后胸廓外观没有任何改观，则等于是无变化。有的患者在经历过手术后畸形更加严重，这种结果非常遗憾，等于使畸形走向恶化。

对于多数人来说，不管是医生还是患者，手术效果只有两种，要么是成功的手术，要么是失败的手术，这是二选一的选择，没有中间的折中选择[1]。因此，即便是有所改善，在很多人看来也是失败的手术，这是让很多患者和家属无法接受的结果。这种关于手术效果评价的特点为胸廓畸形所特有，这对医生的技术提出了极高的要求。

3. 复发问题

复发指的是经历了成功的手术后，患者前胸壁的凹陷再次出现的情况。复发可以发生在取钢板之前，也可以发生在取钢板之后。复发的时间不同，原因也有差异。

取钢板前的复发多与钢板的移位有关。钢板移位首先与手术操作有关，其次与患者个人的因素有关。如果固定不牢固或者方法有问题的话，钢板可能发生明显移位。移位一旦发生，钢板撑顶凹陷的功能将丧失，凹陷必然再次出现。患者的因素主要与不适当的运动或者姿势有关。如果患者在术后早期剧烈运动的话，可能造成钢板移位，导致凹陷复发。同样地，不正确的姿势也可能导致复发，比如过早采取侧卧位，可能影响钢板的位置，严重者可导致复发。必须指出的是，尽管患者的因素可能造成复发，但这样的因素是次要因素。如果术中固定的操作没有瑕疵的话，无论患者怎样运动、采取怎样的姿势都不会影响钢板位置，不可能造成复发。

取钢板后的复发同样受很多因素影响：①手术设计的问题。有的手术设计不太合理，可能为复发留下隐患。比如 Nuss 手术，在操作过程中并没有对凹陷最深的局部做处理，此处是畸形最严重的部位。在术后数年的矫正过程中，这种畸形始终存在，即便取了钢板，此畸形也依然存在。这为凹陷复发埋下了伏笔。与之相反，Wang 手术操作的部位恰好位于凹陷最深处，也就是畸形最严重的部位。由于直接将此处破坏并给予彻底的塑形，凹陷复发的可能性明显降低。②医生操作问题。医生操作的水平直接关系到畸形矫正的效果。如果操作本身有问题，就可能造成复发。一些漏斗胸畸形的发生与底部纤维的牵拉有关系。对于这类畸形，最保险的方法是消除局部的牵拉。如果医生在操作中不对局部牵拉做处理，取钢板之后一旦支撑凹陷的力量被消除，纤维就可能牵拉前胸壁而再次导致凹陷出现。这样的复发显然与医生操作技术有关系。临床中还有很多其他的操作也对畸形复发产生影响，比如最关键的预塑形。如果医生不懂得这样的操作，术后同样会导致畸形复发。③取出钢板的时机问题。不管是哪一种手术，术后愈合都是一个漫长的过程，需要足够的时间。如果钢板取出过早，复发的可能性就会增加。

复发是一个非常麻烦的结局，对患者来说意味着手术彻底失败，患者会因此而遭受极大痛苦。正因为如此，必须认真对待每一个患者，努力避免复发。

十一、漏斗胸术后的康复问题

漏斗胸患者出院后，面临的是康复问题。康复的质量对手术的质量会有明显影响，因此医生必须对患者的康复做出专业的指导。一般将术后的康复分成三个时期[46]。术后住院期间，主要的目的是消除疼痛，促进切口愈合，防止并发症，此时可以做一些简单的活动。出院后到术后三个月之内，主要的目的是消除手术创伤的影响，尽快恢复体力，恢复正常的日常活动，此时可以逐渐增加活动量，增加营养，让身体快速康复。手术三个月之后，骨骼修复基本完成，钢板位置相对固定，此时可以做一般的运动，也可以从事一般的体力劳动，但不建议患者做健美运动。健美增加的是胸部肌肉的体积，如果肌肉过于粗壮，将给取钢板的操作带来困难，因此应该尽量避免。很多患者比较瘦弱，为了使术后的胸壁更美观，可以在取钢板之后做健美运动，这将有助于进一步改变整个胸壁的外观，获得更完美的效果。

参考文献

［1］王文林. 漏斗胸一些问题的澄清. 胸廓畸形手术专家, 2021 – 11 – 06.

［2］NUSS D, KELLY R E, CROITORU D P, et al. A 10-year review of a minimally invasive technique for the correction of pectus excavatum. J pediatr surg, 1998（33）：545 – 552.

［3］王文林. 漏斗胸形成的两种相反机制. 胸廓畸形手术专家, 2016 – 06 – 20.

［4］王文林. 漏斗胸的遗传问题. 胸廓畸形手术专家, 2014 – 08 – 29.

［5］王文林. 双胞漏斗胸患者发病机理. 胸廓畸形手术专家, 2015 – 11 – 03.

［6］王文林. 遗传因素导致漏斗胸的直接证据：同卵双生漏斗胸兄弟的 Wang 手术. 胸廓畸形手术专家, 2020 – 11 – 09.

［7］王文林. 肺囊腺瘤术后的漏斗胸. 胸廓畸形手术专家, 2020 – 10 – 24.

［8］王文林. 先天性膈疝手术后漏斗胸形成的机理. 胸廓畸形手术专家, 2020 – 11 – 24.

［9］王文林. 先天性心脏病术后的胸廓畸形. 胸廓畸形手术专家, 2013 – 09 – 28.

［10］王文林. 继发性漏斗胸. 胸廓畸形手术专家, 2020 – 04 – 06.

［11］王文林. 继发性单侧胸壁塌陷 MatrixRIB 胸壁重建手术. 胸廓畸形手术专家, 2021 – 07 – 07.

［12］王文林, 陈春梅, 龙伟光, 等. 漏斗胸发病的"胸廓缺陷假说"初探. 实用医学杂志, 2015, 31（增）：200 – 201.

［13］王文林. 漏斗胸最鲜明的特征. 胸廓畸形手术专家, 2021 – 07 – 07.

［14］王文林. 广义的不对称型漏斗胸. 胸廓畸形手术专家, 2021 – 09 – 15.

［15］王文林. 大面积漏斗胸的改良 Wang 手术. 胸廓畸形手术专家, 2019 – 05 – 31.

［16］王文林. 今天的高位漏斗胸 Wung 手术. 胸廓畸形手术专家, 2021 – 01 – 30.

［17］王文林. Haller 指数再次爆表：大峡谷型重度漏斗胸微创手术. 胸廓畸形手术专家, 2018 – 11 – 21.

［18］王文林. 锐角畸形的手术问题. 胸廓畸形手术专家, 2021 – 09 – 08.

［19］王文林, 陈春梅, 李学军, 等. 胸廓畸形的整体分类法. 中国胸心血管外科临床杂志, 2018, 25（11）：981 – 985.

［20］王文林. 锐角畸形. 胸廓畸形手术专家, 2021 – 08 – 18.

［21］SESIA S B, HEITZELMANN M, SCHAEDELIN S, et al. Standardized haller and asymmetry index combined for a more accurate assessment of pectus excavatum. Ann thorac surg, 2019, 107（1）：271 – 276.

［22］王文林. Haller 指数"爆表"：极重度漏斗胸手术获成功. 胸廓畸形手术专家, 2016 – 10 – 25.

［23］王文林. Haller 指数为负值：重度漏斗胸 NUSS 手术失败后的 Wung 手术 + Wenlin 手术. 胸廓畸形手术专家，2020 – 11 – 17.

［24］WANG W, LONG W, LIU Y, et al. Wenlin index of pectus excavatum. International journal of surgery science, 2022, 6（3）：84 – 87.

［25］王文林. 漏斗胸的另外一种严重危害：脊柱侧弯. 胸廓畸形手术专家，2021 – 05 – 12.

［26］王文林. 恶性胸廓畸形. 胸廓畸形手术专家，2021 – 03 – 18.

［27］WANG W, LONG W, LIU Y, et al. Wenlin triad of pectus excavatum. International journal of case reports in surgery, 2022, 4（1）：16 – 18.

［28］BROCHHAUSEN C, TURIAL S, MÜLLER F K P, et al. Pectus excavatum：history, hypotheses and treatment options. Interact cardiovasc thorac surg, 2012, 14（6）：801 – 806.

［29］KANAGARATNAM A, PHAN S, TCHANTCHALEISHVILI V, et al. Ravitch versus Nuss procedure for pectus excavatum：systematic review and meta-analysis. Ann cardiothorac surg, 2016, 5（5）：409 – 421.

［30］LIUT, LIU H, LI Y. Comparison of the Nuss and sternal turnover procedures for primary repair of pectus excavatum. Asian J surg, 2014, 37（1）：30 – 34.

［31］NOTRICA D M. Modifications to the Nuss procedure for pectus excavatum repair：a 20-year review. Semin pediatr surg, 2018, 27（3）：133 – 150.

［32］王文林. NUSS 手术的结构基础. 胸廓畸形手术专家，2017 – 09 – 24.

［33］王文林. Nuss 手术批判之一：创伤问题. 胸廓畸形手术专家，2018 – 02 – 26.

［34］王文林. Nuss 手术批判之二：年龄的限制问题. 胸廓畸形手术专家，2018 – 02 – 27.

［35］王文林. Nuss 手术批判之三：钢板的问题. 胸廓畸形手术专家，2018 – 02 – 28.

［36］王文林. Nuss 手术批判之四：复发的问题. 胸廓畸形手术专家，2018 – 03 – 01.

［37］王文林. Nuss 手术批判之五：整体塑形与微塑形. 胸廓畸形手术专家，2018 – 03 – 02.

［38］王文林. Nuss 手术批判之六：盲目崇拜对治疗的影响（终极篇）. 胸廓畸形手术专家，2018 – 03 – 05.

［39］王文林. NUSS 手术的死人事件. 胸廓畸形手术专家，2019 – 12 – 04.

［40］王文林. NUSS 手术后与钢板位置相关的并发症. 胸廓畸形手术专家，2019 – 05 – 21.

［41］王文林. Wang 手术与 Wung 手术. 胸廓畸形手术专家，2021 – 03 – 29.

［42］WANG W，LONG W，LIU Y，et al. Wang technique：a simple and practical steel bar fixation technique in thoracic deformity surgery. International journal of surgery science，2022，6（3）：78 – 83.

［43］王文林，龙伟光，陈春梅. Wang 手术用于低龄漏斗胸治疗. 南方医科大学学报，2019，39（2）：249 – 252.

［44］王文林. Wang 手术与 NUSS 手术. 胸廓畸形手术专家，2019 – 06 – 21.

［45］王文林. 取钢板的死人事件. 胸廓畸形手术专家，2017 – 07 – 17.

［46］王文林. 胸壁外科手术后的康复问题. 今日头条，2021 – 11 – 02.

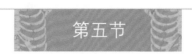

鸡 胸

鸡胸是最常见的前凸型胸廓畸形，被很多人认为是仅次于漏斗胸的胸廓畸形（图2-5-1）。这样的观点没有具体的统计数据支持，而从普通人的认知来看，似乎鸡胸比漏斗胸更常见。这一方面与鸡胸更容易被人发现有关，另一方面可能也与其实际的发病有关。要想细究具体的发病率是多少，需要有大面积普查的数据支撑，可惜目前尚缺乏这样的数据。

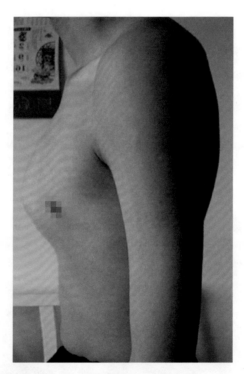

图2-5-1　鸡胸外观。前胸壁明显前凸，严重影响美观

一、发病机理

鸡胸的发病机理有很多种说法，最常见的说法是与缺钙有关，是佝偻病的一种表现。这样的可能性是存在的，且从理论上讲也可以解释清楚[1,2]。但在一些同卵双生的双胞胎

中可以发现几乎完全相同的鸡胸，这说明除了缺钙之外尚有其他原因可以导致鸡胸[3]。鸡胸还可以发生于正中胸骨劈开的手术后，这种情况被称为继发性鸡胸，而那些原因不明的鸡胸则被称为原发性鸡胸。

继发性鸡胸多见于低龄患儿的心脏手术后（图2-5-2）。由于胸骨被劈开，胸廓的完整性受到影响。此时患儿的骨质较软，无法用钢丝牢固固定。而切口的深面是心脏，心脏是一个充满正压液体的结构，这样的结构会持续不断地对前胸壁造成冲击。在此冲击的作用下，结构遭受破坏的胸壁可能逐渐前凸，最终形成鸡胸。这是先心病术后经常发生鸡胸的良好解释[4]。

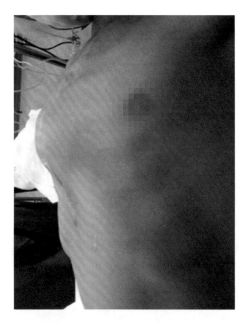

图2-5-2　心脏手术后的继发性鸡胸。此类畸形是心脏手术后最常见的胸廓畸形

佝偻病导致鸡胸的机理与之类似。佝偻病是全身缺钙的表现，此时所有骨骼的钙化均出现问题，骨骼硬度明显不足。由于骨骼多有肌肉附着，为了维持人体的姿势或者完成某些运动，肌肉将出现持续或者间断性紧张。肌肉作用的部位一般在骨骼。骨骼硬度正常时，其形状不会发生改变。如果硬度出现问题，在肌肉的持续紧张作用下，骨骼形状就会出现改变。正因为如此，佝偻病患者出现形状改变的骨骼基本都是受外力作用最明显的骨骼，比如下肢骨骼，就是最常见的受影响部位。前胸壁之所以出现前凸畸形，其机理也类似。胸壁骨性结构硬度降低，而心脏持续正压向前胸壁冲击，同样会使胸壁前凸而形成畸形（图2-5-3）[1]。

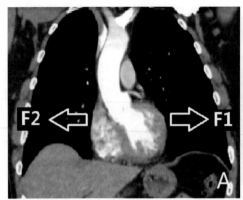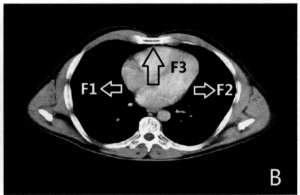

图 2-5-3　鸡胸发生机理（A. 心脏是一个充满高压液体的结构，而其压力随心脏搏动而变化，由此产生了间断性的冲击力。此力可以向各个方向释放，可以向两侧胸腔，也可以向前胸壁。向两侧胸腔内释放没有实质意义。B. 心脏的冲击力向前胸壁释放时，如果前胸壁较为薄弱，就可能将胸壁撑起，最终形成前凸畸形）

二、病理特征

鸡胸是前胸壁的前凸畸形，局部结构明显前移，高出周围结构。这种畸形一般都累及胸骨，只累及肋骨或者肋软骨的前凸畸形极其罕见，多为局限的凸起畸形。胸壁骨性结构凸出胸壁表面后，意味着局部的病变结构比正常结构相对较长，这是客观的事实。这种事实为手术切除部分结构的操作提供了理论依据。但是，临床经验表明，这样的操作并非必要。即便不做切除，同样可以获得很好的矫形效果。

鸡胸可以为对称的前凸畸形，也可以不对称；位置可高可低，范围可大可小。凸起下方可合并绝对或者相对凹陷。绝对凹陷为客观存在的可见凹陷，此时的畸形为复合型畸形，相关内容将在其他章节进行讨论。相对凹陷实际上只是凸起斜坡上的部位，理论上并不存在明显凹陷，但关系到手术的效果。此时的畸形依然是单纯的鸡胸，手术时需要对相对凹陷做额外处理。

鸡胸的病理改变有明显的年龄特征。低龄患儿病理改变往往不严重。随着年龄的增加，前凸会逐渐加重。尤其到了青春期之后，多数患儿前凸畸形会突然加重，不仅程度较重，且范围较广。很多患儿和家长在此时才引起警觉，前去就医。

三、临床表现

鸡胸位于前胸壁，像所有胸廓畸形一样，如果有症状，一定与胸腔内脏器有关。而鸡胸为前凸畸形，不会对胸腔内脏器产生影响，因此很少有呼吸或者循环系统症状。但是，这种畸形会对外观产生明显影响。外观的异常会影响到患者的心理，导致各种心理问题[5]。心理问题又会反过来影响患者的生理健康，从而出现各种相关的症状，比如胸闷、胸痛等。必须明确的是，这些症状的出现与肺和心脏受压或者功能异常无关，而是心理问题导致的间接影响。

鸡胸的体征非常明确，主要表现为前胸壁骨性结构的凸起。一般用肉眼可以看得非常清楚，除此之外没有其他特殊的体征。

四、检查

像其他所有的胸廓畸形一样，鸡胸的检查首先是基本的体格检查，一般可以获得鸡胸的主要信息。影像学检查可以明确骨骼的具体形状，并对胸腔内脏器情况进行了解。三维重建检查可以明确胸廓的整体结构，对全面了解鸡胸的特征很有帮助（图 2 - 5 - 4）。但是，这些检查并非必要。一般来说，术前只做心电图和胸部 X 线检查就足够（图 2 - 5 - 5）。只有当怀疑有其他合并病变时才需要进一步检查，可以考虑做 CT 检查（图 2 - 5 - 6）。

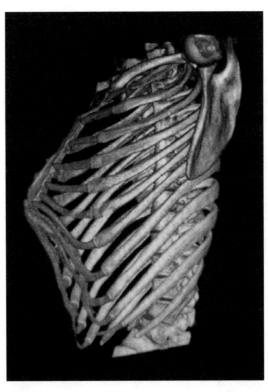

图 2 - 5 - 4　鸡胸的三维重建图，可显示整个胸廓和畸形部位的信息

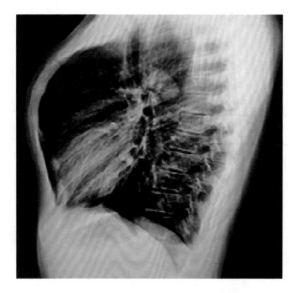
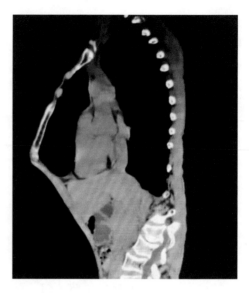

图 2-5-5　鸡胸的 X 线检查图，侧
位片可见前胸壁凸起

图 2-5-6　鸡胸的 CT 检查
图，侧位片可显示前胸壁的形状

五、诊断与鉴别诊断

鸡胸的诊断较为容易，诊断要点只有一个，即前胸壁骨性结构凸起。鉴别诊断需要与 Wenlin 胸、局部凸起型畸形、Poland 综合征、复合型畸形、鞍状胸以及窒息性胸廓发育不良（Jeune 综合征）相鉴别。Wenlin 胸以往被误认为是鸡胸的一种，但与典型的鸡胸完全不同，且手术理念与方法也完全不同，因此有必要做区分[6]。Wenlin 胸凸起位于胸骨角水平，除了胸骨角之外，两侧与之相连的肋软骨和肋骨同样会存在前凸。这种前凸面积较广，但只局限于胸骨角及两侧，其正下方会有明显的凹陷。凹陷底部为胸骨，胸骨整体增厚，侧面呈"S"形。局部凸起型畸形是发生于肋骨或者肋软骨的局部凸起，这种畸形不累及胸骨，不是真正的鸡胸。Poland 综合征是一侧胸壁发育不良，从外观上看，健侧要比患侧高出不少，似乎是一种不对称型的鸡胸[7]。而对于女性患者来说，由于一侧胸壁完全没有发育，更可能被当做不对称型的鸡胸。这种理解实际上是一种偏差。健侧的所谓凸起只是相对凸起，并不是实际的凸起，因此不能将其诊断为鸡胸。复合型畸形都有明显的胸壁前凸，但由于同时有明确的凹陷存在，也不能当做单纯的鸡胸。鞍状胸是一种较为特殊的畸形[8]，此畸形典型的特征是两侧胸壁存在凹陷，由于存在明显的高度差，似乎是一种前凸畸形，也就是鸡胸。实际上这种前凸并不存在，而是由两侧的凹陷导致的相对前凸，这样的畸形不是鸡胸。窒息性胸廓发育不良患者经常存在前凸畸形，这种前凸其实也是一种相对的前凸，是由两侧胸壁的凹陷所致，因此也不是真正的鸡胸[9]。

六、手术适应证

鸡胸对患者主要的危害来自胸壁的外观，多数患者没有生理损害，因此决定手术往往是一件较为困难的事情。如果刻意为此类患者规定手术指征，反而会带来不少的麻烦。为此，我们一贯的做法是将是否手术的问题交予患者和家属决定。如果患者觉得难看或者难受，就一定要手术。如果患者既不觉得难看也不觉得难受，就不需要手术。这个原则其实与其他所有胸廓畸形手术的原则完全相同。

七、手术时机

鸡胸几乎可以出现在任何年龄段，考虑到患者胸廓发育的自然规律以及鸡胸自身的发展过程，并非任何年龄都适于实施手术。对于较低龄的患儿，由于胸廓自身有强大的自我修复功能，不主张过早实施鸡胸手术。但是，如果畸形过于严重，则可以不考虑年龄限制。临床中最多见的是青春期的患者。这主要与鸡胸发育的特征有关，这样的患者必须尽早手术，否则将越来越严重。对于心脏手术后的鸡胸，由于原因明确，病变几乎没有可能自行消失，因此一旦发现，不管患者年龄多大都要尽早手术。

八、手术治疗

鸡胸是一种非常古老的疾病，其治疗也有多年的历史。早年的手术方法是开放手术。近年来，一些微创手术方法逐渐用于临床，使鸡胸的治疗有了大的改观。

（一）开放手术

开放手术主要是经过较长的切口对畸形实施矫正的手术[10]。具体的方法有多种，较多使用的方法是胸骨沉降术。这种方法的基本理论依据来自对鸡胸发病的某种认知。该理论认为鸡胸是由肋骨或者肋软骨的过度生长所致。既然生长过度，就应该将其切除。具体方法是，先显露所有的肋软骨，然后将肋软骨全部切除，再将肋骨与胸骨做固定。通过这样的处理，前凸畸形有可能得到消除。

开放手术完全在直视下完成，操作较为直接。但是，这种手术有很多的缺陷。首先，创伤大，损伤明显。此手术需要将所有的肋软骨切除，并进入双侧胸腔。大范围的术野使其损伤格外明显。其次，切口长，术后疤痕明显。该手术的切口一般需要贯穿整个前胸壁正中，术后疤痕长，且容易暴露，非常不美观。第三，效果不一定理想。此手术没有直接对凸起做矫形，而是通过切除肋软骨间接完成矫形，其效果多不理想，不能完全消除前凸，尤其当胸骨局部存在明显畸形时，效果很难保证。第四，可能导致继发性胸廓发育不良。肋软骨切除后，胸廓的本身变窄。如果患者是青少年或者低龄患儿，肋软骨的切除将使胸廓发育停滞，其结果将出现继发性的胸廓发育不良。这种结果一旦出现，会形成另外一种更加严重的畸形。

（二）微创手术

1. Abramson 手术

2005 年，Abramson 报道了一种特殊的手术方法[11]。这种方法使用 Nuss 手术特制的钢板对胸壁凸起进行压迫，然后在两侧胸壁将钢板固定于肋骨之上，从而完成对鸡胸的矫正。Abramson 手术具体的操作方法是：先于两侧胸壁做切口，切口位置平行于凸起最高的平面。游离切口内的肋骨，将短固定片先固定于肋骨之上，然后于肋骨表面向正中凸起最高处做隧道，将钢板放入隧道中，用钢板压迫胸壁的凸起部位，然后将钢板两端插入固定板中间的凹槽中进行固定，缝合切口，手术结束。

这种方法从原理上看，大致与 Nuss 手术的操作相反，因此有人特意将其称作"反Nuss 手术"。作为一种称谓，这样描述该手术并无不可。但是，如果仔细分析操作细节，两种手术并非完全相反，因此这种称谓很不合适。

用一个大家熟知的名称命名一种手术本来是件很普通的事情。但是，却反映出一个事实，即对某种手术方式不切实际地膜拜。如果始终用一种手术的理念去约束其他畸形治疗的话，就容易直接影响手术操作的设计。在这种影响的作用下，手术的设计者会将其他手术相关的理念甚至材料都照搬到新的手术中，这样的操作不但不利于手术的进行，反而会带来巨大的麻烦。

Abramson 手术最大的弊端就是受 Nuss 手术影响过重。这种影响体现在两个方面：其一是手术的材料，其二是手术的方法。手术的材料方面，使用 Nuss 手术特制的钢板并没有不妥，但使用固定板进行固定显然是不明智的选择。在手术方法方面，主要是钢板的固定方法。这其实也是对 Nuss 手术固定方法的借鉴。在 Abramson 手术中，先将固定板固定于肋骨，然后再将主钢板插入固定板的凹槽中进行固定。这种方法在完全离体的状态下也许较容易实施，而在鸡胸手术的实际操作中，由于需要在对钢板施加足够压力的状况下完成固定，操作具有极大的难度。另外，间接固定的效果一般都不理想，这必然影响塑形的最终效果。对 Nuss 手术的借鉴成就了 Abramson 手术，而对 Nuss 手术的过分借鉴却给手术带来了麻烦，这也成了 Abramson 手术最大的弊端（图 2 - 5 - 7）。但不管怎样，Abramson 手术开启了鸡胸治疗的先河，无疑是鸡胸治疗的一场革命，也为其他优秀手术的出现奠定了基础。

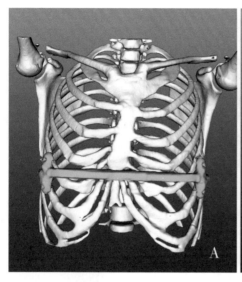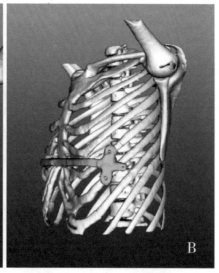

图 2 - 5 - 7　Abramson 手术钢板的位置与固定情况（A. 左右两侧均以短固定板固定；B. 先将短固定板固定于肋骨之上，然后再固定主钢板，主钢板间接固定于肋骨之上）

2. Wenlin 手术

长期以来，我们一直在关注鸡胸的治疗，最初也曾做过开放手术，但效果并不满意。后来我们开始做微创手术，我们的方法与 Abramson 手术有本质的不同。为了与这种手术做区别，我们将手术命名为 Wenlin 手术[12]。

（1）操作方法。

先于平行于凸起最高平面的侧胸壁做皮肤的纵切口，游离皮下组织、肌肉组织，显露切口内的多条肋骨。在拟做固定点的肋骨处放置钢丝导引线，导引线环绕肋骨。沿肋骨表面于胸壁肌肉深层做隧道，两侧胸壁隧道在正中贯通后，将导引器放入隧道，先引导钢板导引管，再用导引管引导钢板，将钢板放入隧道中。以钢丝导引线导引钢丝，使钢丝同时环绕肋骨与钢板，依次收紧钢丝，将凸起胸壁压平，钢板两端牢固固定于侧胸壁的肋骨。关闭切口，手术结束（图 2 - 5 - 8 至图 2 - 5 - 11）。

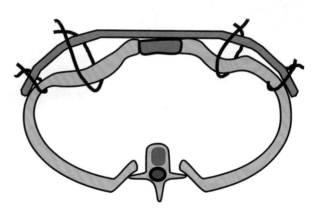

图 2 - 5 - 8　Wenlin 手术原理图。该手术为典型的模板塑形手术，以钢板为模板，使胸壁结构按照钢板的形状塑形

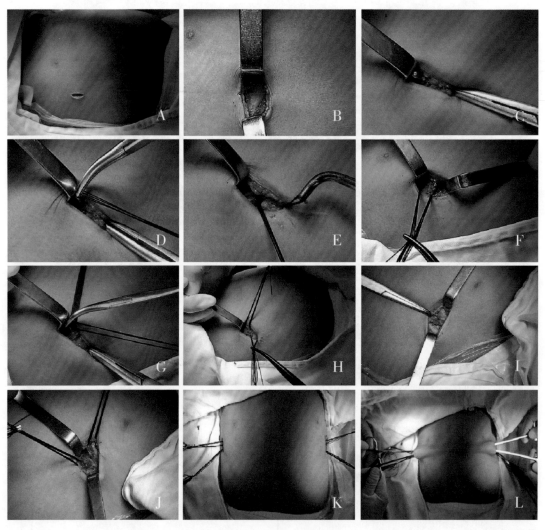

图 2-5-9 Wenlin 手术操作方法 (1) (A. 侧胸壁做切口，切口长 1~2cm；B. 显露肋骨；C. 以直角钳跨肋骨放置，该位置为固定钢板的位置；D. 用血管钳钳夹钢丝导引线中部，将其交与直角钳；E. 直角钳牵拉钢丝导引线，使之环绕肋骨；F. 血管钳钳夹钢丝导引线备用；G. 按照相同的方法放置第二条钢丝导引线；H. 两条钢丝导引线放置完毕；I. 对侧胸壁做切口，显露肋骨；J. 对侧以相同方法放置两条钢丝导引线；K. 每侧两条钢丝导引线放置完毕；L. 用两个血管钳分别从两侧切口向正中做钢板隧道，隧道位于骨性结构表面。在此手术中，常规使用了固定钢板的 Wang 技术)

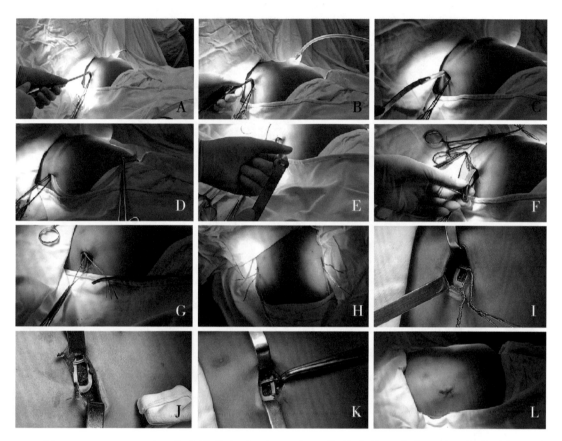

图 2 - 5 - 10 Wenlin 手术操作方法（2）（A. 导引器穿入隧道，由一侧胸壁切口进入，对侧切口穿出；B. 导引器连接钢板导引管；C. 导引器将钢板导引管拖入隧道，从一侧进入，另一侧拖出；D. 钢板导引管位于隧道内，两端位于两侧胸壁切口之外；E. 钢板导引管连接钢板；F. 将钢板拖入隧道，钢板两端位于两侧胸壁切口之外；G. 钢丝导引线导引钢丝，钢丝刚好环绕肋骨与钢板；H. 同时拧紧两侧的四条钢丝，将钢板固定于肋骨之上；I. 钢丝固定的局部；J. 剪断钢丝；K. 包埋钢丝残端；L. 闭合切口，手术结束。在此手术中，常规使用了固定钢板的 Wang 技术）

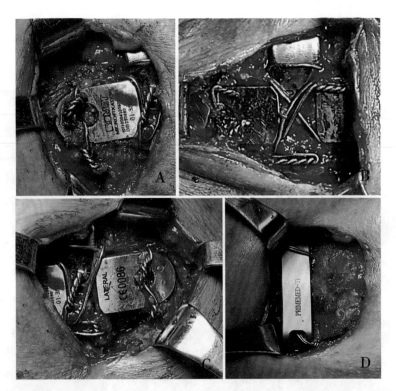

图2-5-11　Wenlin手术与Abramson手术两端固定方式的差异（A、B、C. Abramson手术的主钢板靠短固定板固定于肋骨之上，是标准的间接固定。此方法损伤大，占用空间广，操作复杂。D. Wenlin手术的钢板直接固定于肋骨之上，操作简单，占用空间微小）

（2）操作要点。

Wenlin手术是一种既安全又简单的操作，但要获得好的效果，必须掌握基本的操作要领。这些要领包括：其一，要选择长度合适的钢板。钢板长度合适是完成塑形的基本要求，既不能过长也不能过短，一般要结合固定的部位决定钢板的长度，这个工作在术前准备时完成。其二，要对钢板的弧度做合理的塑形。钢板弧度如果过大，将不可能产生足够的压迫，起不到塑形的作用；而如果弧度过小，则会适得其反，同样也不能有好的效果。对钢板弧度的设定可以在手术现场完成。一边压迫一边调整，这样可以获得最佳的弧度。其三，要准备合适数量的钢板。对于凸起局限的鸡胸，一条钢板可能获得好的效果。但是，如果凸起较为严重，或者凸起范围较广，则需要两条甚至多条钢板才能满足手术的需求。钢板的数量需要在手术前做出决定。其四，要选择合适的固定位置。固定位置需要考虑两个因素，一个是塑形的需要，一个是分散应力的需要。塑形的需要主要是考虑到模板塑形的需求，要在每一处相对凹陷的部位做固定。而分散应力的需要则要求在不同部位做固定。固定不仅要考虑肋骨的部位，还要考虑钢板的部位。这是分散应力的基本要求。其五，要掌握适当的固定力度。鸡胸的固定与漏斗胸的固定有本质的区别。漏斗胸的固定是为了单纯的固定，但鸡胸固定的实质是为了牵拉，因此不能将所有的钢丝都拧得特别紧。钢丝过紧不仅可能导致矫枉过正，而且可能引起骨折，导致手术失败，所以钢丝的固定必须有一个合适的度，适可而止是基本的原则。其六，要遵循循序渐进的原则。在固定过程中，由于不可能在所有钢板放置完毕后再开始固定，因此必然有一个先后顺序。在放置第一条钢板后，不能将所有钢丝拧紧。如果拧得过紧，将产生极大的应力，会直接导致钢丝或肋骨断裂，因此要尽可能避免这样的操作。合理的操作应该是同时多处发力，均匀固定，只有这样才能避免并发症的发生。其七，要理清操作的次序。由于所有的操作都在极小的操作空间内完成，如果操作次序过于随意，将使整个操作混乱，严重影响操作进程。其八，要对相对凹陷进行处理。不少鸡胸都会存在相对凹陷。为了避免凹陷畸形的出现，需要进行矫形。具体的方法是在凹陷处放置钢丝进行矫正。其作用有两个：一个是直接将凹陷提起，另一个是为了钢板的固定。这两个作用其实都是模板塑形的基本要求。

（3）主要的优点。

Wenlin 手术也是用钢板直接对前胸壁凸起做压迫，但具体的方法与 Abramson 手术有明显的不同。这种不同主要体现在最关键的固定方式上：其一，固定的理念不同。Abramson 手术固定的理念只是为了给钢板的压迫提供足够的力量，这种理念是完成手术的根本。但是，这种理念忽略了固定部位的力学特性，甚至没有仔细考虑固定装置的特性，最终使固定成了一种间接的固定，也就是通过短固定板间接与肋骨进行固定。这种固定不仅不牢固，而且操作极其困难。相比之下，Wenlin 手术固定的理念则是为了塑形，而且是最直接的模板塑形。这种塑形的最终目的不是压迫胸壁，而是使胸壁的各个部位紧贴胸壁。这样的理念显然与 Abramson 手术的理念完全不同。为了达到紧贴胸壁的目的，Wenlin 手术直接将钢板与肋骨做固定，不仅使手术大大简化，而且效果更确切（图 2 - 5 - 8 至图 2 - 5 - 12）。其二，固定方法不同。在 Wenlin 手术中，几乎所有与固定相关的细节都与 Abramson 手术不同。Wenlin 手术采用的是革命性的钢板固定的 Wang 技术，Abramson 手术的固定技术则非常落后。Wenlin 手术的操作极其简单，而后者的固定操作却相当复杂，难度也极大。其三，固定部位不同。Wenlin 手术充分考虑了肋骨对固定拉力的承受限度，为了避免肋骨在强大外力作用下发生骨折，普遍采用两条甚至三条肋骨进行固定，这样可以有效分散钢板的应力。另外，由于固定的部位有的位于钢板的内侧，有的靠近末端，因此更能体现模板塑形的功能，使塑形效果更理想（图 2 - 5 - 13）。这种特性在一些局部凸起格外严重的类型中尤显重要，这是 Abramson 手术无法比拟的优点。其四，固定的数量不同。为了充分分散应力，固定的部位会灵活设置，数量随机应变。数量主要涉及两个方面的因素：其一是固定的部位，其二是固定钢板的数量。固定部位可以根据需要选择两个或者三个。固定钢板的数量则可以根据需要选用一个、两个甚至三个钢板进行固定。这是 Wenlin 手术固定的基本要求。通过数量的合理配置，可使应力得到最充分的分散，因此固定效果能得到基本的保障。相比之下，Abramson 手术的固定部位只有一处，这样的固定显然不利于应力的分散，因此效果也不会理想。如果在 Abramson 手术中采用两条或者多条钢板，由于固定板的存在，固定局部将显得极其局促与拥挤，不但会影响固定效果，还可能因此而不得不做很大的切口，此时更会显示出手术设计的弊端。

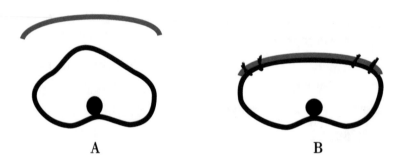

图 2 - 5 - 12 Wenlin 手术的模板塑形原理（主要包括两个关键的要素：其一，模板必须接近正常目标胸廓的形状；其二，必须牢固固定。A. 钢板形状与前胸壁的形状；B. 塑形后的形状）

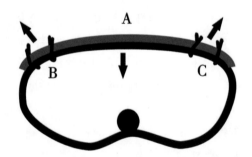

图 2 - 5 - 13 Wenlin 手术的受力分析。钢板正中施加压力于前凸胸壁，外力来自钢板两侧，先由操作者施加，然后通过固定而施加于两侧胸壁的肋骨之上，由此达到力的平衡，塑形由此产生

除了固定方面的优势外，Wenlin 手术还有以下的优点：其一，创伤微小。该手术只需要在侧胸壁做小范围的操作即可完成塑形，因此创伤极小，是真正的微创手术。其二，术后疤痕小且隐蔽。Wenlin 手术切口微小，长度一般不超过 1.5cm，且位于侧胸壁，这样的切口术后疤痕的美观效果比较理想。其三，手术安全可靠。该手术所有的操作基本上全在骨性结构的表面完成。由于不入胸腔，不会引起重要脏器的损伤，因此非常安全，一般不会导致严重并发症。其四，塑形效果理想。通过规范的操作，一般均能获得完美的效果。这充分体现了模板塑形的优越性。

（4）主要的缺陷。

任何手术都不可能十全十美，Wenlin 手术也一样，也有自身的缺陷。其一，钢板位置表浅，对体表软组织有不利影响。如果患者本身较瘦弱，可能出现钢板附近局部的软组织坏死，形成相关并发症。其二，一些患者体表可以看到明显的钢板痕迹，在钢板取出之前，这样的痕迹可能影响胸廓外观。其三，应力全部集中于侧胸壁的肋骨，如果肋骨本身较为纤细，不能提供足够的对抗力量，将影响手术效果。

鸡胸微创手术是目前较为流行的手术方式，国外主要实施 Abramson 手术，但开展并不广泛，国内少数医院也在使用 Abramson 手术。近年来，我们协助国内大量医院开展了 Wenlin 手术。由于该手术优势明显，很快得到大面积推广，目前已经成为主流的鸡胸矫正技术。

3. 手术并发症

不管是 Abramson 手术还是 Wenlin 手术，都可能在操作过程中出现并发症，这些并发症包括以下内容：

（1）钢丝断裂。由于钢板是通过钢丝固定于肋骨之上的，不管是间接固定还是直接固定，最终的力量都将由钢丝承受。如果力量过大，而钢丝硬度不足的话，可能导致钢丝断裂。钢丝断裂后，凸起加载于钢板上的力将被释放出来，使钢板末端翘起，翘起的钢板可能刺破切口，伸出体表，导致手术失败。钢丝断裂是一个纯技术问题，需要从技术的角度进行防范。

（2）肋骨断裂。肋骨断裂与钢丝断裂的情况类似，但又有不同。肋骨断裂说明局部应力过于集中，要想防止此并发症发生，必须采取措施对应力进行分散。

（3）切口延期愈合。由于切口内有钢板存在，如果局部软组织较少，或存在血液循环不良的话，可能出现切口的延期愈合。如果处理不当，可能不得不取出钢板，这将导致手术失败。

（4）继发性凹陷畸形。很多前凸畸形被压平后，会出现相反方向的结构改变，局部可能出现凹陷。随着时间的推移，这种畸形会越来越明显。凹陷畸形之所以发生，与凸起局部相对较长的肋骨或者肋软骨有关，这是一种较为常见的并发症。为了避免凹陷的产生，可以采取三种基本的措施：第一，压迫要适可而止，不要过度；第二，提前取出钢板；第三，可以使用额外的钢板在凹陷底部做撑顶。通过这三种措施的处理，一般可以避免凹陷畸形的发生。

（5）肺功能的损害。一些患者前凸畸形消失后，会出现呼吸功能的损害。这一方面与胸腔容积减少有关，另一方面也与肺部受到压迫有关。但这样的损害多为相对性或者暂时性的损害，随着时间的推移，症状多会消失。

九、拆钢板手术

在鸡胸的微创手术中，均需要使用特殊的钢板进行矫正。钢板是异物，不可以终生存留，必须在一定的时间后取出。一般来说，鸡胸的钢板可以在术后 1～2 年内取出，具体时间可以根据术后康复的情况而定。如果出现并发症，需要提前取出。如果术后胸廓外观良好，则可以放置较长时间。

鸡胸手术的钢板完全在骨性结构表面，不涉及胸腔内任何脏器，因此手术非常安全。只要将钢丝完全松开即可将钢板取出。由于鸡胸手术的钢板多较平直，不需要将钢板掰直，取出非常容易。

十、预后

绝大多数鸡胸患者术后可以获得满意效果。如果为青春期前的患者，可以确保成年后不再复发。成年的鸡胸患者手术效果同样满意（图 2 - 5 - 14、图 2 - 5 - 15）。当然，成功的预后建立在成功的手术之上。如果手术本身不成功，或者出现了相关并发症的话，就会严重影响手术效果。

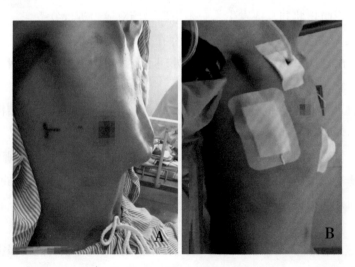

图 2 - 5 - 14　鸡胸的 Wenlin 手术（A. 术前胸壁外观，为极其严重的鸡胸；B. Wenlin 手术之后的效果）

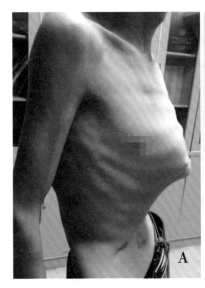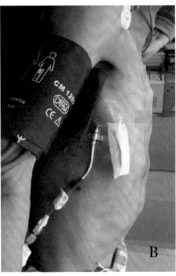

图 2 - 5 - 15　重度鸡胸的 Wenlin 手术（A. 前胸壁严重前凸，面积巨大，范围极广，肋弓内陷；B. 采用三条钢板实施 Wenlin 手术，获得满意效果）

参考文献

［1］王文林. 佝偻病患者为什么容易形成鸡胸而不是漏斗胸?. 胸廓畸形手术专家，2017 - 02 - 19.

［2］王文林. 并非所有的突起发病均与佝偻性有关. 胸廓畸形手术专家，2021 - 09 - 10.

［3］王文林. 鸡胸遗传的证据：孪生兄弟及其家族的鸡胸. 胸廓畸形手术专家，2017 - 02 - 20.

［4］王文林. 今天南宁手术：心脏手术后重度鸡胸的 Wenlin 手术. 胸廓畸形手术专家，2020 - 05 - 16.

［5］王文林. 鸡胸患者的心病与心理疾病. 胸廓畸形手术专家，2021 - 04 - 28.

［6］王文林. Wenlin 胸：并非鸡胸 + 漏斗胸. 胸廓畸形手术专家，2021 - 10 - 24.

［7］XU B，LIU T，LIU C J. Breast reconstruction with perforator flaps in Poland syndrome：report of a two-stage srategy and literature review. Breast care（Basel），2020，15（4）：421 - 427.

［8］王文林. 鞍状胸的命名与形态学特征. 实用医学杂志，2017，33（增）：380 - 381.

［9］WANG W. Surgical treatment of a 36-year-old patient with asphyxiating thoracic dysplasia. Interact cardiovasc thorac surg，2022，34（1）：153 - 155.

［10］SCARCI M，BERTOLACCINI L，PANAGIOTOPOULOS N，et al. Open repair of pectus carinatum. J Vis Surg, 2016 (2)：50.

[11] ABRAMSON H, ARAGONE X, BLANCO J B, et al. Minimally invasive repair of pectus carinatum and how to deal with complications. J Vis Surg, 2016 (2)：64.

[12] 王文林. 女性重度鸡胸的 Wenlin 手术. 胸廓畸形手术专家, 2019 – 03 – 26.

第六节

扁平胸

扁平胸是最传统的四种胸廓畸形之一，其发病率没有详细的数据，一般的观点认为应该低于漏斗胸和鸡胸。这种观点其实很不真实，根本的原因与受关注的程度有关。漏斗胸和鸡胸是公认的疾病，临床医生和患者都非常关注。疾病一旦受到关注，前往医院就诊的人数就会很多。一般来说，疾病发病率的统计都来自医院。就诊人数越多，医院统计的病人数量就越多，发病率自然会很高。这是漏斗胸和鸡胸发病率相对较高的根本原因。但是，扁平胸却较少受人关注。患者和家属经常不认为其是疾病，甚至很多专业的医生也不认为其是疾病。当一种畸形普遍不被认为是疾病时，其真实的发病率必然就高不起来了。而从临床角度来看，扁平胸是一种实实在在的胸廓畸形，各类教科书之所以将其列为胸廓畸形的一种，是因为其具有畸形的本质属性，因此肯定是疾病，而且是一种非常重要的疾病。

作为常见的胸廓畸形之一，扁平胸有鲜明的结构特征，其胸廓的前后径明显缩短，前胸壁正常的弧度消失，外观扁平，此畸形因胸壁的外观而得名。

一、发病情况

扁平胸是一种与年龄密切相关的畸形。青春期前的孩子很少有扁平胸。临床上的扁平胸患者一般都见于青春期或者青春期之后。这种特征与胸廓发育的自然特性有关。胎儿出生之初，胸廓前后径较长，胸廓一般为桶状。随着年龄的增大，胸廓前后径逐渐缩短，逐渐形成稍微扁平的形状。但生理状况下的扁平并不是扁平胸的形状。病理情况下的扁平胸多始于青春期，是一种更为极端的扁平（图 2 - 6 - 1）。

扁平胸发病机理不清，由于在形态上接近大面积漏斗胸，二者的发病可能有类似的机理，而漏斗胸本身发病机理都没有确切的定论，因此扁平胸的发病机

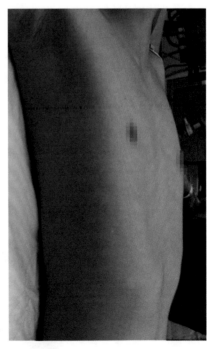

图 2 - 6 - 1 扁平胸外观。胸壁没有正常的弧度，大面积扁平

制也有待进一步研究。

二、危害

与其他所有的胸廓畸形一样，扁平胸的危害同样来自两方面，一方面是生理性危害，另一方面为心理性危害。生理性危害主要与胸壁的压迫有关。由于肺和心脏都可能受到前胸壁的压迫，因此可以出现相关的功能问题。扁平胸患者多非常消瘦，这可能与消化功能受影响有关。消化功能的影响可以来自前胸壁下部对胃的压迫，也可来自呼吸、循环系统的问题对消化系统的影响。心理性危害来自外观的影响。很多患者会因为胸廓外观而自卑，由此引起一系列心理问题。

三、临床表现

扁平胸常见于身材瘦高的青年人，由于过分消瘦，很多情况下其胸部不会被当做胸廓的畸形，而只被视为消瘦。由于患者可能没有任何症状，因此很难将其视为疾病。

扁平胸容易伴发自发性气胸。很多患者的扁平胸是就诊自发性气胸时才被发现[1]。这是此畸形与众不同的特性。扁平胸合并自发性气胸的机理复杂，很多人试图揭示其中的联系，但结果并不让人信服。

扁平胸患者一般没有症状。畸形严重的患者可有活动后的呼吸不适，但症状多不严重。部分患者会对胸廓外观不满意，严重者可能表现出心理问题。

扁平胸的体征较为典型，体格检查可见胸壁外观扁平，可有心脏压迫征象。如果合并自发性气胸，则可能有相关的体征。X线检查侧位片可见前胸壁低平，心脏受压，正位片一般没有阳性发现。CT检查可见前胸壁弧度消失，心脏受压，轻度左移，偶尔可发现肺尖部肺大泡影（图2-6-2）。

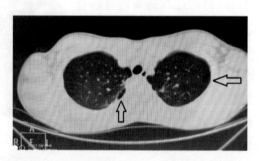

图2-6-2　扁平胸患者常合并肺大泡，破裂时可形成自发性气胸。患者经常因为自发性气胸而就诊

四、诊断与鉴别诊断

扁平胸的诊断较为容易，靠简单的体格检查即可明确诊断。影像学检查可以查看心脏受压情况以及是否合并肺大泡，这对手术方案的制订有帮助。

扁平胸需要和大面积漏斗胸做鉴别[2]。后者是凹陷类畸形，凹陷是唯一的病变特征。扁平胸的前胸壁不存在凹陷，因此区别非常明显。但是，扁平胸有时可以合并漏斗胸。扁平胸的前胸壁整体低平，如果中间出现局部凹陷，则形成了扁平胸合并漏斗胸的复合型畸形。复合型畸形的治疗与单纯扁平胸不同，也不同于单纯的漏斗胸，需要采用特殊方法完成矫正。

在对扁平胸进行鉴别诊断时，还应该考虑另外一种疾病，即直背综合征[3]。直背综合征也叫"假性心脏病"，其病变根源不在心脏而在脊柱。由于胸椎正常的生理弯曲消失，使脊柱与前胸壁之间的距离缩短，心脏等重要脏器因受压而出现一系列的临床症状。直背综合征患者常有扁平胸。扁平胸的存在往往会加重心脏等脏器的受压，使症状明显加重。此时扁平胸手术几乎是消除症状的唯一途径。

除了上述需要鉴别的疾病外，临床上还要对扁平胸与一般的瘦弱体质进行鉴别。扁平胸患者的胸廓外观特征明显，整个胸廓扁平，前胸壁缺乏正常的弧度。瘦弱体质的胸廓主要是缺乏软组织覆盖，前后径不短，前胸壁有正常的弧度，整个胸廓外观正常，没有任何畸形，这样的胸廓不能接受手术。

五、手术治疗

扁平胸的诊断明确后，接下来需要考虑的就是手术的问题。这也是很多患者和医生关心的大问题。与漏斗胸和鸡胸不同，对扁平胸手术的看法有完全不同的两种观点。一种较为保守的观点不将这种畸形当做疾病，因此非常排斥手术，尤其当患者没有任何症状时，更加反对手术；第二种观点较为积极，希望完成手术。关于是否需要手术的问题，医生要坚持最基本的原则，即让患者和家属自己决定。如果感觉难看与难受，则相当于既有肉体上的病又有心理上的病。既然是疾病，就应该治病，如果保守方法无法治愈疾病，就一定要手术。相反，如果既不感觉难看又不感觉难受，则等于不将畸形当做疾病。既然不是病就不需要看病，更不需要手术。

（一）单纯扁平胸手术

从胸廓畸形的整体分类来看，扁平胸属于 I 类畸形，具体来说是 I‐g 型畸形[4]。这种畸形最鲜明的特征是凹陷。扁平胸被看做是前胸壁整体的凹陷。这种认识对于扁平胸的治疗有重要意义。对于凹陷类畸形，目前比较成熟的方法有两种：一种是 Nuss 手术，一种是 Wang 手术。将扁平胸看做凹陷类畸形，其本意也是为了更好地利用现有的技术对其实施治疗。但不能否认的是，这种所谓的凹陷并不是实际意义上的凹陷，其实质依然是扁平，因此在采用专门治疗凹陷畸形的手术方式时，需要根据实际情况做调整。

Nuss 手术是针对经典漏斗胸设计的手术，其依赖的结构要素是正中凹陷以及凹陷周围较高的边缘。这两个要素为 Nuss 手术提供了工作的基础。在前文我们已经反复提及，Nuss 的基本原理是杠杆原理，是以凹陷周边的凸起为支点将凹陷撑起来的操作。漏斗胸具备了这样的结构基础，因此 Nuss 手术可以发挥作用。但是，扁平胸并不具备这样的结构基础。也就是说，扁平胸没有足够高的支点。支点不够高，杠杆就难以发挥功能，手术就很难有效果。临床上经常会遇到扁平胸实施 Nuss 手术失败的病例，究其根源，最关键的问题就是扁平胸的结构特点不适合做该手术。这种失败的案例似乎与系统分类的做法相违背。既然扁平胸被看做凹陷类畸形，而 Nuss 手术又是专门治疗凹陷畸形的手术，理论上讲是应该有作用的，而真实的情况却与之相违。由上述分析可以发现，手术失败的原因其实非常明确，就是支点的问题。扁平胸的"凹陷"是显而易见的，而唯独看不见的就是支点。如果支点的问题解决了，手术也就不再成问题了。

按照杠杆原理的基本要求，支点应该有三个基本属性：①足够的高度；②足够的硬度；③满意的稳定度。按照这三个基本属性的要求，具有足够高度的支点一定是接近前胸壁平面的位置。这样的位置一般会明显高于漏斗胸 Nuss 手术支点的位置，也就是更靠近中线的位置。选择这样的支点可以满足高度的要求。扁平胸患者的前胸壁骨骼一般较为坚硬，因此也可以满足硬度的要求。如果说高度和硬度较为容易选择的话，关键的问题就剩下最后一个，即稳定度的问题。在具体操作中，支点的稳定度将成为决定手术成败的关键因素。由肋骨走行方向和钢板的位置关系可以看出，最稳定的支点位置应该是与钢板放置方向垂直的肋骨表面。但是，这是绝对不可能的，因为侧胸壁几乎所有的肋骨都不可能与钢板垂直。既然不可能垂直，就要选择成角最大的肋骨，这样的肋骨最可能获得最大的稳定度。当稳定的问题解决后，Nuss 手术就有可能成功了。当然，支点的问题只是手术成功的关键因素，要想获得最后的成功，尚需要在操作细节上认真设计，只有这样才能获得好的塑形效果。

像 Nuss 手术一样，Wang 手术也是针对凹陷畸形设计的手术。扁平胸没有事实的凹陷，因此使用标准 Wang 手术似乎没有成功的可能。但是，不能忽视 Wang 手术另外一个本质的属性，即模板塑形。只要能认清这种本质属性，扁平胸即便没有凹陷，同样有可能矫正成功。

(二) 扁平胸合并漏斗胸手术

扁平胸合并漏斗胸手术可以从两个角度来讨论。从漏斗胸的角度来看，这种疾病应该属于较为复杂的类型。之所以复杂，是因为这种畸形凹陷面积大，周围的支点低，不管是用 Nuss 手术还是用 Wang 手术都有较大的难度。而如果从扁平胸的角度来看这种疾病，手术难度似乎有所降低，根本原因是中间有了凹陷。凹陷的存在使周围扁平的部位出现了一个相对的高度。这个位置恰好为手术提供了一个较高的支点，由此使手术更容易完成。

畸形是同样的畸形，从不同角度看却出现了两种不同的感受，由此揭示出一个简单的道理，即扁平胸手术明显难于漏斗胸手术。没有做过扁平胸手术的医生很难体会出其中的道理，有的甚至会轻视扁平胸手术，这种观点极其错误。如果用这样的心态去做扁平胸手术，则很可能导致手术失败。

(三) 扁平胸合并肺大泡（自发性气胸）的同期手术

扁平胸经常在患者因自发性气胸就诊时被发现。正确的处理方法是两种病变一起手术[1]。但是，由于多个原因的存在，很多患者只能接受气胸手术而无法实施扁平胸手术。这些原因包括：①认识不到扁平胸手术的必要性。很多医生并不将扁平胸当做一种实际的疾病，患者更不认为是疾病。既然医生和患者都不认为其是疾病，肯定不会想到实施手术。②自发性气胸是急诊手术，扁平胸手术是择期手术，由于后者需要准备特殊的材料和器械，一些医生不得不只做气胸手术而放弃扁平胸手术。③医生不会做扁平胸手术。扁平胸手术难度很高，很多医生不会做这种手术，而自发性气胸又不允许患者做远距离转运，于是便只能做气胸手术。④患者个人的其他因素。扁平胸手术需要特殊的材料和器械，花费不菲。一些患者付不起相关的费用，因此无法接受这样的手术。

同期实施扁平胸和气胸手术是最合理的选择。为了兼顾两种疾病的治疗，在具体实施手术时必须做详细的设计。首先是胸腔镜的使用问题。为了获得更为微创的效果，使用胸腔镜是最好的选择。当然也可以采用微小切口直接实施操作而不使用胸腔镜，这样的操作没有太大难度。其次是切口的选择问题，考虑到术后的美观问题，必须充分利用切口，使其发挥最大的效能。一般来说，扁平胸手术只需要在每侧胸壁做一个切口。只要切口选择合适，可以同时完成两种操作。

(四) 自发性气胸手术后的扁平胸手术

如上所述，很多扁平胸患者在发生自发性气胸时并没有得到同期的手术治疗，这样的患者如果在后期再次接受矫形手术，就成了实际意义上的二次手术。像所有其他类型的二次手术一样，此时手术的风险和难度都会增加。手术主要的困难在于处理胸腔内的粘连。如果之前做了一侧的自发性气胸手术，则粘连局限于一侧；如果两侧都做过气胸手术，则双侧胸腔都会有粘连存在。如果采用 Nuss 手术实施治疗，需要将钢板经胸腔内放置，手术具有巨大风险。此时最关键的操作是粘连的分离。由于粘连局限于胸腔内，纵隔内一般不存在粘连，因此只要胸膜粘连分离完善，手术风险就会明显降低（图 2 - 6 - 3）。如果胸腔内粘连分离困难，以 Nuss 手术矫正将不再是理想的选择，此时应该考虑 Wang 手术的可能。Wang 手术经骨性结构表面实施操作，不需要分离胸腔内的粘连，可有效规避风险，使手术安全系数大大提高。另外，由于 Wang 手术免去了胸腔内分离粘连的操作，手术难度将明显降低。

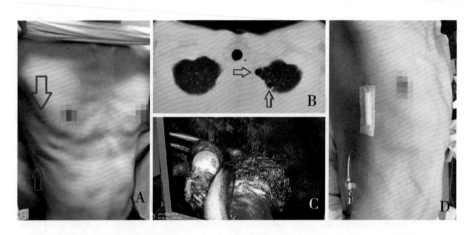

图 2 - 6 - 3　自发性气胸手术后的扁平胸加肺大泡结扎手术（A. 患者曾接受自发性气胸手术，但效果不彻底，依然残留有肺大泡；B. 术前 CT 显示肺尖部肺大泡；C. 在胸腔镜下将肺大泡结扎切除；D. 由于使用胸腔镜对胸腔内粘连做了良好的分离，使 Wung 手术成为现实，此时不需要经额外切口做 Wang 手术，采用 Wung 手术后获得满意效果，胸廓外观完全正常）

自发性气胸手术后再实施扁平胸手术，不仅增加了手术的难度，也增加了手术的风险，而且还增加了患者的痛苦和负担。这显然是一种令人遗憾的结果。为了避免这种结果的发生，最理想的做法还是同期做气胸与扁平胸手术。如果来不及做扁平胸手术，可以先对气胸做保守治疗，然后对扁平胸做充分的手术准备。这样的处理一般不会有太大的问题。当然，这种做法有个前提，那便是医生有能力完成扁平胸手术。如果医生不会做这种手术，就只好先做气胸手术了。

（五）扁平胸手术后的自发性气胸手术

胸壁外科独立后，胸腔内手术不再属于胸壁外科的手术范畴。因此严格说来，自发性气胸手术不属于胸壁外科手术，而应该隶属于胸外科。既然属于胸外科，胸壁外科医生就不应该做这样的工作。但是，必须明确的是，即便收容范围不将胸腔内疾病的手术划归胸壁外科，胸壁外科也始终在做这样的工作，尤其当胸壁外科疾病合并胸腔内疾病时，胸壁外科医生不可能在术中临时邀请胸外科医生来处理这些病变。因此，对于一些常见的胸外科疾病来说，胸壁外科的治疗并不存在越界的问题，尤其在有胸壁外科疾病的前提下，同期处理胸腔内疾病更是合情合理。扁平胸术后出现的自发性气胸其实就是这样的情况。由于涉及前期的扁平胸手术，因此胸壁外科有充足理由进行处理。此时的手术面临三种情况：①扁平胸手术不久，钢板尚不能取出；②扁平胸手术已经有较长时间，需要考虑同时取出钢板；③扁平胸手术已经完成，且钢板已经取出。三种情况都有可能发生自发性气胸，但具体情况却完全不同。不过其中都涉及一个重要的问题，就是胸腔内粘连的问题。粘连可以严重也可以不严重，分离粘连是手术成功的关键。在第一种情况下，如果钢板尚不能取出，则只需要做自发性气胸手术。在第二种情况下，需要同时将钢板取出。第三种情况等于经历过两次手术，胸腔内在粘连可能较严重，因此更应该认真处理粘连，保证手术顺利完成。

（六）扁平胸手术失败后的二次手术

相对于常见的畸形来说，扁平胸手术的难度一般都比较大，难度大就更容易造成手术失败。不同的扁平胸患者对手术的愿望有明显不同，有的渴望手术，有的拒绝手术。但是，对于接受过手术而失败的患者来说，多数会想接受二次手术。这是一种强烈的心理因素在起作用。而如果对失败的手术再次实施手术，其难度必然明显增加。如果实施 Nuss 手术，可能会有更大的风险，因此二次手术是一个巨大的挑战。挑战不仅来自难度和风险，更大的挑战来自术后效果的不确定性。要想获得好的效果，必须对手术进行认真设计，不仅要选择合适的手术方法，更要注重技术细节，只有这样才能保证手术顺利完成（图 2 - 6 - 4）。

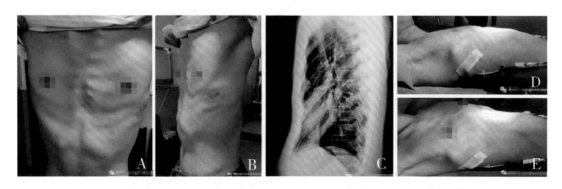

图 2 - 6 - 4　扁平胸手术失败后的二次手术（A. 扁平胸患者错误地接受了标准的 Nuss 手术导致手术失败，正面观前胸壁扁平依旧；B. 侧面观前胸壁依然扁平，没有任何效果；C. X 线侧位片提示前胸壁扁平；D. 二次手术采用 Wung 手术实施矫正，从两侧胸壁做切口完成矫正；E. 术后胸廓呈现基本正常的轮廓）

六、手术并发症

扁平胸虽然形状与漏斗胸不同，但使用的手术大体相同，这使得并发症也基本相同。总结起来这些并发症包括以下几个方面：①与钢板位置相关的并发症，比如钢板的移位、转位等，可能直接影响塑形；②与进入胸腔操作相关的并发症，比如液气胸、肺损伤等，可能影响术后的康复；③与切口局部操作相关的并发症，比如肋骨骨折、钢丝断裂等，直接影响手术操作；④与切口愈合相关的并发症，比如切口裂开、感染等，直接导致切口延期愈合或者不愈合；⑤与塑形相关的并发症，包括矫枉过正、毫无效果，或者出现新畸形，最终都将导致手术失败。与漏斗胸手术相比，扁平胸手术难度明显增加。更大的难度意味着更大的挑战，如果没有令人信服的技术，并发症必然较多。这也是扁平胸手术区别于漏斗胸手术的重要标志之一。

七、手术效果

扁平胸并不是一种复杂的畸形。但是，由于到目前为止没有一个专门设计的针对性手术，因此治疗效果始终是一个大问题。尤其当不少医生想当然地以为 Nuss 手术可以获得很好的效果时，结果很可能令人失望。可以毫不夸张地说，临床上扁平胸手术失败的概率要远远大于其他畸形手术。究其原因，应该与两种因素有关：其一是思想上不重视，其二是技术不过硬。可见，要想获得好的效果，必须同时从思想上和技术上下功夫，否则这种畸形的治疗不可能有好结果。

参考文献

[1] 王文林. 扁平胸合并肺大泡的一期手术. 胸廓畸形手术专家，2020 – 06 – 29.

[2] 王文林. 扁平胸与凹陷类畸形. 胸廓畸形手术专家，2018 – 12 – 24.

[3] LOU Y, WANG W, LONG W, et al. Chest wall reconstruction with digitally designed materials for straight back syndrome with tracheal stenosis: a case report. Ann transl med, 2021, 9 (16): 1357.

[4] 王文林，陈春梅，李学军，等. 胸廓畸形的整体分类法. 中国胸心血管外科临床杂志，2018, 25 (11): 981 – 985.

桶状胸

桶状胸是一种较为常见的胸廓畸形，也是最基本的胸廓畸形之一。但是，对这种畸形的认知与其他畸形完全不同。其他畸形一般首先被当做先天性或者原发性的畸形，而对桶状胸的认识却几乎完全来自慢性呼吸性疾病，即桶状胸被当做了一种继发性胸廓畸形。在医学生接受的教育中，凡是出现桶状胸的场合几乎全是慢性呼吸性疾病的场合[1]，结果该畸形成了此类疾病的标配或者附庸，而其自身的问题却始终被忽略，甚至没有人想到过原发性桶状胸的可能。但是，在胸壁外科的临床工作中，桶状胸并不少见，而且几乎全部都是原发性的畸形（图2-7-1）[2]。关于该畸形的发病率未见统

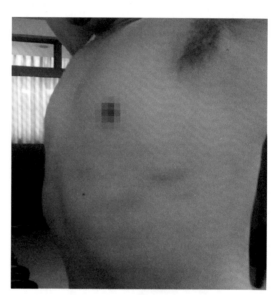

图 2-7-1　桶状胸胸壁外观

计，但根据我们的经验，发病的实际人数并不少。这些患者往往非常痛苦，渴望帮助，因此有必要对这种畸形进行详细研究。

一、发病机理

在婴幼儿时期，正常人的胸廓一般均呈桶状。这样的形状继承于胎儿时期的胸廓形状，是胸廓的原始模样。胎儿出生后，由于开始了呼吸运动，胸腔内的负压增加。负压均匀作用于胸壁四周，但前胸壁相对较薄弱。在负压的作用下，前胸壁逐渐下陷，使前后径逐渐缩短，形成了稍扁的形状[3]。在此过程中，呼吸肌也参与了前胸壁的运动，共同促成了胸廓的发育。发育后的胸廓不再是桶状，与出生初期的形状完全不同。

胸廓形状的改变是一个渐进的过程，一般在8岁之前完成。如果此后的胸廓依然呈桶状，则成了病理性的桶状胸，也就是原发性的桶状胸。原发性桶状胸发病机理不明，但都自幼便出现。这就是说，患者的胸廓形状没有因为呼吸运动的出现而改变。从力学角度分

析，此类患者的胸廓结构似乎更坚硬，尤其在前后径方面，不容易被外力改变形状，而这种特性的原因不明。

继发性桶状胸多发生于慢性呼吸性疾病的患者。发生的机理可能与肌肉的代偿性做功有关。肺部存在病变时，患者呼吸功能受到影响。为了获取更多的氧气，患者会主动费力呼吸。而这样的工作主要由胸部呼吸肌的主动收缩引起。长时间的主动收缩后，肌肉会牵拉胸廓使容积扩大，骨骼发生不可逆的代偿性改变，于是便成了桶状胸。这样的情况也可能发生于高原地区缺氧环境中生活的人群。由于缺氧，需要费力呼吸才能满足生命活动需要，结果会发生类似慢性肺部疾病患者胸廓改变的现象。

二、病理特征

桶状胸之所以如此命名，是因为胸廓外表为桶状。患者肋骨和肋软骨长度较长，胸廓整体前后径增加，左右径并没有明显缩短，截面基本为圆形。为了与其他类型的胸廓畸形建立联系，在系统分类体系中，桶状胸被看成是前胸的整体前凸。这样的理解有助于此畸形的治疗。除了胸廓的改变外，桶状胸患者可能伴有肺部病变。原发性桶状胸可无此病变，但继发性患者可有肺气肿等改变。

三、危害

桶状胸是一种特殊的胸廓畸形，由于不存在前胸壁局部或者整体的凹陷，患者一般不会有明显的生理性危害。对于继发性桶状胸，胸廓的改变为代偿性病变，本身同样不构成危害。但是，外观明显异常，经常会使患者产生明确的心理性危害。桶状胸患者的胸廓很难通过衣饰遮掩，因此心理危害的程度往往大于其他的畸形。

四、临床表现

原发性桶状胸一般没有明显症状，最常见的主诉是对胸壁外观的不满。患者会因为外观而自卑，并由此引起一系列心理问题。继发性桶状胸多有明显症状，主要表现为呼吸系统症状。这些症状在桶状胸出现之前便存在，而且会因为桶状胸的出现而加重。这种加重并非由桶状胸引起，而是肺部疾病加重的结果。

桶状胸患者体征典型，胸壁外观呈桶状，前胸壁整体前凸，肋间隙扩大。如果伴有慢性肺部疾病，可见"三凹征"。

五、检查

像其他类型的胸廓畸形一样，桶状胸的检查也主要依赖体格检查。通过对外观的检查，一般可以获得明确的诊断。X线检查是最基本的检查（图2-7-2），CT检查可见几乎圆形的胸壁骨骼截面（图2-7-3），三维重建检查可以显示胸廓的整体形状（图2-7-4）。这些检查都有助于诊断，但并非必要，只有当怀疑有肺部合并病变时才有必要做影像学检查。

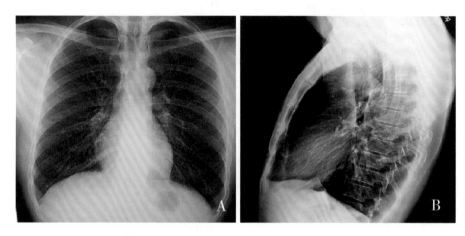

图2-7-2　桶状胸的X线征象（A. 正位片征象无特异性；B. 侧位片显示胸廓前后径明昂增大）

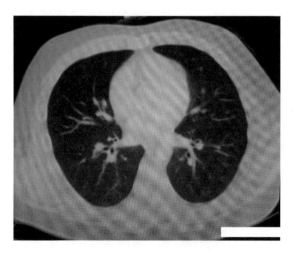

图2-7-3　桶状胸的CT征象，前后径明显增大，截面近似圆形

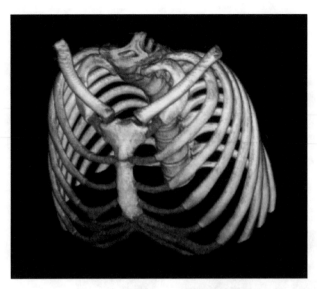

图 2-7-4　桶状胸的三维重建征象

六、诊断与鉴别诊断

多数情况下，桶状胸的诊断并不困难，凭借外观及影像学检查可以明确诊断。鉴别诊断需要重点明确两个问题：其一，原发性和继发性桶状胸的差别。二者区分的主要依据之一是年龄，另外要看病史以及生长环境。原发性桶状胸多见于青壮年患者，但必须排除肺部慢性疾病。继发性患者多见于老年人，多有长期的肺部病史。其二，真性桶状胸与假性桶状胸的差别。假性桶状胸首先是一种肥胖的体征，由于患者体态肥胖，骨性结构的正常形状被体表的脂肪组织遮掩而消失，外观呈现桶状，由此构成了假性的桶状胸。假性桶状胸还可见于一些特殊的健康女性，由于乳腺组织在中线处有交叉，造成前胸壁凸出的假象，也可以构成假性桶状胸。假性桶状胸的胸廓完全正常，鉴别方法非常简单，通过影像学检查可以明确诊断。

除了上述的两个问题外，临床中尚需要与其他胸廓畸形做鉴别：①大面积鸡胸。当前胸壁出现较大范围的前凸时，容易与桶状胸相混淆。鉴别的方法主要看凸起的范围。如果只是局部的凸起，没有累及整个前胸壁，则是鸡胸；如果前胸壁整体前凸，且外观呈桶状，则是典型的桶状胸。②女性患者的胸骨角前凸。胸骨角前凸本身不是畸形，但由于有乳腺的存在，可能使前胸壁正中位置较高，整个外观呈现桶状。这样的形状会影响外观，很多人会因此而烦恼。这样的情况与桶状胸完全不同，通过体格检查和影像学检查可以进行鉴别。③复杂的胸廓畸形。这类畸形往往伴有严重的脊柱畸形。脊柱畸形严重，致使胸廓整体形状发生改变。从胸廓的前面和侧面观形似桶状，实际上却是复杂的不规则畸形。这样的畸形与桶状胸有明显的区别，影像学检查可以轻易发现二者的不同。

七、手术指征

继发于慢性肺部疾病的桶状胸是一种代偿性病理改变。这种改变不能实施手术治疗，是手术的禁忌。长期生活在缺氧环境中的患者，如果对胸廓外观不满意，可以考虑治疗。但术后最好更换生活环境，不能继续在缺氧环境中生活。原发性桶状胸主要的问题是外观异常，一般没有生理方面的危害。如果患者没有外观上的需求，可以不考虑手术。如果患者本人或家人希望改善胸廓外观，则可以考虑手术。由于不涉及生理危害，因此是否手术的问题不应该由医生决定，而应该由患者和家属决定。

八、手术治疗

桶状胸是一种非常古老的胸廓畸形，对其认识有多年的历史。但是，对这种畸形的治疗却并不如意。最早的治疗来自 Naef，他于 1953 年报道了治疗桶状胸的手术，但具体方法不详[4]。1976 年，另外一个作者 Witz 报道了桶状胸的手术情况，治疗方法也不清楚[5]。此后的漫长时间里，一直没有人对这种畸形做过治疗。近年来，我们率先用微创技术对此畸形开展手术，并获得了满意的效果[6]。我们采用的方法是用于前凸畸形的 Wenlin 手术。这种手术与鸡胸的 Wenlin 手术实际上是同款手术。但是，由于前凸畸形的范围不同，手术的细节也有差异。

(一) 术前准备

桶状胸是前胸壁整体前凸畸形。在所有的前凸类畸形中，桶状胸由于前凸面积大、范围广，应该是最严重的畸形。对这样的畸形实施手术，术前必须做好充分准备。第一，要做好患者心理方面的准备。由于畸形严重，手术虽然是微创手术，却依然意味着不小的损伤。术后患者可能会有明显的不适或者疼痛。术前需要给患者做好解释工作，一方面使之有心理准备，另一方面也消除其恐惧心理。第二，要做好材料方面的准备。桶状胸范围广、面积大，实施操作时需要较多的材料，这是完成手术的基本保障。为此，术前必须对材料的规格、数量做好充分准备，为手术的成功打下基础。第三，要做好器械方面的准备。器械的准备主要是胸廓畸形矫正手术常规的器械，除此之外还涉及一些特殊器械。术前需要对器械做好充分准备，以保证手术顺利完成。第四，技术方面的准备。技术的准备主要指手术策略和方法的准备。桶状胸手术的方法虽然较为成熟，但也存在一些特殊情况，比如合并肋弓前凸或者术中出现并发症，这些问题都需要在术前做好应对预案，避免术中造成麻烦。

（二）手术方法

采用标准的 Wenlin 手术实施治疗。先于侧胸壁做纵行切口，切口长一般为 2~3cm。切开皮肤、皮下组织，纵行切开肌肉组织，显露肋骨，沿肋骨表面做游离，使切口内及周围的多条肋骨得到显露。于拟放置钢板的平面选取固定位置，采用 Wang 技术实施固定，在固定位置的肋骨处放置钢丝导引线，导引线环绕肋骨。于前胸壁骨性结构表面拟放置钢板的位置做隧道，隧道由侧胸壁向正中会合，左右连通，将导引器放入隧道中，导引器将钢板导引管拉入隧道，再用钢板导引管将钢板拉入胸壁的隧道中。用各个固定部位的钢丝导引线将钢丝导入，环绕肋骨与钢板，依次收紧钢丝，将钢板固定于肋骨。固定完毕后，关闭切口，手术结束。

（三）手术要点

（1）必须理解手术的基本原理。对 Wenlin 手术原理的理解可以从两方面进行。首先是直观的理解，即用钢板对凸起胸壁进行的压迫；另外的理解是模板塑形，即用钢板做模板，直接对畸形的胸壁做塑形。这种理解较为抽象，但并不困难，操作时唯一的要求是使胸壁各结构紧贴钢板，以达到塑形目的。两种理解完全不同，却又直接相通。压迫需要牢固固定，固定的结果就是使胸壁紧贴钢板，这恰好是模板塑形的要求。可见两种理解只是角度不同，实际的结果完全相同。

（2）必须注重每一个操作细节。桶状胸的 Wenlin 手术是一个巨大的系统工程，其中涉及大量操作细节，每一个细节都关系到手术的成败，因此必须格外重视。

（3）必须掌握关键性技术。客观地讲，Wenlin 手术的每一个细节都相当关键，都需要认真对待。这里说的关键性技术指的是不太容易处理的技术。第一个关键性技术是具体的操作技术，与钢板的操作相关，主要包括钢板选择、处理、固定等内容。钢板的选择主要是对其规格、数量的选择；处理是术中对钢板的塑形；固定则包括固定的位置、部位、固定方法等内容。这些内容直接与钢板的放置与固定有关，是一个关键性的技术内容。第二个关键性技术较为抽象，指的是整体的操作程序，程序设置的目的是更加有序地完成手术。为了获得最佳的操作流程，需要对整个过程进行优化和简化，制定最简单、最合理的操作流程，这样的流程一旦完成，术中不能随意变动，否则将带来意想不到的麻烦。

（4）必须有大局意识。桶状胸的 Wenlin 手术与一般鸡胸的 Wenlin 手术虽有相似之处，却有太多的不同，主要的不同在于操作内容上。在具体的操作过程中，由于切口小，术野有限，而其中的各种管道、缝线等内容众多，如果没有大局意识，就很难将各种内容处理清楚，那将严重影响手术的进程。

（5）必须有良好的力学知识。将桶状胸视为凸起类畸形，是为了更便于实施手术，尤其是针对性地实施凸起类畸形的手术。这种观点本身是对手术矫正力学原理最基本的认知。在此过程中涉及的大量力学问题，比如应力分散的问题、钢丝和肋骨的机械强度问题等，都是关系到手术成败的关键性力学问题，如果不做充分了解，就可能导致手术失败。

（6）必须有好的条理。Wenlin 手术的重要特征之一是微创，而显著的特征就是切口的微小。通过如此微小的切口完成大量操作，先后放置大量牵引线、钢丝、牵引导管、钢板等内容，如果没有好的条理将使整个操作一团糟。因此，在操作过程中必须时刻了解操作进度，熟知操作的顺序，只有使各个步骤按照固定的条理有条不紊地进行，才能保证手术顺利完成。一旦任何一个程序或者步骤出了问题，都将给手术带来巨大麻烦。

（7）必须循序渐进。在完成矫形的过程中，重要的操作内容之一是收紧钢丝，使钢板贴紧肋骨，对前胸壁产生压迫。此过程是一个涉及巨大应力变化的过程，如果不考虑应力分散的问题，可能在完成第一块钢板的压迫时便将钢丝收紧。这种操作将因应力过于集中而使肋骨被钢丝切断，或者使钢丝本身被拉断。这样的意外一旦发生，将对手术造成极其不利的影响。为了避免这种意外的发生，必须时刻遵守循序渐进的原则。固定钢板时，不能一下子将钢丝拧紧，而要在每一个固定点之间逐渐拧紧，交替进行，使每一处固定部位的应力都得到最大程度的分散，保证既完成塑形操作又不至于发生意外。

（8）必须适可而止。这实际上是一个关于度的问题。在实施矫正的过程中，并不是钢丝固定得越紧效果就越好。在钢丝没有完全拧紧的情况下，如果依然起到了施加应力的作用，这样的固定就恰到好处。在实施 Wenlin 手术时，必须时刻牢记一个最重要的理念，此时钢丝的作用是牵拉而不是固定。这种作用与漏斗胸 Nuss 手术中的作用完全不同。只有理解了这种差异，才能真正理解 Wenlin 手术的精髓。

（四）并发症

桶状胸的 Wenlin 手术虽然是微创手术，但由于畸形范围广，因此是一个巨大的系统工程。在具体的操作过程中，每一个环节都关系到手术的成败，需要操作者非常认真地进行操作。但是，正因为工程过于庞大，即便每个环节都做了最好的处理，依然可能出现某些问题。这便有了种种的并发症。

（1）肋骨断裂。肋骨断裂的根本原因是局部应力过大。断裂一旦发生，局部将不再适合做固定。如果周围不能找到合适的部位替代，将对矫形效果造成不利影响。肋骨断裂如果发生在术后，钢板的固定消失，钢板末端将顶起皮肤，严重者可能自切口伸出，甚至顶破皮肤。钢板自身的问题将给患者带来严重不适，而更严重的后果是导致手术失败。这种情况一旦发生，需要进行二次手术。术中需要将露出体表的钢板严格消毒，然后找到合适的部位重新进行固定。如果局部没有合适部位做固定，且钢板污染严重，则要将钢板取出。

（2）钢丝断裂。钢丝断裂同样是因为局部应力过大。断裂发生后，可以用新的钢丝替换。但由于已经有钢板存在，放置钢丝将非常困难。钢丝断裂如果发生在手术后，其后果与肋骨断裂的后果完全相同。为了消除隐患，也需要做相同的处理。

（3）血气胸。放置钢丝的过程中，直角钳、钢丝导引线以及钢丝需要绕肋骨穿行，这些操作全在肋间进行。由于双侧胸壁有多个肋间多个部位被累及，可能有肋间血管损伤，也可能有气体进入胸腔，由此引起血气胸。这种情况一般不严重，术后常规放置胸腔闭式引流管可以有效消除。

（4）前胸壁局部凹陷。在压迫前胸壁的过程中，如果不能把握合适的度，就可能出现矫枉过正，使前胸壁出现凹陷畸形。这样的畸形可为一过性，也可为永久性。要想避免凹陷的出现，必须时刻注意压迫的度。只要不过分追求压迫的效果，一般不会导致凹陷畸形。凹陷真正发生时，如果较为严重，需要提前取出钢板。如果不严重，可以观察，一般取出钢板后会改善或者消失。

（5）肋弓的相对前凸畸形。桶状胸手术的目的是使前胸壁整体下降，恢复正常的高度与弧度。但是，前胸壁范围往往极大。要想使如此大面积的胸壁整体下降，需要多条钢板才能完成手术。一般的操作中，多采用 3 条钢板实施手术。但是，如果范围过大，钢板就会不够，钢板不够时无法对前胸壁下部做矫形，结果肋弓将无法下降，从而形成相对的前凸畸形。这种畸形将对整体塑形效果造成影响。如果有备用的钢板，必须对其做塑形。塑形的方法很简单，依然可以使用 Wenlin 手术进行矫正。

（6）切口延期愈合。桶状胸使用钢板和钢丝较多，这些材料均位于切口内，在缝合的时候需要用足够的软组织进行包埋。如果包埋不当，可能影响愈合。除了包埋的因素外，其他因素也可能影响愈合，在术中术后必须小心处理。

九、取钢板手术

桶状胸 Wenlin 手术取钢板的时间与鸡胸 Wenlin 手术取钢板的时间大致相同，一般在术后 1~2 年取出。具体方法是在第一次手术疤痕处做切口，显露钢板，切断钢丝并取出，然后将钢板分别拉出体外。取钢板的手术非常安全且简单，一般不会出现并发症。

十、预后

桶状胸手术相当于重度鸡胸的手术，手术难度大、风险高，如果技术不过硬，很难获得好的效果。在过去的工作中，我们对技术不断优化，先后完成了近 100 台桶状胸手术，使此项技术不断成熟。我们的经验表明，只要严格按照技术要点实施手术，基本上就可以获得好的效果，可以被患者接受（图 2 - 7 - 5、图 2 - 7 - 6）。但是，不得不指出的是，由于手术复杂，挑战性高，如果不能完美地掌握此技术，术后可能会出现较为严重的后果。这是必须提醒大家的内容。

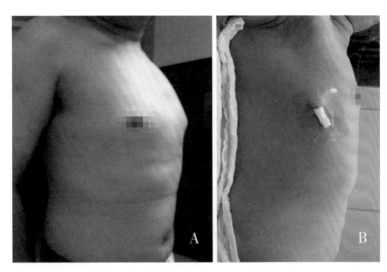

图 2 - 7 - 5　桶状胸的 Wenlin 手术（A. 术前的胸壁外观；B. 术后的胸壁外观）

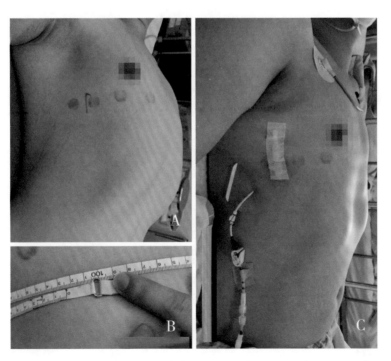

图 2 - 7 - 6　重度桶状胸的 Wenlin 手术（A. 重度桶状胸外观；B. 胸围为 102.5cm；C. 术后的胸廓外观）

参考文献

［1］ PIERCE J A, EBERT R V. The barrel deformity of the chest, the senile lung and obstructive pulmonary emphysema. Am J med, 1958, 25 (1): 13 – 22.

［2］ 王文林. 桶状胸的特殊性. 胸廓畸形手术专家, 2021 – 05 – 10.

［3］ 王文林. 幼儿的先天性"桶状胸"与微创手术. 胸廓畸形手术专家, 2018 – 02 – 23.

［4］ NAEF A P. The surgical treatment of barrel-shaped thorax. Praxis, 1953, 42 (5): 73 – 77.

［5］ WITZ J P, MORAND G, WIHLM J M. Funnel chest and barrel chest. Treatment by sterno-chondroplasty. With reference to 43 operations (French. author's transl). Ann chir thorac cardiovasc, 1976, 15 (2): 157 – 160.

［6］ WANG W L. Minimally invasive surgical technique for barrel chest. Surgical case reports, 2018, 1 (2): 1 – 2.

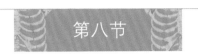

第八节

沟状胸

很长的时间里，前胸壁所有的凹陷类畸形都被称为漏斗胸。尽管这些凹陷畸形的外表较少真正像漏斗的形状，但没有人对漏斗胸的命名提出过异议。之所以会有这样的观念，根本原因在于手术的方法。早年对于前胸壁的凹陷畸形几乎全部采用开放手术。开放手术是经过大的切口完成操作，畸形的骨性结构被显露后，先将病变明显的结构破坏，然后使用一些特殊的材料和技术对局部进行塑形，最终获得较为满意的外观。这类手术相当于破坏性手术，等同于汽车的大修，不管畸形多么复杂都能得到矫正。对于凹陷类畸形来说，由于手术方法大致相同，甚至连手术的细节都相同，此时如果区分得过于仔细反而没有必要，于是将所有的凹陷畸形全部看做漏斗胸并没有什么不妥。在这种大的背景下，如果对畸形做更细的划分，反而给人一种多此一举的感觉。随着外科技术的不断进步，微创手术的理念逐渐成了所有外科技术的主流，胸廓畸形的手术也进入微创时代。当针对漏斗胸的Nuss手术成为微创手术的代表时，关于畸形的命名出现了新问题[1-3]。Nuss手术针对标准的漏斗胸而设计，这种畸形是前胸壁凹陷畸形中的一部分。除了这种畸形外，尚有具有其他特征的凹陷畸形。由于Nuss手术对畸形的细微结构有特殊的要求，因此除了标准的漏斗胸之外，如果畸形自身的结构特征与标准漏斗胸有差异，Nuss手术将不再适合这些畸形的矫正。在早期的实践中，没有人认识到结构差异对手术效果的影响，将Nuss手术用在所有凹陷类畸形的手术中，结果导致一些手术最终失败。这些手术失败的原因恰好在于没有重视畸形结构的差异。此时差异的意义显露出来，于是新的区分与命名便有了实际的意义[4]。沟状胸便是在这种背景下被命名的。

漏斗胸的命名有漫长的历史。按理说，这种命名不能因为手术方式的改变而改变。尤其对一种仅有20余年历史的新手术来说，这种情况更加不可思议。但是，现实中漏斗胸的命名问题被真正提出来，一方面说明以往的命名本身就有问题，另一方面也说明是现实的需要。当Nuss手术被公认为是治疗漏斗胸的唯一选择时，那些不适合做Nuss手术的畸形自然会遭到质疑，最终的结果是被剔除于漏斗胸之列，成为新畸形[1-5]。

从来源上看，沟状胸可以视为来自漏斗胸，但当漏斗胸的定义被严格限定后，沟状胸成了与漏斗胸完全不同的畸形。这种畸形的凹陷位于前胸壁，外观呈沟状，横行于前胸壁下部。漏斗胸的凹陷呈"坑"状，正中凹陷，周围为隆起的边缘。沟状胸的凹陷却是明显的沟，沟的上方隆起，两侧延续到侧胸壁，没有隆起的边缘，下方两侧为隆起的肋弓，正中位于剑突附近，无隆起，向下延续到腹壁（图2-8-1）[1-3,5]。

沟状胸特征明显，与漏斗胸有明显的差异。从手术治疗来看，Nuss手术不适合该畸形的治疗，因此将沟状胸作为一种独立的畸形从漏斗胸中分离出来非常有必要。

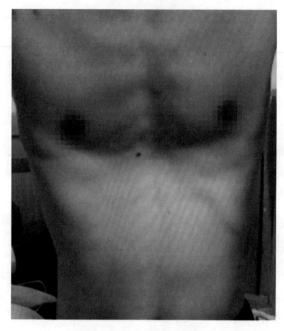

图2-8-1 沟状胸外观

一、病因及病理生理

沟状胸是前胸壁的凹陷类畸形，按照一般畸形的发病机理，这种凹陷之所以会形成，可能与两方面因素有关：其一是胸壁的薄弱，其二是外力的作用。在新生儿或者低龄患儿中，经常可以看到Harrison沟（赫氏沟）存在，这种沟又被称为肋膈沟，是由膈肌附着处的肋骨受牵拉内陷形成的一道横沟[6,7]。这种沟被认为与缺钙有关。缺钙使骨性结构软化，在膈肌的牵拉下，局部骨骼形状改变，出现凹陷，这是Harrison沟形成的机理。Harrison沟影响胸廓的外观，可以被当做沟状胸早期的表现。如果这种改变持续存在的话，将形成事实的沟状胸。这应该是沟状胸形成的机理。漏斗胸形成的机理复杂，普遍认为与缺钙无关。而通过上述分析可以看出，沟状胸与缺钙有很大关系。这也是两种畸形存在的明显不同。

以上是对沟状胸发病机理的一种解释，但似乎不能解释沟状胸形成的全部。有一个现象值得注意，即成年人的沟状胸与低龄患儿的Harrison沟形状有很大的不同。尽管不排除Harrison沟发展成沟状胸的可能，却不能否认有其他可能，毕竟二者的外观确实存在差异。

参照漏斗胸发生的机理，也可能有其他力量参与了沟状胸的形成。具体的机理需要进一步研究。

沟状胸位于前胸壁的下部，凹陷深面除了心脏和肺之外，还有上腹部的脏器。凹陷的存在对所有这些脏器都将产生压迫，最终表现出相关症状，这是生理性危害的内容。除了这些危害外，由于凹陷严重影响胸廓外观，可以使胸壁产生明显畸形，从而对人的心理产生影响。

二、临床表现

沟状胸患者的临床表现类似于漏斗胸，这也是该畸形被长期当做漏斗胸的原因之一。临床症状主要与凹陷导致的压迫有关。轻度凹陷没有明显症状，重度凹陷可有明确的压迫症状。症状可来自心血管系统，也可来自呼吸系统。有的患者会有消化系统症状甚至全身症状。症状一般呈进行性加重，年龄较大时症状会明显。另外，在剧烈活动时症状会加重。沟状胸的体征较为典型，前胸壁下部呈现横行的沟状凹陷。凹陷可以位于剑突水平之上，也可以跨过剑突。凹陷左侧部分可见心脏搏动，凹陷严重者可闻及心脏杂音。此杂音多为功能性杂音，与心脏结构异常导致的结构性杂音不同。另外，由于凹陷同样可以使心脏左移，改变脊柱两侧的受力，因此可伴随脊柱侧弯，造成更加严重的畸形。

三、检查

一般的体格检查可以明确诊断。如果需要了解凹陷与心肺的关系以及胸腔内合并病变的可能，可做影像学检查。X线侧位片可见前胸壁下部特征性凹陷，心脏受压明显；正位片可见心影增大，左侧移位，可伴有脊柱侧弯。CT检查上胸壁截面正常，下胸壁呈现扁平胸征象，心脏受压。三维重建图可以显示胸廓完整轮廓，沟状凹陷明显。

四、诊断与鉴别诊断

沟状胸形状典型，诊断较为容易，体格检查基本可以确诊，影像学检查可以协助诊断，并能排除胸腔内疾病的存在。

鉴别诊断需要与漏斗胸、鞍状胸、扁平胸等鉴别。沟状胸与典型的漏斗胸区别明显，但当漏斗胸面积较大、位置偏低时，有时容易与沟状胸混淆，区别的要点依然在于"沟"与"坑"的差异，漏斗胸的凹陷四周有隆起，而沟状胸只有上缘和下缘隆起，两侧无隆起，为开放的边缘。这是二者根本的区别。鞍状胸的位置与沟状胸相当，同样存在凹陷，但凹陷位于两侧胸壁，凹陷正中不相连。沟状胸的凹陷为左右连通的凹陷，中间不存在分隔。扁平胸是前胸壁整体的低平，没有明显的凹陷，因此也较容易和沟状胸相鉴别。

五、手术适应证

以往沟状胸患者一直被当做漏斗胸，因此手术适应证与漏斗胸基本相同。文献中关于漏斗胸手术适应证的几种规定也曾适用于沟状胸，但显然有很多的问题。像所有其他的胸廓畸形一样，手术适应证必须遵循的原则是，不能由医生决定，而要由患者和家属自己决定。如果患者和家属觉得难看或者难受，就要手术；如果既不觉得难看也不觉得难受，可以不做手术。

在决定手术的问题时，需要特别注意低龄患儿的情况。由于这类患儿的畸形有可能随年龄增大而发育正常或者减轻，因此不建议过早手术。如果畸形呈明显横行的沟状，与Harrison沟的形状完全不同，则有可能是较为严重的沟状胸，可考虑早期手术。

六、手术治疗

如上所述，沟状胸之所以被单独命名，是因为不适合实施Nuss手术。由Nuss手术的基本原理可以发现，该手术是依靠杠杆原理进行工作的[8,9]。既然是杠杆原理，对相关结构就会有特殊的要求，其中支点的问题是手术成功与否的关键。支点必须有一定的高度，有一定的硬度，还必须有一定的稳定度。对于标准的漏斗胸来说，侧胸壁凹陷的边缘可以满足支点的三个要求，因此可以轻松完成Nuss手术。但是，对于沟状胸来说，最大的问题就是支点的高度问题。由于沟的两侧开放，没有隆起的边缘，如果将此部位当做钢板支点的话，几乎没有完成杠杆支撑使命的可能。这是以往用Nuss手术治疗沟状胸失败的根本原因。那么，要想使手术获得成功，就需要对相关的细节做重新的设计。

（一）横向手术

沟状胸的凹陷方向是横行的，在沟状胸被命名之前，这种手术全都采用Nuss手术完成。Nuss手术操作的方向与沟的方向平行，也就是横向操作或者横向手术。针对凹陷畸形设计的Wang手术也是横向操作，同样是横向手术。沟状胸是凹陷型畸形，因此不管选用Nuss手术还是Wang手术都有合理性。但是，典型的手术显然无法完成治疗，需要在细节上做改良或者调整后才可以满足矫形需要。

1. 改良Nuss手术

标准Nuss手术无法完成沟状胸的治疗，其最大的问题是没有理想的支点。那么，要想用 Nuss 手术完成矫形，必须找到合适的支点。但是，沟状胸结构的特点就是两端开放，没有高出边缘，不可能找到支点。在这样的情况下，唯一可能的方法就是人为造出支点。要完成这样的工作有很多的途径，可以借助一些特殊的材料完成，也可以通过支点位置的选择和特殊的技术完成。在此过程中，单独使用 Nuss 手术的操作理念难以获得好的效果，必须充分利用模板塑形的原理，这是获得理想效果的必由之路。

从本质上看，Nuss 手术是机械外力塑形，这样的手术与模板塑形是性质完全不同的手术。因此，将两种属性融合在改良后的 Nuss 手术中似乎没有可能。但是，必须明确的是，之所以为改良的 Nuss 手术，就是为了使 Nuss 手术中不可能完成的操作变得可能。只要认真设计手术细节，两种属性可以同时出现在手术中，同时发挥作用[10]。

2. 改良 Wang 手术

与 Nuss 手术不同，Wang 手术虽然也需要支点，但支点位置可以很低，甚至可以低于凹陷的水平。此时只要钢板末端支点的位置固定，且有足够的硬度，就可以保证 Wang 手术的完成。沟状胸侧胸壁虽然较低，但足以为钢板提供支点，这种特性为 Wang 手术的实施奠定了基础。

具体操作时，先于两侧胸壁做切口，将钢板末端牢固固定于侧胸壁支点，使钢板正中隆起，然后将凹陷中间的结构提起固定于钢板之上，塑形即可完成[11]。

3. 操作要点

改良 Nuss 手术和改良 Wang 手术都有自身的操作要点，这些要点关系到手术的成败。除了这些个性化的要点外，一些共同的技术要点需要格外注意：其一，预塑形的问题。总的来说，不管是改良 Nuss 手术还是改良 Wang 手术，都涉及一个重要的操作机制，那便是模板塑形。模板塑形需要对胸壁结构做充分的预塑形。尤其对于支点较低且硬度不一定很高的沟状胸来说，有效的预塑形将提高手术的成功率，因此必须保证预塑形有效实施。其二，模板塑形的实施问题。模板塑形要求胸壁结构紧贴钢板，贴合越紧密，效果越理想。在实施改良 Nuss 手术和改良 Wang 手术的过程中，钢板与胸壁的贴合问题尤其重要，这是手术成功的一个关键因素。

4. 联合手术问题

沟状胸是一种特殊的畸形，虽然是形式上的凹陷，却又与一般的凹陷不同。单从凹陷底部看，这种凹陷更像是扁平胸，因此扁平胸的某些手术理念值得借鉴。另外，在对待这种特殊的畸形时，可以把视野放得更宽泛，不拘泥于某种单一的手术。可以将 Nuss 手术、Wang 手术甚至 Wenlin 手术结合在一起使用。当不同手术的组合能合理配置时，每种手术的功能都可以有效发挥出来，最终获得理想的结果[12,13]。

（二）纵向手术

Nuss 手术和 Wang 手术都是顺着凹陷的方向实施的矫形，是事实的横向手术。考虑到凹陷的上下边缘隆起，可以借此实施凹陷的塑形，于是便有了另外一种手术设计，即纵向手术。纵向手术的具体操作是，用特制的钢板在垂直于沟状凹陷的方向进行矫形。具体操作有两种方式：一种是从凹陷的底部撑顶，另一种是在凹陷的表面提拉（图2-8-2）。撑顶的操作类似于 Nuss 手术。由于所有操作位于一侧胸壁而不需要经过纵隔，因此操作简单易行且没有风险，理论上更容易获得好的效果。但是，这种手术也存在一些问题：①凹陷的下缘为肋弓附近的结构，此处结构游离，虽然可能较高，硬度却不一定足够，当以此为支点支撑凹陷的骨性结构时，硬度问题可能直接影响手术的效果。②矫形手术必须考虑术后的生理功能。以往所有的手术之所以均采用横行操作，是因为这样的手术不会影响术后患者胸壁的前后运动。如果采用纵向手术，钢板的存在可能对前倾运动造成影响，不仅会限制运动，而且可能带来不适。③由于凹陷范围较广，要想将凹陷完全支撑起来，每侧胸壁使用一条钢板可能不足以完成操作。如果使用两条钢板，则需要多个切口。这将影响术后胸壁的美观。采用钢板在凹陷表面提拉的操作也是一种选择，由于钢板"漂浮"于胸壁表面，实际的操作与 Wang 手术类似。但是，在具体操作中同样存在一系列问题。由此可以看出，理论上纵向手术似乎可行，但真正实施时要面对很多麻烦，需要认真设计后才可能获得好的效果。

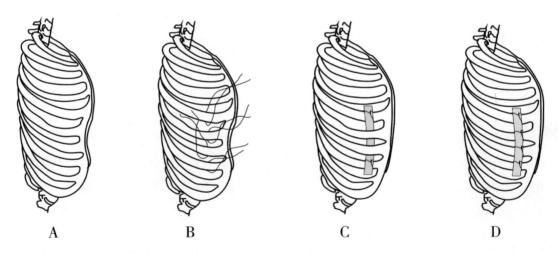

A   B   C   D

图2-8-2　纵向手术示意图（A. 沟状胸的结构示意图；B. 在沟状胸不同部位根据需要放置钢丝；C. 钢板位于凹陷肋骨深面，对凹陷实施撑顶；D. 钢板位于凹陷肋骨表面，对凹陷实施提拉）

（三）半开放手术

以上讨论的术式均为微创手术。在实际操作中，有时微创手术很难获得好的效果。此时不得不考虑另外一种选择，即半开放手术。考虑到凹陷一般只累及一到两条肋骨，可采用 MatrixRIB 钢板对肋骨直接做矫形，使其恢复生理弧度，从而达到矫形的目的。这种手术目标明确，效果更为满意。钢板可以永久存于体内，不需要做二次手术取出。但是，这种手术创伤较大，切口较长，因此如果有更满意的选择，一般不做考虑。

（四）开放手术

一些特殊情况下，微创和半开放手术都无法完成治疗。比如某些成人的沟状胸患者，骨质异常坚硬，做微创手术和半开放手术都有难度，此时可以考虑做开放手术。具体的操作是，先将凹陷上缘的胸骨做楔形切开，将凹陷正中抬起，然后对两侧的凹陷做塑形后再固定，最终完成手术。这种操作直接瞄准畸形的关键部位做塑形，效果更确切，可获得满意的效果。但是，开放手术的理念与当代流行的微创理念完全不符，甚至产生冲突。一些患者可能无法接受该手术，因此不到万不得已，不建议使用该技术。

（五）手术的并发症

如上所述，沟状胸的治疗可有多种方法，每种方法操作的细节不同，可能出现的并发症也不同。考虑到手术的种类与一般的胸廓畸形没有明显不同，因此这些并发症与一般胸廓畸形手术的并发症也大致相同。特殊的并发症发生在纵向手术中，由于钢板末端位于体表，且固定的肋骨可能随体位移动，由此可以带来相关的并发症。为了避免并发症的发生，需要在术中采取必要措施。

半开放和开放手术是当今胸壁外科领域较少使用的技术。这样的技术同样会有并发症，因此在操作时需要格外小心。

在各种并发症当中，最常见也是最严重的并发症是手术的失败，手术失败有很多原因，但最基本的原因是手术的技术。如果认识不到畸形的特殊性而草率使用 Nuss 手术做治疗，几乎不可能成功。采用其他的方法也可能导致手术失败。这说明手术技术有待提高。

七、沟状胸的二次手术

以往很多沟状胸患者被当做漏斗胸而接受 Nuss 手术，由于对技术要点理解有问题，这种手术几乎全部失败，手术失败后的畸形多数依然表现为沟状胸，也有可能成为更复杂的畸形。面对这样的结果，患者多渴望接受再次手术。

对沟状胸实施二次手术时，手术难度无疑会大大增加（图 2 - 8 - 3）。为了保证手术成功，需要从多个方面做努力：首先，手术方式的选择问题。此时最好的选择是改良的 Wang 手术。由于该手术完全在骨性结构表面完成操作，因此可以有效降低手术风险和难度。当然，也可以直接采用半开放或者开放手术。这样的手术显露较好，操作直接，不仅可以有效降低难度，还可以降低手术风险，就二次手术而言有一定的合理性。其次，粘连的处理问题。一般的二次手术对粘连处理可以不做特殊要求，但对失败的沟状胸手术来说，粘连意味着对前胸壁严重的牵拉，为了保证手术有更好的效果，需要对粘连做分离。即便做 Wang 手术，也需要对粘连做分离，这将有助于获得好的手术效果。在实施半开放或者开放手术时，粘连的分离很简单，可以在手术过程中顺手完成，但考虑到手术的性质，粘连分离的意义不大，因此没有必要实施。

除了沟状胸手术失败的病例外，临床上尚有继发于其他手术的沟状胸（图 2 - 8 - 4、图 2 - 8 - 5）。这种畸形的手术与沟状胸的二次手术相似，同样需要在上述方面做努力。

在二次手术的过程中，如果以微创手术实施操作，手术的风险高、难度大，是对医生技术的真正考验。只有真正重视手术细节，做好各方面的操作，才能获得好的效果，否则会导致手术再次失败，给患者带来更大痛苦[14]。

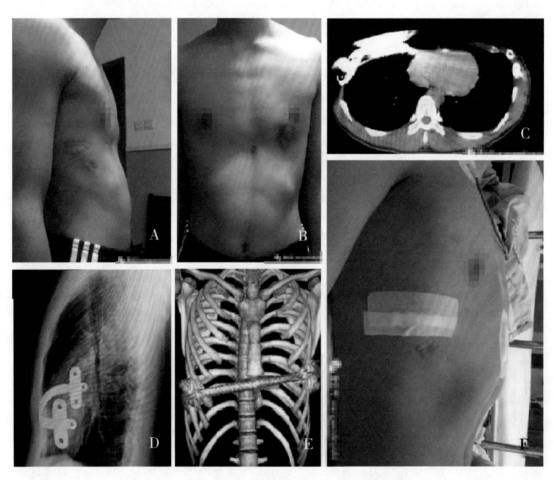

图 2 - 8 - 3 沟状胸 Nuss 手术失败后的二次手术（A、B. 胸廓的外观，前胸壁有明显沟状凹陷，可见陈旧性手术疤痕；C. CT 截面图提示钢板周围严重粘连；D. 第一次手术钢板位于凹陷上方胸壁深面，无撑顶作用；E. 三维重建显示钢板位置；F. 二次手术后的胸壁外观，畸形彻底消失）

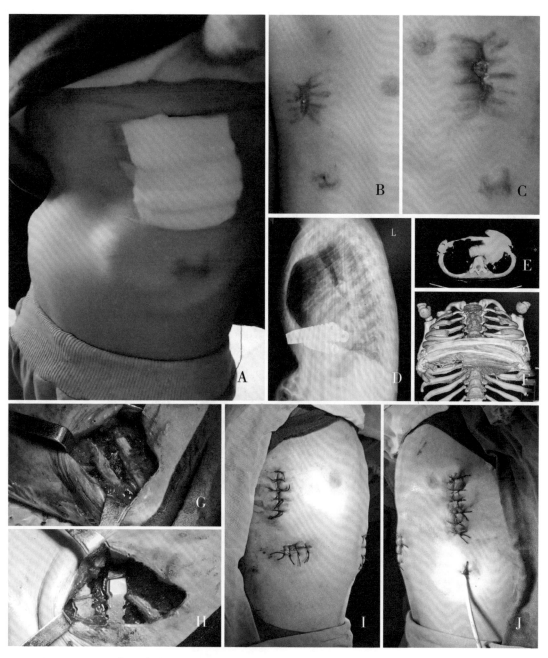

图2-8-4　鸡胸手术后继发性沟状胸的Wenlin手术+Wung手术（A. 患儿因鸡胸在当地医院接受手术治疗，采用两条钢板，一条钢板压迫凸起，另一条钢板撑顶凹陷，术后出现明显凹陷畸形，凹陷呈沟状；B. 右侧手术疤痕；C. 左侧切口愈合不良，钢板露出体表；D. X线侧位片显示两条钢板位置均异常；E. CT截面图显示钢板周围粘连；F. 三维重建图显示钢板位置；G. 二次手术中，先取出第一次手术的钢板，显露用于固定的肋骨；H. 以两条钢板实施矫正，上位钢板完成Wenlin手术，下位钢板完成Wung手术；I、J. 术后的胸壁外观，畸形彻底消失）

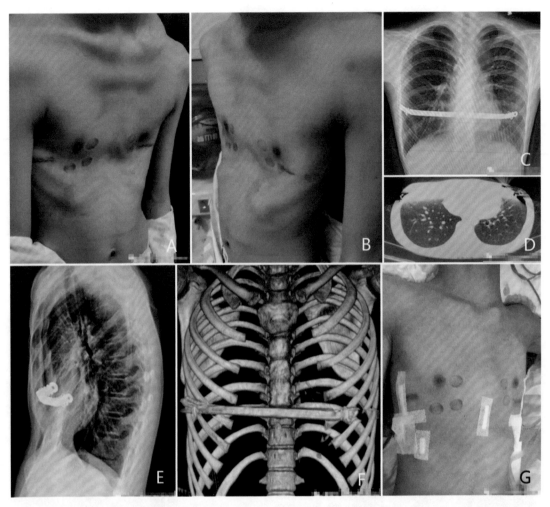

图 2-8-5　漏斗胸 Nuss 手术失败后的沟状胸手术（A. 前胸壁呈现明显的沟状凹陷；
B. 胸壁可见陈旧性手术疤痕；C. X 线正位片显示钢板位置偏向一侧；D. CT 截面图显示
钢板周围明显粘连；E. X 线侧位片显示钢板位于凹陷上方胸壁深面，对凹陷毫无撑顶作
用；F. 三维重建图显示钢板唯一，偏向右侧；G. 再次手术后的胸廓外观）

八、预后

　　从各种胸廓畸形总的治疗结果看，沟状胸手术的成功率普遍较低，术后会存在各种问
题。出现这种情况的根源主要在于对畸形本质的认识不足。如果只是将其当做普通的漏斗
胸进行治疗，就一定会导致手术失败。因此必须从思想上认识到该畸形的特殊性，在此基
础上采用合适的方法、特殊的技术，才能保证手术最终获得成功。

参考文献

［1］王文林. 沟状胸与漏斗胸的区别. 胸廓畸形手术专家, 2018 – 03 – 14.

［2］王文林. 沟状胸：此沟非彼沟. 胸廓畸形手术专家, 2018 – 03 – 12.

［3］王文林. 并非所有的凹陷都是漏斗胸. 胸廓畸形手术专家, 2021 – 07 – 01.

［4］王文林. 手术的特殊性决定了畸形的命名. 胸廓畸形手术专家, 2021 – 06 – 11.

［5］王文林. 沟状胸的命名与形态学特点. 实用医学杂志, 2016, 32（2）：335 – 336.

［6］王文林. 赫氏沟对呼吸有没有影响. 胸廓畸形手术专家, 2017 – 03 – 11.

［7］HERLITZ G. What is the cause of Harrison's groove in rickety infants. Acta paediatr, 1945, 32（3 – 4）：439 – 444.

［8］王文林. Nuss 手术的基本原理（1）. 胸廓畸形手术专家, 2017 – 12 – 01.

［9］王文林. Nuss 手术的基本原理（2）. 胸廓畸形手术专家, 2017 – 12 – 02.

［10］王文林. 沟状胸的 Wung 手术. 胸廓畸形手术专家, 2021 – 04 – 04.

［11］王文林. 今天沟状胸的改良 Wang 手术. 胸廓畸形手术专家, 2019 – 04 – 17.

［12］王文林. 今天的手术：沟状胸的微创手术. 胸廓畸形手术专家, 2020 – 01 – 09.

［13］王文林. 今天的沟状胸手术. 胸廓畸形手术专家, 2019 – 03 – 21.

［14］王文林. 沟状胸的手术失败原因分析. 胸廓畸形手术专家, 2018 – 12 – 18.

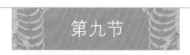

第九节

侧胸壁凹陷畸形

凹陷类畸形是最常见的胸廓畸形，凹陷可以位于前胸壁正中，也可以位于前胸壁偏离正中的位置，此外还可以位于侧胸壁。以往曾将所有的胸壁凹陷均称为漏斗胸。如果不考虑治疗，也就是手术方式的选择，这种命名没有太大的问题。但是，在 Nuss 手术出现后，由于这种手术被认定为漏斗胸手术的标准术式，一些作者不假思索地将其用于所有类型的胸壁凹陷，手术的滥用必然超出 Nuss 手术的适用范围，结果造成很多畸形手术的失败。这给人们提出一个警示，也就是说，并不是所有的凹陷类畸形都适合被当做漏斗胸。只有位于前胸壁的凹陷才是真正的漏斗胸，其他部位的凹陷都不应该被当做漏斗胸。为了更好地认识和治疗各种凹陷畸形，我们先后对多种相关畸形做了命名，其中位于侧胸壁的凹陷被命名为侧胸壁凹陷畸

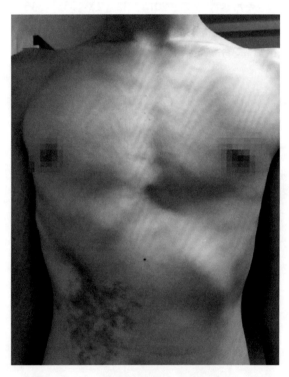

图 2 - 9 - 1　侧胸壁凹陷畸形的胸壁外观。左侧胸壁凹陷，右侧对应部位基本正常

形，以此来强调凹陷的特殊性（图 2 - 9 - 1）[1]。

侧胸壁凹陷畸形是一种较为少见的胸廓畸形。由于没有其他作者关注此类畸形，因此没有发病率的报道。我们在临床中经常会遇到这种畸形，与位于前胸壁的凹陷也就是漏斗胸相比，其发病率明显较低。这种畸形有自身固有的特征，即便发病率并不高，但由于需要特殊的方法治疗，因此有必要将其当做独立的畸形。

一、病因与发病机理

根据病因的不同，侧胸壁凹陷畸形可分为原发性和继发性两种。原发性侧胸壁凹陷畸

形的病因不清。一般来说，凹陷类畸形的发病与两种因素有关：其一是胸壁自身结构的变化，其二是外力的作用。侧胸壁凹陷畸形位于侧胸壁，其凹陷底部正对胸腔，没有任何结构与之直接接触，因此来自底部的牵拉不大可能。但胸腔内存在负压，对于胸壁来说这也是一种外力的作用。如果负压因为某种因素持续增大，则有可能导致胸壁发生凹陷。除了来自凹陷底部的力量之外，外力尚可来自胸壁外部。外部的挤压或者其他形式的外力同样可能造成侧胸壁凹陷。

继发性凹陷畸形有明确病因，临床上最常见的病因是脓胸导致的胸壁凹陷，其发病的根源在于胸膜增厚之后胸壁内侧纤维结构对胸壁的牵拉。这是一种较为特殊的畸形，常发生于边远地区，卫生条件好的地区很少有此类畸形。除了脓胸外，继发性侧胸壁凹陷畸形尚可见于胸壁外伤之后。如果出现大面积骨性结构损伤，而术后未及时实施固定的话，有可能形成凹陷畸形。继发性凹陷畸形与原发性凹陷畸形有许多区别，将在其他章节介绍。

二、病理特征

侧胸壁凹陷畸形是位于侧胸壁的凹陷性结构，凹陷有明确的底部，周围隆起，与漏斗胸的"坑"类似。但这种畸形并不累及胸骨，胸骨形状和高度正常，没有凸起也不存在凹陷。此类畸形的凹陷程度一般不会太严重，也就是说，凹陷不会太深，面积也不会太大。畸形发生于右侧时，胸壁的凹陷可对右侧肺部造成压迫。畸形发生于左侧时，凹陷对左肺和心脏都将造成压迫，此时临床表现可能较重。另外，侧胸壁的凹陷可导致脊柱两侧受力不均，有的患者会出现明显的脊柱侧弯。

三、临床表现

侧胸壁凹陷畸形的程度不严重时，可能没有临床症状。凹陷如果较严重，尤其当病变位于左侧胸壁时，可出现较明显的压迫症状，表现为呼吸和循环系统的不适。体格检查可以发现患者有明显的胸廓形状异常，左右不对称，偶有脊柱侧弯。

由于患者的凹陷位于侧胸壁，位置较为隐蔽，因此对外观的影响较正中凹陷轻微，患者美观方面的主诉较少。但是，如果一侧胸壁大面积凹陷，尤其当累及脊柱时，整个体形都会受到影响。如果患者对外观极其在意的话，就会出现心理方面的问题，并表现出相关的症状。

四、检查

体格检查可以明确诊断，影像学检查有助于明确凹陷自身的特性以及与胸腔内结构的关系。三维重建可以显示胸廓的整体轮廓，对了解畸形的特征有很好的帮助。

五、诊断与鉴别诊断

侧胸壁凹陷畸形的诊断较为简单，诊断的要点是：①胸壁存在凹陷。凹陷是此畸形最基本的特征。这种凹陷较为局限，多累及肋骨，偶累及肋软骨，不累及胸骨。凹陷为典型的"坑"，中心部最低，周围相对隆起，但并不高于正常胸壁。②凹陷位于侧胸壁。凹陷的主体部分全集中于侧胸壁，可部分累及前胸壁，但不可能完全位于前胸壁。③胸骨正常。胸骨结构、形状、高度完全正常，与畸形没有任何关系。

鉴别诊断主要是与漏斗胸、鞍状胸[2]、Poland 综合征[3]和胸廓发育不良综合征[4]做鉴别。与漏斗胸的差异主要是位置和累及结构的不同。标准的对称型漏斗胸的病变位于前胸壁，累及胸骨，侧胸壁凹陷畸形的病变位于侧胸壁，与胸骨无关。二者的区别明显，鉴别容易。不对称型漏斗胸凹陷最深处位于侧胸壁，容易与侧胸壁凹陷畸形混淆，鉴别要点在于胸骨的形状和高度，也就是胸骨有无受累。如果胸骨受累，也存在一定程度的凹陷，则是不对称型漏斗胸。如果胸骨完全正常，则是侧胸壁凹陷畸形。鞍状胸是两侧胸壁的凹陷，凹陷位置低，正中被高度正常的胸骨或者下部的结构分开。侧胸壁凹陷畸形只有一侧病变，不累及两侧胸壁，因此鉴别较容易。Poland 综合征是胸壁骨性结构和软组织发育的异常，从外观上看，可表现为单侧上胸壁的凹陷。这种凹陷似乎类似于高位的侧胸壁凹陷畸形，但二者有本质的区别，区别的要点在于[3]：①Poland 综合征常有肋软骨和肋骨的缺失或者融合，侧胸壁凹陷畸形局部不存在这样的病变；②Poland 综合征有软组织的发育不良或者缺失，侧胸壁凹陷畸形也不存在这样的病变。胸廓发育不良综合征同样需要与侧胸壁凹陷畸形相鉴别。这种畸形主要涉及胸廓结构的异常和脊柱的侧弯。肋骨局部可有缺失也可以有融合，但位置靠后，主要位于脊柱附近。胸壁局部可能有塌陷，但凹陷并不太明显。相比之下，侧胸壁凹陷畸形的病变位置靠前，面积局限，且没有凹陷底部的结构缺失或融合。二者的区别较为明显。

在进行诊断时，除了与上述畸形做鉴别之外，尚要对侧胸壁凹陷畸形的原发性和继发性属性做鉴别。原发性畸形没有明显病因，畸形范围较小，病变较轻。继发性畸形有明确的原因，二者之间有肯定的因果关系，畸形范围较大，病变较重。继发性畸形的治疗相对复杂，且涉及原发病的治疗，因此不仅要与原发性畸形做鉴别，还要尽可能明确畸形的原发病，这是成功矫形的关键。

六、手术指征

侧胸壁凹陷畸形如果没有明显的症状，且患者也不在乎畸形的话，可以不做手术。相反，如果有症状，或者患者对畸形外观不满意，就应该进行手术。总的来说，像所有其他的畸形手术一样，手术的决定权也应该由患者和家属掌握。

七、手术治疗

胸廓畸形的手术是变化较大的手术，需要根据畸形的特征灵活选择术式。侧胸壁凹陷畸形虽然特征明显，但不同个体会有很多个性化表现，这对手术方式的选择提出了很高的要求。一般来说，侧胸壁凹陷畸形并不是太严重，尤其对于原发性侧胸壁凹陷畸形来说，凹陷相对较轻，常用的微创手术可以获得好的效果。但在一些特殊情况下，微创手术并不能使畸形完全得到矫正，此时必须做出无奈的选择，即实施开放手术。

（一）微创手术

从整体分类的角度看，侧胸壁凹陷畸形属于 I 类畸形[5]，这类畸形原则上都可以使用 Nuss 手术[6]或 Wang 手术[7]。但是，在实际的临床工作中，如果认识不到畸形的特殊性，这两种手术很可能会失败。表面上看，这似乎与总的治疗原则相矛盾，但有其内在的原因。就拿 Nuss 手术来说，其失败可能与以下因素有关：①将侧胸壁凹陷畸形当做一般的漏斗胸，不对手术细节做特殊处理而直接使用 Nuss 手术，从而导致手术失败。这其实是一种极其低级的错误。当不假思索地用典型漏斗胸的标准 Nuss 手术实施操作时，切口和支点位于两侧胸壁，钢板的形状对称，健侧可以根据 Nuss 手术的需要选择合适的支点，但患侧的支点即便位于凹陷的外侧边缘，其高度对于 Nuss 手术来说也不合适。这样的结构无法满足 Nuss 手术工作的基本要求，结果肯定会失败。②将侧胸壁凹陷畸形当做不对称型漏斗胸，虽然做了相应的技术处理，却因为处理不合适而导致手术失败。与第一种情况相比，这种做法有了较大的进步，但依然有明显的缺陷。如果将侧胸壁凹陷畸形当成不对称型漏斗胸，为了获得好的效果，术者多会使用一个不对称性的钢板进行操作，但其他所有的操作依然会按照标准 Nuss 手术的要求进行。也就是说，手术的切口和支点依然会选在侧胸壁，钢板依然从胸骨后穿过。这样的操作本应该有相对较好的效果，但由于胸壁结构依然无法满足手术的基本要求，最终同样会失败。

由 Nuss 手术失败的原因可以看出，机械地对 Nuss 手术进行操作，却没有理解其精髓，这是手术失败的根本原因。从本质上讲，Nuss 手术是对所有凹陷类畸形都有效果的手术，其作用的机理是用对称性的钢板从凹陷正中做撑顶。这是其原理中最本质的内容。为了达到这样的目的，Nuss 手术的支点应该始终位于凹陷边缘的最高处。这是 Nuss 手术成功的关键。

对于左右对称的漏斗胸来说，由于支点恰好位于两侧胸壁对称的部位，这为切口的选择提供了便利，大多数手术都会采用位于两侧胸壁对称的部位。而对于不对称型的漏斗胸来说，如果只考虑治疗凹陷的需求，支点依然应该选择在凹陷边缘的最高点，此时最理想的切口位置应该在支点附近。但这样的切口显然背离了切口选择的基本原则。由于其位置有可能影响美观，因此不能在支点附近做切口。临床上的做法依然是选择侧胸壁做切口，由于这样的切口距离理想的支点位置遥远，为了使手术得以完成，必须将支点位置选择在切口附近。这样的支点显然不再是理想的支点。针对支点位置的不足，临床中不得不采用其他方法进行弥补，这种方法就是使钢板形状发生变化，采用形状不对称的钢板实施手术。这样的操作虽然可能有作用，却不是最好的选择。

侧胸壁凹陷畸形的病变位于侧胸壁，按照 Nuss 手术的基本要求，理想的支点应该位于凹陷的边缘，以这样的部位做支点，Nuss 手术便有了发挥作用的结构基础，手术便不可能失败。同样道理，Wang 手术也存在类似的问题，即将凹陷两侧作为支点而不是以侧胸壁做支点。明白这样的道理后，Wang 手术也可以轻易完成，而且能够获得很好的手术效果。

由以上分析可以看出，在使用 Nuss 手术或者 Wang 手术时，一定要以一个大的视野去理解手术，而不能狭隘地只盯住漏斗胸中的操作方式。这两种手术方法是针对所有凹陷畸形的方法，而不是漏斗胸畸形的特有方法。当将其运用在其他凹陷畸形手术中时，必须充分理解手术自身的原理，要超越或者忘记在漏斗胸中的使用方法，只有这样才能使手术充分发挥作用，获得好的效果。

1. 改良 Nuss 手术

为了区分侧胸壁凹陷畸形中的 Nuss 手术与标准 Nuss 手术的差异，这里将其称为改良 Nuss 手术。具体的操作方法有三种：其一，侧胸壁凹陷畸形特有的 Nuss 手术；其二，类似不对称型漏斗胸中使用的 Nuss 手术；其三，进一步改良后的 Nuss 手术。

（1）侧胸壁凹陷畸形特有的 Nuss 手术。

当直接瞄准侧胸壁凹陷畸形的凹陷实施 Nuss 手术时，可以完全不考虑切口的限制，于凹陷边缘处直接做切口，显露边缘高位的肋骨结构，采用对称性的钢板放置于凹陷底部进行撑顶，固定钢板后完成手术。单考虑对凹陷自身的矫正效果，这种操作无疑是最理想的，但手术后的疤痕可能会引起美观方面的问题。这是此手术最大的弊端。如果能接受由此带来的美观方面的代价，这种手术有其合理性。而非常遗憾的是，有些患者对这样的代价无法接受，这大大限制了这种手术的可行性。

（2）类似不对称型漏斗胸中使用的 Nuss 手术。

上述手术方法最大的问题是切口的处理。为了消除前胸壁切口的弊端，不得不将切口做在侧胸壁，此时的手术成了类似上述不对称型漏斗胸中使用的 Nuss 手术。这种手术的缺陷已经在前文提及，为了尽可能避免这些缺陷，术中需要对具体的操作细节进行合理的优化与设计，只有这样才能获得好的效果。

（3）进一步改良后的 Nuss 手术。

上述两种方法都有各自的优点，第一种方法直接瞄准凹陷做操作，第二种方法使切口的位置更满意。两种方法彼此独立时，都会有明显的缺陷。但是，如果能将二者结合起来，就可能设计出很好的手术方法。经过大量的观察和研究，我们设计了一种专门针对侧胸壁凹陷畸形的改良 Nuss 手术。具体方法如下：在两侧胸壁做切口，切口的位置与一般的 Nuss 手术完全相同。先构建钢板的隧道，其走行路线为：先从患侧凹陷的边缘进入凹陷底部，从凹陷另外的边缘穿出，继续向对侧行走，进入胸骨前方，沿健侧肋骨表面直达对侧切口。由这样的行走路线可以看出，切口虽依然在侧胸壁，支点位置却位于凹陷的边缘，这样的做法恰好将上述两种手术的优点结合起来，成了更为理想的手术（图 2-9-2）。

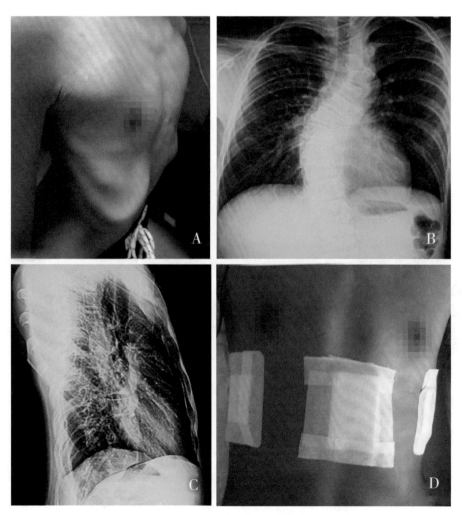

图 2-9-2　进一步改良后的 Nuss 手术（A. 侧胸壁凹陷畸形；B. X 线正位片显示脊柱侧弯；C. X 线侧位片无明显异常征象；D. 手术后的胸廓外观，基本恢复正常形状）

这种进一步改良后的 Nuss 手术的操作与其他类型的 Nuss 手术完全不同。但由于依然直接瞄准凹陷进行操作，且从凹陷底部做撑顶，因此同样是 Nuss 手术的范畴。在实施具体的操作时，一些要点需要格外注意：其一，必须对钢板的作用原理有充分的理解，只有这样才能掌握手术操作的要点，使手术顺利进行；其二，患侧钢板固定的位置需要合理设计，保证位于合理位置；其三，必须对钢板的形状做认真设计，要保证钢板不仅能撑顶凹陷，而且在行程中不影响健侧胸壁外观形状；其四，放置钢板的操作细节需要合理设计，既要避免损伤胸腔脏器，又要保证手术顺利完成；其五，切口设计要遵循基本要求，既要使切口尽可能隐蔽，又要保证操作能顺利完成。

进一步改良后的 Nuss 手术是一种针对侧胸壁凹陷畸形设计的全新术式，对于不熟练的操作者来说较为困难。但是，只要充分理解手术的原理，注意操作细节，这样的手术并不难完成。相反，由于不需要经过纵隔放置钢板，手术的风险大大降低，反而更容易被掌握。

2. 改良 Wang 手术

标准的 Wang 手术被用于正中部位漏斗胸的矫正，但这并不等于说 Wang 手术只能用于漏斗胸。与 Nuss 手术一样，Wang 手术同样可以用于所有的凹陷类畸形，这些畸形就包括侧胸壁凹陷畸形。在具体操作过程中，由于与漏斗胸的 Wang 手术有差别，我们将其称为改良 Wang 手术。此时的钢板同样可以放置于凹陷的顶部。操作时只要能保证钢板超越凹陷的边缘就可以满足手术的要求。钢板放置完毕，将凹陷底部的骨性结构提起并做妥善固定后，畸形便能最终得到矫正（图 2 - 9 - 3）。

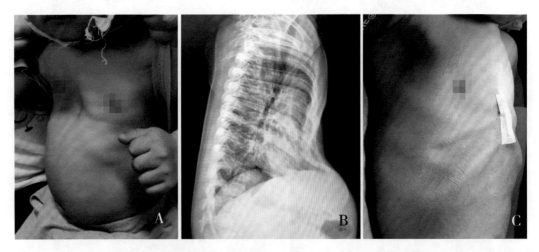

图 2 - 9 - 3　改良 Wang 手术（A. 侧胸壁凹陷畸形，右侧胸壁明显凹陷，左侧未见异常；B. X 线侧位片见胸壁明显凹陷；C. 采用 Wang 手术实施矫正，术后畸形彻底消失）

从上述操作细节看，针对侧胸壁凹陷畸形实施改良 Wang 手术同样是一个极其简单的操作，只要能将 Wang 手术的操作理念转移到侧胸壁的凹陷中来，手术几乎没有什么难度。而考虑到凹陷深部没有特殊的组织，此时的 Wang 手术不仅更安全，而且更容易完成。

3. 纵向手术

Nuss 手术和 Wang 手术都是在横行方向完成的操作，由于在多数情况下都需要用肋骨做支点，考虑到肋骨的走向，这样的支点其实都不是最满意的选择。但是，如果从另外的方向进行操作，也就是从纵行方向做操作的话，钢板的方向将与肋骨垂直，此时的肋骨最适合做支点。考虑到侧胸壁凹陷畸形为边缘完整的"坑"，从纵向完成矫形同样具有合理性，因此完全可以实施此手术。具体操作时，可以选用 Nuss 手术，也可以选用 Wang 手术。只要设计合理，都可以获得好的效果。但是，这类手术有不少的弊端，如果横向手术能有好的效果，应该尽可能避免纵向手术。

（二）开放手术

侧胸壁凹陷畸形位于侧胸壁，此处本身比较隐蔽，如果在局部做较大的切口，一般不会有太严重的美观问题，这种特性为开放手术提供了可能。开放手术的基本原理主要是破坏性塑形，先对凹陷底部肋骨或者肋软骨做楔形切除或者切断，然后用特殊材料对其进行固定与塑形。这便是开放手术的实质。对于侧胸壁凹陷畸形这种特殊的畸形来说，开放手术实际的损伤并不一定很大，切口也可以设计得很小，因此真正的损伤可能会比传统的开放手术小很多。在术中可以使用 MatrixRIB 材料进行塑形，这种材料可以获得很好的塑形效果。另外，由于这种材料不需要取出，因此可以免除二次手术的痛苦。

八、手术并发症

作为胸廓畸形的一种，侧胸壁凹陷畸形手术的基本属性与其他畸形的手术没有本质区别，因此手术会有大致相同的并发症。由于并发症与手术方式的选择有较大的关系，在具体操作中，手术方式不同并发症发生的情况也不同。但是，并不是说开放手术并发症就一定比微创手术多。在很多情况下，微创手术反而会有更多的并发症。因此在实际操作中，越是使用微创手术，越应该小心谨慎，尽量避免并发症的发生。

九、侧胸壁凹陷畸形手术失败后的再次手术

侧胸壁凹陷畸形本身虽然只是一种单一的凹陷畸形，但由于位置特殊，手术难度明显大于一般的漏斗胸手术，因此手术不容易成功。特别是当绝大多数医生只是将其当做漏斗胸的一种而轻易采用 Nuss 手术时，手术成功的可能性就更低。我们在临床中遇到过很多

手术失败的病例，这些病人多需要接受再次手术。

　　侧胸壁凹陷畸形手术失败的病例多依旧表现为侧胸壁的凹陷，少数患者会出现新的畸形。如果依旧为侧胸壁凹陷畸形，由于已经历过一次失败的手术，再次手术难度将明显增大，需要根据具体情况选择合适的术式。如果为新畸形，情况可能较为复杂，需要在术中随机应变，根据畸形的特征采用合适的方法进行处理。对于最复杂的情况，如果普通的微创手术无法完成矫形，需要考虑使用开放手术进行处理，这将是最后也是最合理的选择。

十、预后

　　侧胸壁凹陷畸形多较局限，病变也较轻，治疗效果本应该较为理想，但由于很少有人能意识到其特殊性，因此经常会导致手术失败。其实要想获得好的治疗效果并不复杂，只要能认清凹陷的本质，采取正确的方法，手术最终肯定能成功。

参考文献

　　[1] 王文林. 侧胸壁局限性凹陷的命名. 实用医学杂志，2015，31（增）：196.
　　[2] 王文林. 侧胸壁凹陷畸形与鞍状胸. 胸廓畸形手术专家，2021 – 09 – 18.
　　[3] 王文林. 使用 MatrixRIB 对 Poland 综合征实施矫正. 胸廓畸形手术专家，2021 – 10 – 23.
　　[4] 王文林. 关于胸廓发育不良综合征. 胸廓畸形手术专家，2021 – 09 – 19.
　　[5] 王文林，陈春梅，李学军，等. 胸廓畸形的整体分类法. 中国胸心血管外科临床杂志，2018，25（11）：981 – 985.
　　[6] 王文林. 侧胸壁凹陷畸形的手术问题. 胸廓畸形手术专家，2021 – 09 – 16.
　　[7] 王文林. 侧胸壁凹陷畸形的 Wang 手术. 胸廓畸形手术专家，2021 – 10 – 25.

鞍状胸

鞍状胸是近年来我们发现并命名的一种特殊畸形，因外观形似马鞍状而得名[1]。此畸形是一种较为少见的胸廓畸形，由于研究较少，具体发病率不详。该畸形有鲜明的特征，且需要特殊操作方法才能完成矫正，因此有必要将其作为一种单独的畸形进行叙述。

一、基本概念

鞍状胸是胸壁下部的特殊畸形，其主要的特征是两侧胸壁呈对称性凹陷，凹陷正中高度正常，无明显凸起，也无明显凹陷，两侧胸壁凹陷被正中胸壁隔开，畸形外观呈现马鞍形状（图 2 – 10 – 1）[1]。鞍状胸实质上是一种复合型畸形，相当于两个侧胸壁凹陷畸形的组合[2]。由于两个凹陷畸形位置特殊，形成一种固定的组合，因此有必要单独命名。这种组合类似于其他特殊的复合型畸形，比如扁鸡胸[3]、Wenlin 胸[4] 等畸形，但与一般的复合型畸形不同。

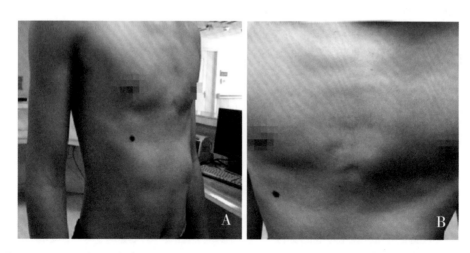

图 2 – 10 – 1　鞍状胸外观（A. 侧面观，胸壁两侧凹陷，正中高度正常；B. 正面观，胸壁两侧明显凹陷）

复合型畸形有一个共同特征，即畸形不单一，这样的患者一般都同时存在凸起和凹陷

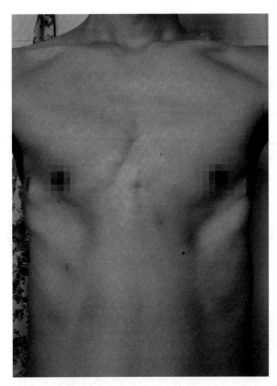

图 2 - 10 - 2　继发于 Nuss 手术的鞍状胸。以钢板撑顶正中凹陷后，所有应力均加载于钢板之上，钢板的支点位于侧胸壁，当应力过大而侧胸壁肋骨较柔软时，可能出现局部凹陷，但正中凹陷已经被撑起，此时会形成鞍状胸的外观

两种畸形。当凸起与凹陷位置较为随意，没有固定特征时，属于一般的复合型畸形。如果凸起与凹陷有固定的位置和形状，就不再是一般的复合型畸形，而是特殊的复合型畸形。鞍状胸属于复合型畸形的范畴，但与扁鸡胸和 Wenlin 胸等畸形有差别。鞍状胸并没有凸起，只是两个凹陷畸形的组合。由于凹陷并不在一处，与所有单一的凹陷畸形都不同，因此也算是复合型畸形的类型。

严格说来，鞍状胸的凹陷并非绝对位于侧胸壁，而在前胸壁与侧胸壁交界处。此处位置特殊，很难形成漏斗胸那种"坑"状的凹陷，更多的时候是较缓的斜坡。正中部位一般位于剑突附近，由肋弓附近的骨性结构和腹壁肌肉上部组成，是前胸壁正中部位的直接延续。

鞍状胸可分为原发性和继发性两种，原发性鞍状胸发病原因不明，可于儿时发病，也可于青春期发病。继发性鞍状胸特指继发于 Nuss 手术后的畸形，是这种手术特有的一种并发症[5]（图 2 - 10 - 2）。

二、发病机理

原发性鞍状胸的发病机理不清楚。从胸廓畸形一般的发病机理分析，同样存在两种可能的机制，其一是胸壁的薄弱，其二是外力的作用。由于凹陷部位与 Harrison 沟大致相当，有可能与此沟的形成有关[6]。Harrison 沟是膈肌牵拉胸壁结构所致，这种机制有可能参与了鞍状胸的形成。当胸壁因为某些原因出现内在结构改变时，其硬度将明显下降。此时如果膈肌牵拉力量持续增加，就可能导致胸壁局部凹陷。这些情况可发生于缺钙以及长时间呼吸困难、哮喘的情况中。在沟状胸章节中，我们提及了 Harrison 沟与沟状胸形成的关系，鞍状胸形成的机制有可能与沟状胸形成的机制类似。

继发性鞍状胸常见于漏斗胸的 Nuss 手术后。当使用钢板对前胸壁正中的凹陷进行撑顶的时候，钢板的支点位于侧胸壁，此处将承受来自撑顶过程中巨大的应力。如果支点部位足够坚硬，其形状也就是高度将不会发生改变。如果支点较薄弱，在应力的作用下将出现塌陷。由于塌陷位于两侧胸壁对称的部位，而正中的凹陷已经被撑起，因此可形成典型的鞍状胸。这是 Nuss 手术常见的并发症，此并发症的发生与医生的技术无关，是手术设计本身的固有缺陷[5]。

三、危害

鞍状胸的危害同样来自两个方面，一个是因结构异常导致的生理性危害，另一个是因形状异常导致的心理性危害。生理性危害主要因凹陷引起，可压迫心脏和肺而引起二者功能的异常。心理性危害主要源于外观的异常，可导致多种心理问题。

四、临床表现

鞍状胸的病理改变主要位于两侧胸壁的下方，右侧凹陷深部是肺组织和右侧的膈肌，左侧深部可能压到心脏，患者可能因压迫而感到呼吸不适，有时会感觉心慌、胸痛，严重的患者会有呼吸困难。这是生理性危害的临床表现。由于很多患者会对胸壁外观不满意，会出现不同形式、不同程度的心理问题。心理问题反过来可能影响患者的生理功能，可出现多种复杂的临床症状。

从体征上看，鞍状胸特征明显，主要的标志有两个：其一是两侧胸壁的特征性凹陷；其二是正中高度正常的分隔，分隔可以看做是相对增高，不是实际的凸起。

从胸廓畸形的系统分类来看，由于鞍状胸只有凹陷没有凸起，因此属于 I 型畸形，具体来说是 I－e 型畸形[7]。这种畸形可以看做是两个侧胸壁凹陷畸形的组合，但分别位于两侧胸壁，而非同侧胸壁的两个凹陷。这是此畸形与侧胸壁凹陷畸形的差异。

五、检查

鞍状胸首先应进行体格检查，视诊是最重要的内容。通过观察外观可以发现畸形的主要信息。X 线检查可以提示前胸壁的凹陷以及凹陷对心脏的压迫，也可以显示脊柱的情况。CT 检查能精细地显示两侧的凹陷以及与心脏的关系，还可以对胸腔内部情况做了解。当合并心脏杂音时，需要做心脏超声检查。三维重建检查可以显示整个胸廓的轮廓以及胸腔内脏器的结构，是最先进的检查手段，但通常没有必要。

六、诊断与鉴别诊断

鞍状胸的诊断一般通过外观的观察确诊，影像学检查可以排除胸腔内的合并病变，并提供更多的疾病信息。

鉴别诊断主要有三种畸形：其一是鸡胸，其二是复合型畸形，其三是窒息性胸廓发育不良（Jeune 综合征）。当鞍状胸患者的凹陷较深时，正中分隔会成为相对的凸起。从局部外观看与一般的鸡胸极其相似，因此容易被当做鸡胸。鉴别的要点是与上部胸壁的关系。如果凸起高出了上部胸壁的平面，则是鸡胸，否则就是鞍状胸。复合型畸形主要是凸起与凹陷的组合畸形，这种畸形的凹陷与凸起排列随意，不会恰好位于两侧胸壁对称部位。鞍状胸只有两个凹陷，并没有实际的凸起，正中的分隔没有高出正常胸壁的平面，因此只能算是相对的凸起。这与通常意义的复合型畸形有明显差异。窒息性胸廓发育不良（Jeune 综合征）是一种罕见的胸廓畸形，其特征为肋骨和肋软骨生长方向的异常[8,9]。这种畸形会在两侧胸壁表现出凹陷。当凹陷位置偏下时，外观可以类似于鞍状胸。但是，两者本质有明显差异。窒息性胸廓发育不良的凹陷范围广，凹陷底部病变严重，可呈锐角凸向胸腔内，且合并正中大范围的前凸畸形。这种改变与鞍状胸明显不同。从 CT 检查看，窒息性胸廓发育不良的"凸"字形征象可出现在多个扫描层，而鞍状胸则出现在较低的层面。

七、手术指征

从生理角度看，如果鞍状胸患者因为凹陷压迫胸腔内脏器出现明显症状的话，就意味着有病理性的伤害，此时需要考虑手术。从心理的角度看道理也相同。心病也是病，同样需要治疗。因此，与其他畸形一样，是否手术最终要由患者和家属来决定。如果患者和家属觉得难看或者难受，就一定要手术；如果既不觉得难看也不觉得难受，就没有必要手术。

手术的禁忌主要来自两方面，其一是心理状况，其二是生理状况。由于畸形患者经常有心理问题，如果这样的问题过于严重，就不能接受手术。生理状况主要指患者的全身状况，如果对手术不耐受，同样不能接受手术。

八、术前准备

术前准备可以按照常规的全麻手术进行。由于在术中采用的是微创手术，操作时间短、内容少，因此不需要做过于复杂的准备，应按照极简的法则做好准备工作。

九、手术治疗

(一) 基本原则

鞍状胸同时存在两个凹陷,基本的手术原则是将其当做凹陷类畸形进行治疗。凹陷畸形的治疗手术一般只有两种:一是 Nuss 手术,一是 Wang 手术。原则上讲,两种手术都可以用于鞍状胸的治疗。但是,由于同时涉及两侧凹陷的治疗,术中必须考虑材料的使用和操作的效率。当从宏观的角度审视整个手术时,对手术的方法将会有不同的理解,有可能会用到 Wenlin 手术,此时的 Wenlin 手术针对的不是真正的凸起,而是两侧的凹陷。从另外的角度看,又相当于两个 Wang 手术的组合[10]。由此可见,此时的 Wenlin 手术实际上是一种特殊视野下的特殊手术,与一般凸起畸形的 Wenlin 手术完全不同。不管怎样,手术的名称只是一个符号而已,重要的是操作的基本原则。只有真正理解了手术的精髓,才能有效完成畸形的矫正。

(二) 手术方法

1. Nuss 手术

鞍状胸有两个凹陷,每个凹陷都可以用 Nuss 手术进行处理。理论上讲,鞍状胸可以用完全独立的两个 Nuss 手术完成治疗。这就是说,可以用两个钢板分别在两侧胸壁对凹陷实施矫正。这种理论上的可能要付诸实施,需要考虑其具体的可行性。Nuss 手术是靠杠杆原理进行的,其最重要的结构基础是支点属性。凹陷的外侧支点为肋骨,如果足够坚硬,可以满足手术要求。但是,正中的支点为中间分隔。此处高度虽然可能满足手术需要,硬度却往往不尽如人意,因此很难完成独立的 Nuss 手术。而客观地分析这种独立的 Nuss 手术,即便有可行性也完全没有必要,具体的原因如下:①两侧手术在中间的操作可能相互影响,相互干扰;②即便中间的操作可行,也会出现操作的重复;③正中钢板的位置过于表浅,不仅影响美观,也会影响切口愈合。正是因为这些问题的存在,用两个独立的 Nuss 手术对鞍状胸实施治疗很不现实。为了消除这种组合的弊端,可以考虑将两侧的 Nuss 手术合二为一,即用同一条钢板同时完成两侧的操作。此时钢板走行的路径为:先从一侧切口进入胸腔,钢板位于凹陷底部,然后穿出同侧胸腔进入正中分隔表面,再进入对侧胸腔,经对侧凹陷底部,最后从对侧胸壁切口穿出。从钢板走行的路径看,这种方法等于是两个 Nuss 手术的重叠,正中部位虽然是支点,由于钢板合二为一,最终受力全部加在钢板的两端,因此只要两端支点足够坚硬,手术就可以完成。但是,这种手术具体实施起来并不容易,主要的困难来自钢板的放置。为了克服这种缺陷,可以将手术进一步简化,把钢板正中的部位放于正中分隔的深面而不是表面。此时对于每一侧的凹陷畸形来说，这其实就是一个 Nuss 手术。钢板同样有两个支点：其一是本侧胸壁凹陷的外侧缘，其二是对侧胸壁凹陷的外侧缘。如果不考虑对侧的凹陷，这种操作显然是标准的 Nuss 手术。当两侧的凹陷都被纳入视野后，整体手术便成了两个 Nuss 手术的叠加，最终成了一个 Nuss 手术。由此可以发现，由于鞍状胸的两个凹陷与漏斗胸有本质的不同，最终不得不采用另外的名称进行命名，但当针对两个凹陷分别使用 Nuss 手术实施矫正时，手术又重新回到了一个 Nuss 手术。这样的轮回并不是巧合，而是对 Nuss 手术作用原理的进一步认知。这种认知表明，Nuss 手术针对的凹陷畸形可以有不同的形式，可以为单一的凹陷，也可以为鞍状胸这样的双重凹陷。不管哪种凹陷，只要符合 Nuss 手术的基本要求，都可以获得手术的成功。

手术的要点：①支点的问题。不管是哪种形式的 Nuss 手术，都是按照杠杆原理实施的，因此都涉及最基本的问题，也就是支点的问题。鞍状胸两侧的支点靠后，相对高度没有问题，但硬度多存在问题，正因为如此，在实际操作中需要做相应的处理，这是手术成功的关键。②弧度的问题。钢板的弧度始终是成功完成手术的基本条件之一。当两侧的凹陷均需要撑顶的时候，钢板两侧都应该有一个合理的弧度，只有这样才能获得好的矫正效果。为达到此目的，钢板总体形状可以设计成蝶形，两侧的形状恰好可以将凹陷顶起。③技巧的问题。如果钢板需要经正中分隔前方走行，操作难度将非常大，需要特殊技巧。如果钢板从纵隔内通过，虽然与普通的 Nuss 手术相当，却需要从膈肌附着处甚至膈肌中穿过，此时经过的组织较多，难度较大，操作时必须小心。

2. Wang 手术

鞍状胸既然有凹陷存在，就有使用 Wang 手术的可能[10]。与 Nuss 手术一样，Wang 手术可以着眼于两侧的凹陷分别实施操作。具体方法是使用两条钢板分别架在凹陷的表面，然后将凹陷底部提起。分开的两个 Wang 手术同样不太现实，因此同样需要将两侧的操作合二为一，可以用一条钢板同时完成两侧的操作。此时如果宏观地看整个操作，又成了事实的 Wenlin 手术。这样的手术本来是用于治疗凸起畸形的。鞍状胸虽然没有事实的凸起，却有相对凸起，由此构成了 Wenlin 手术的工作基础。由此可见，在一些特殊的场合中，不同手术之间是可以相互转化的，转化的基础是胸壁特有的结构。在有凹陷的场合一定会有凸起存在，这种凸起可以是绝对的凸起，也可以是相对的凸起。不管凸起的性质如何，只要有相对的高度差，就可能促成手术方式的转化。

手术的要点：①支点问题。Wang 手术的支点虽然并不重要，但在正中分隔部位不是太坚硬的前提下，支点会显出特殊的意义，因此必须通过适当的方法予以妥善处理。②提拉的部位。Wang 手术成功的关键是提拉。要想将凹陷彻底消除，必须对最重要的结构做提拉。在鞍状胸中，适合做提拉的部位只有肋骨，而此处的肋间隙可能较宽，仅提拉一根肋骨将影响手术效果，因此必须根据情况对所有必要的部位都做提拉。③切口的问题。Wang 手术要求切口位于凹陷最底部，考虑到美观要求，可以在适当偏外侧的部位做切口。

如果将其视为 Wenlin 手术，则只需要在胸壁外侧做切口。此时的切口位置与 Wang 手术上述的位置基本相当。但在做 Wenlin 手术时，必须牢记的要点是，靠内侧的钢丝并不是单纯为了固定，其更重要的功能是提拉。用这样的观念指导手术时，很容易将 Wang 手术与 Wenlin 手术统一起来。这将更有利于畸形的矫正。

3. 纵向手术

这种手术类似于沟状胸中的纵向手术，是利用凹陷上下较高的边缘设计的手术。该手术可以将特制的钢板纵向放置于凹陷的表面或者凹陷深部，利用提拉或者撑顶的方法完成矫正。这样的方法虽然理论上可行，但要获得好的效果必须做细致的设计，否则不但得不到好的结果，反而会导致手术失败。

4. 开放手术

鞍状胸两侧胸壁的凹陷可以看做是局部肋骨或者肋软骨长度不足所致，正因为如此，可以采用开放手术对局部的骨性结构做塑形。术中可以采用 MatrixRIB 对骨性结构做延长和塑形。考虑到创伤的问题，可以采用尽可能小的切口完成操作，这样可以有效消除开放手术的弊端。

十、手术并发症

治疗鞍状胸的具体手术有多种，而不同手术可能有不同的并发症，因此并发症的情况比较复杂。但总的来说这种手术与一般的胸廓畸形手术没有质的区别，所以并发症也基本相同。最常见的并发症包括血气胸、钢板移位、钢丝断裂、肋骨断裂、切口延期愈合等，此外由于操作部位较低，也可能损及膈肌，这也是一个可能发生的并发症。

并发症一旦发生，将造成不同的危害，需要做出必要的处理。在这些危害中，有一种比较麻烦，那便是手术的失败。手术失败可能有多种原因，不管什么原因导致的失败都有必要重新进行手术。再次手术涉及很多具体问题，比如粘连问题、第一次手术钢板的处理问题、手术方式的选择问题等，都是较为棘手的问题，需要操作者认真研究后才能做出好的决策，否则二次手术很难顺利完成。

十一、Nuss 手术后的鞍状胸手术

除了原发性鞍状胸之外，临床上最多见的鞍状胸发生于 Nuss 手术之后，这种情况的发生率甚至高于原发性鞍状胸。考虑到 Nuss 手术自身设计的缺陷，很多人会对这种并发症采取宽容的态度，并不将其当做并发症或者缺陷。但是，有的患者会为此而焦虑，希望做彻底的矫正。这对进一步手术提出了要求。

继发性鞍状胸的手术可以分两种情况：其一是 Nuss 手术钢板拆除之前的手术，其二是 Nuss 手术钢板拆除之后的手术。体内有 Nuss 钢板存在时，正中的分隔可以提供非常坚硬的支点，这为两侧凹陷的治疗提供了便利。但是，由于凹陷主要由 Nuss 手术钢板压迫所致，在钢板没有拆除的情况下，会阻碍凹陷的治疗，此时不管采用哪一种方法都会有较大的难度。为了更好地做出手术的决策，必须首先查看钢板放置的时间。如果可能提前取出钢板，则比较容易实施手术。先将钢板取出，然后使用 Wenlin 手术进行矫正，可以获得满意效果。如果未到钢板取出的时间，则应该做另外的设计。此时同样可以选用 Wenlin 手术进行操作，但由于有钢板的存在，可能难度较大，且效果不一定理想。正因为有这样的弊端，最理想的选择是等到取了钢板后再做矫形。第二种情况是在 Nuss 手术钢板拆除后的手术。除了 Wenlin 手术外，尚可以考虑再次采用 Nuss 手术进行矫正。此时的 Nuss 手术显然与第一次的 Nuss 手术不同，手术的重点是钢板弧度的设计和撑顶位置的选择，需要根据术中的具体情况进行处理。

十二、预后

鞍状胸是一种非常特殊的胸廓畸形，尽管存在凹陷，但凹陷与典型的"坑"状凹陷不同。考虑到目前主要的技术都是针对典型的"坑"状凹陷而设计，不管采用哪种技术都不是最理想的选择，因此鞍状胸手术本身是对外科医生技术的严峻考验。如果不能理解并熟练掌握这些技术的精髓，手术很难获得好的效果。相反，只要能认真分析鞍状胸的结构特征，并充分利用不同手术的特殊功能进行手术，最终一定能获得好的效果，使手术成功完成（图 2 - 10 - 3）。

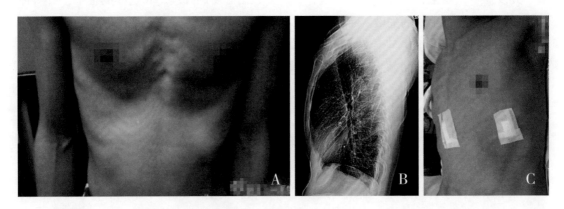

图 2 - 10 - 3 鞍状胸手术效果（A. 鞍状胸的外观；B. X 线侧位片的征象；C. 术后的胸廓外观，畸形完全消失）

参考文献

[1] 王文林. 鞍状胸的命名与形态学特征. 实用医学杂志, 2017, 33（增）: 380-381.

[2] 王文林. 侧胸壁凹陷畸形与鞍状胸. 胸廓畸形手术专家, 2021-09-18.

[3] 王文林. 扁鸡胸的命名: 一种特殊的胸廓畸形. 胸廓畸形手术专家, 2019-05-23.

[4] 王文林. Wenlin 胸的特殊性. 胸廓畸形手术专家, 2021-06-10.

[5] 王文林. Nuss 手术常见的并发症: 继发性鞍状胸. 胸廓畸形手术专家, 2021-05-17.

[6] NAISH J, WALLIS H R E. Significance of Harrison's Grooves. Br med J, 1948, 1 (4550): 541-544.

[7] 王文林, 陈春梅, 李学军, 等. 胸廓畸形的整体分类法. 中国胸心血管外科临床杂志, 2018, 25 (11): 981-985.

[8] 王文林, 龙伟光, 陈春梅, 等. 窒息性胸廓发育不良的外科治疗. 中国胸心血管外科临床杂志, 2021, 28 (8): 984-989.

[9] WANG W. Surgical treatment of a 36-year-old patient with asphyxiating thoracic dysplasia. Interact cardiovasc thorac surg, 2022, 34 (1): 153-155.

[10] WANG W L, CHEN C M, LONG W G, et al. Wang procedure: novel minimally invasive procedure for pectus excavatum children with low age. Case reports and images in surgery, 2018, 1 (1): 1-2.

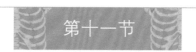

第十一节

扁鸡胸

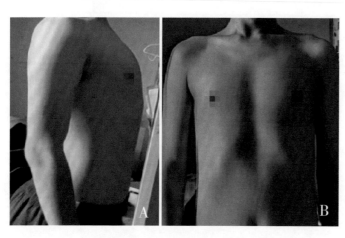

图 2 - 11 - 1　青春期后的扁鸡胸患者（A. 胸廓侧面观提示前胸壁整体前凸；B. 前胸壁正中局限性凹陷）

扁鸡胸是我们命名的一种特殊类型的胸廓畸形。因为其外表类似鸡胸，但又有非鸡胸的特性，其正中有局限性凹陷，侧面看前胸壁扁平，因此我们称之为扁鸡胸[1]。此畸形本身有明显的特征，结构固定，与鸡胸有明显差异，不能按照鸡胸的治疗方法进行手术，因此有必要将其当做一种独立的畸形进行研究。扁鸡胸是一种较为少见的畸形。由于没有其他人关注此畸形，因此具体的发病情况不明。该畸形较多见于青春期后的人群（图 2 - 11 - 1），但并非不可能发生于低龄患儿，一些低龄患儿也可以表现出典型的外观畸形（图 2 - 11 - 2）。

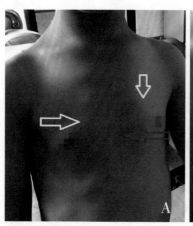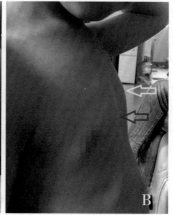

图 2 - 11 - 2　低龄扁鸡胸患儿（A. 前胸壁正中凹陷，两侧凸起；B. 侧面观前胸壁前凸）

一、概念

从本质上说，扁鸡胸是一种复合型畸形，既有前胸壁的凸起，又有凹陷，但这种凸起与凹陷的组合与常见的组合不同，后者可能是上下排列的组合，也可能是左右排列的组合，但扁鸡胸的组合是一种包含式的组合，即整个前胸壁向前凸出，凹陷存在于前胸壁正中，也就是鸡胸最凸起的部位。这种凹陷是局限性的，呈沟状，上下走行，与漏斗胸常见的凹陷不同。凹陷的存在使前凸畸形的前胸壁最高处塌陷，侧面外观前胸壁扁平，由此构成了与鸡胸最明显的差异（图2-11-3）。

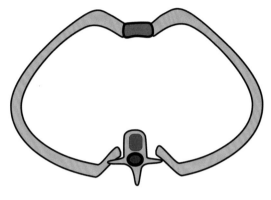

图2-11-3 扁鸡胸示意图

二、病理特征

从结构上看，扁鸡胸是一种特殊的复合型畸形，前胸壁整体前凸，构成畸形的主体结构，但在正中也就是胸骨的部位出现凹陷，这样的凹陷一般仅累及胸骨和肋软骨，肋软骨与肋骨在结合处形成转角，胸骨构成凹陷的底部。由于凹陷面积小，范围局限，其可塑性极差，很难通过一般的外力完成塑形。这将给手术带来麻烦。

扁鸡胸的凸起不是典型的鸡胸，其凹陷也不是典型的漏斗胸。扁鸡胸的凹陷没有闭合的边缘，而是一个与胸骨方向相同的纵行沟状凹陷。另外，由于范围较窄，其深度有限，一般不会形成非常深的凹陷。

三、临床表现

扁鸡胸虽然存在凹陷，但由于凹陷局限，不至于产生明显的压迫，因此一般不会有明显症状。从外观看，其主要的特征是前凸，这种情况类似鸡胸或者桶状胸，患者多因为外观而烦恼，可能引起一系列心理问题。从体征上看，主要的表现是胸壁外观的异常。这种外观特征明显，与所有其他类型的畸形都不同，因此容易辨认。

四、检查

体格检查基本上可以明确诊断。X 线检查正位片一般不会有特殊异常，侧位片可见前胸壁双重影，心脏可能受压。CT 检查截面图可见特征性的改变，呈"凹"字形，但凹陷的范围和程度较小，与漏斗胸的凹陷不同。三维重建可以获得完整且清晰的胸廓结构图像，但一般临床上没有必要做这样的检查。

五、诊断与鉴别诊断

扁鸡胸特征明显，主要依靠外观形状进行诊断。X 线和 CT 检查可以作为诊断的辅助手段。总的来说，扁鸡胸诊断较为容易。但是，由于很少人知道这种畸形，因此很容易误诊为其他畸形。需要鉴别的畸形主要有三种，即桶状胸、大面积鸡胸和漏斗胸。

桶状胸是前胸壁整体前凸，外观呈桶状，CT 检查截面一般为圆形。前胸壁正中稍前凸或者较平整，但不存在凹陷。扁鸡胸与桶状胸主要的区别在于两个方面：其一，扁鸡胸正中有凹陷，桶状胸却稍向前凸；其二，扁鸡胸的侧胸壁较为平直，没有太大的弧度，桶状胸的侧胸壁弧度较大，为圆弧或者椭圆形。

大面积鸡胸也存在前胸壁的大范围前凸，其前胸壁正中最前端依然向前凸，呈尖的锐角畸形或者较为平整的结构，但不可能存在凹陷。扁鸡胸虽然有前凸，但正中有明显的凹陷。这是二者最明显的不同。

漏斗胸是典型的凹陷类畸形，前胸壁存在较大面积的凹陷，凹陷周边可能存在凸起，但是相对性凸起，其高度依然在正常胸壁的高度范围内，不可能真正凸出体表。扁鸡胸的凹陷局限，程度不深，周围边缘不完整，二者存在明显的差异。

六、手术指征

扁鸡胸一般没有临床症状，其主要问题是难看，因此是否手术主要与患者的感受有关。如果患者有矫形的渴求，可以考虑手术。

七、手术治疗

扁鸡胸是一种复合型畸形，由于同时存在两种性质不同的畸形，因此需要同时对两种畸形做矫正[1]。按照畸形矫正的一般思维，可以采用两种方法实施手术。第一种方法是开放手术，第二种方法是微创手术。开放手术的操作可以采用正中切口，先对凹陷局部的肋软骨和肋骨做切断或者切除，然后根据需要对整个前胸壁结构做塑形，最终用塑形材料做固定。开放手术对切口和损伤没有过分的要求，因此可以采用多种方法实施手术。但很明显，这样的手术不是理想的选择，理想的手术应该是微创手术。根据畸形的特点，我们设计的手术是一种复合型手术。具体操作方法是：先于两侧胸壁做微小切口，切口位于凹陷正中的平面，长 2cm 左右。先游离皮下组织和肌肉，显露侧胸壁的肋骨。于两条肋骨处放置钢丝导引线，沿骨性结构表面向正中做隧道，隧道位于胸壁肌肉层的深面，于正中胸骨前方会合。于剑突前方做纵行切口，切口长 1～2cm，纵行切开剑突，游离胸骨和两侧肋弓后结构，于胸骨表面向上游离前胸壁软组织，直到隧道所在平面。跨两侧肋弓放置钢丝导引线。将导引器放入隧道，引入钢板导引管，将钢板放入隧道，以钢丝导引线将相关钢丝都放入切口，使钢丝环绕固定的骨性结构以及钢板，先收紧正中切口内的钢丝，然后收紧两侧胸壁切口内的钢丝，将钢板牢固固定于胸壁骨性结构后，关闭切口，手术结束。

纵观手术的全过程可以发现，该手术同样包括两种基本的操作，即针对凸起的操作和针对凹陷的操作。前者是 Wenlin 手术[2]，后者则是 Wang 手术（图 2 - 11 - 4）[3]。这样的操作具有如下优点：①效率较高。术中的两种操作通过同一条钢板完成，一举两得，不仅节省了钢板，而且免除了大量重复的操作。②创伤微小。两种操作本身都是微创手术，二者放在一起实施矫形时，并没有明显增加创伤，因此依然是典型的微创手术。③术后疤痕微小。整个手术只需要 3 个小切口，切口长一般不超过 2cm。如此微小的切口一般不会产生很大的疤痕。④效果满意。两种操作都是针对特定畸形设计的手术，Wenlin 手术直接消除了前凸畸形，Wang 手术则针对凹陷而设计，因此可以获得非常满意的效果。

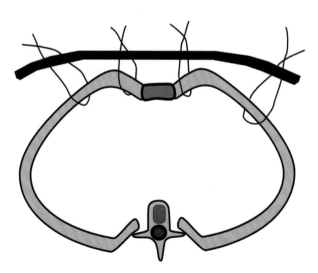

图 2 - 11 - 4　扁鸡胸的微创手术。此手术实为 Wenlin 手术和 Wang 手术的组合

该手术成功地将 Wenlin 手术和 Wang 手术组合在一起，使扁鸡胸中的两种畸形同时得到矫正[1]。但是，二者的组合与一般的复合型畸形中的手术组合完全不同。在后者的组合中，两种手术彼此独立，相互之间没有太大的关系。而扁鸡胸中的两种手术相互融合，实际上成了一个完整手术，这也对技术提出了特殊的要求。要想圆满地完成操作，如下技术要点需要注意：①钢板的数量问题。标准的手术方式是按照一个钢板进行的设计。这种设计对于年龄较小或者骨性结构不是太坚硬的患者已经足够。但是，当扁鸡胸患者的畸形面积普遍较大，尤其凹陷的跨度较大时，客观上需要不止一条钢板。另外，由于前凸畸形的范围广、面积大，一条钢板也难以完成矫形，因此往往需要两条甚至三条钢板才能满足需要。此时需要非常灵活地处理各钢板的功能。如果需要两条钢板，可以针对其中的一条实施 Wang 手术，而另外一条实施单纯的 Wenlin 手术，这样既可以满足矫形的需要，也不会增加手术的难度。②钢板的弧度问题。钢板同时承担两种手术的使命，由于两种手术对钢板弧度的要求并不冲突，因此可以重点考虑 Wenlin 手术的需求。一般来说，要想使前凸畸形被压平，钢板弧度不能过大，也就是说，最好用较为平直的钢板实施手术。这样的弧度对中间的凹陷手术同样适用。术中最忌讳的是较大的钢板弧度。这样的弧度也许有利于凹陷的矫正，却无法完成前凸畸形的矫正。③切口问题。侧胸壁的切口显露范围可以随意调整，因此具体实施不存在太大的问题。正中切口位置靠下，如果提拉效果不佳，会影响手术效果。为了获得好的效果，可以考虑将切口移到凹陷正中。此时钢丝提拉的部位可以跨肋软骨，也可以跨胸骨。这种切口更利于凹陷的消除，但由于位置靠上，术后的疤痕可能较为明显，因此不是理想的选择，最佳的选择依然是剑突附近的切口。此时要想获得好的提拉效果，可以增加钢丝放置的跨度，尽量向上方多跨越肋骨或者其他被提拉的结构，可便于手术的实施。④钢丝的数量问题。钢板两端的固定主要是为了给钢板施压，使前凸畸形得到矫正。此时一般要采用双部位固定，主要目的是有效分散应力。正中的钢丝固定是为了提拉，由于阻力较大，更要注意钢丝的数量和提拉的位置。只有当应力充分分散后，才能保证手术顺利完成。⑤提拉钢丝的用力问题。由于钢板位置偏上，而提拉的部位靠下，用力的过程可能不太均匀，此时不仅要掌握好用力的方向，而且要掌握好用力的大小，防止将钢板拉偏方向，影响塑形效果。⑥预塑形问题。由上述介绍可知，正中的凹陷一般面积局限，强度极大，手术难度也非常大，为此需要做适当的预塑形处理。预塑形的方法较多，可以根据实际情况做出选择。这将有利于手术的完成。

扁鸡胸实质上是复合型畸形，以上设计充分考虑了畸形的特征，因此是一种较为合理的设计。但在临床中，由于认识不到这种畸形的特殊性，可能会出现各种问题：①将畸形当做鸡胸治疗。由于患者有明显的前凸畸形，临床上经常被当做鸡胸进行治疗。当做鸡胸治疗时，由于不会考虑中间的凹陷问题，一般只是对凸起做压迫，这种操作可能使中间的凹陷更加严重（图 2 - 11 - 5）。②将畸形当做漏斗胸治疗。有的医生只是看到了患者正中的凹陷，却对前凸畸形视而不见。在此情况下，Nuss 手术可能被用于治疗。Nuss 手术的作用机理是杠杆原理，需要有理想的支点，而支点必须位于凹陷的边缘。这是 Nuss 手术最基本的要求。但是，扁鸡胸的凹陷过于局限，实际上钢板支点位于侧胸壁而不是凹陷的边缘。这样的支点并不是理想的支点。如果以此为支点对凹陷实施撑顶，几乎没有可能将凹陷撑起。如果在凹陷边缘做支点，则需要在靠近中线的局部做切口，这无疑会影响整个手术的设计，没有人会接受这样的手术（图 2－11－6）[4]。③采用三明治手术治疗。一般来说，对于所有类似的复合型畸形都可以采用三明治手术，但扁鸡胸却例外，主要问题在于凹陷的局限性。如上所述，由于凹陷畸形不适合做 Nuss 手术，这使得三明治手术只能矫正凸起而无法矫正凹陷，因此不能采用这种手术实施矫正。

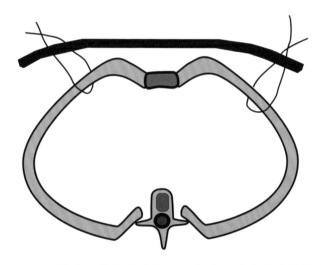

图 2－11－5　将扁鸡胸当做鸡胸进行治疗，正中的凹陷无法消除

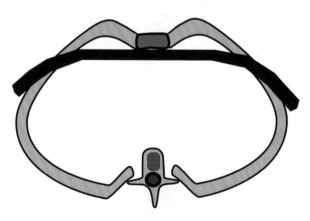

图 2－11－6　将扁鸡胸当做漏斗胸进行治疗，由于支点过低，无法消除凹陷

八、并发症

扁鸡胸手术虽然较为复杂，但依然是在胸壁上完成的畸形矫正手术，因此并发症与其他的畸形手术大致相同。其中既可能是 Wenlin 手术相关的并发症，也可能是 Wang 手术相关的并发症。这些内容在相关章节都有详细介绍，这里不再赘述。

九、手术失败后的二次手术

扁鸡胸最常见的失败情况有三种：第一种是当做漏斗胸进行治疗而导致的失败，第二种是当做鸡胸进行治疗而导致的失败，第三种是当做扁鸡胸进行治疗而导致的失败。三种失败的手术不同，结果也不同，再次手术处理的原则和方法也不同。

第一种情况：如果当做漏斗胸治疗而失败，一般第一次采用的为 Nuss 手术（图 2 - 11 - 7）[4]。由于凹陷面积狭小，局部坚硬，Nuss 手术很难发挥作用，因此手术几乎不会对畸形造成任何影响。再次手术面对的畸形依然是扁鸡胸。但是此时的情况显然比第一次手术时复杂，主要的问题在于胸腔内的粘连，这也将为再次手术带来风险和困难。第一次手术只是在侧胸壁切口附近操作，局部结构可能会发生改变。在实施二次手术时，侧胸壁结构的改变对再次手术影响不大，关键是胸腔内尤其是纵隔后的粘连的影响。在对胸骨后结构进行游离时，需要小心谨慎，避免不必要损伤。

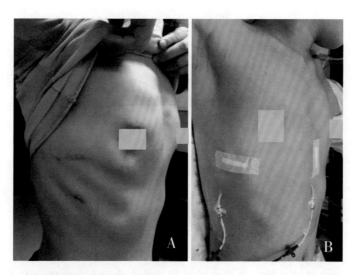

图 2 - 11 - 7　扁鸡胸 Nuss 手术失败，采用 Wenlin 手术 + Wang 手术实施二次手术，获得满意效果（A. 术前胸廓外观，可见陈旧性手术疤痕；B. 术后的胸廓外观，畸形完全消失）

第二种情况：如果当做鸡胸治疗而失败，第一次采用的手术可能是一般的凸起压迫手术。这种手术可能非常有效。也就是说，可以将前凸的胸壁压平。但是，其正中可能形成明显的凹陷。这样的凹陷类似面积较小的漏斗胸。此时如果进行再次手术，需要根据具体情况选择手术方式。可以是 Wenlin 手术联合 Wang 手术，也可以是单纯的 Wang 手术，但最好不要用 Nuss 手术，其原因已在上面叙述，主要是无法确定满意的支点。支点不能确定，Nuss 手术就很难完成。在这种情况下，第一次手术完全在胸腔外实施，不会在胸腔内产生粘连，因此不用担心胸腔内的操作。但是，由于胸壁表面已经完成过一次手术，如果需要构建隧道，可能会有操作方面的麻烦，因此需要仔细设计手术细节，保证手术成功。

第三种情况：当做扁鸡胸治疗而失败。这种情况下，采用的手术一定是上述的 Wenlin 手术与 Wang 手术的联合手术。这种手术建立在对畸形正确认知的基础上，因此即便有失败也不会导致新的畸形，至多是效果不甚满意。如果需要实施二次手术，需要从手术细节上下功夫。在不断优化技术细节后，一般可以获得再次手术的成功。

十、预后

扁鸡胸手术是一种较为复杂的手术，要求医生不仅要掌握漏斗胸的治疗技巧、鸡胸的治疗技巧，还必须熟练掌握 Wenlin 手术和 Wang 手术的操作要领。但是，目前临床上能熟练掌握漏斗胸 Nuss 手术的医生都不多，更谈不上 Wenlin 手术和 Wang 手术了。没有合适的技术，就很难完成畸形的手术，因此临床上绝大多数扁鸡胸的手术都会以失败告终。另外，对畸形的认识也直接决定了手术的预后。扁鸡胸是一种非常特殊的畸形，以往没有人意识到这种畸形的特殊性。不了解畸形的特性就不可能采用合适的方法做矫形，这成了手术失败的根本原因。由此可见，要想彻底改变这种局面，首先要从本质上认识该畸形，在此基础上，认真研究手术操作的细节，只有这样才能避免手术失败，获得好的效果。

参考文献

［1］王文林. 扁鸡胸的命名：一种特殊的胸廓畸形. 胸廓畸形手术专家，2019 - 05 - 23.

［2］WANG W L. Minimally invasive surgical technique for barrel chest. Surgical case reports，2018，1（2）：1 - 2.

［3］WANG W L，CHEN C M，LONG W G，et al. Wang procedure：novel minimally invasive procedure for pectus excavatum children with low age. Case reports and images in surgery，2018，1（1）：1 - 2.

［4］王文林. 惨痛的教训：Nuss 手术失败的恶果. 今日头条，2021 - 10 - 22.

第十二节

Wenlin 胸

Wenlin 胸发病率极低，有文献做过统计，全球报道的病例数不超过一百例，因此是一种甚为罕见的畸形。在早年的胸外科工作中，这种畸形并没有独立命名，而被当做鸡胸的一种类型，偶有人将其称为鸽子胸。但由于鸡胸与鸽子胸的概念本身就存在混淆，因此少有人对此畸形做特殊关注[1,2]。国内偶有人将其称为"鸽球胸"，但同时还描述了合并的漏斗胸，这等于将一个完整的畸形看成了两个完全不相干的独立畸形。这种称谓本身割裂了畸形的完整性，既不科学也不合理[3]。如果用这样的理念去指导手术，很难有好的结果。国外的命名更是五花八门，包括 Pectus Arcuatum，Currarino-Silverman Syndrome，Pouter Pigeon Chest，Chondrommunrial Deformity，以及 Type 2 Pectus Carinatum 等多种名称。命名之所以如此繁多，恰好说明了各国专家对此畸形稀缺性的认可。我的科室是专业的胸壁外科，是国内最大的胸壁畸形矫正中心。在临床中我们接诊的该畸形患者并不少，我们所有的手术病例数加起来超过 100 台，我们完成手术的数量比全球其他作者手术量的总和还要多，因此我们更有资格为此畸形命名。为规范此畸形的名称，为诊断和治疗提供帮助，我们最终做了自己的命名，即 Wenlin 胸[5]。Wenlin 胸之所以特殊，是因为它是一种与众不同的复合型畸形，是特殊的凸起与凹陷的组合[6]。由于与一般的复合型畸形不同，对治疗提出了特殊的要求。要想使这种畸形得到满意治疗，需要对畸形的特征进行深入研究。

一、基本概念

从形态学上看，Wenlin 胸是一种复合型畸形，既有凸起，也有凹陷。这种凸起与凹陷的组合并不随意，而有明显的规律。凸起最明显的部位位于胸骨角水平，胸骨角局部增厚，两侧的肋软骨和肋骨因与胸骨角相连而同时隆起，形成大面积横行前凸畸形（图 2 - 12 - 1）[7,8]。凸起正中向下出现陡坡，然后延续为凹陷，陡坡与凹陷的底部为胸骨体和胸骨下段，胸骨整体增厚。凸起两侧下缘呈弧形向下延伸，凸起的内下缘构成凹陷的两侧边缘。凹陷多为相对性凹陷，实际程度并不深，下部边缘开放，直达剑突附近。总的来说，Wenlin 胸是凸起与凹陷的固定组合，但不同于单纯的鸡胸合并漏斗胸[6]，其凸起为一个特征性的凸起，与鸡胸不同。鸡胸凸起较为局限，且多为纵向凸起，周边没有明显的凹陷。Wenlin 胸的凸起位于上胸壁，面积大，范围广，为横向凸起，且下方有特征性的凹陷，因此与鸡胸完全不同。Wenlin 胸的凹陷也与一般的漏斗胸不同。漏斗胸的凹陷为局限性的坑，中间低，其底部可能为胸骨体，但胸骨体不会明显增厚，其周围隆起，有完整边缘。Wenlin 胸的凹陷是相对凹陷，程度一般不深，但与上方的凸起落差较大；另外，其周边不完整，只有上缘和两侧边缘，下方开放，无边缘。Wenlin 胸的底部为胸骨体，胸骨体明显增厚，这也是与漏斗胸凹陷明显的差异。

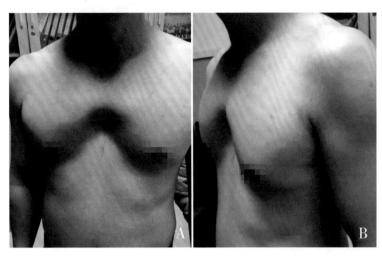

图 2 - 12 - 1　Wenlin 胸的外观（A. 正面观，可见典型的凸起与凹陷；B. 侧面观）

二、发病机理

Wenlin 胸病变明显，结构固定，从病因学角度分析，肯定有特殊的发病原因和机理。但由于以往没有多少人关注此畸形，具体的发病机理不清楚。我们在临床中发现，这种畸形虽然有两种明显的病变，即凸起和凹陷，但根本的病变来自胸骨，胸骨的病变包括两个主要内容：其一是胸骨整体的增厚，其二是形状的改变，即大致的"S"形改变（图 2 - 12 - 2)[7]。肋软骨和肋骨虽然也有相应改变，但基本形状没有太多变化，由于肋软骨直接与胸骨相连，因此可以将其看做是继发性病变。总的分析 Wenlin 胸发病的机理，可能是如下的过程：在某些特殊因素的作用下，胸骨自身先发生病理改变，然后带动与之相连的肋软骨和肋骨发生位置移动，最终形成了特殊的凸起与凹陷。这便是该畸形可能的发病机理。当然，这只能算是猜测，真正让人信服的机理尚有待进一步研究。

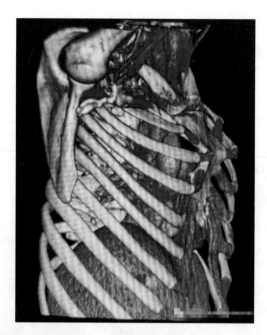

图 2 - 12 - 2　Wenlin 胸的三维重建图，显示骨骼的形状

三、临床表现

Wenlin 胸的凹陷一般较浅，尽管位于心前区，却不至于构成严重压迫，因此压迫症状并不明显。患者对外观的不满意是最大的心病。从外观上看，Wenlin 胸患者的胸部会被误认为健壮的表现，但实际上却是畸形。严重的患者穿衣服时会觉得不舒服，当然也会觉得难看。由于凸起明显，患者几乎无法遮掩畸形，因此多数病人会渴望手术。Wenlin 胸前胸壁的凸起与凹陷和任何其他畸形中的形状都不同，由此构成了该畸形特征性的体征。这是诊断此畸形的重要依据。

四、检查

对 Wenlin 胸进行检查的主要手段是体格检查，这样的检查基本可以明确诊断，但临床上经常要做一些影像学检查，主要目的是观察胸骨的结构。在 X 线的侧位片上可以发现胸骨呈现大致的 "S" 形改变，胸骨角和胸骨体明显增厚（图 2 - 12 - 3）。CT 检查可见前胸壁凸起合并凹陷（图 2 - 12 - 4），三维重建检查可以显示整个病变部位胸廓的形状，对手术的设计具有一定的帮助（图 2 - 12 - 5）。

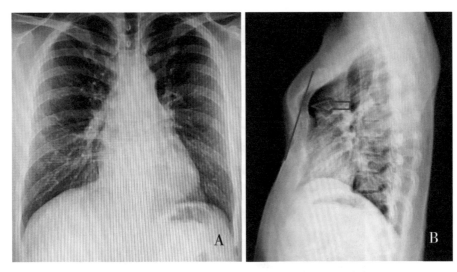

图 2 - 12 - 3 Wenlin 胸的 X 线图（A. 正位片缺乏特异性征象；B. 侧位片提示胸骨角凸起，下方胸骨体相对性凹陷）

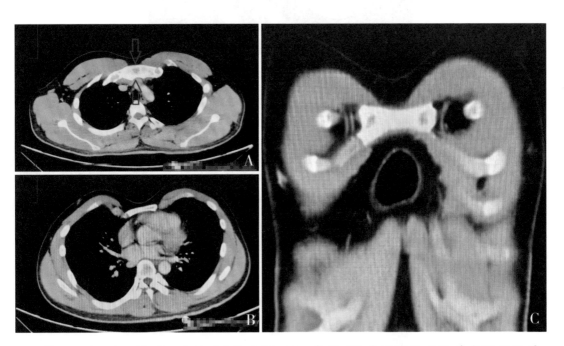

图 2 - 12 - 4 Wenlin 胸的 CT 检查图（A. 高位 CT 截面图显示胸骨角明显增厚；B. 低位 CT 截面图显示前胸壁正中凹陷，两侧凸起；C. CT 冠状面图显示胸骨角凸起，正下方凹陷）

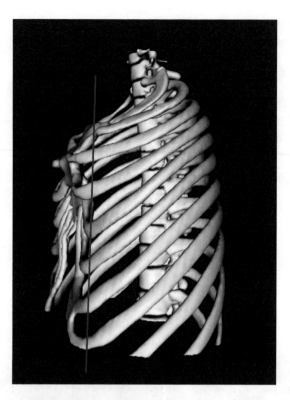

图 2 - 12 - 5　Wenlin 胸的三维重建图

五、诊断与鉴别诊断

Wenlin 胸特征明显,诊断较为简单。鉴别诊断主要包括漏斗胸、鸡胸和复合型畸形[4]。漏斗胸一般均为孤立的凹陷,不存在边缘的凸起,因此鉴别并不困难。但是,Wenlin 胸可在较小年龄发病,此时的凸起虽然存在却并不明显,如果不仔细观察,很容易被当做单纯的漏斗胸。此时必须分清正常的胸骨角和凸起的胸骨角之间的区别。如果有凸起,则是 Wenlin 胸。Wenlin 胸与鸡胸的区别较为显著,临床上区分并不困难。一般的复合型畸形可以同时有凸起和凹陷,但二者组合随意,没有特征性的凸起和凹陷,因此较容易与 Wenlin 胸区分。

六、手术治疗

早年 Wenlin 胸被当做鸡胸,并没有人认识到畸形的特殊性,因此只是采用鸡胸的治疗方法进行矫正[1,2]。最开始的手术主要是开放手术。具体的做法是:于正中做切口,先显露前胸壁所有畸形的骨性结构,然后对这些结构做彻底的塑形。这种方法损伤大,疤痕长，不是理想的选择。Wenlin 胸真正的特征被认识后，已经到了微创手术时代。在这样的时代背景下，不可能再用传统的开放手术进行治疗，理想的方法是通过微创手术的方法实施手术，于是便有了不同的手术设计。

以微创手术治疗 Wenlin 胸的关键是认清该畸形的病理特征。Wenlin 胸的实质是复合型畸形，是凸起与凹陷的组合，而绝对不是单一的凸起或者凹陷。按照通常的设想，这种畸形可以通过三明治手术完成矫形。但是，在实施此操作时会遇到麻烦，麻烦的根源在于异常坚硬的胸骨。坚硬的胸骨使凸起与凹陷成为一个整体。当使用一般的钢板实施操作时，很难同时完成两种畸形的矫正，因此单纯的三明治手术不能用于 Wenlin 胸的治疗。当这种最基本的方法不能用于畸形的治疗时，就有必要进行其他方法的设计了[9-12]。

(一) 微创 + 半开放手术

这种方法是我们在早期使用的方法，基本操作相当于 Wenlin 手术 + Wang 手术。这种手术的组合类似于三明治手术，但操作的关键是对坚硬的胸骨进行处理，也就是预塑形，这是手术最重要的操作内容[9-12]。预塑形的具体方法是：先在胸骨角附近做纵切口，显露胸骨后，用咬骨钳将凸起的胸骨浅层咬掉，包括前皮质以及髓质；切断与胸骨相连的肋软骨，在胸骨角与胸骨体相连的斜坡部位横断胸骨。通过如此操作后，不仅使胸骨角水平的胸骨结构充分软化，而且使凸起与凹陷完全分离，从而为两种畸形的分别矫正奠定了基础。预塑形完成后，于两侧胸壁做切口，放置固定钢丝牵引线，向正中做隧道，隧道位于不同平面，分别用于 Wenlin 手术和 Wang 手术。Wenlin 手术的隧道位于胸骨角水平，可用一条钢板，如果面积较大可以用两条钢板。Wang 手术中间的操作经正中切口完成。先跨两侧肋弓置放牵引钢丝，然后分别将相应的钢板放入隧道，收紧钢丝，固定钢板，畸形即可得到矫正。在实际操作中，也可以用 Nuss 手术替代 Wang 手术。相关操作可以根据需要进行，但预塑形的操作不变。

上述两种基本的操作都属于微创手术的范畴。但是，由于必须通过正中切口完成预塑形，而其损伤往往较大，这成了美中不足的内容。尽管正中切口并不长，且损伤不像传统开放手术那么大，但因为客观存在的损伤，所以不能算做真正意义上的微创手术（图 2 - 12 - 6）[13,14]。

在早期的手术实践中，由于找不到更好的手术方法进行操作，我们对 Wenlin 胸患者均采用此方法实施手术。术后畸形矫正的效果相当满意，但创伤及术后的疤痕成了该方法很大的遗憾。

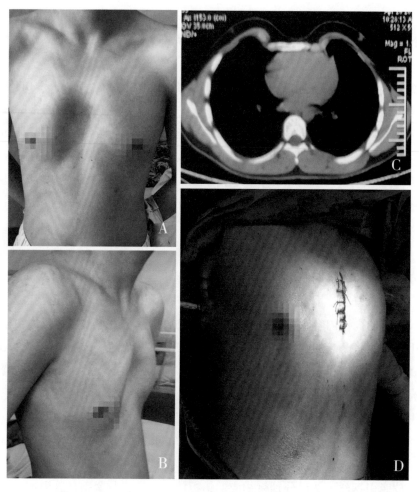

图 2 - 12 - 6 Wenlin 胸的微创 + 半开放手术治疗（A、B. 胸壁外观；C. CT 截面图显示正中凹陷；D. 术后的胸廓外观，畸形基本消失）

（二）尝试性的微创手术

这种方法之所以是尝试性的操作，是因为我们并没有大面积地使用该技术。操作的具体方法是：在正中做小切口，用咬骨钳先将胸骨角水平的浅层皮质以及髓质咬掉，将与之相连的肋软骨切断，然后将肋软骨远端与胸骨边缘缝合固定。这些操作可以使胸骨角附近的胸壁明显降低，消除凸起。操作完成后，将咬掉的胸骨骨质结构填充于凹陷表面，用软组织彻底包埋后，关闭切口，完成手术[13,14]。

这种方法是一种极其简单也更微创的手术。其操作的依据是：①胸骨角处的胸骨结构异常增厚，如果将后皮质之前的所有骨性结构都咬除，胸骨依然有良好的硬度和完整性；②胸骨角两侧的凸起是可以调节的凸起，只要将肋软骨部分切除，然后将肋软骨远端与胸骨边缘缝合固定，就可以有效消除凸起。③前胸壁的凹陷并不严重，可以采用整形的手段直接填充，无须对凹陷的胸壁彻底塑形。④咬除的胸骨骨质结构可以当做填充材料用于凹陷的消除。

我们曾将此方法用于一例病人的手术中，效果较为满意。但是，我们并没有大面积使用该技术，这主要是因为对此手术存有顾虑。第一个顾虑是对凹陷的处理。由于该手术没有从根本上消除凹陷，有可能因为填充了骨质结构而加重对凹陷的压迫。第二个顾虑来自游离骨质结构的愈合。当咬除的骨组织放置于凹陷后，其存活不能确定，有可能出现局部的愈合不良。愈合不良一旦发生，将导致手术失败。正因为有上述顾虑，我们认为该技术尚需要进一步观察和改进。

(三) 改良的三明治手术

在第一种手术中，为了使 Wenlin 手术和 Wang 手术顺利开展，采取了开放性的预塑形操作，最终使手术得以完成。在此手术中，如果以 Nuss 手术替代 Wang 手术，则成了实际的三明治手术。但这种手术不是典型的三明治手术，典型的三明治手术不应该有开放手术操作存在。为了消除开放手术带来的弊端，经过反复设计后，我们针对预塑形设计出了微创的操作方法。在此基础上，再实施三明治手术，便成了一种崭新的三明治手术，我们将其称为改良的三明治手术。

改良的三明治手术具体操作要点在于正中的预塑形。先于凹陷上半斜坡处表面做一个微小切口，经切口显露胸骨体，用咬骨钳将胸骨体咬断，然后再用拉钩做提拉塑形。经过这样的操作后，凸起与凹陷完全分离，可以分别接受微创手术操作，由此为三明治手术提供可能 (图 2 - 12 - 7)。

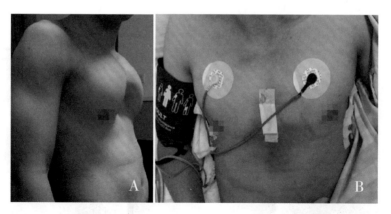

图 2 - 12 - 7　Wenlin 胸的改良三明治手术 (A. 术前的胸壁外观; B. 术后的胸壁外观, 畸形基本消失)

在实施此手术的过程中，凹陷手术的难度并不大，难度较大的是对凸起实施的操作。

此时使用一条钢板往往无法完成矫形，一般需要两条钢板，这是最基本的手术条件。如果直接用两条钢板实施手术依然有难度，则需要进一步做预塑形。当然，此时的预塑形绝对不能是开放手术，同样也必须是微创手术。

改良三明治手术的实施，使 Wenlin 胸的微创手术成为可能。在此过程中，如果正中切口较低的话，同样可以用 Wang 手术替代 Nuss 手术，由此使手术方式有了更多的选择，但从该手术性质上看，已经不再是三明治手术。

（四）真正的微创手术，三明治手术

Wenlin 胸之所以不能直接用微创手术进行治疗，根本原因在于胸骨结构坚硬。这种特性成了该畸形治疗过程中最大的障碍。在上述所有手术中，操作的核心其实都是围绕该障碍进行的。但是，有一种情况可以使障碍自然消除，那便是在低龄时期开展手术治疗。这是微创手术最适合实施的时期。

在多数情况下，Wenlin 胸患者就诊时年龄都较大，很多患者是在青春期之后就诊的。此时的胸骨发育完全，既粗壮又坚硬，要想直接实施微创手术难度极大。但是，低龄患儿的胸骨是可以直接塑形的，这为微创手术提供了可能[15-19]。此时的 Wenlin 胸可以被当做一般的复合型畸形而直接用三明治手术实施治疗。但必须强调的是，Wenlin 胸虽然是复合型畸形，其中的凹陷依然与普通的凹陷不同。在实施 Nuss 手术时，依然需要强有力的预塑形，否则同样无法获得令人满意的效果。直接实施 Nuss 手术很难从侧胸壁切口做预塑形，最好的办法是经正中切口做预塑形。这是手术成功的关键。不过此时尚有另外一种更合理的选择，那便是选用 Wang 手术。Wang 手术需要在正中做切口，预塑形同样需要在正中做切口，这使 Wang 手术更具合理性（图 2 - 12 - 8）。

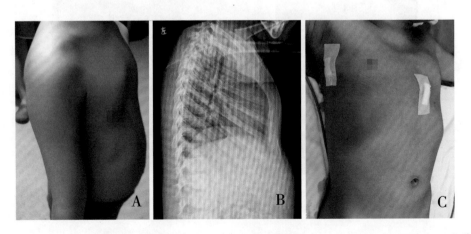

图 2 - 12 - 8 Wenlin 胸的微创手术（A. 术前的胸壁外观；B. X 线侧位片，胸骨角前凸，下方凹陷；C. 术后的胸壁外观，畸形基本消失）

七、并发症

Wenlin 胸手术采用的技术与其他胸廓畸形的手术技术本质相同，因此并发症也大致相同。这里主要讨论一种比较麻烦的并发症，也就是手术失败的问题。这种情况可发生于不同的手术后：①当做漏斗胸治疗的手术；②当做鸡胸治疗的手术；③当做复合型畸形治疗的手术；④当做 Wenlin 胸治疗的手术。

当 Wenlin 胸被当做漏斗胸治疗时，由于胸骨极其坚硬，采用 Nuss 手术只能将凹陷最底部抬高，却不可能消除凹陷。这种手术通常不会有任何效果，是常见的手术失败案例（图 2 – 12 – 9）[10]。

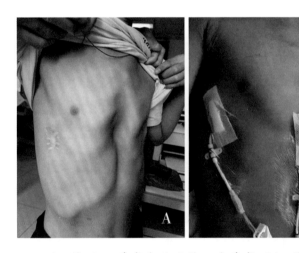

图 2 – 12 – 9　Wenlin 胸 Nuss 手术失败后的二次手术（A. 前胸壁呈典型 Wenlin 胸改变，侧胸壁有陈旧性手术疤痕；B. 以微创手术实施二次手术，术后畸形彻底消失，胸廓外观基本正常）

当 Wenlin 胸被当做鸡胸治疗时，由于胸骨角及周围结构极其坚硬，很难通过一般的方法将凸起压平，因此多数情况下手术不会产生任何效果。即便有一定效果，当凸起被压低后，凹陷会变得更深，这同样是手术失败的表现。

将 Wenlin 胸只看做漏斗胸或者鸡胸都是不全面的做法，比较合理的做法是将其当做复合型畸形，此时可能采用同时针对凸起和凹陷的手术方法实施矫正。但是，这种手术要想成功，需要建立在良好的技术基础之上，否则同样可能导致失败。手术失败后的形状可能较为复杂，但最大的可能就是形状没有任何改变，这主要与坚硬的胸骨角和胸骨体有关。

当 Wenlin 胸的基本结构被认清，并采取了合适的方法进行矫正后，手术效果可能有很大的改观，但同样也有可能发生并发症，依然可能失败。失败主要体现在畸形矫正的程度。多数情况下，畸形可能会有所改善，但并不能达到完全矫正的目的。

八、Wenlin 胸的二次手术

Wenlin 胸最大的问题是胸骨角和胸骨自身的坚硬，由于其形状难以改变，按照一般的手术方法进行矫正很难获得好的效果，因此第一次手术失败后，患者的胸廓形状多不会有太大的改变，只有少数情况下会出现新的形状。第一次手术采用的方式不同，再次手术的风险、难度都不会相同。要想使再次手术获得好的效果，必须根据第一次手术的特性和术后畸形的特征进行操作，这是再次手术成功的关键。

如果第一次手术为单纯的 Nuss 手术，其术后主要的问题将是胸腔内的粘连。此外，侧胸壁切口附近可能有疤痕或者纤维组织增生，局部结构有一定改变。这些情况都会对二次手术造成影响[10]。此时如果使用 Wenlin 手术联合 Wang 手术进行矫正，将获得好的效果（图 2 - 12 - 10）。也可以选用 MatrixRIB 材料对前胸壁结构直接进行矫正，具体操作方法可根据畸形特点而定（图 2 - 12 - 11）。

如果第一次手术为单纯的鸡胸手术，术后主要问题将局限于胸壁骨性结构，胸腔内不会有太多的变化。再次手术可以采用 Wenlin 手术联合 Wang 手术，也可以用 Wenlin 手术联合 Nuss 手术进行矫正。

如果第一次手术为一般的复合型畸形手术，也就是采用三明治手术，此时的情况往往较为复杂，需要根据术后畸形的结构特征以及第一次手术的操作细节选择再次手术的方式。

如果第一次手术前已经认识到 Wenlin 胸的特殊性并采用了相关方法进行手术的话，畸形一般都会明显得到改善，再次手术只要调整好相关的技术要领便可以获得好的结果。

对任何一种畸形来说，成功的手术结果都相同，而失败的手术结果不可能千篇一律，会表现出千奇百怪的形状。尽管多数情况下 Wenlin 胸手术失败后胸廓形状变化不大，但也有变化非常明显的情况，这意味着将形成新的畸形。新畸形形状会更加复杂多样，要想将这样的畸形矫正成功，需要对畸形的特征进行更加深入的研究，采取合适的方法进行矫正，只有这样才能获得再次手术的成功。

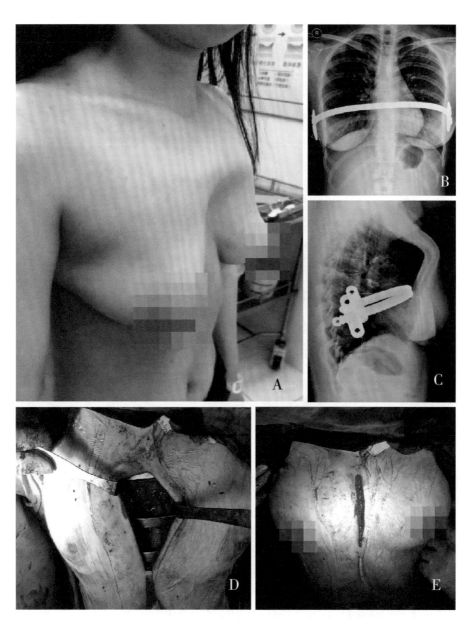

图 2 – 12 – 10　Wenlin 胸 Nuss 手术失败后的二次手术（A. 术前胸壁外观，呈典型
Wenlin 胸改变；B、C. X 线显示体内钢板位置，无法发挥矫形作用；D. 以 Wenlin 手术 +
Wang 手术实施矫正；E. 术后畸形彻底消除）

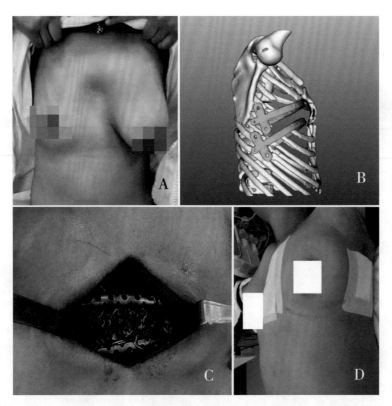

图 2 - 12 - 11　Wenlin 胸合并 Poland 综合征患者接受 Nuss 手术失败后的二次手术
（A. 右侧乳腺及软组织发育不良，骨性结构纤细，胸骨角前凸，正下方凹陷；B. 三维重建显示体内两条钢板，钢板毫无矫形作用；C. 取出钢板，以 MatrixRIB 对局部实施彻底矫形；D. 畸形彻底消失）

九、预后

Wenlin 胸极其罕见，很少有人对其进行过治疗，因此手术经验有限，一些作者的方法也极其随意，治疗效果并不理想。我们接诊过不少手术失败的病例，患者都曾接受过五花八门的手术。由这些失败的手术可以轻易发现，极少有人对畸形的本质进行研究，这成了手术失败的根本原因。我们对这种畸形的结构特征与手术方法进行过大量研究，并设计出多种具体的手术方式[20-27]。这些手术各有特色，能从不同角度对畸形实施矫正。但是，由于胸骨结构的特殊性，要想在完成塑形的同时使创伤尽可能减小，获得更好的效果，对技术是极大的挑战。有理由相信，随着科学技术的不断进步，Wenlin 胸的治疗必将逐渐完善，最终获得完美的结果。

参考文献

［1］LESTER C W. Pigeon breast（pectus carinatum）and other protrusion deformities of the chest of developmental origin. Ann surg, 1953, 137（4）：482－489.

［2］LESTER C W. Pigeon breast, funnel chest, and other congenital deformities of the chest. J am med assoc, 1954, 156（11）：1063－1067.

［3］商子寅，段贤伦，章鹏，等. 小儿漏斗胸合并球形鸽胸的外科治疗. 中华小儿外科杂志, 2012, 33（2）：148－149.

［4］王文林. Wenlin 胸（鸽子胸）、鸡胸与漏斗胸. 胸廓畸形手术专家, 2018－12－16.

［5］王文林. Wenlin 胸与 Wenlin 手术. 胸廓畸形手术专家, 2019－06－22.

［6］王文林. Wenlin 胸：并非鸡胸+漏斗胸. 胸廓畸形手术专家, 2021－10－24.

［7］王文林. Wenlin 胸（鸽子胸）手术的微创方案. 胸廓畸形手术专家, 2020－11－18.

［8］王文林. Wenlin 胸的特殊性. 胸廓畸形手术专家, 2021－06－10.

［9］王文林. Wenlin 胸手术的难点. 胸廓畸形手术专家, 2021－09－29.

［10］王文林. Wenlin 胸（鸽子胸）手术再获成功. 胸廓畸形手术专家, 2019－03－04.

［11］王文林. 脊柱手术后 Wenlin 胸的根治手术. 胸廓畸形手术专家, 2019－03－03.

［12］王文林. MatrixRIB 塑形：Wenlin 胸+Poland 综合征的再次手术. 胸廓畸形手术专家, 2021－09－28.

［13］王文林. Wenlin 胸手术的变迁：由开放到微创再到绝对微创. 胸廓畸形手术专家, 2021－05－03.

［14］王文林. Wenlin 胸的微创解决方案：Wenlin 手术+Wung 手术. 胸廓畸形手术专家, 2020－12－24.

［15］王文林. 4 岁 Wenlin 胸的微创手术. 胸廓畸形手术专家, 2019－06－05.

［16］王文林. 5 岁 Wenlin 胸微创手术. 胸廓畸形手术专家, 2021－07－09.

［17］王文林. Wenlin 胸的微创手术. 胸廓畸形手术专家, 2019－09－09.

［18］王文林. 13 岁 Wenlin 胸微创手术. 胸廓畸形手术专家, 2019－11－09.

［19］王文林. 低龄患儿 Wenlin 胸微创手术. 胸廓畸形手术专家, 2019－09－06.

［20］WANG W, LONG W, LIU Y, et al. Minimally invasive surgery of Wenlin chest. International journal of case reports in surgery, 2022, 4（2）：59－61.

［21］WANG W, LONG W, LIU Y, et al. Surgical treatment of Wenlin chest. International journal of case reports in surgery, 2022, 4 (2): 62 – 64.

[22] WANG W, LONG W, LIU Y, et al. Surgical treatment of Wenlin chest after spinal orthopedics. International journal of case reports in surgery, 2022, 4 (2): 65 – 67.

[23] WANG W, LONG W, LIU Y, et al. Operation of Wenlin chest. International journal of case reports in surgery, 2022, 4 (2): 68 – 71.

[24] WANG W, LONG W, LIU Y, et al. Wenlin chest: an independent thoracic deformity. International journal of case reports in surgery, 2022 (4): 13 – 15.

[25] WANG W, LONG W, LIU Y, et al. Morphological characteristics of Wenlin chest. International journal of case reports in surgery, 2022 (4): 22 – 24.

[26] WANG W, LONG W, LIU Y, et al. Reoperation after failure of Nuss procedure on severe Wenlin chest. International journal of surgery science, 2022, 6 (4): 14 – 17.

[27] WANG W. Minimally invasive surgical treatment for severe Wenlin chest. International journal of case reports in surgery, 2022, 4 (2): 129 – 132.

第十三节

肋弓畸形

肋弓畸形是一种较少被关注的畸形，是一种独立的畸形，可表现为多种具体的形状。但临床上提及此畸形时多指一种特殊的畸形，即肋弓的前凸畸形，这种畸形俗称为肋弓的外翻，这实际上是一种不太精确的表述[1]。肋弓畸形可以独立存在，也可以与其他畸形合并存在，最常见的情况是与漏斗胸合并存在（图2-13-1），可见于漏斗胸手术之前，也可见于漏斗胸手术之后。除了漏斗胸之外，肋弓畸形还可能与其他畸形合并存在。由于以往对此畸形认识不足，很少有人专门对此畸形做过处理。在过去的工作中，我们不仅做了大量针对肋弓前凸畸形的工作，还对肋弓的其他畸形做过深入的研究。这些工作的开展，使我们对此畸形有了较为全面的认识，这为其诊断和治疗奠定了基础[2]。

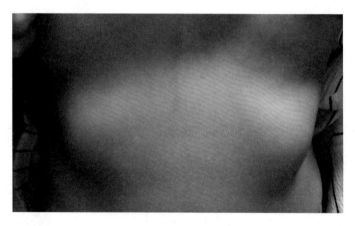

图2-13-1　肋弓畸形

一、病理分型

肋弓畸形指的是发生于肋弓的结构异常。要想了解该畸形，首先必须知道肋弓的准确定义。表面上看，肋弓是解剖学上明确的概念，而实际上定义并不明确。一般称的肋弓只是习惯性表述，指的是前胸壁下缘最边缘的部位，这样的描述其实并不精确，因为由边缘向侧胸壁延伸的区域也有被称为肋弓的情况。为了研究方便，我们对肋弓做了特殊的定义，将从胸廓内下方边缘开始一直到侧胸壁的区域都定义为肋弓（图2-13-2）。正常情况下，肋弓是胸廓自上而下的延续，与整个胸廓位于同一个平面，既不过高也不过低，不会有局部的畸形。如果此区域出现了形状的异常，则构成了肋弓畸形。

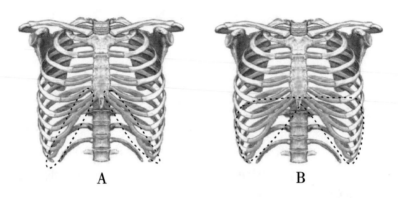

图 2 - 13 - 2　肋弓的定义（A. 肋弓习惯上的表述区域；B. 实际的肋弓区域）

肋弓畸形可以有不同的形态特征，为了研究方便，我们将其分为三种基本类型（图 2 - 13 - 3）[3]：Ⅰ型，整体前凸畸形，肋弓大面积前凸，边缘隆起，整个区域呈坡状向外延伸，不合并局部的凹陷畸形；Ⅱ型，局部前凸畸形，肋弓的边缘局限性前凸，其他区域位置正常，前凸与周围结构明显成角，不合并局部的凹陷畸形；Ⅲ型：复合型畸形，肋弓明显前凸，合并侧胸壁凹陷，凹陷面积局限，肋弓形状扭曲。

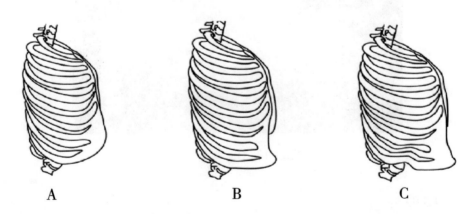

图 2 - 13 - 3　肋弓畸形的分类（A. Ⅰ型，肋弓整体前凸；B. Ⅱ型，肋弓边缘局限性前凸；C. Ⅲ型，肋弓前凸合并凹陷畸形）

二、病因及发病机理

肋弓畸形复杂，有多种表现形式，不同类型的畸形发病机理不同。三种类型的肋弓畸形都有不同程度的前凸。肋弓畸形根据发病原因可以分为原发性前凸畸形和继发性前凸畸形。原发性前凸畸形病因不明，继发性前凸畸形均有明确的病因。常见的病因包括：①因上方凹陷形成的相对性前凸畸形。这种情况相当多见，肋弓实际高度并不高，但其上方存在明显的凹陷。高度差的存在，使肋弓形成相对的前凸。②漏斗胸手术后形成的前凸畸形。漏斗胸手术时，整个凹陷的胸壁被撑起，与之相连的肋弓有时也会同时被撑起。由于肋弓高于胸壁正常的平面，于是便形成了继发性的前凸畸形。③腹部隆起导致的肋弓前凸畸形。低龄患儿腹壁结构薄弱，由于腹腔内为持续正压，在压力的作用下，腹部很容易隆起，严重的患儿甚至表现为"蛙状腹"。由于腹壁上端主要附着于肋弓边缘，当腹壁明显隆起时，腹壁结构向前方牵拉肋弓，结果导致肋弓前凸，最终形成前凸畸形[4]。

除了前凸畸形外，Ⅲ型肋弓畸形尚存在凹陷，凹陷形成的机制复杂，没有明确的解释。可能的原因有两个：①肋弓发育异常，由于自身结构发生变异，最终导致局部凹陷；②由于肋弓深部有膈肌附着，当膈肌牵拉过于严重时，可能导致局部凹陷。

在肋弓畸形中，凸起是较为普遍的病理改变，凹陷较为少见。凹陷一旦发生，畸形一般较为复杂，治疗也较为麻烦，需要特殊的技巧才能完成手术[5]。

三、临床表现

Ⅰ型和Ⅱ型肋弓畸形主要的病理特征为前凸畸形，由于不存在压迫，一般没有临床症状，患者的主诉多为外观的问题。Ⅲ型患者合并有凹陷畸形，可能对深部结构造成压迫，但由于凹陷局限，程度不深，一般也不会有严重症状。

相对性前凸畸形是较为常见的畸形。这种畸形常合并于漏斗胸，也可见于沟状胸或者鞍状胸等畸形。当对前胸壁的凹陷性畸形实施矫正后，肋弓前凸可能会出现两种结果：第一种结果出现在低龄漏斗胸患儿中[4]。这样的患儿胸壁较为薄弱，当对凹陷处胸壁实施矫正时，撑顶的力量只局限于局部的胸壁而不至于传到肋弓处，因此一般不会导致肋弓处的胸壁继续前凸。由于肋弓本来就是相对性前凸，其实际高度并不高，当凹陷消除后，二者之间的高度差消失，此时的相对性前凸将明显减轻甚至完全消失。这是最满意的结果。第二种结果出现在大龄或者成人漏斗胸患者中[6]。这种患者胸壁结构坚硬，凹陷的胸壁与肋弓形成一个坚硬的整体。如果对凹陷局部实施撑顶，撑顶的力量同时会传递到肋弓，此处的高度必然进一步增高。这等于加大了肋弓的高度，肋弓的前凸畸形不可能消除。这种结果可以在很多手术中见到。很显然，上部胸壁凹陷的手术并不能改变肋弓畸形的形状。由此可见，如果只是针对相对性前凸畸形上方的凹陷做处理，前凸畸形会因为患者年龄的不同而出现不同的结果。

上述相对性畸形是一种常见的继发性畸形，其发生的原因是上方的凹陷畸形。这样的畸形自身可有明显的临床表现，尤其当凹陷严重时临床表现更明显。其他继发性前凸畸形也会有明确的原因，比如"蛙状腹"、凹陷类畸形手术等，这些原因自身都会有特定的临床表现，对肋弓畸形的诊断有一定帮助。

四、检查

肋弓畸形主要靠体格检查，外观的观察是诊断畸形的重要证据。影像学检查可明确骨性结构的大致结构，但由于肋弓多为软骨结构，一些影像学检查不能准确显影。三维重建可以明确整体结构，为手术提供参考。

五、诊断与鉴别诊断

肋弓畸形的诊断主要靠对外观的观察完成，诊断要点主要包括两种基本的畸形，其一是前凸，其二是凹陷。根据畸形分布的特征可以进一步分成三种具体类型。

鉴别诊断首先需要区分肋弓畸形与相对的肋弓畸形，后者伴有上部胸壁的凹陷畸形，肋弓本身的位置基本正常；其次需要区分原发性畸形和继发性畸形。原发性畸形没有明确病因，继发性畸形病因明确，如果仔细分析，一般都可以找到病因。

六、手术适应证

对于独立的肋弓畸形来说，其基本的病理改变是肋弓的前凸，少部分患者有凹陷畸形。前凸位于躯干的正前方，最主要的危害是影响外观。即便少部分患者有凹陷存在，也很少会有严重症状，因此多数患者会因为外观而就诊。如果无法接受畸形的外观，肯定要进行治疗；如果不在乎外观同时又没有明显症状，可以不做治疗[7]。

当肋弓畸形与其他畸形合并存在时，如果针对其他畸形实施手术，最理想的做法是同时实施肋弓畸形的手术。这样可以使手术效果更完美。但是，在实际操作中会有很多现实的限制，比如技术的限制、材料的限制、支付能力的限制等，肋弓畸形往往会因为这些限制无法得到治疗。当外科医生与病人普遍不将合并的肋弓畸形当做必要的手术内容时，这种畸形得到治疗的机会就会非常少。

七、手术治疗

肋弓畸形可以独立存在，也可以与其他畸形合并存在。在讨论肋弓畸形的手术问题时，需要针对两种具体情况分别进行讨论。

（一）独立的肋弓畸形手术

肋弓畸形是一种非常特殊的畸形，由于肋弓是整体胸廓的一部分，因此其特性也与整体胸廓畸形的特性类似，基本上可以算做以凸起为主的畸形。在矫形的过程中，可以借鉴胸廓畸形一般的操作技术实施手术。但是，这个部位与胸廓上部结构又有明确的不同。由于两侧肋弓正中为腹壁上部的结构，中间骨性结构缺失，这使得肋弓活动度相对较大，这种特性与胸廓上部的结构完全不同。正因为具有这种特性，畸形的矫正又有了其他可以选择的方法，而这样的方法可以完全突破传统胸廓畸形手术观念的限制，成为概念完全不同的新手术[7-10]。

1. Wenlin 手术

肋弓畸形的基本病变为前凸畸形，在三种具体类型中，每一种都有前凸畸形，因此可以借鉴胸廓畸形处理前凸畸形的一般方法，利用 Wenlin 手术进行矫形（图 2-13-4）。

（1）Ⅰ型肋弓畸形的 Wenlin 手术：肋弓大面积前凸是此畸形的特征，这种情况与大面积的鸡胸相似，可以参照标准的 Wenlin 手术进行手术。具体方法是：先于两侧胸壁做切口，显露固定钢板的肋骨，放置钢丝导引线，沿肋骨表面向正中方向做隧道，隧道与对侧胸壁切口相通；将导引器放入隧道，引入钢板导引管，将钢板接导引管，再将钢板拉入隧道，用钢丝导引线将钢丝导入，环绕肋骨与钢板，收紧钢丝，将钢板与肋骨固定，关闭切口，手术结束。术中需要注意的操作要点如下：其一，钢板必须有合适的长度和弧度。长度一般以超越腋前线为宜，不能过长，也不能过短。弧度应该为正常胸壁外观的弧度。其二，钢板放置的位置。钢板应该放于前凸最明显的部位。在操作之前可以将钢板放于体表进行压迫试验，以压迫效果最好的部位最适宜。其二，钢板固定的位置。钢板每一端可以选择两个部位进行固定，一方面要保证钢板固定牢固，另一方面要尽可能分散应力。在具体的操作中，一般用一条钢板就可以获得满意的效果。如果范围广、面积大，可以用两条钢板进行塑形。具体的方法基本相同。

（2）Ⅱ型肋弓畸形的 Wenlin 手术：由于前凸畸形局限于肋弓边缘，凸起与周围结构之间有一个明显的转折，此处相当于一个相对的凹陷。当凸起被压低后，邻近部位也同时会被压低，此时必然存在相对性的凹陷畸形。如果这个畸形不处理，将不利于整体塑形。为了消除这种弊端，在使用 Wenlin 手术时，必须保证内侧固定的位置位于前凸畸形的内侧，也就是相对凹陷的部位。此部位做固定相当于提拉的作用，其实质等于是 Wang 手术。这样看来，总的操作也可以说是 Wenlin 手术与 Wang 手术的联合。通过两个手术的操作后，不仅凸起得到矫正，相对的凹陷也会被消除，因此总体的治疗效果将非常满意。这样的手术一般只需要一条钢板便可以获得满意效果。如果效果不佳，可以考虑用两条钢板进行矫形。

（3）Ⅲ型肋弓畸形的 Wenlin 手术：Ⅱ型畸形的凹陷是一种相对凹陷，在凸起压低后会明显显现。而在Ⅲ型肋弓畸形中，凹陷是客观存在畸形，是一种绝对的凹陷。此时的畸形相当于两种畸形同时存在的复合型。既然是复合型畸形，客观上需要同时使用两种手术完成治疗。对于前凸畸形，一般的做法是选用 Wenlin 手术；而对于凹陷畸形，则可以考虑使用 Nuss 手术或者 Wang 手术。由于肋弓范围小，凸起与凹陷位于大致相同的平面，因此可以使用同一条钢板完成两种操作，最简单的操作就是 Wenlin 手术与 Wang 手术的联合应用。用钢板的正中部位压迫肋弓凸起的部位，然后于凹陷的部位做提拉。这种组合中虽然包含了两种手术，实质上与单一的 Wenlin 手术没有不同，因为凹陷的提拉部分同样可以看做是对钢板的单纯固定。从这个角度看，这种手术与Ⅱ型和Ⅰ型手术中的 Wenlin 手术没有什么不同（图 2 - 13 - 4、图 2 - 13 - 5）。

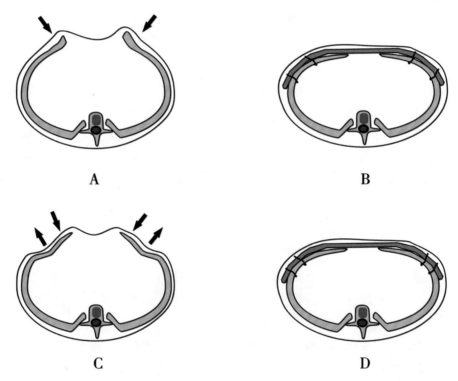

图 2 - 13 - 4　肋弓畸形的 Wenlin 手术（A. Ⅰ型、Ⅱ型肋弓畸形，肋弓整体或者局部前凸；B. Wenlin 手术需要将所有前凸部位压平；C. Ⅲ型肋弓畸形，肋弓凸起合并局部凹陷；D. 实施 Wenlin 手术时，先将前凸部位压平，然后提拉凹陷，最终实现模板塑形的目标）

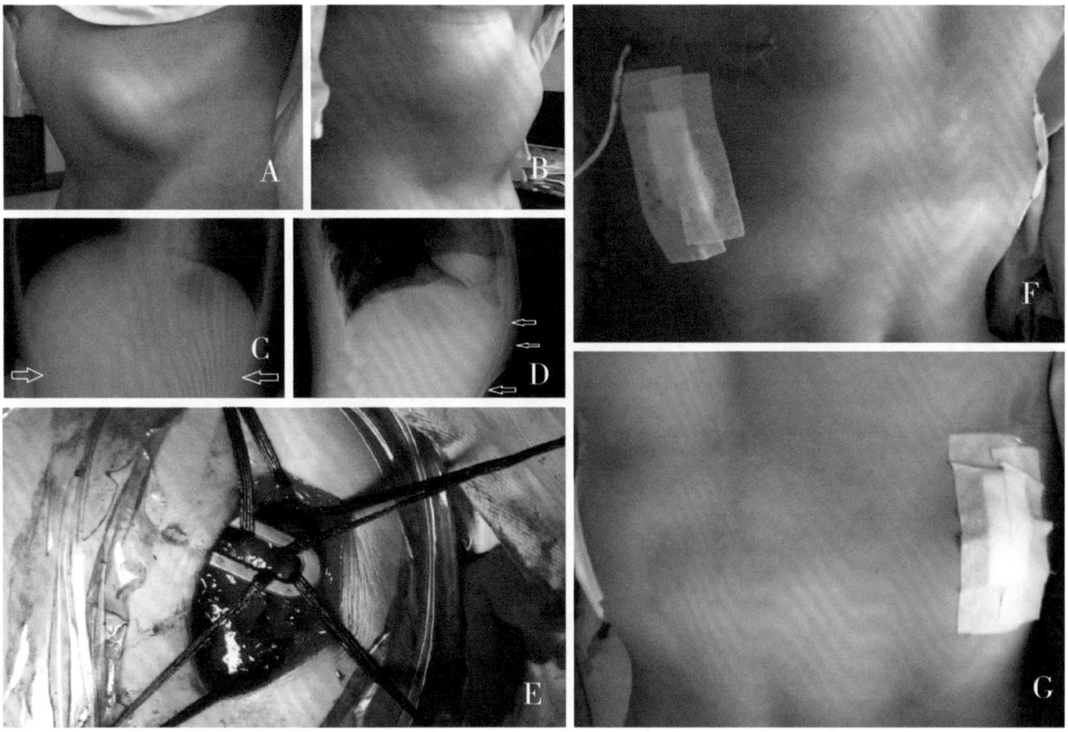

图 2-13-5　Ⅲ型肋弓畸形的 Wenlin 手术 + Wang 手术（A、B. 肋弓畸形范围广，涉及两种畸形，即凸起与凹陷，整体形状不规则；C、D. X 线正、侧位片显示肋弓畸形；E. 于侧胸壁做切口，实施 Wenlin 手术与 Wang 手术；F、G. 术后的胸廓外观，畸形基本消失）

　　由上述的分析可以看出，肋弓畸形的 Wenlin 手术与一般前凸型胸廓畸形的 Wenlin 手术基本上完全相同。其创伤小，操作简单，矫形效果满意，是一种较为理想的手术选择。但是，这种操作并非完美无缺，同样存在缺陷。主要的缺陷包括：①操作必须使用钢板。钢板的使用在胸廓畸形手术中并不罕见。但是，在胸廓的中上部与肋弓水平使用钢板的效果完全不同。中上部使用钢板时钢板紧贴骨性结构，不会给患者带来明显不适。而在肋弓水平，由于肋弓正中没有骨性结构，此时的钢板相当于存在于腹壁上部，患者会感觉明显不适。而当肋弓畸形合并于其他胸廓畸形中时，肋弓畸形的处理如果需要额外的钢板，将明显增加手术的费用，医生和患者都不大愿意做这样的选择。②钢板穿行过程中可能出现并发症。钢板经过两肋弓正中时，可穿行于腹壁肌肉中，也可穿行于腹壁肌肉深面。此过程并非在直视下完成，穿行过程中可能直接进入腹腔而损伤相关结构。这是较为严重的并发症。由上述分析可以看出，此操作中最大的缺陷就是钢板的使用，如果能将钢板去除，对病人将有极大的好处。

　　2. 不使用钢板的手术

　　为了消除钢板的不利影响，我们设计了一种特殊的手术，即用钢丝直接将肋弓向正中拉拢，以此来降低肋弓的高度，从而完成对前凸畸形的矫正[7]。这种做法的理论依据是，不管哪种肋弓畸形都存在前凸，由于两侧肋弓正中没有骨性结构，整个结构都较为游离，有很好的活动度。当两侧肋弓向正中牵拉靠拢后，其高度会明显降低，使前凸畸形得以消除。我们曾使用该方法对大量肋弓畸形患者实施过手术治疗，效果均较满意。但是，这种操作同样有一定的缺陷：①这种手术需要在正中做切口，通过侧胸壁切口难以完成操作；②这种操作只能完成前凸畸形的矫正，不能对凹陷实施治疗；③拉拢的力度不容易掌握。拉得过松，矫形效果不佳；拉得过紧，可能将肋弓拉断，导致手术失败。

与使用钢板的 Wenlin 手术相比，这种手术因为不再使用钢板而有了明显的优势。但是，由于尚存在其他的缺陷，依然有必要做进一步的改进。

3. 无痕手术

为了消除上述手术的弊端，尤其是正中做切口的弊端，我们设计了另外一种手术，即无痕手术[7]。这种手术依然针对凸起畸形而设计，但不需要做任何切口，使用的方法依然是对肋弓向正中做牵拉。由于设计合理，可以获得更好的效果。但是，由于同样只是对凸起的牵拉，无法对凹陷做同期处理，因此只能用于Ⅰ型和Ⅱ型肋弓畸形的手术，对Ⅲ型畸形则无能为力。

（二）其他畸形手术中肋弓畸形的处理

肋弓前凸在一些特殊畸形尤其是漏斗胸手术中是一个非常明显的问题。早年虽然没有人对此问题专门做报道，但可以肯定的是，当时一定有人对此畸形进行过处理。这种猜想的依据是，早年的手术是开放手术，手术是针对每一处畸形细节实施的操作。当凹陷被消除之后，对于明显的前凸畸形是不可能不做处理的。其实在开放状态下完成此操作并不困难，只要将局部应力稍做释放，然后进行合理固定就可以。

2010 年，有人提出微创的理念治疗肋弓畸形，具体方法是先于肋弓前凸明显的部位切开皮肤，显露肋弓边缘的结构，剥离局部骨性结构的骨膜后，将凸起部分及相连结构部分切除，然后将骨膜缝合进行塑形，由此达到整形的目的。这样的操作虽说是微创手术，但具体的操作与开放手术没有任何区别，因此依然是开放手术的范畴。

2016 年，Park 等在胸廓畸形手术中做了附加的操作，以此来对肋弓畸形做矫形[11]。具体做法是，将一条特制的缝线"Magic string"由一侧胸壁切口放入胸壁，直达肋弓凸起的表面，然后再从对侧胸壁切口穿出，缝线穿出后，在两端将缝线与钢板固定；收紧缝线，用缝线将凸起的肋弓拉平。这种方法设计巧妙，但只能用做附加手术，不能用于独立的肋弓畸形手术中。

上述方法虽然都在临床中有尝试，但显然都不是理想的方法。在具体操作时，可以参照独立肋弓畸形手术中的方法，其中的三种方法都可以用在各类畸形合并的肋弓畸形手术中。畸形手术切口的存在，对三种手术的实施将提供极大的便利（图 2 - 13 - 6、图 2 - 13 - 7）。

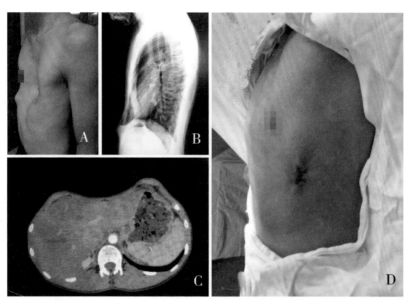

图 2 - 13 - 6　漏斗胸合并肋骨畸形（先以 Wung 手术完成漏斗胸矫正，然后用 Wenlin 手术完成肋弓畸形的矫正。A. 术前的胸壁外观，明显的凹陷畸形，肋弓前凸；B、C. 影像学检查提示前胸壁凹陷合并肋弓前凸；D. 术后胸廓外观，畸形彻底消失）

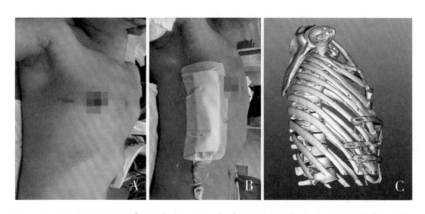

图 2 - 13 - 7　继发性肋弓畸形手术（此患者为鸡胸手术失败的患者。第一次手术只放一条钢板，无法消除前凸畸形。第二次手术时，先取出第一次手术的钢板，以新的钢板实施 Wenlin 手术。术中先以一条钢板压迫前凸畸形，下方出现凹陷，以第二块钢板实施 Wung 手术。操作完成后，发现肋弓前凸，表现为 II 型肋弓畸形，以第三块钢板实施 Wenlin 手术，获得满意效果。A. 第一次手术后的胸壁外观，前胸壁上部前凸，下方稍有凹陷，肋弓稍前凸，可见陈旧性手术疤痕。B. 第二次手术后的胸廓外观，畸形基本消失。C. 术后三维重建图显示三条钢板的位置。最上一条为 Wenlin 手术钢板，对前凸畸形做矫正；中间一条为 Wung 手术钢板，对继发性凹陷畸形做矫正；最下一条同样是 Wenlin 手术钢板，对肋弓畸形做矫正）

如前所述，在针对肋弓畸形实施矫正的过程中，如果采用 Wenlin 手术，由于必须额外使用钢板，对医生和患者都会增加负担。如果再考虑到术后的种种不适，这种手术显然不是理想选择。相比之下，另外两种手术更具有合理性。但是，如果为Ⅲ型肋弓畸形，则最好还是使用 Wenlin 手术。

八、并发症

任何畸形手术都有并发症，肋弓畸形手术也不例外。其主要的并发症与其他胸廓畸形手术的并发症大致相同。但是，由于涉及肋弓正中腹壁上部的操作，可能会有相关的并发症。在过钢板过程中必须小心谨慎，尽可能避免这些并发症的发生。

九、预后

肋弓畸形形态多样，但都不是特别严重，再加上此处骨性结构活动度大，矫形一般较为容易。只要方法得当，都能获得比较满意的结果。但是，这些方法对技术细节要求较高，如果细节把握不好，将影响手术效果，最终导致手术失败。

参考文献

[1] 王文林. 肋弓外翻的手术问题. 胸廓畸形手术专家，2016 - 09 - 12.

[2] 王文林. 肋弓畸形的手术问题. 胸廓畸形手术专家，2017 - 08 - 24.

[3] WANG W L. Minimally invasive operation for costal arch deformity. Surgical case reports，2018，1（2）：1 - 3.

[4] 王文林. 低龄漏斗胸患儿为什么有肋弓的凸起?. 胸廓畸形手术专家，2016 - 09 - 13.

[5] 王文林. 肋弓凹陷畸形的 Wang 手术. 胸廓畸形手术专家，2021 - 10 - 12.

[6] 王文林. 漏斗胸术后肋弓前突的处理. 胸廓畸形手术专家，2018 - 06 - 14.

[7] 王文林. 肋弓畸形的手术问题. 今日头条，2021 - 11 - 06.

[8] 王文林. 漏斗胸合并肋弓畸形的微创手术. 胸廓畸形手术专家，2018 - 01 - 31.

[9] 王文林. 重度漏斗胸合并肋弓畸形：无管微创手术. 胸廓畸形手术专家，2018 - 02 - 07.

［10］王文林. 周末再传捷报：重度复杂肋弓畸形矫治成功. 胸廓畸形手术专家，2017 － 06 － 09.

［11］PARK H J, KIM K S. The sandwich technique for repair of pectus carinatum and excavatum/carinatum complex. Ann cardiothorac surg, 2016, 5（5）: 434 － 439.

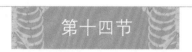

Poland 综合征

　　Poland 综合征是一种古老的疾病，最早于1841 年被一位名叫 Alfred Poland 的英国医学生在尸体解剖时发现。1962 年，Clarkson 在临床中遇到了同样的病例，于是将其畸形命名为 Poland 综合征[1-3]。有人发现在 Poland 之前其实就有人已经提到了该疾病[3]，可惜被命名的是 Poland 而不是别人。Poland 综合征是一个变化复杂的疾病，主要特征是胸廓的骨性结构和软组织结构异常并发同侧上肢的病变（图 2 - 14 - 1）[4,5]。早年对 Poland 综合征认识不足，临床中就诊的病人并不多。随着检查和治疗技术的不断进步，越来越多的患者被发现并得到治疗，因此其发病率也在不断变化。文献中关于 Poland 综合征的发病率有较大的差异，从 1/20 000 到 1/7 000 不等。男性较多见，男女比例为 2∶1 到 3∶1[1-3]。病变多为单侧，右侧多见，发病率占 60% ~ 70%，左侧少见，偶有累及双侧的病例[1]。以往该疾病主要由手外科或者整形外科、美容科医生完成治疗，胸外科医生几乎不参与该疾病的治疗工作。近年我们逐渐尝试针对 Poland 综合征患者的手术，并使该工作不断完善，最终使该疾病成为胸壁外科治疗的病种之一[6-11]。Poland 综合征主要的病变之一是胸壁的病变，不管是骨性结构还是软组织病变都适合由胸壁外科医生完成治疗。这种专业方面的优势明显优于其他专业，正因为如此，随着胸壁外科治疗 Poland 综合征理念的不断传播，越来越多的患者开始接受胸壁外科的治疗。

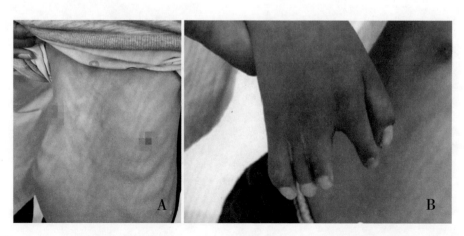

图 2 - 14 - 1　Poland 综合征（A. 右侧胸壁软组织和骨性结构发育不良；B. 右侧并指畸形）

一、发病机理

Poland 综合征的发病机理较为复杂，很多人对此做了大量的研究，但到目前为止尚没有确切的说法。总结以往的观点，主要有四种猜测[1,2]：①一些作者从胚胎学角度对其发病进行解释，认为该畸形主要是因为胚胎发育的第六周胚胎胸块分裂过程中受到损伤而致。②另有作者认为是卵子受精后 16 天到 28 天胚胎中胚层分化异常所致。③还有作者认为 Poland 综合征的发生源于血液供应的缺乏。其主要的观点为，锁骨下动脉内靠近胸廓内动脉的分支因不明原因发生阻塞，致使相关区域供血发生异常而诱发畸形。由于此动脉同时为前胸壁上部和同侧上肢供血，当血供出现障碍时，所有支配区域组织结构的发育均受到影响，从而出现了不同程度的病变。④也有作者认为与遗传因素有关，因为临床上有证据表明，Poland 综合征可在同一家族中反复出现，且患者染色体上可以找到突变的基因，这为遗传因素提供了直接的证据。除了以上四种主要的猜测外，临床上还有一些其他的解释，比如吸烟、常染色体显性遗传、单个基因的缺陷、病毒感染、外伤以及作用于子宫的堕胎药物等，都被认为可能导致 Poland 综合征的发生，而多数人接受的解释是关于血供缺乏的说法。这样的说法可以解释 Poland 综合征的所有病变以及临床现象。

二、病理改变

标准 Poland 综合征病变同时累及胸壁结构和同侧上肢，但临床中的病例常常只有部分结构出现病变，不一定两个部位同时受累。胸壁病变可累及骨性结构和软组织[1-3]。骨性结构病变主要表现为肋骨和肋软骨的缺失、纤细、变形、融合等。缺失首先表现为肋软骨的缺失，病变主要累及第 1~5 肋软骨，严重者可累及肋骨，但肋骨缺失多为肋骨前方的部分缺失，不存在整条肋骨的缺失。当肋骨存在缺失时，可在局部形成缺损，有可能出现胸廓塌陷及肺疝。一些患者的肋骨和肋软骨较为纤细，表现为明显的发育不良。骨性结构尚可表现出形状的异常，或者出现局部的融合。从整体上看，胸廓可表现出局部的凹陷。凹陷一般不严重，少数患者可出现较深的凹陷。软组织病变主要是胸大肌、胸小肌和乳腺发育的异常，可表现为发育不良或者缺失。女性患儿早年病变不明显，青春期发育后可出现一侧乳腺明显异常，可有乳头和乳房的发育不良，严重者可完全不发育，可有副乳存在，健侧发育不存在问题[1]。男性患者可有皮下脂肪的缺失。骨性结构和软组织病变多同时存在，但也有患者只有软组织病变而无骨性结构异常。少数患者病变可以累及前锯肌、背阔肌、斜方肌等结构，同样表现为发育不良或者缺失。患者还可表现为同侧前胸部和腋窝毛发的丧失，有的伴有腋蹼畸形。上肢病变多位于末梢，可表现为不同类型的并指、短指、缺指、指骨缺如，或者手指深浅屈肌融合、腕骨融合、尺桡骨融合等畸形[12]。另外，患者可能有脊柱的发育异常，表现为脊柱的侧弯。

除了胸壁和上肢的病变外，Poland 综合征还可能有一些特殊的合并症，比如 Mbius 综合征、Klippel-Feil 综合征等，其发病原因复杂，但都可能与局部血供异常有关[1]。另外，Poland 综合征尚可出现多种肿瘤，目前已经发现的肿瘤包括白血病、非何杰金氏淋巴瘤、子宫颈癌、肺癌、乳腺癌等。乳腺癌的发生率最高，且多见于发育不良的乳腺中，这说明肿瘤的发生与 Poland 综合征有某种内在的联系[13]。此外，Poland 综合征还与一些脏器的发育不全有关，比如心脏和肾脏，可出现一些先天性的病变。

三、临床表现

Poland 综合征患者基本的病变位于胸廓和同侧的上肢，可以表现出不同的症状[12-14]。当胸壁存在明显凹陷时，凹陷压迫胸腔内脏器，可导致呼吸系统症状。主要表现为胸闷、心慌、气短等，活动后可能加重。由于患者身体多处都可能存在畸形，会因为外观异常而影响患者的情绪。尤其对于青春期后的女性患者来说，由于胸壁出现严重的左右不对称，外观不正常，患者会极度自卑，由此可能引发多种心理问题。另外，由于其他合并病变和畸形的存在，患者尚可能表现出其他相关的症状。

Poland 综合征患者的病变存在于胸壁的一侧，由于左右胸廓明显不对称，可能造成脊柱两侧受力不均，其后果可能导致脊柱出现侧弯。这种情况与不对称型胸廓畸形中的情况类似。总之，由于 Poland 综合征本身病变复杂，合并症多样，因此临床表现也会有多种具体的形式。在接诊此类病人时，必须详细询问病史，以避免病变的遗漏。

四、检查

Poland 综合征的体征明显，体格检查可以发现胸廓和上肢的病变。但是，由于 Poland 综合征合并病变复杂，仅靠体格检查难以获得全部信息，因此多需要做全身检查。检查的内容包括影像学检查和必要的化验检查，重点要了解胸壁、上肢以及可疑脏器的病变情况。胸部的 CT 检查是基本的检查手段，如果有条件，可以做胸部的三维重建检查（图 2-14-2）。

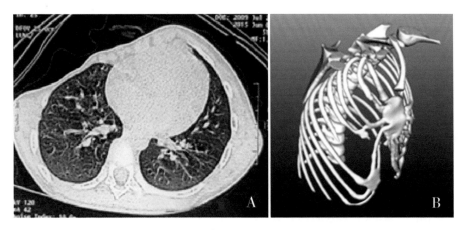

图 2-14-2　Poland 综合征的影像学检查（A. CT 截面图显示一侧软组织和骨性结构发育不良；B. 三维重建图显示一侧胸壁骨性结构缺失）

五、诊断与鉴别诊断

Poland 综合征的病变明显，位置较为固定，因此诊断相对容易。诊断要点在于胸壁一侧软组织和骨性结构发育异常合并同侧上肢的病变。胸壁和上肢的病变可以同时出现，也可以只出现一处的病变。除了这两处的病变外，患者尚可能合并身体其他部位的病变。

该疾病需要与不对称型高位漏斗胸、胸廓发育不良综合征以及侧胸壁凹陷畸形做鉴别。不对称型高位漏斗胸的胸壁凹陷位置与 Poland 综合征可能的凹陷位置相似，但不存在骨性结构的缺失或者局部其他的明显病变，也不合并软组织的发育异常甚至缺失，其唯一的病变就是胸壁的凹陷。利用胸壁内在结构的不同可以轻易区分两种疾病。胸廓发育不良综合征可有肋骨的缺失和融合，但病变主要位于脊柱旁，患者没有软组织的发育问题，也不伴有上肢的病变，这样的特征与 Poland 综合征有明显的区别。侧胸壁凹陷畸形可以位于上胸壁，但基本属性与不对称型漏斗胸类似，不存在胸壁内在结构的异常，因此比较容易鉴别。患者上肢和手的畸形也需要进行鉴别诊断，由于属于其他专业的内容，这里不做赘述。

六、手术治疗

Poland 综合征的治疗一直由不同专业的医生完成。手指和上肢的手术由手外科或者整形外科医生完成，胸壁外科医生的工作主要是胸壁的手术，因此在接下来的内容中，我们将只对胸壁的手术进行讨论，除此之外的其他内容不做叙述。

(一) 手术指征

Poland 综合征患者可有明显的症状，症状严重时需要考虑手术治疗。如果没有严重的合并症，多不会有严重症状，是否手术主要取决于外观的异常程度。如果患者对外观不满意，需要考虑手术。患者合并严重的其他脏器功能损害而不能耐受手术时，是手术的禁忌，不能接受手术。

(二) 手术时机

胸壁结构的手术包括两方面的内容：一个是骨性结构的矫正手术，一个是软组织的重建手术。考虑到骨性结构发育的特征，最理想的手术时机是青春期之后。如果提前实施矫正，可能需要在青春期后实施再次手术。软组织的手术同样需要在青春期之后完成，尤其对于女性患者来说，考虑到两侧胸壁外观的对称性，最佳的手术时机应该是乳腺发育成熟后。

但是，在一些特殊情况下，需要考虑尽早手术：①胸壁凹陷严重，存在明显压迫，患者症状明显，必须尽早手术；②患者对外观不满意，渴望尽早改变形状；③由于胸壁病变的存在，导致脊柱两侧受力不均，如果不尽早手术，可能造成脊柱侧弯。为了避免这样的结果，有必要尽早手术。

(三) 手术方法

在胸壁外科医生参与 Poland 综合征的治疗之前，主要的工作全部由整形或者美容科医生完成。不同专业进行治疗时，治疗的理念和方法都不同[15,16]。整形科和美容科医生关注的主要是外观问题，因此可以不考虑深部骨性结构的病变。他们的做法是直接采用假体或者自身组织对局部的凹陷或者外观形状异常进行矫正。这样的方法可以获得最直接的美观效果。但是，由于没有对骨性结构的异常进行矫正，有可能使深层的压迫加重，影响呼吸功能。

胸壁外科的工作包括两部分，其一是针对骨性结构的矫形，其二是针对软组织的重建[16]。骨性结构的矫形可分为两种基本的手术，即塑形和重建。塑形的对象主要是凹陷畸形，重建的对象则是缺损。

1. 骨性结构的矫形

(1) 微创手术。

Poland 综合征的凹陷畸形类似不对称型高位漏斗胸。但是，由于凹陷多不累及胸骨，因此不是漏斗胸，而属于侧胸壁凹陷畸形的范畴。考虑到不同患者表现不同，我们根据病人的实际情况设计了不同的手术方式。这些方式可以是 Wang 手术[6,8]，也可以是 Wenlin

手术[7]。除了这两种经典的手术方式外，我们还设计了一种特殊的手术，即 Willine 手术[17]。具体方法是：于两侧胸壁做切口，切口位于凹陷最深水平，先于凹陷侧胸壁做游离，显露凹陷的肋骨，于拟定为支点的部位做隧道，对侧胸壁做隧道，隧道位于骨性结构表面，肌肉的深层；用导引器从凹陷侧隧道穿入，进胸腔，绕凹陷处肋骨至胸骨旁，穿行到胸骨表面，由对侧隧道穿出；放入钢板，翻转后对两侧分别做固定，缝合切口，手术完成（图 2 - 14 - 3）。

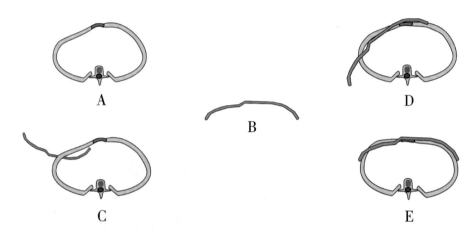

图 2 - 14 - 3　Poland 综合征的 Willine 手术示意图（A. 胸廓的截面图，一侧胸壁凹陷；B. 特殊形状的钢板；C. 钢板从一侧凹陷边缘进入胸腔，经凹陷底部由凹陷靠近胸骨的边缘出胸腔，进入胸壁骨性结构表面；D. 钢板于胸骨前方沿骨性结构表面向对侧胸壁前行；E. 钢板一侧对凹陷撑顶，另一侧对相对凸起做压迫，可获得两方面的效果）

这样的手术与传统的 Nuss 手术完全不同。在具体操作时，由于凹陷对侧胸壁往往较高，此时对侧会有一个下压的动作，因此整体看这个手术，类似于 Nuss 手术与 Wenlin 手术的组合。但是，如果用较大的视野看此手术与畸形的话，则更像是单纯的 Nuss 手术。

针对漏斗胸实施 Nuss 手术时，由于凹陷的胸壁正中是胸骨，其结构是一个整体，因此只要顶住其中的一部分就会有好的效果。但是，对于侧胸壁凹陷畸形来说，由于凹陷的结构是肋骨，不同肋骨之间并没有骨性结构连接，这使得肋骨互相独立，顶了一根肋骨而无法使其他肋骨同时被顶起，因此总体效果不一定很好。尤其当肋骨本身发育不良、较为纤细的时候，效果更会受到影响。考虑到这样的弊端，在实施此手术时，不仅适应证要做严格选择，而且操作细节要格外注意。

总的来说，这样的手术适用于仅有骨性结构凹陷的患者。如果存在肋骨、肋软骨缺损或者发育不良的情况，则不适合采用该技术。

上述手术方法较为简单，但在具体操作时，一些操作的要点必须注意，否则很难顺利完成。这些要点包括：其一，钢板出入胸腔的位置必须认真设计，保证凹陷的肋骨全部被有效顶起；其二，钢板的长度和弧度必须做妥善的设计，这是成功的关键；其三，钢板放置的操作要谨慎，防止损伤胸廓内动脉等重要结构。

（2）骨性结构重建。

对于存在局部缺损的患者，需要做胸壁结构的重建。重建的材料可有两种选择，一种是自体材料，一种是人工材料。自体材料相容性良好，不需要拆除，但需要从其他部位获取；另外，自体材料来源有限，不能大量获取，对于缺损较大的畸形无法满足需求。人工材料一般选择 MatrixRIB，可直接对肋骨和肋软骨做重建[10,11]。人工材料可以随用随取，不会对人体造成额外损伤，而且来源充足，可以满足大范围缺损的需要（图 2 - 14 - 4）。重建手术操作的重点在于切口的选择，可先在腋窝下实施纵切口，显露缺损肋骨的外侧残留部分，然后再于患侧的胸骨旁做小的纵切口显露胸骨的固定部位，用导引器将导引管放入重建部位，导入重建材料后分别于两侧做固定，手术可轻易完成。

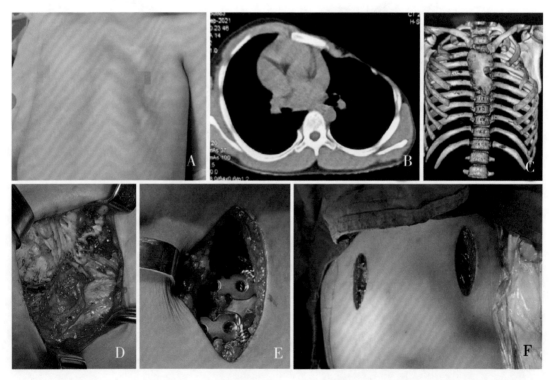

图 2 - 14 - 4　使用 MatrixRIB 对 Poland 综合征患者胸壁实施矫正（A. 术前的胸壁外观，左侧胸壁软组织和骨性结构发育不良；B、C. 影像学检查提示左侧胸壁肋骨和肋软骨局部缺失；D. 于胸骨旁做切口，显露胸壁缺损；E. 于侧胸壁做切口，以 MatrixRIB 对缺损实施重建；F. MatrixRIB 一端固定于侧胸壁，另一端固定于胸骨，固定完毕后，胸廓外观基本恢复正常）

骨性结构重建的目的有两个：其一是恢复骨性结构的完整性，其二是恢复胸壁正常的形状。这对手术提出了很高的要求。在使用 MatrixRIB 进行手术时，不仅要将 MatrixRIB 放入缺损处完成固定，还要使 MatrixRIB 有一定的长度和弧度，以满足胸壁外科形状的需要。由于肋间距离较大，当使用多条 MatrixRIB 做重建之后，需要对肋间较宽的缝隙做填充。另外，还要在其表面放置纤维膜做衬垫，以获得更好的重建效果。

2. 软组织的重建

骨性结构的矫正是胸壁外科手术的主要工作，此部分工作完成后，如果能与整形外科联合实施软组织的重建，则可以获得完美的效果。而从胸壁外科手术的性质来说，软组织的重建也是工作的一部分，因此如果技术允许，可以直接完成这部分工作。

软组织的重建分两部分[5,15]：一部分是胸部肌肉的重建与成形，另一部分是乳腺的成形。胸部肌肉的恢复可以有两种方法：一种是肌肉移植，另一种是用填充物进行填充。肌肉移植可首先考虑背阔肌，此肌肉距离病变部位近，且有足够大的体积，因此是首选的移植对象。但是，肌肉移植的操作创伤大、切口长，如果有更好的办法，则可以用其他方法替代。填充物填充的实质并不是恢复肌肉的结构，而只是获得一个较为美观的外观。这样的工作以往均由整形科或者美容科完成，胸壁外科专业出现后，这样的工作也将成为本专业的一项常规工作，因此也可以自行完成。填充的内容可以是自体的脂肪，也可以是人工的填充物。肌肉的手术除了自身的要求外，还要考虑一个重要的内容，那便是乳腺的问题。该问题对于女性患者来说尤其重要。乳腺的成形可与肌肉的手术结合在一起完成，可以采用直接的手术，也可以考虑用假体进行填充。这样的手术相对专业，可与其他相关专业的医生联合完成。

七、并发症

Poland 综合征病变范围广，手术内容多而繁杂，如果操作不谨慎则可能出现多种并发症。除了与一般的骨性结构手术相关的并发症之外，还包括与皮瓣移植、假体植入等操作相关的并发症，最常见的并发症就是手术的失败（图 2 - 14 - 5）。为了避免并发症的发生，以下问题需要注意：①要建立多学科协作的机制，胸壁外科能熟练完成的操作可以自行完成，如果自己不擅长，就一定要与其他学科建立联系，共同完成手术；②要充分考虑不同部位病变治疗方法之间的相互关系，统筹安排，合理规划，不仅要避免相互之间不利的影响，还要尽可能相互利用，提高手术效率；③要掌握合适的度，不能盲目设立不切实际的高标准。标准定得越高，付出的代价越大，并发症发生的可能性就越大。

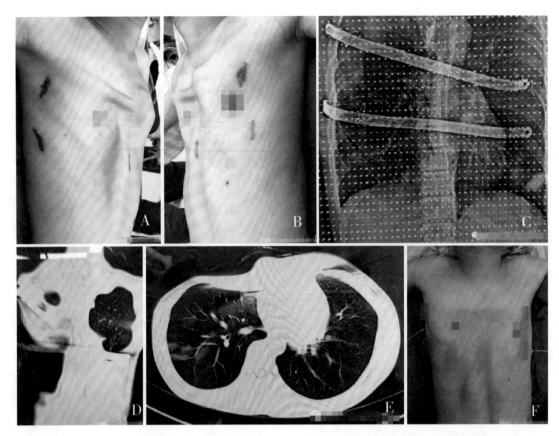

图 2 - 14 - 5　Poland 综合征手术失败患者的二次手术（A、B. 此患者被当做不对称型鸡胸而实施手术相关手术失败，图中显示右侧胸壁凹陷及左侧胸壁凸起，可见陈旧性疤痕以及钢板的轮廓；C、D、E. 影像学检查显示钢板位置以及胸壁的畸形；F. 取出钢板，实施二次手术，术后畸形彻底消失）

八、分期手术问题

Poland 综合征胸壁的病变涉及骨性结构和软组织两种性质不同的结构，针对二者的手术也有本质的不同[16]。如果能同期实施手术，对病人当然是最理想的选择。但是，现实中往往需要分期实施手术。第一期的手术针对骨性结构的病变，等骨性结构病变手术完成后再择期完成软组织病变的手术。分期手术虽然会让患者经历更多次数的手术，却可以获得较好的效果，因此也有其合理性。

在实施分期手术时，重点在于手术时机的把握。由于存在第二次手术的机会，因此针对骨性结构的手术时间可以提前。提前手术有众多的好处。但是，如果必须用人工材料进行重建的话，也有不利的影响，具体实施时必须充分权衡利弊。软组织的重建手术应该当做终极手术，手术设计和操作必须格外谨慎，避免二次手术。

九、预后

Poland 综合征是一种涉及多学科问题的复杂疾病。任何一个专业单独实施治疗都难以获得满意效果，因此，最好的方法是不同专业联合实施治疗，这是获得成功的关键。但是，正是因为涉及多个学科的治疗，其协调工作可能存在困难。对于胸壁外科医生来说，必须首先着眼于自己擅长的工作，在以最好的质量完成本专业工作的同时，再以宽广的胸怀积极与其他专业的医生进行合作。只有充分发挥不同专业的优势，才能获得最满意的结果。

参考文献

［1］张伟，李健挺，田文. Poland 综合征. 实用手外科杂志，2008，22（3）：161 - 163.

［2］欧阳熠烨，刘春军. Poland 综合征诊疗的研究进展. 组织工程与重建外科杂志，2017，13（4）：220 - 223，237.

［3］CHARLIER P，DEO S，GALASSI F M，et al. Poland syndrome before Alfred Poland：the oldest medical description（Paris，France，1803）. Surg radiol anat，2019，41（10）：1117 - 1118.

［4］URSCHEL H C. Poland syndrome. Semin thorac cardiovasc surg，2009，21（1）：89 - 94.

［5］BALDELLI I，BACCARANI A，BARONE C，et al. Consensus based recommendations for diagnosis and medical management of Poland syndrome（sequence）. Orphanet J rare dis，2020，15（1）：201.

［6］王文林. 2 岁半 Poland 综合征患儿第 5 次手术：Wang 手术. 胸廓畸形手术专家，2019 - 03 - 22.

［7］王文林. Poland 综合征合并前突畸形的微创 Wenlin 手术. 胸廓畸形手术专家，2019 - 04 - 03.

［8］王文林. 重度 Poland 综合征的 Wang 手术. 胸廓畸形手术专家，2019 - 11 - 20.

［9］王文林. 今天的手术：重度 Poland 综合征二次手术. 胸廓畸形手术专家，2020 - 03 - 17.

［10］王文林. MatrixRIB 塑形：Wenlin 胸 + Poland 综合征的再次手术. 胸廓畸形手术专家，2021 - 09 - 28.

［11］王文林. 使用 MatrixRIB 对 Poland 综合征实施矫正. 胸廓畸形手术专家, 2021 - 10 - 23.

［12］AL-QATTAN M M. Classification of hand anomalies in Poland's syndrome. Br J plast surg, 2001, 54 (2): 132 - 6.

［13］HUANG Y, PANG H, JIN S, et al. Clinical characteristics of Poland's syndrome associated with breast cancer: two case reports and a literature review. J cancer res ther, 2018, 14 (7): 1665 - 1669.

［14］VAZIRNIA A, COHEN P R. Poland's syndrome: a concise review of the clinical features highlighting associated dermatologic manifestations. Am J clin dermatol, 2015, 16 (4): 295 - 301.

［15］CHIUMMARIELLO S, PICA A, GUARRO G, et al. Poland syndrome: an algorithm to select the appropriate chest wall surgical reconstructive treatment. Ann ital chir, 2014, 85 (3): 237 - 243.

［16］王文林. Poland 综合征胸廓畸形的手术策略. 胸廓畸形手术专家, 2017 - 06 - 19.

［17］王文林. 成人 Poland 综合征的 Willine 手术. 爱问医生, 2020 - 05 - 22.

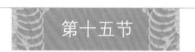

第十五节

胸廓发育不良综合征

　　胸廓发育不良综合征（thoracic insufficiency syndrome，TIS）的概念最先出现在 1992 年，由 Campbell 首先提出[1]。Campbell 本人是一个脊柱外科医生，但这一疾病字面上似乎与脊柱外科没有任何关系，倒更像是胸外科的疾病。由此带来正反两方面的寓意。正面的寓意是，可以让人联想到脊柱与胸廓天然的联系；反面的寓意是，这一疾病的命名本身并不适合，存在潜在的问题，这样的问题不仅会影响对疾病的认识，而且可能影响疾病的治疗[2,3]。但不管怎样，有人提出这一概念至少对认识这样的疾病是有益的。在所有的胸外科医生都忽略了这类疾病的时候，不管是哪种专业的医生，只要能对此疾病给予足够的关注，能有效解除患者的痛苦，都是非常有意义的事情。自从 TIS 的概念提出后，全球范围的脊柱外科医生围绕该疾病做了很多的工作，取得了巨大的成绩。但是，脊柱外科医生的工作焦点并不是胸廓自身的问题，而是希望通过在胸廓的操作矫正脊柱的畸形[4,5]。这种专业上的偏差致使以往的工作并非十全十美，至少胸廓方面的工作有待提高。胸壁外科诞生后，我们开始关注胸廓上的各种问题，TIS 很快走进我们的视野。经过研究，我们发现这种畸形其实更适合胸壁外科医生进行治疗[6]。为此我们做了大量的工作，并取得一定的成绩[7]。这些成绩的取得从反面证明，TIS 更应该是胸壁外科疾病而不是脊柱外科疾病。但是，疾病的归属受很多因素的影响，历史的因素不容忽视。对于 TIS 这种特殊的疾病来说，当脊柱外科已经做了大量研究，这对胸壁外科的工作是一个很好的借鉴。两个专业从两个角度对 TIS 进行持续的研究和关注，必然能取得更加满意的成绩。

一、Campbell 分型

　　从名称的字面意思理解，TIS 应该是胸廓整体发育的缺陷或者异常。参照其他部位有关发育不良的含义，可以将大量胸廓的畸形都归并于此类疾病中。Campbell 只是选取了其中的几种并将其分成了三大类共四种类型（图 2 - 15 - 1）[1]：Ⅰ型，肋骨缺如合并脊柱侧弯；Ⅱ型，肋骨融合合并脊柱侧弯；Ⅲa 型，全胸廓缩小型；Ⅲb 型，胸廓缩窄，也就是所谓的 Jeune 综合征，或者窒息性胸廓发育不良（asphyxiating thoracic dystrophy）。

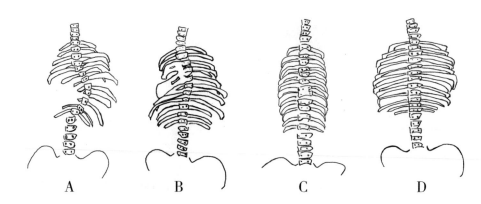

图 2-15-1 Campbell 分型（A. Ⅰ型，肋骨缺如合并脊柱侧弯；B. Ⅱ型，肋骨融合合并脊柱侧弯；C. Ⅲa 型，全胸廓缩小型；D. Ⅲb 型，胸廓缩窄，即 Jeune 综合征）

Campbell 分型将以往未受关注的一些疾病集合在一起，给予了一个共同的名字，并总结了其中的规律，对这些疾病的诊断和治疗有非常重要的意义。但是，这样的分型本身存在很大问题[8]：首先，既然讨论的是胸廓的发育不良，与之相关的疾病种类应该非常多，比如 Poland 综合征、侧胸壁凹陷畸形、胸壁缺损甚至常见的漏斗胸、鸡胸等畸形，都应该属于此疾病的范畴，但作者只是罗列了有限的几种疾病，这种做法有以偏概全的嫌疑。其次，分型或者分类应该有共同的标准，只有当标准统一时，分类才合理，才有说服力。Ⅰ型和Ⅱ型以脊柱形状和肋骨的形态作为标准，分类不存在问题。但是，Ⅲ型的出现却显得不伦不类，很难看出这样的类型与Ⅰ型、Ⅱ型之间的关系。而从作者治疗的过程看，其设计的手术也完全是针对Ⅰ型和Ⅱ型疾病进行的。分型的标准不统一，分类体系就会显得没有章法。再次，作者做此命名和分型的目的，表面上看是强调胸廓的发育不良或者异常，但治疗的重点却几乎全在脊柱上，自始至终都没有涉及胸廓的实质内容，这使得命名偏离了本来的方向。最后，在分型过程中，作者对Ⅲ型进行了介绍，但并未涉及对此类型的治疗。这使得该畸形在此体系中显得格外多余。当一个分型的体系中出现完全多余的疾病时，说明分型本身存在问题。

由如上的分析可以看出，Campbell 的命名和分型有明显的缺陷。但是，分型中提到的所有疾病都是客观存在的，都涉及胸廓的病变，从治疗的角度看都有必要进行讨论。为了使问题变得更清晰，本节只讨论Ⅰ型和Ⅱ型病变。Ⅲ型涉及性质完全不同的其他疾病，将在另外的章节中进行讨论。

二、发病机理

TIS 中的三类疾病虽然有一个共同的名字，但由分型的细节可以看出，三类疾病几乎完全独立，既然独立，其发病机理就不可能相同。在Ⅰ型TIS中，肋骨的缺失是一种严重的病变。其发病机理到目前为止没有准确的说法。但这种缺失可以直接引起脊柱的侧弯，此机理是基本清楚的。正常情况下，脊柱形状的维持需要靠两侧肋骨进行支撑。两侧支撑的力量对称时，脊柱形状就基本正常。如果力量不对称，就可能出现脊柱侧弯[9]。在Ⅰ型TIS中，由于一侧肋骨缺失，脊柱在此部位的支撑力量消失，必然引起脊柱形状的改变。这是出现脊柱侧弯的机理。在Ⅱ型TIS中，肋骨的融合与缺失完全不同，也存在特殊的机理。但到目前为止也没有准确的说法。一侧多条肋骨融合后，脊柱两侧受力同样会出现不均衡，结果会导致脊柱侧弯。这种机理同样是较为明确的。

从胸廓与脊柱的关系来看，二者是一个有机结合的整体[10]。脊柱的正常形状需要胸廓结构的维持，而脊柱的形状也会反过来影响胸廓的形状。二者的病变互为因果，互相联系。但是，对于Ⅰ型和Ⅱ型TIS来说，肋骨缺失和融合显然是原发病，脊柱的侧弯不可能导致肋骨发生如此变化。因此，在TIS中，肋骨病变与脊柱病变的关系是明确的，也就是说，肋骨的原发病变导致了脊柱的侧弯。总结Ⅰ型和Ⅱ型TIS的发病机理可以得出如下的结论：脊柱正常形状的维持需要两方面因素的参与：第一个因素是脊柱的物理支撑，这种支撑直接来自肋骨和胸壁的相关结构。当脊柱一侧的结构出现异常时，脊柱的支撑将出现问题，从而影响其形状。第二个因素是脊柱两侧的受力情况。这种受力必须均匀，当胸廓自身出现结构异常时，脊柱两侧的受力将不再均衡，最终影响脊柱的形状。

在TIS中，肋骨病变与脊柱侧弯的因果关系非常明确。但是，作为一个有机结合的整体，脊柱侧弯发生后又会反过来对胸廓的形状产生影响。这样的影响将加重胸廓的畸形，从而使二者进入恶性循环中。这是TIS患者病情不断恶化的根本原因。

三、危害

TIS的病变主要涉及胸廓和脊柱两个部位，因此危害也首先来自这两个部位。第一个部位是脊柱。脊柱形状的异常会给患者带来两方面的危害：一个是身体形态的危害，另一个是生理功能的危害。身体形态的危害显而易见，是一个全方位的影响。生理功能方面的危害可以来自脊柱自身以及神经系统的危害，也可以来自对周围脏器和结构的影响。这些危害和影响有时会极其严重，给患者的生活带来极大的不便。第二个部位是胸廓。Ⅰ型和Ⅱ型TIS患者的胸廓存在明显的结构异常。从外观看，患侧胸廓可能出现塌陷、缩窄，左右胸廓不对称。这样的结构不仅会影响胸廓的美观，还会影响呼吸系统。对呼吸系统的影响主要体现在对呼吸运动的限制以及对肺组织发育的影响。前者直接来自胸廓的压迫，后者来自胸廓的缩窄。

四、临床表现

TIS 虽被定义为一类疾病，但不同类型临床表现会有明确的差异。总的来说，临床症状表现在两方面[1,10]：一方面来自外观的异常，另一方面来自机体功能的异常。外观的异常表现在脊柱和胸廓。脊柱有明显的侧弯，胸廓的表现主要是两侧不对称，一侧塌陷或者狭小。功能方面主要表现为肺功能的异常。轻度的异常不会有明显症状。功能受损严重时，可表现出呼吸系统各种症状。

五、检查

体格检查可以大致明确 TIS 的形状特征，但要想了解胸廓和脊柱病变的细节，必须进行影像学检查。X 线检查可以明确脊柱的大致形状，但肋骨的病变显示不清。核磁共振检查有助于发现胸腔内部病变，但对脊柱和胸壁整体病变显示有缺陷[11,12]。常用的检查是 CT 检查，可以较清楚地显示各结构的形状，但缺乏整体效果。最理想的检查是骨性结构的三维重建，可以明确脊柱和胸廓的病变全貌，对疾病的诊断与治疗都有重要帮助。

六、诊断与鉴别诊断

TIS 的诊断比较容易，脊柱侧弯合并肋骨缺失或者融合时，基本可以诊断为 TIS[1]。胸廓狭小或者缩窄的患者虽然被 Campbell 当做Ⅲ型 TIS，但由于发病机理、临床表现以及治疗方式完全不同，因此并不适合被当做 TIS，将被当做独立的疾病另做讨论。

TIS 需要与 Poland 综合征和侧胸壁凹陷畸形做鉴别。Poland 综合征主要表现为一侧胸壁骨性结构和软组织的发育异常，由于胸廓左右不对称，可能引起脊柱侧弯[13]。二者鉴别的要点有两条：其一是胸壁软组织的发育状况，其二是骨性结构病变的部位和性质。Poland 综合征患侧胸壁软组织明显发育不良，而 TIS 病变仅限于骨性结构，不涉及软组织；Poland 综合征骨性结构病变主要位于肋软骨和肋骨的前端，TIS 肋骨病变主要累及后肋，靠近脊柱位置的病变更为明显。侧胸壁凹陷畸形患者可以有一侧胸壁的凹陷或者塌陷，由于左右胸廓不对称，可能合并脊柱的侧弯[14,15]。从外观上看，其可能与 TIS 有相似之处，但病理改变有明显不同。侧胸壁凹陷畸形一般没有肋骨的缺失和融合，这是与 TIS 最明显的差异。

七、手术指征

TIS 病变明显，对患者的危害巨大，因此一旦诊断明确均应接受治疗。主要的禁忌证包括以下方面：①全身状况差，不允许实施手术治疗。TIS 为先天性发病，病史往往较长。如果早期没有得到有效治疗，可能逐渐危害全身多个脏器的功能，最终使全身状况受到影响。如果重要脏器功能无法经受手术打击，则不能接受手术。②脊柱自身病变严重，存在神经系统方面的禁忌证。脊柱侧弯极其严重时，可能伴随脊髓神经的损伤，如果手术可能加重这样的损伤或者造成额外的脊髓神经损伤的话，手术就无法进行。③肺部病变严重，无法耐受手术治疗。胸廓的病变可能合并肺部病变。当肺部病变严重时，可能无法为手术提供基本的条件，此时则不能实施手术。

八、手术治疗

TIS 的概念由脊柱外科医生提出，在很长时间里手术也全部由脊柱外科医生完成。从 2015 年开始，我们开始关注并对 TIS 实施治疗，这是第一次由胸壁外科医生参与的治疗[16]。胸壁外科医生直接针对原发性疾病实施矫正，手术更合理，效果更确切，明显优于脊柱外科的手术[6]。但是，脊柱外科毕竟已经做了大量的基础研究和临床工作，这些经验值得胸壁外科医生借鉴。

（一）脊柱外科手术

TIS 虽然同时有脊柱与胸廓两方面的病变，但如果病人入住脊柱外科，其手术目的肯定只有一个，那便是脊柱侧弯的矫正。脊柱侧弯的矫正一般需要直接针对脊柱进行。但对于 TIS 这种特殊的疾病，脊柱外科医生设计的手术却是通过对肋骨的支撑去矫正脊柱畸形。这种做法有其充分的理由，理由之一就是充分考虑了肋骨自身的病变。由于肋骨结构异常，不适合做矫形，于是便有了脊柱外科的手术。这样的手术需要一种特殊材料，即垂直可膨胀的人工钛肋（vertical expandable prosthetic titanium rib，VEPTR）[1,5,17]。该材料由 Campbell 等研发，可分为基本的三种类型，即肋骨—髂骨装置、肋骨—肋骨装置、肋骨—腰椎装置（图 2 - 15 - 2）。三种材料的一端分别固定在髂骨、肋骨和腰椎之上，另一端固定于肋骨之上，通过对肋骨的支撑，间接地加强脊柱的支撑，最终使脊柱恢复正常形状，起到稳定和矫形的作用。

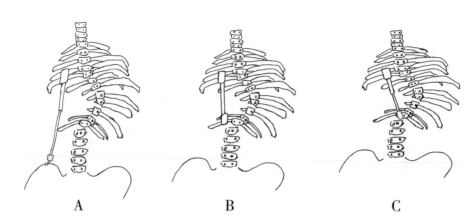

图 2 - 15 - 2　VEPTR 手术（A. 肋骨—髂骨装置；B. 肋骨—肋骨装置；C. 肋骨—腰椎装置）

　　由手术的工作原理可以看出，脊柱外科的手术并不是直接针对脊柱侧弯实施矫正，而是间接通过撑顶肋骨完成的。这种做法对于脊柱的矫形肯定有作用。为了说明这种做法对胸廓的作用，脊柱外科医生特别强调，此方法可以使胸廓扩大，改善胸廓形状，增加胸廓容量。不可否认，这种针对胸廓的作用是可能存在的。但是，直接将外力施加于肋骨之上的做法并无益于改善胸廓形状，其作用结果可能使局部的结构变得更糟糕。可见，脊柱外科的手术本身有很大问题，可以毫不夸张地说，是以牺牲胸廓结构和形状的代价来换取脊柱形状的改善[18]。从脊柱外科矫形的目的看，这种做法有明显作用，但综合评价却绝对算不上理想的手术。理想的手术应该是对脊柱与胸廓同时实施矫形。

　　如上所述，由于胸廓的病变是原发病变，因此重点应该放在胸廓病变的矫正上。当胸廓的问题完全解决后，不仅胸廓形状得到较为满意的恢复，而且起到了类似 VEPTR 的撑顶作用。这将是更为合理的治疗方法。

（二）胸壁外科手术

　　脊柱外科使用 VEPTR 实施治疗的方法创伤极大，术后尚需要定期实施手术对 VEPTR 进行调整。在整个治疗过程中，患者将承受巨大的痛苦。另外，该手术可能有诸多并发症。由此可见，脊柱外科的治疗方法并不理想。相比之下，胸壁外科实施矫正将是理想的选择。

1. 手术原则

　　TIS 同时累及胸廓与脊柱，必须同时针对两种病变实施手术，手术总的原则是胸廓重建加脊柱的矫形。而考虑到基本的病变是胸廓病变，因此最终的矫正方法应该是通过胸廓重建完成脊柱的矫形。

　　在具体实施操作时，主要从两个层面完成手术：第一个层面是宏观层面。从大体上看，TIS 的胸廓首先表现为单侧的凹陷畸形。如果不考虑局部的细节，可以将其当做单纯凹陷畸形进行处理。此时手术的目的是使两侧胸廓对称。这种操作虽然没有考虑畸形的细节以及脊柱的形状，但是由于最终可以使胸廓两侧对称，因此有利于脊柱侧弯的纠正。第二个层面是微观层面。从细节上看，肋骨的缺失与融合是最基本的病变，这样的病变不仅导致了胸廓的异常，还直接影响了脊柱的形状。从微观层面实施手术时，需要对肋骨病变的细节实施矫正，最终使胸廓和脊柱病变同时得到治疗。

2. 手术时机

TIS 发病早，一些患儿在出生后不久就会被确诊。为了使畸形的影响降到最低，尤其是不影响肺组织的发育，一般主张尽早手术。但是，过早手术也有相应的弊端。比如术后的监护问题以及材料对患儿发育的约束等问题，都是制约过早手术的难题。因此，在讨论手术时机时，需要根据具体情况做出决策。总的来说，如果胸廓病变严重，严重影响呼吸功能，应该尽早手术；如果病变不严重，可以在年龄稍大的时候择期手术。

3. 手术方式

（1）侧胸壁凹陷畸形的矫正手术[19,20]。此手术不考虑肋骨病变的细节，直接针对侧胸壁塌陷或者凹陷实施矫正。矫正方法较多，通过特殊材料的塑形，一般均可以明显改善胸廓形状，使两侧对称（图 2 - 15 - 3）。

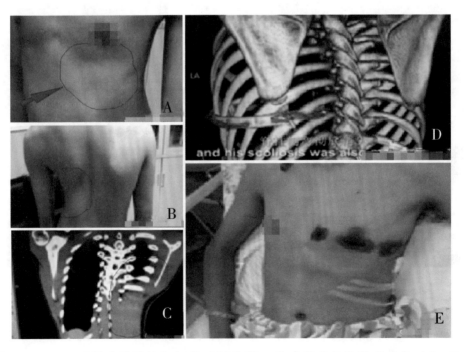

图 2 - 15 - 3　用特殊设计的钢板针对侧胸壁凹陷畸形实施的矫正手术（A、B. 左侧胸壁发育不良；C. CT 显示左侧胸壁畸形，脊柱侧弯；D. 以"C"形钢板对胸壁局部做提拉；E. 术后畸形消失，胸廓恢复正常形状）

（2）胸壁重建。肋骨缺如或者融合都意味着胸廓结构的严重破坏，要想实施矫正必须对相关结构做重建。

肋骨缺如实际上就是胸壁缺损，只不过此缺损范围不太规则罢了。对于这样的缺损，基本的方法是重建。由于缺损的是肋骨，因此需要做骨性结构重建。重建的方法有多种。由于缺损重建后胸廓结构需要承担支撑脊柱的功能，因此对重建的材料和方法提出了特殊要求。最理想的方法是使用 MatrixRIB 完成操作[18-21]。这样的方法不仅可以使胸廓形状得到基本的恢复，还可以直接为脊柱提供强大支撑，使其维持满意形状。操作过程中，如果单一的肋骨重建不足以支撑脊柱，则可以用 MatrixRIB 材料垂直支撑于肋骨和重建材料之间，类似于 VEPTR 的作用（图 2-15-4）。由于直接对肋骨做了重建，其作用要明显优于单纯的 VEPTR。

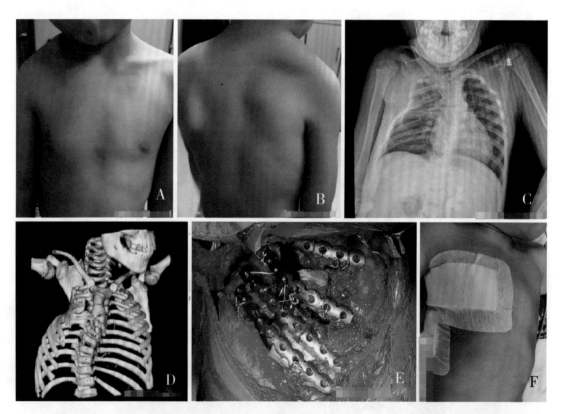

图 2-15-4　使用 MatrixRIB 实施胸廓发育不良的矫正手术（A、B. 术前的胸廓外观；C、D. 影像学检查显示右侧肋软骨病变明显，脊柱侧弯；E. 以 MatrixRIB 对胸壁局部病变实施矫正，使胸廓恢复正常形状；F. 术后胸壁外观，基本恢复正常）

对于 II 型 TIS 患者，由于存在肋骨融合，肋骨局部会出现大量异常形状的骨骼。这样的骨骼同样会影响胸廓形状，当然，也会影响脊柱的形状。对这样的骨骼进行处理是具有挑战性的。总的原则是，不能使这些畸形的骨骼影响胸廓的形状和大小。如果有所影响，就应该通过整形甚至重建的手段实施矫正。此时的重建难度极大，手术成功的关键是必须有合适的材料。MatrixRIB 不仅可以用于肋骨缺失的重建，同样可以用于肋骨融合的重建。术中可以经过个性化的设计获得满意的重建效果。考虑到对脊柱的支撑，如果有必要，也可以用 MatrixRIB 材料进行垂直操作。

必须强调的是，肋骨融合时骨性结构并没有缺失，形状异常的肋骨会以特殊的形状存在，此时以 MatrixRIB 进行支撑会有更多的着力点，因此效果会更满意。由于有大量异常结构存在，重建的效果不一定比缺损更理想。但是只要设计满意，依然可以获得较好的效果。

4. 分期手术

TIS 患儿在低龄时发病，一些患儿需要在较小的年龄阶段实施手术。但是，由于骨性结构不断发育，手术很难一次性完成，多数情况下需要重复手术。重复手术难度大，是对手术技术巨大的考验。但是，只要基本原则把握清楚，获得好的效果并不困难。

5. 创伤问题

如果针对单侧的胸壁塌陷或者凹陷设计手术，可以采用微创的方法实施矫正。但是，如果针对肋骨的缺失和融合进行操作，将会有较大的创伤。尤其对于重复手术而言，较大的创伤无法避免。

6. 与脊柱外科的合作问题

TIS 涉及两个部位的病变，从专业划分来看，最理想的处理应该是由两个专业的医生共同来完成。这样可以发挥专业的长处，获得最好的效果。目前的问题是，胸壁外科针对本专业的畸形做了最大的努力，而脊柱外科的工作并不是针对脊柱畸形本身而展开，而是通过肋骨的操作间接完成。这给人的印象是，脊柱外科的工作尚有很大潜力可以挖掘。如果针对脊柱病变有更直接更有效的方法的话，TIS 的治疗无疑会上新台阶。

九、预后

TIS 是一种非常特殊的疾病，其特殊性不仅表现在胸廓的病变，也表现在脊柱的病变。在所有的胸廓畸形中，凡是涉及脊柱畸形的病变都是较为麻烦的疾病。而当胸廓病变本身并不是简单的形状异常，而是构成成分的结构存在大的异常时，胸廓的病变会变得更加麻烦。由 TIS 的治疗可以看出，这种疾病是一种相当复杂的疾病。正因为复杂，所以很难获得非常满意的效果[1,4,17]。到目前为止，不管是脊柱外科的方法还是胸壁外科的方法都存在一些难以克服的缺憾，都需要通过更多的努力改善治疗方法。而必须面对的现实是，结构畸形本身就是一种极其特殊的疾病，有的畸形是可以通过技术的改进获得理想效果的，而有的畸形却不可能获得非常满意的疗效。这不完全是技术的问题，而是一种客观现实。面对这样的情况，医生只能通过自己的努力不断接近理想的效果，但很难完美无缺。

参考文献

［1］CAMPBELL R M. VEPTR：past experience and the future of VEPTR principles. Eur spine J, 2013, 22（Suppl 2）：106 – 117.

［2］王文林. 关于胸廓发育不良综合征. 胸廓畸形手术专家, 2021 – 09 – 19.

［3］王文林. Campbell 医生的胸廓发育不良综合征. 胸廓畸形手术专家, 2021 – 09 – 20.

［4］CHATTERJEE A D, HASSAN K, GREVITT M P. Congenital kypho-scoliosis：a case of thoracic insufficiency syndrome and the limitations of treatment. Eur spine J, 2012, 21（6）：1043 – 1049.

［5］JOSHI A P, ROTH M K, SIMMONS J W, et al. Expansion thoracoplasty for thoracic insufficiency syndrome associated with Jarcho-Levin syndrome. JBJS essent surg tech, 2015, 5（2）：e12.

［6］王文林. 胸廓发育不良综合征的专业归属问题. 胸廓畸形手术专家, 2018 – 02 – 05.

［7］王文林. 胸廓发育不良综合征治疗：回归理性. 胸廓畸形手术专家, 2018 – 02 – 22.

［8］王文林. 胸廓发育不良综合征：Campbell 分型的弊端. 胸廓畸形手术专家, 2018 – 02 – 10.

［9］王文林. 胸廓发育不良综合征：肋骨缺失如何导致脊柱侧弯？. 胸廓畸形手术专家, 2018 – 12 – 09.

［10］CANAVESE F, DIMEGLIO A. Normal and abnormal spine and thoracic cage development. World J orthop, 2013, 4（4）：167 – 174.

［11］UDUPA J K, TONG Y, CAPRARO A, et al. Understanding respiratory restrictions as a function of the scoliotic spinal curve in thoracicinsufficiency syndrome：a 4D dynamic MR imaging study. J pediatr orthop, 2020, 40（4）：183 – 189.

［12］TONG Y, UDUPA J K, MCDONOUGH J M, et al. Quantitative dynamic thoracic MRI：application to thoracic insufficiency syndrome in pediatric patients. Radiology, 2019, 292（1）：206 – 213.

［13］王文林. 10 岁 POLAND 综合征患者手术成功. 胸廓畸形手术专家, 2017 – 07 – 19.

［14］王文林. 侧胸壁凹陷畸形的 Wang 手术. 胸廓畸形手术专家, 2021 – 10 – 25.

［15］王文林. 侧胸壁局限性凹陷的命名. 胸廓畸形手术专家. 2015 – 05 – 25.

［16］王文林, 陈春梅, 龙伟光, 等. 不对称胸廓畸形的单侧矫形技术. 实用医学杂

志（增刊），2015，31（5）：434 - 435.

［17］STUDER D，HASLER C C. Long term outcome of vertical expandable prosthetic tita-nium rib treatment in children with early onset scoliosis. Ann transl med，2020，8（2）：25.

［18］王文林. 胸廓发育不良综合征 VEPTR 手术的弊端. 胸廓畸形手术专家，2018 - 12 - 07.

［19］王文林. 使用 MatrixRIB 对 Poland 综合征实施矫正. 胸廓畸形手术专家，2021 - 10 - 13.

［20］王文林. MatrixRIB 塑形：Wenlin 胸 + Poland 综合征的再次手术. 胸廓畸形手术专家，2021 - 09 - 28.

［21］王文林. MatrixRIB 修复材料在复杂胸壁手术中的应用. 胸廓畸形手术专家，2018 - 04 - 17.

窒息性胸廓发育不良 （Jeune 综合征）

窒息性胸廓发育不良 （asphyxiating thoracic dystrophy，ATD），也叫 Jeune 综合征，于 1955 年由 Jeune 首先报道[1,2]，是一种严重的胸廓畸形。这种畸形特征鲜明，是一种独立的疾病。1992 年，脊柱外科医生 Campbell 提出了另外一种疾病，将其命名为胸廓发育不良综合征，Campbell 对此疾病做了分型，并将 ATD 纳入其中，还将 Ⅲ b 型畸形规定为 Jeune 综合征[3,4]。对于脊柱外科医生来说，命名一种貌似胸外科的疾病本来就是一个大忌，而将已被临床医生熟知且已做大量研究的 ATD 罗列在新的疾病体系中，必然惹来争议，而最直接的麻烦就是造成了 ATD 与 TIS 的混淆。这种混淆不仅体现在英文名称上，更体现在中文翻译名称中。临床中极少有医生能将这两个名称区分清楚。这种现实证明，TIS 本身并不是一个十分科学的命名，将 ATD 强行归属于这种命名不仅不科学也没有必要。ATD 本来是一个独立的疾病，早在 Campbell 提出 TIS 之前就已存在，完全没有必要将其纳入 TIS 中。

ATD 发病率低，极其罕见，发病率为 1/130 000 ~ 1/100 000[1,5]。该疾病为常染色体遗传疾病，与基因变异有关[6,7]。其病变可累及多个部位，主要表现为胸廓结构和形状的异常，全身骨骼、肾脏、消化系统也可出现相应的病变[6]。ATD 最主要的危害在于胸廓的缩窄，由于肺部发育受约束，患儿出生后就可能表现出严重的呼吸功能不全。如果无法尽早解决呼吸的问题，患儿会在新生儿时期夭折，因此 ATD 是一种非常凶险的疾病。多年以来，围绕 ATD 的治疗，全球范围内的医生都在努力。但是，由于病情凶险且复杂，治疗效果始终不尽如人意。

在研究 ATD 时，需要区分两个概念，即原发性 ATD 和继发性 ATD。继发性 ATD 指的是继发于胸廓畸形手术后的胸廓缩窄畸形[5]。这种患者之前都曾因胸廓畸形接受过开放手术。术中其肋软骨被切除，术后由于残余的胸廓结构不能满意再生而导致胸廓缩窄，胸腔内脏器受到持续压迫，影响患者各种生理功能。早年由于开放手术较流行，因此继发性 ATD 较常见。如今微创手术已经基本取代了开放手术，因此继发性 ATD 很少见。本节主要对原发性 ATD 进行讨论。

一、分型

胸廓畸形是 ATD 主要的病变，也是多种实际损害的根源，主要表现为胸廓的缩窄。

我们将 ATD 分为两种类型：Ⅰ型，也就是 TIS 中的Ⅲa 型[3,4]，即全胸廓缩窄畸形。患者整个胸廓发育不良，左右径和前后径明显小于正常胸廓。较高部位侧胸壁无凹陷，而较低部位侧胸壁有明显的凹陷存在。凹陷位于肋软骨与肋骨交界处（图 2-16-1A）；Ⅱ型，为 TIS 中的Ⅲb 型[3,4]，是一种特殊类型的胸廓缩窄。主要表现为肋软骨与肋骨交界处大范围的凹陷，凹陷由肋软骨和肋骨生长方向的异常所致。凹陷累及侧胸壁多条肋骨，肋弓也多有累及（图 2-16-1B、图 2-16-2）。

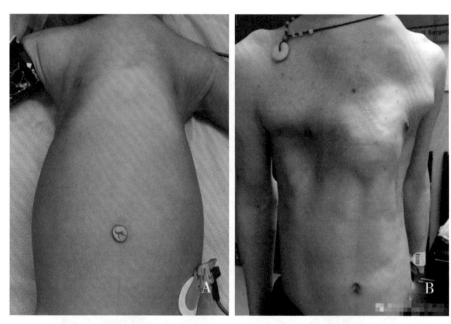

图 2-16-1　ATD 的分型（A. Ⅰ型，全胸廓缩窄；B. Ⅱ型，胸廓缩窄，侧胸壁明显凹陷）

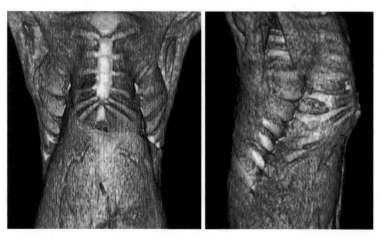

图 2-16-2　Ⅱ型 ATD 的胸廓三维重建图。侧胸凹陷，凹陷最深处为肋骨与肋软骨结合部

二、发病机理

ATD 的发病机理不明。以往有人认为胸廓骨性结构发育停滞或者迟缓导致了胸廓的缩窄，这种观点较为流行，也一直被当做该疾病致病的主要机理[7,8]。近年来，我们对这种畸形进行了深入的研究，发现该说法有很大问题。在 I 型 ATD 中，患者全胸壁缩窄，肋骨和肋软骨发育明显迟缓，上述说法有一定的合理性。但是，在 II 型 ATD 中，肋骨与肋软骨的生长并没有停滞，相反，其发育速度甚至不亚于正常骨骼发育的速度。这些患者的骨骼之所以发育成了缩窄的胸廓，根本原因在于骨骼的生长方向出现了问题。正常情况下，肋骨与肋软骨生长的方向是向外膨胀的，由此使二者同步扩张，围成了胸廓正常的形状。但在 ATD 中，二者生长的方向是同时向胸腔内的，这种特殊的方向使二者交会的部位形成指向胸腔内的凸起。二者生长越迅速，凸起向胸腔内延伸就越严重，其结果是对肺造成极其严重的压迫（图 2 - 16 - 3）。患者年龄越大，肋骨和肋软骨对肺部的压迫就越严重。这是很多患者病情随年龄增加而越来越严重的根本原因，由此也构成了 ATD 对生命最大的威胁。

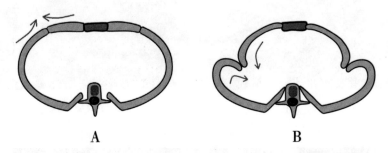

A   B

图 2 - 16 - 3　ATD 发病机理示意图（A. 正常情况下，肋骨与肋软骨生长方向相向而行，使胸廓整体向外扩张；B. 肋骨与肋软骨生长方向发生异常，二者均向胸腔内生长，导致胸腔容积缩窄，肺部受压，随发育的进行，病变愈加严重）

三、危害

ATD 可有两种基本的危害[5,7]：其一是对胸廓整体形状的影响，其二是对生理功能的影响。ATD 患者胸廓外观有明显的异常，这种异常甚至会影响到其他部位骨性结构的形状。明显的外观异常会对患者心理造成影响。胸廓的缩窄和凹陷对肺的压迫直接影响呼吸功能。很多患儿一出生就有缺氧表现。由于肺部无法正常膨胀，很多患儿会出现局部感染，由此使缺氧症状更加严重，60%～80% 的患儿会在出生后不久因为缺氧而死亡[8]。其余的患儿即便能度过早年的风险，也多在青春期前失去生命。该疾病发病率本来就低，而极高的死亡率使临床就诊的病例更为罕见。

四、临床表现

ATD 患者病变程度不同，临床表现也会有一定差异。多数患儿临床表现较为严重，主要为缺氧，严重的缺氧需要呼吸机辅助[7,8]。由于肺部受到持续压迫，患儿常有严重的肺部疾病。早期可为单纯炎症改变，随年龄增加，可转化为慢性炎症甚至出现实变，由此会形成不可逆的病理改变，缺氧将因此而进一步加重。长期缺氧必然影响身体发育，多数患儿身材矮小，低于同龄人，且四肢发育不协调，较为短小。除了呼吸系统的异常外，患者可能表现出全身多个脏器的病变，这些病变可从多个方面影响脏器功能[6,7]。

从体征上看，ATD 患者胸廓有鲜明的特征。Ⅰ 型患者胸廓外观呈柱状，整体缩小，截面近似圆形；Ⅱ 型患者胸廓前正中前凸，两侧凹陷，整体缩窄（图 2 - 16 - 1）。

五、检查

体格检查可以对 ATD 做出大致的诊断，详细的结构细节需要通过影像学检查获知。X 线检查可以见肋骨水平走向，胸廓缩窄。CT 检查提示胸廓窄小。Ⅰ 型患者 CT 截面图的胸廓呈缩窄的不规则圆形，Ⅱ 型患者的胸廓呈现典型的"凸"字形改变（图 2 - 16 - 4）。心脏位于正中，两腰中间凹陷，凹陷底部为肋骨与肋软骨连接处。胸廓骨性结构的三维重建图可以清晰显露病变的细节（图 2 - 16 - 5）。

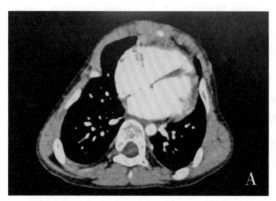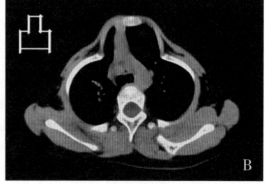

图 2 - 16 - 4　ATD 的 CT 征象（A. Ⅰ 型 ATD 的 CT 截面图，胸壁整体缩窄；B. Ⅱ 型 ATD 的 CT 截面图，呈典型的"凸"字形改变）

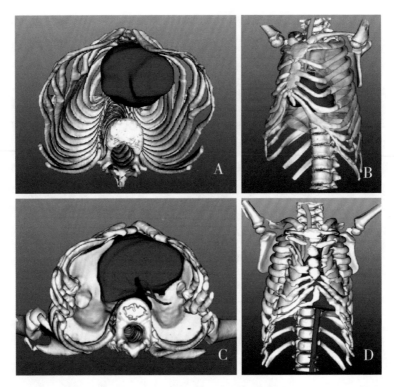

图 2 - 16 - 5　ATD 的三维重建图 (A、B. Ⅰ 型 ATD 的征象; C、D. Ⅱ 型 ATD 的征象)

六、诊断与鉴别诊断

ATD 的诊断并不复杂。由于胸廓外观特征明显，再加上影像学检查，可以较容易明确诊断。鉴别诊断包括两个方面：其一是概念上与胸廓发育不良综合征的鉴别[3]，其二是与一些具体畸形的鉴别。与 TIS 的鉴别主要是要明确名称的来龙去脉，不能造成混淆。与具体畸形的鉴别包括区分鞍状胸以及一些特殊复合型畸形。鞍状胸为两侧胸壁的凹陷畸形，凹陷位于下胸壁两侧，正中部分正常，这种侧胸壁的凹陷类似于 Ⅰ 型 ATD 较轻的类型，主要的区别在于凹陷的底部结构。鞍状胸底部为肋骨，结构没有太大异常，而 ATD 底部为肋骨与肋软骨的结合部，此处形成凸向胸腔的成角畸形。这是二者最明显的区别[9]。一些复合型畸形会同时存在凸起与凹陷。当凹陷位于侧胸壁时有可能类似 ATD，区别的要点同样在于凹陷的底部。复合型畸形底部一般为单纯的肋骨，而 ATD 的底部为肋骨与肋软骨的结合部，且形成成角畸形凸向胸腔内，一般的复合型畸形不会有这样的特征。

七、手术治疗

在 ATD 的概念中，包含了两个最基本的要素，其一是窒息性，其二是胸廓发育不良。

前者定义了其高风险性，后者则定义了其基本的病理变化。由于患儿多在出生后迅速发病，且有严重的呼吸功能不全，如果不采取合适的措施实施抢救，患儿多会在生命早期夭折。这是其风险存在的根本原因。要想消除此风险，必须尽早消除胸廓对肺的压迫，而消除压迫的唯一方法只有手术。

（一）手术原则

ATD 病变的根源在于肺部的压迫，也就是胸廓的缩窄。要想消除压迫，必须将胸廓扩大。结合 ATD 的病变特征，扩大胸廓有三种基本的途径：①侧胸壁胸廓扩大术[10,11]；②正中胸廓扩大术[12,13]；③凹陷消除术[14]。

侧胸壁胸廓扩大术在侧胸壁完成，基本方法是通过延长肋骨的长度使胸廓整体扩大[10,11]。正中胸廓扩大术是将胸骨劈开并向两侧撑开，由此达到扩大胸廓的目的[12,13]。由于Ⅱ型患者侧胸壁存在大面积的凹陷，而凹陷是导致肺部受压和胸廓缩窄的根本原因，因此通过消除凹陷的方法同样可以达到扩大胸廓的目的，这便是凹陷消除术。像其他凹陷类畸形的手术一样，消除凹陷的方法有两种，一种是 Nuss 手术[14]，另一种是 Wang 手术[15]。两种方法可以通过不同的机理完成对畸形的矫正。

总的说来，三种基本方法的操作原理完全不同，操作方法也各有特点。在实际应用过程中，需要根据患者的具体病情做出手术方式的选择，只有这样才能获得好的治疗效果。

（二）手术方法

1. 侧胸壁胸廓扩大术

侧胸壁胸廓扩大术由 Davis 于 1995 年首先提出[11]，是通过侧胸壁切口实施的胸廓扩大。具体方法是，将侧胸壁的肋骨交叉切断，然后将两个相邻的较长的残端相互连接并固定，从而达到扩大胸腔容积的目的。Ⅰ型患者多数肋骨与肋软骨走行方向不存在明显异常，没有明显凹陷，因此这种手术对于Ⅰ型患者具有可行性。但是，对于Ⅱ型患者来说，由于肋骨与肋软骨连接处有严重的凹陷，对肋骨实施交叉切断后的连接固定几乎没有办法实施，因此该手术不适合Ⅱ型患者的治疗。

2. 正中胸廓扩大术

正中胸廓扩大术始于 Barnes 的手术，这是一种使用较广的手术方式，早年的一些医生使用的都是此手术[16]。对于新生儿或者低龄的患儿来说，如果没有更好的方法挽救患儿的生命，可以考虑做正中胸骨劈开，将整个胸廓撑大从而解除对肺部的压迫，这是一种较为有效的胸廓扩大技术。但是，这种方法有明显的弊端。对于Ⅱ型 ATD 患者来说，由于两侧胸壁有明显的凹陷，如果强行将胸廓撑开，凹陷处的肋骨和肋软骨在外力的作用下将进一步陷入胸腔内，对肺造成更加严重的压迫。这无疑会抵消胸廓撑开对胸廓扩大的作用。可见，这种术式更适合于 I 型 ATD 患者的治疗，而不适合 II 型 ATD 患者。

3. Nuss 手术

Nuss 手术是 Kikuchi 提出的一种方法，基本理念参照了 Nuss 手术治疗漏斗胸的原理，分别针对两侧胸壁的凹陷做处理[14]。理论上讲，凡是有凹陷存在的畸形都可以用材料从底部将其撑起。ATD 有凹陷，使用这种方法进行治疗有其合理性。但必须明确的是，ATD 的畸形不仅仅是凹陷，且此凹陷也并不是漏斗胸那种位于胸壁正中的凹陷。当凹陷自身的结构非常特殊时，使用一般的 Nuss 手术不一定有好的效果。ATD 的特殊性还在于：①凹陷为狭长的沟状结构，从锁骨中线附近一直向下向外侧延伸，这种凹陷不是坑而是沟；②凹陷底部为纵向排列的肋骨和与之相连的肋软骨，不同肋间的这些结构彼此独立，缺乏像胸骨那样的结构将其连为一体；③凹陷底部的胸腔面为肋骨与肋软骨的连接部，由于局部产生凸起伸向胸腔内，如果不对局部做直接塑形而采用钢板做间接塑形的话，很难使畸形彻底消失；④凹陷整体为相对凹陷，周围边缘虽然较高，但不足以做支点。ATD 侧胸壁凹陷的这些特性表明，当使用 Nuss 手术对其实施矫正时，几乎不可能将凹陷消除，更不能从根本上消除畸形，因此 Nuss 手术不是理想的手术。

4. Drebov 手术

Drebov 手术是 Drebov 医生设计的一种手术方式，是用翼状特殊材料针对畸形局部完成的矫形[17]。该方法于两侧胸壁实施操作，直接针对畸形局部做矫形，可有效消除凹陷，扩大胸腔容积。与前三种方法相比，此方法具有明确的优越性，但同样有缺陷。其一，该方法只对侧胸壁凹陷畸形做矫正，对正中前凸畸形不做处理，整体塑形效果不甚理想；其二，切口为前胸壁的横切口，切口长，创伤大，术后疤痕明显；其三，材料有大量孔洞，植入体内后会有组织长入，取出钢板操作困难。

5. Wenlin 手术

这种方法主要用于 II 型 ATD 的治疗。采用此方法实施治疗的灵感来自对 ATD 发病机理的认识。如前所述，在 II 型 ATD 中，肋骨及肋软骨的发育并没有停止，只是生长方向偏离了正常的轨道。要想获得好的效果，就需要将肋骨和肋软骨拉回到正常方向，这是必须完成的工作。另外，从整体形状来看，II 型 ATD 中存在两种基本的畸形，首先是正中的前凸畸形，然后是侧胸壁的凹陷畸形。这两种畸形不仅影响美观，而且直接对生理功能产生影响，因此有必要消除。为了将肋骨与肋软骨拉回到正常生理轨道上，再从整体上对胸廓畸形做矫正，我们参照了鸡胸和桶状胸手术中的 Wenlin 手术[18,19]对 II 型 ATD 实施矫正。具体方法是用两条钢板实施操作，钢板正中对前胸壁凸起做压迫，两侧同时将凹陷提起（图 2 - 16 - 6）。提起的部位位于凹陷最深部位的两侧，这样的操作不仅使大体的畸形得到矫正，而且使侧胸壁凹陷消失，肋骨与肋软骨回归到正常轨道。此操作针对凹陷实施，也可以看做是两个 Wang 手术的组合，其最直接的作用是使胸廓容积明显扩大，而后续的作用则是使胸廓因为肋骨和肋软骨回归到正常轨道上生长而得到持续扩大。

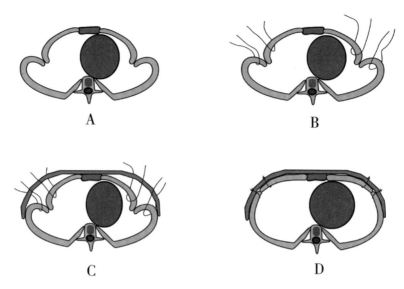

图 2-16-6　Ⅱ型 ATD 的 Wenlin 手术示意图（A. Ⅱ型 ATD 的截面图；B. 于凹陷两侧放置钢丝；C. 放置钢板后，提拉凹陷的肋骨和肋软骨，与钢板进行固定；D. 术后的效果，凹陷被消除）

Wenlin 手术是一个一举两得的操作，同时消除了前胸壁的凸起和侧胸壁的凹陷。但是，由于 Wenlin 手术的钢板只能放在胸壁靠上的位置，不能同时顾及侧胸壁下部的凹陷，如果采用单纯的 Wenlin 手术实施矫正的话，将残留下方的凹陷。为了彻底矫正凹陷，我们采用 Wang 手术实施下方凹陷的矫正[15,20]，以较短的钢板置于凹陷前表面，用钢丝将凹陷提起并固定，这样便可以保证所有凹陷都得到矫正，所有的肋骨与肋软骨都被拉回到正常的轨道上来。

Wenlin 手术的实施建立在扎实的理论基础之上，具有很好的科学性。但是，在实施操作的过程中，要想将凹陷彻底提拉起来并不容易。我们在术中发现，即便是较为低龄的患儿，其肋骨也几乎完全骨化，这样的骨骼几乎没有弹性，因此很难被提起。肋软骨虽然有一定的弹性，但活动范围有限，提拉过程有很大的难度。正因为如此，手术的具体操作非常不易。为了使手术最终成功，不得不先实施强有力的预塑形，这是手术成功的关键[21,22]。

6. Wang 手术

由于Ⅱ型患者侧胸壁有明显凹陷，我们认为 Wang 手术也可以用于该畸形矫正。我们用 MatrixRIB 对两侧凹陷分别做矫正，获得了满意效果[23]。

八、预后

　　由于 ATD 极其罕见，文献中关于此畸形的手术报道极少。到目前为止，国外完成此畸形的全部手术量仅为个位数，国内除了我们单位外，未见该畸形的手术报道。因此总的手术经验有限。我们曾接诊过大量 ATD 病人，到 2023 年 6 月为止，我们共对 40 例 ATD 患者实施了手术治疗[23]。这是全球最大的一组手术病例。在治疗过程中，我们采取了三种基本方法实施手术。对于Ⅰ型患者，我们采用正中胸壁扩大术实施治疗（图 2 - 16 - 7）；对于多数Ⅱ型患者，我们采用的主要方法是 Wenlin 手术。在此基础上，我们针对下位的局限性凹陷采用了类似 Wang 手术的操作（图 2 - 16 - 8）；对于少数Ⅱ型患者，我们使用单纯 Wang 手术进行操作。

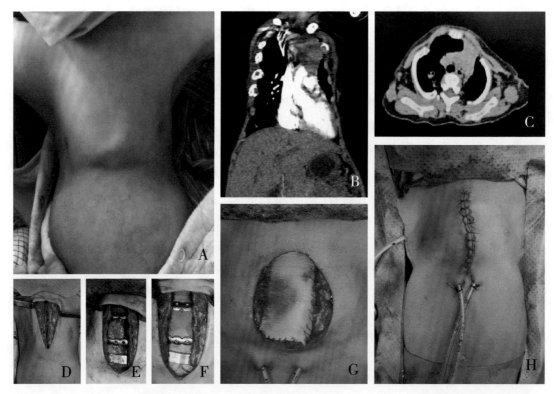

图 2 - 16 - 7　Ⅰ型 ATD 患者的正中胸壁扩大手术（A. 术前胸壁外观；B、C. 术前影像学检查，提示典型的胸廓缩窄畸形；D. 正中切口，劈开胸骨；E. 以钢板将胸骨撑开并牢固固定；F. 钢板内侧面衬垫纤维膜；G. 钢板外表面衬垫纤维膜；H. 术后的胸廓外观，胸廓明显扩大）

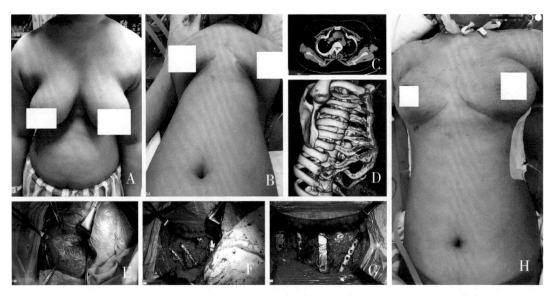

图 2 - 16 - 8　Ⅱ型 ATD 患者的 Wenlin 手术 + Wang 手术（A、B. 患者术前的胸壁外观；C、D. 影像学检查提示典型的Ⅱ型 ATD；E. 于侧胸壁做切口实施矫正；F、G. 以多条钢板对侧胸壁凹陷畸形实施 Wenlin 手术 + Wang 手术；H. 术后胸廓外观，畸形基本消失）

　　我们所有的手术病人中，有三个病人死亡，其他病人术后恢复满意[22]。死亡患者主要与术后心功能不全有关。分析原因，可能因钢板对前胸壁正中压迫过于严重而导致。在后来的病例中，我们调整了钢板的弧度，尽可能避免压迫，未再出现死亡病例。

　　ATD 手术后影响预后的主要原因在干监护。由于患者多有呼吸功能以及其他脏器功能的异常，术后如果监护有问题，则会影响治疗效果。另外，由于患者肺部多处于长期压迫中，有的甚至有肺部的局部不可逆病变，术后虽然胸廓容量增大，但肺功能的恢复是一个巨大挑战。为了维持呼吸功能，多数患者需要呼吸机辅助呼吸。对于短期不能脱机的患者，我们会主动实施气管切开，这样更有利于患者的康复。我们实施手术的患者中年龄最大的为 36 岁，该患者是全球患有此症状患者中存活年龄最大的。我们为其实施了手术治疗，获得满意效果（图 2 - 16 - 9）[2]。

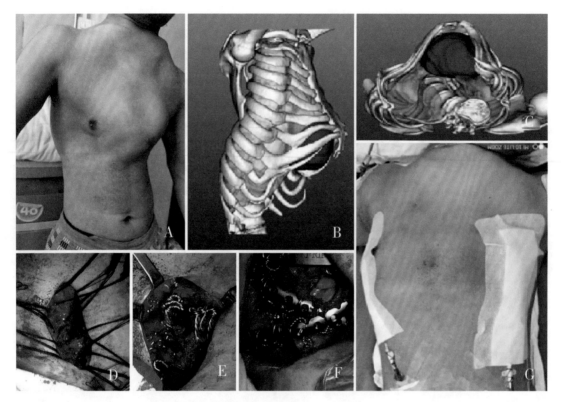

图 2 - 16 - 9　36 岁 ATD 患者的 Wenlin 手术 + Wang 手术（A. 胸廓外观，正中前凸，两侧凹陷；B、C. 三维重建图显示典型的 Ⅱ 型 ATD；D. 于侧胸壁做切口，放置钢丝导引线；E. 以两条钢板提拉上位胸壁的凹陷，实施 Wenlin 手术；F. 以 MatrixRIB 对下位凹陷做矫形，实施 Wang 手术；G. 术后的胸廓外观，畸形基本消失）

综上所述，ATD 是一种非常复杂且特殊的胸廓畸形，由于畸形极其严重，对生命有极大危害。目前手术是治疗该畸形唯一有效的方法。但是，由于手术例数有限，全球范围内治疗该疾病的经验都不足。我们虽完成了全球最多例数的手术，并设计了一些特殊的技术，但是，这些技术尚需要进一步改进。

参考文献

［1］OBERKAID F, DANKS D M, MAYNE V, et al. Asphyxiating thoarcic dysplasia, clinical, radiological, and pathological information on 10 patients. Arch dis child, 1977, (52)：758 - 765.

［2］WANG W. Surgical treatment of a 36-year-old patient with asphyxiating thoracic dysplasia. Interact cardiovasc thorac surg, 2022, 34（1）：153 - 155.

［3］CAMPBELL R M. VEPTR：past experience and the future of VEPTR principles. Eur spine J, 2013, 22（Suppl 2）：106 - 117.

［4］王文林. Campbell 医生的胸廓发育不良综合征. 胸廓畸形手术专家, 2021 - 09 - 20.

［5］PHILLIPS J D, VAN AALST J A. Jeune's syndrome（asphyxiating thoracic dystrophy）：congenital and acquired. Semin pediatr surg, 2008, 17（3）：167 - 172.

［6］MORGAN N V, BACCHELLI C, GISSEN P, et al. A locus for asphyxiating thoracic dystrophy, ATD, maps to chromosome 15q13. J med genet, 2003, 40（6）：431 - 435.

［7］POYNER S E, BRADSHAW W T. Jeune syndrome：considerations for management of asphyxiating thoracic dystrophy. Neonatal netw, 2013, 32（5）：342 - 352.

［8］DE VRIES J, YNTEMA J L, VAN DIE C E, et al. Jeune syndrome：description of 13 cases and a proposal for follow-up protocol. Eur J pediatr, 2010, 169（1）：77 - 88.

［9］王文林. 鞍状胸的发病机理. 胸廓畸形手术专家, 2018 - 03 - 15.

［10］DAVIS J T, RUBERG R L, LEPPINK D M, et al. Lateral thoracic expansion for Jeune's asphyxiating dystrophy：a new approach. Ann thorac surg, 1995, 60（3）：694 - 696.

［11］DAVIS J T, HEISTEIN J B, CASTILE R G, et al. Lateral thoracic expansion for Jeune's syndrome：midterm results. Ann thorac surg, 2001, 72（3）：872 - 878.

［12］CONROY E, EUSTACE N, MCCORMACK D. Sternoplasty and rib distraction in neonatal Jeune syndrome. J pediatr orthop, 2010, 30（6）：527 - 530.

［13］ARONSON D C, NIEROP J C V, TAMINIAU A, et al. Homologous bone graft for expansion thoracoplasty in Jeune's asphyxiating thoracic dystrophy. J pediatr surg, 1999, 34（3）：500 - 503.

［14］KIKUCHI N, KASHIWA H, OGINO T, et al. The Nuss technique for Jeune asphyxiating thoracic dystrophy repair in siblings. Ann plast surg, 2010, 65（2）：214 - 218.

［15］WANG W L, CHEN C M, LONG W G, et al. Wang procedure：novel minimally invasive procedure for pectus excavatum children with low age. Case reports and images in surgery, 2018, 1（1）：1 - 2.

［16］BARNES N D, HULL D, MILNER A D, et al. Chest reconstruction in thoracic dystrophy. Arch dis child, 1971, 46（250）：833 - 887.

［17］DREBOV R S, KATSAROV A, GAGOV E, et al. Is asphyxiating thoracic dystrophy（Jeune's syndrome）deadly and should we insist on treating it? Reconstructive surgery "on demand". Surg J（N Y）, 2017, 3（1）：e17 - e22.

［18］王文林, 龙伟光, 陈春梅, 等. 鸡胸的超微创手术. 实用医学杂志, 2015, 31（5）：863 - 864.

［19］ WANG W. Minimally invasive surgical technique for barrel chest. Surg case rep, 2018, 1 (2): 1 - 2.

［20］ 王文林. MatrixRIB 在窒息性胸廓发育不良（Jeune 综合征）手术中的应用. 胸廓畸形手术专家, 2019 - 04 - 28.

［21］ 王文林. 最新全球纪录: 第 27 台窒息性胸廓发育不良（Jeune 综合征）手术成功. 胸廓畸形手术专家, 2021 - 09 - 13.

［22］ 王文林, 龙伟光, 陈春梅, 等. 窒息性胸廓发育不良的外科治疗. 中国胸心血管外科临床杂志, 2021, 28 (8): 984 - 989.

［23］ 王文林. 第 40 台窒息性胸廓发育不良（Jeune 综合征）手术成功. 胸廓畸形手术专家, 2023 - 06 - 08.

第十七节

复合型胸廓畸形

所有的胸廓畸形按照整体分类，都可以分为凸起畸形和凹陷畸形两大类[1]。但是，现实中很多的畸形并不是单一的凸起或凹陷，而可能同时存在两种畸形[2]。这样的畸形有可能是一些特殊的畸形，比如 Wenlin 胸、Poland 综合征、窒息性胸廓发育不良（Jeune 综合征），但更多的却是独立的组合。这种组合相当随意，没有规律，不是某种特殊的疾病。为了更好地认识和治疗这些畸形，我们将其全部归并于一类特殊畸形，称为复合型胸廓畸形[3,4]。

一、基本概念

复合型胸廓畸形是两种基本畸形的组合，由于组合方式多种多样，因此严格说来不是某种独立的疾病，应该是很多种疾病。这些疾病发病原因复杂，很难弄清其真正的原因。

从形态学上观察复合型畸形，可以分成三种基本类型（图 2 - 17 - 1）[3 - 5]：第一种是凸起与凹陷上下分布的畸形，第二种是凸起与凹陷左右分布的畸形，第三种是凸起与凹陷分布不规则的畸形。三种畸形形态差异明显，但都有两种最基本的畸形。

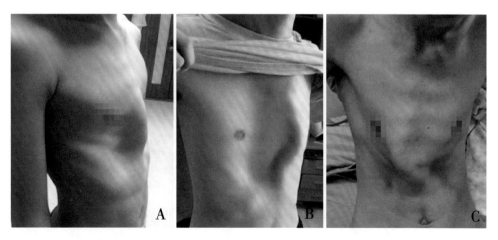

图 2 - 17 - 1　复合型畸形的三种基本类型（A. 凸起与凹陷上下分布；B. 凸起与凹陷左右分布；C. 凸起与凹陷不规则分布）

复合型畸形主要的问题在外表，胸壁外观明显异常，这是多数患者就诊的根本原因。由于存在凹陷，如果凹陷对心肺造成明显压迫的话，可能出现症状。凸起不产生压迫，不会产生症状。

复合型畸形的诊断主要靠外观的观察，影像学检查可以明确畸形的细节以及与心脏、肺等脏器的关系，对诊断和治疗有一定的帮助。此类患者手术指征主要取决于患者自己的感觉，如果觉得难看或者难受，就需要手术；如果既不感觉难看又不感觉难受，可以不做手术。

二、手术治疗

复合型畸形包括两种基本的畸形，要想完成治疗，必须同时针对两种畸形做治疗。由于两种畸形完全独立，理论上可以给予分别矫正。但是，如果不考虑彼此之间的联系，会影响手术的效果。

前胸壁是一个整体，不管是凹陷还是凸起，都是在这个整体上出现的，因此彼此之间会有密切的联系。当针对凹陷实施操作，比如从底部进行撑顶时，撑顶的力量将通过胸壁传递到凸起部位，此时凸起将变得更严重。这要求必须同时完成针对凸起的操作。同样的道理，如果先实施凸起的操作，比如将凸起压平时，压迫的力量同样会通过胸壁传递到凹陷部位，这将使凹陷变得更深。一种畸形的矫正将使另外一种畸形加重。如果不同期治疗，会导致严重后果。如果同期治疗，等于增加了治疗另外一种畸形的对抗力量，将使彼此的治疗都更加困难。由此可见，复合型畸形的手术绝对不是两种畸形手术的简单相加，而是两种手术的有机结合[5,6]。在此过程中，必须对手术细节做良好的设计，只有这样才能获得好的效果，否则很难保证手术成功。

（一）三明治手术

这种手术是针对凸起与凹陷上下分布的复合型畸形设计的（图2-17-2）[2,7-10]。具体的方法包括两部分，即针对凸起的Wenlin手术和针对凹陷的Wung手术。Wenlin手术经过侧胸壁切口实施操作，钢板可以是一条也可以是两条。Wung手术同样经侧胸壁切口完成操作，钢板一般用一条就足够了。当然，如果凹陷面积较大，或者畸形复杂的话，也可以用两条钢板。

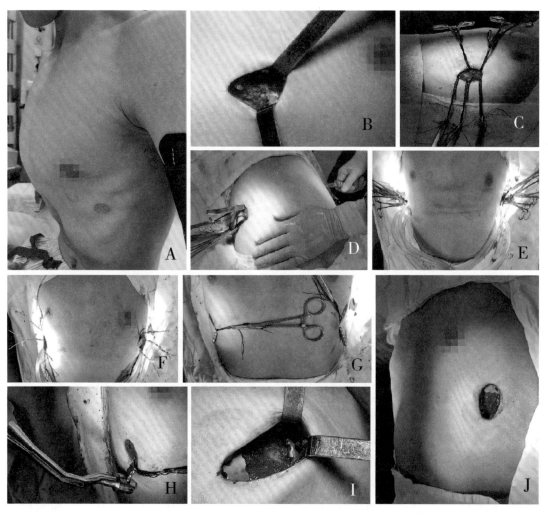

图 2-17-2 复合型畸形的三明治手术（术中同时使用 Wenlin 手术与 Wung 手术。
A. 畸形的胸廓外观；B. 于侧胸壁做切口，侧胸壁用于固定钢板的相关肋骨；C. 跨肋骨放
置钢丝牵引线，共5条，用于固定 Wenlin 手术的2条钢板，1条用于固定 Wung 手术的钢
板；D. 先后用导引器穿入钢板隧道和胸腔，将钢板导引管引入；E. 将3条钢板导引管引
入钢板隧道和胸腔；F. 用钢板导引管将2条钢板引入钢板隧道，固定钢板，完成 Wenlin
手术钢板的固定；G. 用钢板导引管将第3条钢板放入胸腔内，钢板位于前胸壁凹陷深部；
H. 翻转第3条钢板，将凹陷撑起然后与肋骨固定；I. 钢板固定完毕后钢板的位置；J. 所
有钢板均固定后的胸壁外观，畸形基本消失）

　　两种手术同时操作，在操作过程中必然会相互影响。此时需要妥善处理两种手术的关
系，如果处理得当，会彼此为对方提供有利的条件。如果处理不当，反而会给双方的操作
带来麻烦。因此一些操作细节需要格外注意：①在具体实施的过程中，一般通过一个切口

完成两种操作，不能分别做切口，那样的话会降低切口的使用效率。②要注意操作的顺序。由于全部操作都经一个切口完成，如果不注意顺序，将导致操作混乱，给手术带来巨大麻烦。③要互相兼顾。不管先做哪种畸形的矫正，都会加重另外一种畸形的严重程度，会使另外一种操作更困难。正因为如此，在操作过程中必须时刻兼顾两种操作，循序渐进，只有这样才能获得好的效果。

三明治手术是针对两种畸形实施的操作，按照手术的性质，凸起的操作可以视为鸡胸的矫形，但凹陷的操作却较为复杂，与漏斗胸的手术有很大的差别。漏斗胸是最常见的凹陷性畸形，其凹陷是一个中间凹陷周围隆起的坑。而在复合型畸形中，凹陷一般都不是典型的坑，而可能是各种各样的凹陷。尤其当凸起被压平之后，凹陷更可能呈现出五花八门的形状。针对这样的凹陷，如果采用 Nuss 手术实施矫形，对手术将提出非常高的要求。如果技术的细节掌握不好，就难以获得满意效果。具体的细节包括钢板的数量、长度、弧度、放置位置、固定方式等，都直接关系到矫形的效果，因此在手术中要做好设计，以保证手术顺利完成。

三明治手术之所以被命名，是因为手术的具体操作像三明治的做法，即两条钢板从两侧夹住胸壁，使畸形的胸壁变正常。表面上看，这种理解是很形象的，但不能细究，细究就会发现并非如此。Wenlin 手术的钢板完全位于胸壁的一侧，如果是真正的三明治模式，另一侧的钢板也应该完全位于胸壁的内侧。而在 Nuss 手术中，钢板并不完全位于内侧，只是中间的一部分位于胸壁内侧。可见，这样的模式并不是真正的三明治。既然不是三明治，手术就难免存在理论上的瑕疵。在 Wenlin 手术中，压迫中间凸起的力通过钢板加载于侧胸壁的肋骨上，使此处的肋骨被提起来。但是，在 Nuss 手术中，支撑中间凹陷的力则通过钢板加载于侧胸壁的肋骨上。这个力是向下压的力，其方向刚好与 Wenlin 手术中力的方向相反。当侧胸壁的肋骨同时受到两个方向不同力的作用时，其作用可能相互抵消。如果力过大，而肋骨又较脆的话，就可能将肋骨拉断，导致骨折。骨折一旦发生，手术必然失败。因此，当用 Wenlin 手术与 Nuss 手术完成所谓的三明治手术时，由于 Nuss 手术的操作并不完全在胸壁的内侧，可能给手术带来潜在的麻烦。为了有效避免这样的风险，最基本的操作要领是尽可能使应力分散。分散应力的方法有多种，可以增加钢板数量，也可以加大受力面积，这都有助于消除上述的弊端。但是，钢板的数量是有限制的，受力面积同样受到多种因素的制约，要想彻底消除这样的弊端并不容易，但绝对不是不可能。要想彻底消除，有一种可靠的方法，那便是根本不用这种手术。

在三明治手术中，针对凸起的操作只有一种，那便是 Wenlin 手术。但是，针对凹陷的操作除了 Nuss 手术外还有 Wang 手术，这为复合型畸形的治疗提供了另外一种选择。然而，由于 Wang 手术的钢板与 Wenlin 手术的钢板位于胸壁相同的一侧，此时的手术不能再叫三明治手术，而是一种全新的组合。

Wang 手术是从凹陷的表面对凹陷实施的操作，这种操作与 Nuss 手术完全不同，既有其明确优点，也有自己的缺陷。因此，在实际的操作中需要根据实际情况做选择。不管是 Nuss 手术还是 Wang 手术，只要手术指征掌握妥当，都可以获得好的手术效果。

（二）Willine 手术

在复合型胸廓畸形中，有时凸起与凹陷呈左右分布，即胸壁的一侧凸起而另一侧凹陷。这种畸形类似于不对称型的鸡胸或者漏斗胸，但凸起和凹陷的征象更加明显，因此是复合型畸形而不是不对称的独立畸形。

理论上讲，如果针对这种畸形实施三明治手术的话，同样有可能获得好的效果。但是，这等于是同时处理两种不对称型的畸形，Wenlin 手术针对的是不对称型的鸡胸，Nuss 手术针对的却是不对称型的漏斗胸。两种情况都是难度较大的操作，这无疑增加了手术操作的整体难度。另外，由于凸起与凹陷并行排列，两种手术的钢板需要放置于同一个平面，这将使钢板相互干扰，不利于操作的进行。由此可见，这种畸形不适合采用三明治手术。

经过对这种畸形的观察，我们最终设计出了一种特殊的手术，即 Willine 手术[5,11]。手术设计的初衷依然是同时针对两种基本畸形做操作。但是，为了更高效地完成手术，我们将两种手术合二为一，并通过相同的钢板实施矫形。这种手术的具体方法是：先在两侧胸壁做切口，在固定钢板的肋骨处放置钢丝导引线，构建钢板隧道；凸起一侧的隧道位于骨性结构表面，凹陷一侧隧道位于骨性结构的深面，两侧的隧道在凹陷一侧的胸骨旁会合；隧道完成后，用导引器将钢板的导引管放入，然后放入钢板，先将凹陷一侧的胸壁顶起，然后压迫对侧凸起的胸壁，最后将钢板两端固定，关闭切口，手术结束。

Willine 手术实际上是一种组合式手术，通过一条钢板完成了两种基本的操作，凹陷侧为 Nuss 手术，凸起侧则为 Wenlin 手术。由于该手术具有两种基本的功能，因此可以同时完成两种畸形的矫正。

很明显，Willine 手术具有如下优点[5]：①效率极高。该手术将两种基本的操作融合在一个手术中，既没有增加难度，也没有增加操作内容，却完成了两种手术的使命，因此效率极高。②节省钢板。一般来说，不管是 Wenlin 手术还是 Nuss 手术，都需要独立的钢板，而 Willine 手术却将二者合而为一，使钢板数量明显减少。钢板数量的减少不仅降低了手术的费用，而且使术野更干净，更加利于操作。③操作简单。Willine 手术是两种手术的组合，其实际操作相当于 Wenlin 手术和 Nuss 手术的一半，因此操作明显简化，较为简单。尤其需要指出的是，这种手术完全不需要使用胸腔镜，这使得手术的门槛大大降低。④操作安全。在一般的三明治手术中，由于涉及 Nuss 手术的操作，因此必须面对该手术天然的风险。在 Willine 手术中虽然有 Nuss 手术操作的成分，但钢板并没有过纵隔，这等于主动避开了 Nuss 手术最危险的操作，由此使操作变得格外安全。⑤效果理想。左右分布的复合型畸形用其他方法一般都难矫正满意。Willine 手术直接对两种畸形进行操作，一般都可以获得好的效果。

Willine 手术的优点相当明显，但同样有缺陷。这些缺陷包括[5]：①针对凹陷的操作有时不太理想。在实施凹陷一侧的操作时，钢板撑顶的结构可能只有少量的肋骨而不是整个凹陷的胸壁，这可能影响凹陷的矫正。②当两侧的操作在力量上出现严重不对称时，有可能增加手术的难度，这对手术细节提出了更高的要求。

为了消除上述缺陷，在具体操作时需要注意以下事项[5]：①对凹陷一侧实施操作时，要尽可能撑起多的肋骨，使凹陷一侧的胸廓得到尽可能满意的矫正；②在条件允许的情况下，可以增加钢板的数量，使凹陷得到更完美的矫正；③手术操作前，一定要对钢板的长度、形状、固定位置做仔细设计，使畸形得到最完美的矫正。

（三）其他手术

复合型畸形不是单一的畸形，因此手术是对医生技术的巨大考验。在具体操作时，紧盯畸形的特征选择手术，是完成矫正的关键。但是，如果眼中只有有限的几种手术，将不利于畸形的矫正。为了获得更好的矫形效果，需要用更广更宽的视野审视这类特殊的畸形。当然，这也需要对手术技术进行深刻反思，发掘出更多的功能。

Willine 手术中同时包含的是 Wenlin 手术和 Nuss 手术，其中的 Nuss 手术是针对凹陷设计的操作。我们知道，针对凹陷的手术除了 Nuss 手术外还有 Wang 手术，那么有没有可能设计一种手术，使其同时包含 Wenlin 手术和 Wang 手术呢？这是绝对可能的。把 Nuss 手术改为 Wang 手术的核心操作就是将钢板由里移到外。在 Willine 手术中，要实现这样的操作非常容易，于是一种全新的手术便诞生了。也就是说，用一种手术同时完成 Wenlin 手术和 Wang 手术的操作[5,12-14]。具体的实施方法应该是，在凸起和凹陷表面同时做隧道，使用相同的钢板，凸起一侧做 Wenlin 手术，凹陷一侧做 Wang 手术。这样的设计是完全可行的，而且可以获得非常完美的效果。但是，如果再从一个更高的高度看这种新的组合的话，则又回归成了 Wenlin 手术，只不过凹陷一侧固定的位置比较特殊罢了。这样的看法其实是非常耐人寻味的。大家知道，Wenlin 手术是专门针对凸起设计的手术。为什么左右分布的复合型畸形也可以用这样的手术矫形呢？莫非矫正的对象是同一种畸形？这样的反思过后，再仔细观察这种复合型畸形和单纯凸起型畸形，很快可以发现其中的联系。这种复合型畸形完全可以当做不对称型的凸起畸形。从另外一个角度再做思考，此时的手术同样可以看做是 Wang 手术，凸起一侧的操作可以看做是 Wang 手术附加的固定。大家知道，Wang 手术是针对凹陷实施的操作。当上述的组合被认定为 Wang 手术时，畸形的性质同样会发生改变，是不是可以被当做凹陷畸形呢？这种看法是合理的，因为此时的畸形可以看做不对称型的凹陷畸形。在前文中我们专门提到，左右分布的复合型畸形是不适合被看做不对称型鸡胸或者漏斗胸的，其中的区别明显，各种性质都不相同。但是，如果相关的技术细节处理妥当，其治疗手段会存在某种交叉，至少在理念上提供了更多选择的可能。这恰好是灵活理解与应用的例证（图 2 - 17 - 3）。

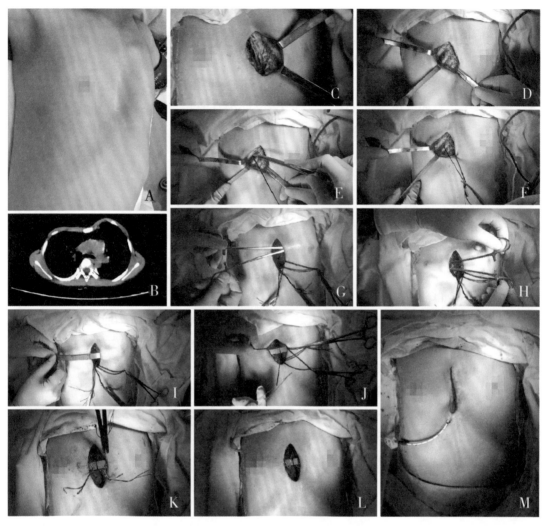

图 2-17-3　心脏手术后左右排列的复合型畸形，实际上也相当于不对称型的漏斗胸，采用 Wang 手术实施矫正（A. 前胸壁不对称型畸形，左侧高，正中凹陷，右侧低，正中可见陈旧性手术疤痕；B. CT 显示左右排列的不对称型畸形；C. 于正中手术疤痕处做切口，先向左侧胸壁骨性结构表面做游离；D. 向右侧胸壁骨性结构表面做游离；E. 以直角钳绕肋骨放置钢丝导引线；F. 钢丝导引线环绕肋骨备用；G、H. 以长弯钳向两侧胸壁做钢板隧道；I. 放入钢板；J. 用钢丝导引线引入钢丝；K. 收紧钢丝，固定钢板；L. 钢板固定完毕；M. 关闭切口，术野放置引流，手术结束）

由上述分析可以看出，复合型畸形尽管都由不同的单纯畸形组成，但是，如果只看其主要的特征，或者以一种宏观的视野分析畸形特征的话，对畸形的性质会有完全不同的认识。这些认识意义重大，对畸形的诊断和治疗具有极其重要的作用。如果能按照这样的思维认识并设计手术，将获得意想不到的效果。

综上所述，复合型胸廓畸形是一类特殊的畸形，由于不是某一种疾病，因此手术治疗相对复杂，手术方式的选择需要根据畸形的具体特征做决定。在实际操作过程中，只有时刻牢记两种基本畸形的本质特性，并以一种宽广的视野看待畸形，才能找到最合适的手术，最终获得矫形的成功。如果认识不到畸形之间固有的联系，总是孤立地看待各畸形，就会千篇一律地选择某种固定的术式进行操作，其结果必然不会太理想。

参考文献

［1］王文林，陈春梅，李学军，等. 胸廓畸形的整体分类法. 中国胸心血管外科临床杂志，2018，25（11）：981 – 985.

［2］王文林. 青年女性重度鸡胸手术：Wenlin 手术 + Wung 手术. 胸廓畸形手术专家，2021 – 03 – 14.

［3］王文林. 复合型畸形的认识问题. 胸廓畸形手术专家，2020 – 02 – 24.

［4］王文林. 复合胸廓畸形手术方式的探讨. 胸廓畸形手术专家，2018 – 08 – 03.

［5］王文林. 复合型胸廓畸形的 Willine 手术. 今日头条，2021 – 11 – 07.

［6］王文林. 复合型畸形的治疗问题. 胸廓畸形手术专家，2020 – 02 – 25.

［7］王文林. 重度复合型畸形的 SANDWICH 手术. 胸廓畸形手术专家，2019 – 08 – 09.

［8］王文林. 严重复合畸形的 SANDWICH 手术. 胸廓畸形手术专家，2019 – 03 – 23.

［9］王文林. Sandwich 手术与改良 Sandwich 手术. 胸廓畸形手术专家，2018 – 07 – 30.

［10］PARK H J，KIM K S. The Sandwich technique for repair of pectus carinatum and excavatum/carinatum complex. Ann cardiothorac surg，2016，5（5）：434 – 439.

［11］WANG W L. Minimally invasive technique for mixed-type asymmetric thoracic deformity. Surgical case reports，2018，1（2）：1 – 2.

［12］王文林. 心脏术后复合型胸廓畸形的微创手术. 胸廓畸形手术专家，2019 – 04 – 30.

［13］王文林. 不对称复合型胸廓畸形的治疗. 胸廓畸形手术专家，2017 – 11 – 17.

［14］王文林. 重度复合型胸廓畸形手术今天成功. 胸廓畸形手术专家，2017 – 08 – 18.

第十八节

继发性胸廓畸形

胸廓畸形从发病情况看，可分为原发性和继发性两种畸形。原发性畸形指的是无明确诱因出现于胸廓的畸形。一般来说，临床上遇到的大部分畸形都属于原发性畸形。继发性畸形则是指发生于明确原因之后的畸形。这些原因可以是外伤、手术、感染，也可以是其他的因素，它们直接导致了畸形的发生[1-4]。判断胸廓畸形是否为继发性畸形需要明确三个要素：①是否有病因；②病因是否发生于畸形之前；③病因与畸形之间是否有因果关系。只有三个要素明确后，才能确定继发性胸廓畸形。从畸形的本质上讲，继发性畸形与原发性畸形之间没有本质的区别，均表现为胸廓形状的异常[1]。这样的异常具备了一般胸廓畸形所有的属性，可以为前凸畸形，也可以为凹陷畸形，还可以为复合型畸形。但是，由于有明确病因的存在，这些畸形又有了自身的特性。在治疗这些畸形时，又与原发性畸形有明确的不同。

一、发病机理

继发性胸廓畸形原因明确，但种类五花八门，每种致病因素都可能通过不同的机理导致胸廓畸形，因此在分析机理时，要结合致病原因进行具体分析。

外伤本身是一种非常复杂的致病因素，外伤的性质不同，严重程度不同，导致的继发性畸形的机理也会有很大的差异[5,6]。比如严重的挤压伤、摔伤、撞击伤或者锐器伤，都可能导致继发性胸廓畸形，但其机理显然存在很大的不同（图2-18-1）。当各种损伤使胸壁

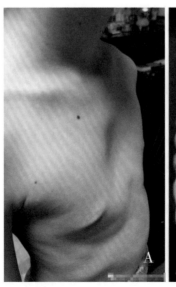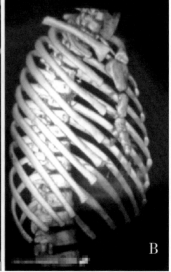

图2-18-1 外伤导致的漏斗胸（A. 前胸壁正中凹陷畸形；B. 胸骨骨折，周围结构凹陷）

结构尤其是骨性结构发生破坏后，如果损伤没有及时处理或者处理不当，骨骼结构将发生畸形愈合，最终导致胸廓整体外观形状出现异常（图 2 - 18 - 2）。这是外伤导致继发性胸廓畸形的一般性机理，而不同原因导致骨性结构损伤的具体机理却有可能存在差异。

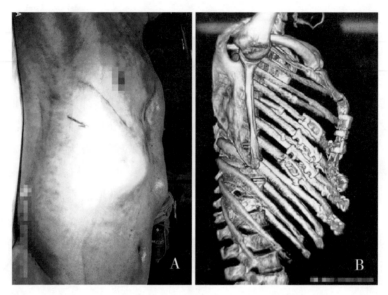

图 2 - 18 - 2　外伤后固定不当导致的畸形（A. 前胸壁凹陷畸形；B. 前胸壁多处骨折，包括肋骨、肋软骨以及胸骨，虽然实施了固定手术，固定效果却不理想，导致术后前胸壁畸形）

　　手术导致的畸形主要指继发于各种胸部手术后的畸形。这些手术可以为胸腔内的普胸手术，可以为心脏手术，也可以为胸壁的各种手术。手术具体性质不同，会通过不同的机制导致畸形。

　　胸腔内的普胸手术导致的畸形常见于新生儿手术，比如早期的肺囊腺瘤切除术或者膈疝修补术，均可诱发漏斗胸[7-9]。这两种手术导致胸廓畸形的发病机理已经在其他章节做过详细说明，其中胸壁的薄弱与外力的作用是畸形形成的两个必要因素。

　　心脏手术后的继发性胸廓畸形可以为前凸畸形，也可为凹陷畸形[10,11]。前凸畸形为鸡胸，凹陷畸形为漏斗胸。两种畸形的发生其实也都与胸壁的薄弱和外力作用有关。心脏手术后，胸廓的稳定性受到影响。如果胸壁结构非常柔软，在受到来自心脏的持续正压作用时，胸壁可能前移形成前凸畸形。相反，如果受到来自纵隔的纤维结构的牵拉，则可能形成凹陷畸形。

　　继发性胸廓畸形也可继发于一种传统的胸壁手术后，比如胸廓成形术，也称胸改手术。这是一种主动导致畸形的手术。手术的目的是通过人为的胸壁塌陷而消除胸腔内的死腔，使胸腔内的病灶得到控制。胸改手术曾是一种较为常用的手术，广泛用于难治性的肺结核、肺脓肿以及支气管胸膜瘘的治疗。胸廓塌陷畸形是手术的目标，这样的特性与其他所有的手术都不同。

导致继发性胸廓畸形的胸壁手术也可为胸廓畸形的矫正手术，比如鸡胸的开放手术。当两侧的肋软骨全部被切除后，胸廓的发育受到影响，术后将出现继发性的胸廓发育不良，这种畸形就是典型的继发性胸廓畸形。

继发于胸壁手术的畸形尚可见于其他种类的胸壁手术，比如骨折固定手术（图 2 -18 -3）后的胸廓畸形、胸壁肿瘤切除术后导致的胸廓畸形、胸壁感染术后导致的胸廓畸形等，都是较为常见的继发性胸廓畸形。这些手术之所以最终导致了胸廓畸形，主要是病灶处理后胸壁重建没有达到正常的标准而导致。

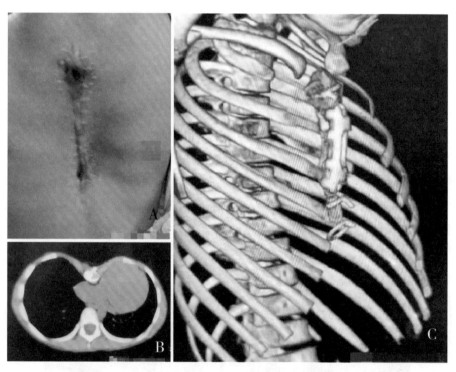

图 2 - 18 - 3　胸骨骨折固定失败导致的畸形（患儿原发病为先天性心脏病，实施心脏手术中，由于牵引过度，导致胸骨断裂，关胸过程中对胸骨进行固定，由于固定方法不当，导致术后胸廓畸形。A. 胸壁外观，可见明显凹陷畸形；B. CT 截面图显示前胸壁凹陷，心脏受压；C. 三维重建显示胸骨骨折以及固定材料，胸骨下段凹陷）

感染导致胸廓畸形的情况主要来自慢性脓胸，当胸膜纤维板增厚时，可以牵拉一侧胸壁使胸壁整体塌陷，从而形成继发性胸廓畸形（图 2 - 18 - 4）[12 - 14]。

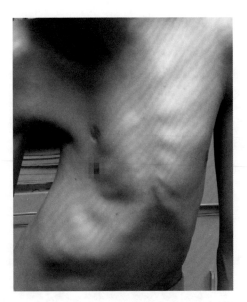

图 2 - 18 - 4　脓胸导致的继发性胸壁畸形。主要表现为一侧胸壁塌陷，脊柱明显侧弯

其他因素导致的继发性畸形可见于慢性呼吸系统疾病之后的桶状胸[15]，也可见于高原地区长期缺氧导致的胸廓畸形。这类畸形的发病机理与长期缺氧引起的呼吸肌额外做功有关。当做功持续的时候，胸廓在肌肉的牵拉下可能出现形状改变，最终形成桶状胸。

除了如上的所有原因外，临床上还可以见到各种其他原因导致的继发性胸廓畸形。这些畸形共同的特征是通过特殊的原因导致了胸廓形状的异常，畸形形状不一定典型，表现往往非常复杂（图 2 - 18 - 5）[16]。

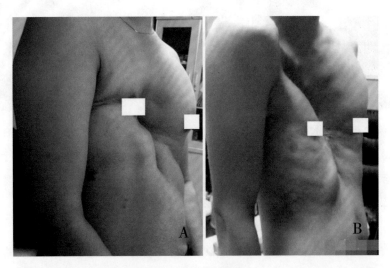

图 2 - 18 - 5　胎儿时期堕胎导致的继发性胸廓畸形（A. 青年女性，右侧乳腺及胸大肌畸形，骨性结构破坏严重；B. 青年男性，前胸壁出现巨大纵行沟状凹陷）

二、病理特征

与原发性胸廓畸形相比，继发性胸廓畸形本质基本相同。但是，某些因素导致的继发性胸廓畸形可能更复杂，也更严重[1-4]。比如继发于外伤的胸廓畸形，其结构和形状都比一般的胸廓畸形严重[5,6]，继发于手术的胸廓畸形也较严重[7-11]。这些畸形可以有不同类型，其中多数为凹陷类畸形，凸起类畸形较少见，但可能存在一些形态复杂的畸形。从局部的结构看，此类畸形多有较严重的局部病变。病变不仅存在于胸壁结构本身，还可能存在于周围。胸壁内侧多有结缔组织增生或者严重粘连，有的患者甚至存在感染灶或者其他明显的原发病变。这些病变的存在，使继发性胸廓畸形的病理改变更为复杂，手术难度也大大增加。

三、临床表现

继发性胸廓畸形有明确的致病原因，这使患者除了畸形自身的临床表现外，还可能表现出原发病的症状与体征[1]。比如外伤导致的胸廓畸形，除了畸形自身可能引起的症状外，患者可能有明显的局部疼痛，这是与外伤相关的症状，此外还可能有严重的全身症状。这都是外伤特有的临床表现。再比如说发生于慢性脓胸的胸廓塌陷，患者会合并明显的脓胸症状。与原发性胸廓畸形相比，继发性胸廓畸形的临床表现可能更为复杂，也更为严重。正因为如此，才更需要手术治疗。

四、检查

继发性胸廓畸形的检查包括两方面的内容，首先是胸廓畸形相关的检查，其次是原发病的检查，具体的检查项目和手段需要根据畸形的特征和原发病的性质决定。胸廓畸形检查的主要目的是明确畸形的整体形状和局部病变的特征，原发病的检查是为了明确疾病当前的状况以及可能对手术的影响。对于此类畸形患者，胸部的增强 CT 可以当做必要的检查。如果条件允许，可以考虑做三维重建检查，对重点部位进行全方位的显示（图 2 - 18 - 6）。

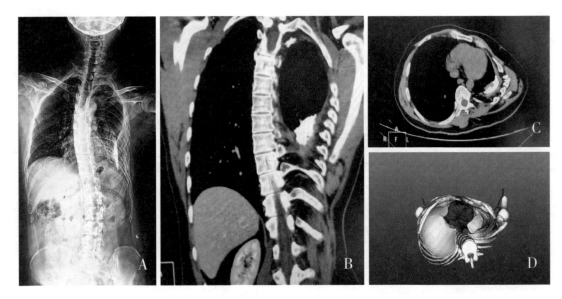

图 2 – 18 – 6　继发性胸廓畸形的影像学检查（A. X 线正位片显示左侧胸腔内病变，左侧胸壁塌陷，脊柱侧弯；B. CT 冠状面图显示胸腔内病变，左侧胸壁塌陷，脊柱侧弯；C. CT 截面图显示胸壁左右不对称，左侧胸腔内病变，左侧胸壁塌陷；D. 三维重建图显示左侧胸壁塌陷）

五、诊断与鉴别诊断

继发性胸廓畸形病因明确，畸形形状明显，诊断并不困难。但是，诊断时必须同时明确两方面的内容[1-4]：其一是胸廓畸形的性质，其二是原发病的性质。前者较为容易，后者有时较为困难。比如创伤性胸廓畸形患者，早年可能发生过胸壁的创伤，如果畸形出现于多年之后，此时很难将二者的因果关系建立起来，要最终做出诊断并不容易。

继发性胸廓畸形应该与原发性畸形合并其他病变的情况相鉴别。比如肺手术之后的胸廓畸形，应该是典型的继发性畸形。但合并自发性气胸的扁平胸就是原发性畸形，这类患者即便做了自发性气胸手术之后，其扁平胸也依然是原发性畸形，而不是继发性畸形。

还有一种非常特殊的情况，就是心脏术后的漏斗胸。此时的漏斗胸可以由心脏手术引起，但也可能存在于心脏手术之前。后者是原发性漏斗胸合并心脏病的情况。在实施心脏手术时，由于没有同期对漏斗胸实施矫正，致使患者术后依然有漏斗胸存在。这样的漏斗胸属于原发性畸形，与心脏手术无关。但是，心脏手术的影响给漏斗胸的治疗带来了困难。

相似的情况也可以见于心脏术后的鸡胸。鸡胸可以存在于心脏手术前，也可以在心脏手术后出现。前者为原发性鸡胸，后者却是继发性鸡胸。

六、手术适应证

一般来说，继发性胸廓畸形与原发性胸廓畸形的手术没有本质的差别，因此在谈论手术适应证时，基本的原则是一样的。总的来说，手术应该由患者和家属自己决定。如果觉得难看或者难受，就需要手术。如果既不觉得难看也不觉得难受，就不需要手术。

对于继发性胸廓畸形来说，由于有原发病的存在，症状往往较明显，因此多需要手术治疗。但是，在具体实施治疗时，必须同时考虑两方面的因素。除了畸形自身的因素外，还要考虑原发病的因素。如果原发病过于严重，无法根治，或者具有极大的风险，则不能轻易实施手术。另外，有的胸廓畸形是代偿性病变，比如继发性桶状胸，这样的畸形是手术禁忌，不能接受手术治疗。还有，有的胸廓畸形具有治疗作用，比如胸改手术导致的胸壁塌陷，就是一种具有治疗作用的畸形。如果肺内的原发病灶依然存在，就不能主动消除胸壁的塌陷，这也应该算做是胸壁手术的禁忌。

七、手术治疗

继发性胸廓畸形形状多种多样，手术方式的选择要根据畸形的特征而定。但不管畸形多么复杂，都可以用整体分类法进行分类，这种分类可以为手术提供方向性的指导，从而使手术顺利实施。

（一）手术的原则

继发性畸形有原发病存在，如果实施手术必然会增加难度。原发病和胸廓畸形同期实施手术时，对手术提出了特殊的要求。由于继发性畸形更为复杂，在具体实施手术时，需要注意以下原则[1-4]：①不能离不开微创，需要的时候可以考虑做开放手术。一些继发性畸形外表看起来不过是简单的畸形，但深层结构可能会非常复杂。比如继发于创伤后的漏斗胸，骨性结构可能异常增厚，甚至有大面积骨痂形成。这样的结构无论如何都无法采用微创手术完成治疗。此时就需要采用开放手术实施操作，这几乎是唯一有效的方法。再比如继发于胸壁肿瘤切除术后的胸廓畸形，原发病手术本身就是开放手术，如果再对胸廓畸形实施矫正，则更需要采用开放手术而不可能用微创手术。②不能离不开胸腔镜，在更多的时候需要在直视下完成手术。由于原发病的存在，胸腔内可能有严重的粘连，针对胸腔内病变的操作无法通过胸腔镜完成。如果局部需要实施矫形，直视下的手术将是唯一靠谱的选择。比如脓胸手术导致的胸廓畸形手术，这种手术在体表进行，通过开放手术实施矫正时，不仅显露良好，而且可以保证将病灶彻底清除。此时如果使用胸腔镜，则成了绝对的累赘。③要将塑形与重建结合起来，利用多种手段进行手术。在一些特殊畸形中，骨性结构的基本形状遭破坏，如果只是考虑塑形，很难获得好的效果。此时需要将重建的方法同时用在手术中，对必要的结构做重建，这样才能获得好的手术效果。这样的情况几乎存在于每一种严重的继发性胸廓畸形手术中，如果不懂得重建的技术，几乎寸步难行。④必须同时治疗原发病。继发性胸廓畸形的原发病同样可能对患者造成影响，因此在治疗的过程中，不仅要紧盯畸形做治疗，更要治疗原发病，只有这样才能彻底治愈疾病。比如外伤导致的胸廓畸形，除了胸壁的损伤外，可能伴随有胸腔内脏器的损伤，此时必须首先处理胸腔内脏器损伤，然后才能实施胸廓畸形的矫正。再比如脓胸导致的胸廓畸形，脓胸的清除是必须首先完成的操作，这是畸形矫正成功的基础。

（二）手术方法

继发性胸廓畸形的手术包括两部分操作[1-4]：其一是原发病的处理；其二是胸廓畸形自身的矫正。两部分操作相互联系，缺一不可，必须给予同样的重视。

1. 原发病的治疗

继发性胸廓畸形都有明确的原因，都是由特定的病因导致的畸形。但是，在实施胸廓畸形手术时，这些病因存在的形式可能有很大的不同。就拿外伤来说，可以是很久以前的外伤，也可以是才发生的外伤，二者都可能造成继发性胸廓畸形，但外伤存在的形式显然不同，因此处理的原则和方法也不相同。肿瘤导致的继发性胸廓畸形也是如此。肿瘤可以是未治疗的肿瘤，也可以是已经切除了的肿瘤。此时的原发病显然也有明显的差异。原发病存在的具体形式不同，手术的方式也不同。在实施手术时，必须根据原发病的具体情况做具体分析，设计出最合适的手术方法，这是处理原发病最基本的原则。

2. 胸廓畸形的矫正

继发性胸廓畸形的形状特殊、结构复杂，在实施手术时不能只进行塑形，而要同时考虑重建，这两种方法是治疗继发性胸廓畸形最基本的方法。

（1）塑形手术。继发性胸廓畸形不管多么复杂，都会有胸廓畸形的一般特征，这些特征类似于原发性胸廓畸形，因此可以用一般的塑形手术完成矫正。这样的手术相对简单，如果不存在特别影响操作的因素，可以用微创的手段完成手术。如果微创手术难度大、风险高，或者根本无法完成时，可以考虑开放手术塑形（图2-18-7）。

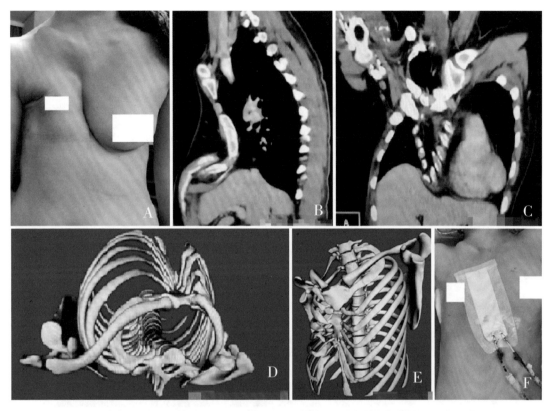

图 2-18-7　继发性胸廓畸形的塑形手术（A. 右侧胸壁软组织及骨性结构具有明显畸形；B. CT 矢状面显示前胸壁骨性结构严重畸形；C. CT 冠状面显示前胸壁严重畸形，心脏位于左侧胸腔；D、E. 三维重建图显示胸廓严重畸形；F. 采用综合手术方法完成矫形，术后畸形基本消失）

（2）重建手术。一些胸廓畸形局部病变严重，用普通的塑形手段根本无法完成操作，此时需要将局部畸形切断或者切除，然后对局部的结构做重建，由此获得满意的形状。

重建手术一般都是非常复杂的手术。这种手术与原发性病灶的重建手术不同。比如胸壁肿瘤切除术后的胸壁重建手术，如果肿瘤未曾接受过手术，胸壁的重建手术可以与肿瘤切除手术同期完成，重建手术相对简单；但是，如果重建手术完成于肿瘤切除术后，手术难度将明显增加。

在各种原因导致的继发性胸廓畸形重建手术中，难度最大的手术是继发于脓胸的胸壁塌陷重建手术。这种病变本身有漫长的病史，胸腔内有严重病变，胸壁塌陷，肋间隙变窄，肋骨变短，脊柱侧弯，重建手术具有极大的挑战性。为了完成手术，需要注意以下要点：①必须彻底清除胸腔内病灶。患者胸腔内可能有脓肿、纤维板增厚、钙化，这些病灶必须彻底清除，不然会影响胸壁的重建。②必须对一侧胸壁进行彻底重建。患者的胸壁塌陷往往累及所有肋骨，要想使塌陷消除，必须对每一条肋骨做操作，将其位置摆正，长度延长，牢固固定，最终使一侧胸壁外观完全恢复正常。③要使用有效的材料做重建。要想完成重建操作，必须有合适的材料，这是重建手术最基本的要求。对于肋骨和肋软骨的重建，可以选择 MatrixRIB（图 2 - 18 - 8），也可以选择其他材料（图 2 - 18 - 9）。如果涉及胸骨的缺损，则可以考虑用数字材料做重建。④要充分清洗，充分引流。脓胸本来就是感染性病灶，要想使术后恢复满意，术中必须完成相关的操作，不然会引起感染扩散，不仅无法实现手术的目标，而且会带来各种并发症。

与一般的塑形手术相比，重建手术破坏性大，操作难度也更大。如果再考虑原发病的治疗，重建的难度将更大。正是因为这样的难度，在具体操作时才要格外重视手术细节，只有这样才能保证手术成功。

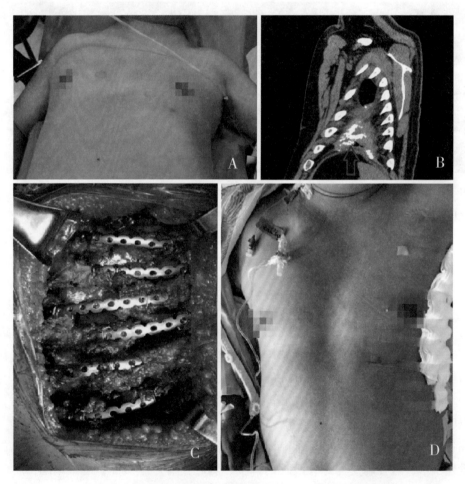

图 2 - 18 - 8　脓胸导致的继发性胸廓畸形的重建（A. 左侧胸壁塌陷，左右不对称；B. CT 矢状面图显示左侧胸腔内病灶；C. 清除胸腔内病灶，以 MatrixRIB 重建胸壁；D. 术后胸廓外观，基本恢复正常）

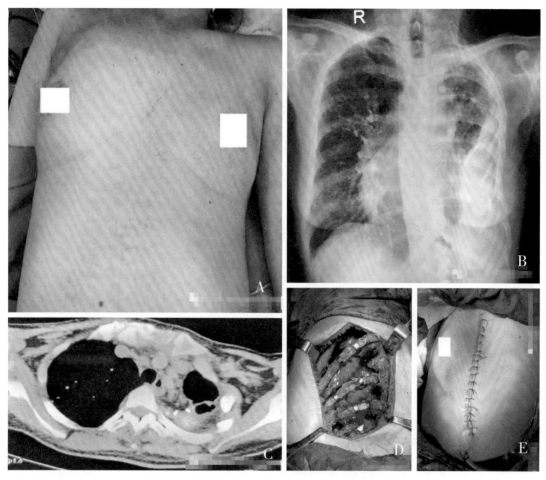

图 2-18-9 脓胸导致的继发性胸廓畸形的重建手术（A. 胸壁外观，左侧胸壁塌陷；B. X 线正位片显示左侧胸腔内病变明显，左侧胸壁塌陷，脊柱侧弯；C. CT 截面图显示左侧胸腔内病变，左侧胸壁塌陷；D. 清除左侧胸腔内病灶，以肋骨接骨板重建胸廓；E. 术后的胸壁）

八、预后

继发性胸廓畸形多较为严重，由于同时存在原发病，需要同时完成原发病和胸廓畸形的治疗，这意味着手术难度明显增加，对每一个手术者来说都是巨大的挑战。正因为手术难度大，手术的成功率肯定不如原发性胸廓畸形手术。但是，只要严格按照操作原则进行，这类手术终将获得成功。

参考文献

［1］王文林. 继发性胸廓畸形. 胸廓畸形手术专家，2021 – 09 – 21.

［2］王文林. 继发性漏斗胸（1）. 胸廓畸形手术专家，2019 – 12 – 13.

［3］王文林. 继发性漏斗胸（2）. 胸廓畸形手术专家，2019 – 12 – 14.

［4］王文林. 继发性漏斗胸（3）. 胸廓畸形手术专家，2019 – 12 – 16.

［5］王文林. 创伤性漏斗胸. 胸廓畸形手术专家，2020 – 09 – 20.

［6］王文林. 在南方医科大学第五附属医院完成的继发性畸形 Wang 手术. 胸廓畸形手术专家，2019 – 08 – 08.

［7］王文林. 新生儿胸部手术后漏斗胸形成的原理. 胸廓畸形手术专家，2020 – 11 – 23.

［8］王文林. 肺囊腺瘤术后继发性漏斗胸的 Wang 手术. 胸廓畸形手术专家，2021 – 03 – 08.

［9］王文林. 先天性膈疝手术后漏斗胸形成的机理. 胸廓畸形手术专家，2020 – 11 – 24.

［10］王文林. 先心病术后漏斗胸的 Wang 手术. 胸廓畸形手术专家，2020 – 10 – 31.

［11］王文林. 十分低级的操作失误：心脏手术后一种特殊的胸廓畸形. 胸廓畸形手术专家，2021 – 01 – 22.

［12］王文林. 继发性单侧胸壁塌陷 MatrixRIB 胸壁重建手术. 胸廓畸形手术专家，2021 – 07 – 10.

［13］王文林. 今天甘肃的手术：继发性胸廓畸形 MatrixRIB 重建手术. 胸廓畸形手术专家，2020 – 11 – 06.

［14］王文林. 西宁：脓胸后的继发性胸廓畸形手术. 胸廓畸形手术专家，2019 – 08 – 30.

［15］PIERCE J A，EBERT R V. The barrel deformity of the chest, the senile lung and obstructive pulmonary emphysema. Am J med, 1958, 25（1）：13 – 22.

［16］王文林. 继发性重度胸廓畸形的二次手术. 胸廓畸形手术专家，2020 – 12 – 27.

第十九节

先天性心脏病合并胸廓畸形

胸廓畸形大多是先天性疾病，既然是先天性疾病，病变就不可能仅局限于胸廓，很多胸廓畸形患者可能伴有其他部位的先天性病变。在这些病变中，先天性心脏病是较为常见的合并疾病[1]。胸廓畸形本身发病机理不清，先天性心脏病的发病机理也不清楚，二者联合出现时，可能有某种共同的机制在发挥作用。如果将两种疾病放在一起做研究，可能更有利于其机制的阐明。

一、一般的概念

在各种胸廓畸形中，最容易合并先心病的胸廓畸形为漏斗胸，除此之外还可能有其他类型的畸形，比如扁平胸也可以合并此类疾病，但鸡胸合并心脏病的情况相对较为少见，这可能与鸡胸的发病机制有关。多数人认为鸡胸与后天性因素有关，而先心病的病因多为先天性因素，因此二者合并存在的机会很少。与胸廓畸形合并存在的先心病可为常见的房间隔缺损或室间隔缺损，偶尔也有其他较为少见的畸形，有的患者会合并马凡综合征[2,3]，这是极其严重的先心病。

二、危害

先心病多数没有功能异常，因此没有明显症状，危害主要来自胸廓畸形。胸廓畸形种类繁多，主要的危害首先来自外观，这是所有胸廓畸形共同的危害。除了外观的危害外，还有生理性危害，这种危害主要来自胸壁凹陷的压迫。凸起类畸形不存在此类危害，凹陷类畸形如果压迫严重，可影响心脏和肺的功能，导致一系列症状。少数患者先心病严重，可直接影响心脏功能，若伴有凹陷畸形，心脏功能危害将更严重。

三、临床表现

轻型的先心病早期可以没有任何症状。如果病变严重，可能在较早的时候出现症状。当凹陷类畸形合并先心病时，凹陷直接压迫心脏，而心脏本身存在缺陷，此时心脏病的症状很容易表现出来。因此相对于独立的先心病患者来说，胸廓畸形合并先心病时临床症状会更早出现，且更为严重。

四、检查

怀疑胸廓畸形合并先心病时，需要做一些特殊的检查。首先是胸廓畸形的检查。这种检查与独立的胸廓畸形检查没有明显的差异。心脏检查最基本的手段是听诊[4]。如果发现杂音，需要进一步做检查，此时最重要的检查是心脏超声检查，必要时需要做造影。

五、诊断与鉴别诊断

当两种疾病单独存在时，诊断并不困难。但合并存在时经常会造成漏诊。胸廓畸形为胸廓外观的异常，发现容易，不可能漏诊。凹陷类畸形可伴有心脏杂音，如果不做听诊，或者不对杂音性质进行深究的话，就可能导致心脏病的漏诊[4]。心脏病漏诊将给患者带来极大危害，因此必须尽可能避免。避免漏诊最简单的方法就是重视听诊。一旦发现心脏杂音，不管是哪种性质的杂音都要进行心脏超声检查，这是杜绝心脏病漏诊最有效的方法。

需要做鉴别诊断的情况是胸廓畸形合并功能性心脏杂音的情况。此时并不存在心脏的器质性病变，心脏杂音来自胸壁压迫导致的心脏形状改变。这种杂音性质可以因体位而发生变化。心脏超声可以明确诊断。

六、手术治疗

（一）手术指征

单纯胸廓畸形的手术主要由患者和家属决定。如果没有明显症状或者对外观没有更高的要求，可以不考虑手术。但是，先心脏是一种必须手术的疾病。当胸廓畸形合并先心病时，一般都需要接受手术。但有例外的情况，如果心脏病自身已发展成手术的禁忌，则不能接受手术。

（二）手术的策略

胸廓畸形合并先心病是一种非常特殊的组合，由于治疗过程中存在各种因素的影响，有可能采取三种不同的手术策略[5]：①两种疾病同期手术；②只做先心病手术，不做胸廓畸形手术；③只做胸廓畸形手术，不做先心病手术。

一般来说，最理想的手术策略是同期完成两种疾病的治疗。这种策略具有如下优点[5]：①治疗效率提高，使患者少受痛苦，经济负担减轻。单独的胸廓畸形手术和心脏手术都是必需的手术，分两次完成手术不仅增加了工作量，增加了疾病治疗的时间，也会明显增加患者的痛苦，另外，两次手术会额外增加很多的花费。可见分开实施两种手术对患者是一个极其不利的选择。如果能将两个手术合二为一的话，其优越性不言而喻。②两种手术可以为彼此提供便利，更有利于手术的开展。胸廓畸形的存在会对心脏手术的实施带来不便。比如漏斗胸的凹陷，在开胸时会增加开胸的风险和难度，在手术时会增加显露的难度，而在关胸后因为有压迫的存在又会影响心脏的复苏。如果只做心脏手术而不做漏斗胸的矫正，漏斗胸的所有影响会自始至终存在于心脏手术的过程中，这对心脏手术来说无疑是一个极其不利的因素。但是，如果同期实施漏斗胸手术的话，开胸可以用胸壁外科专业的技术，使风险降低；撑开切口时，可以先做胸壁畸形的预塑形，这样可以使显露极其方便；而在关胸时可以同期做畸形的矫正，由此可以彻底消除畸形对术后心脏的影响。这些操作的完成，无疑会大大方便心脏手术的实施。同样地，心脏手术的开展也会为漏斗胸的手术提供便利。漏斗胸一般采用微创手术，不管是 Nuss 手术还是 Wang 手术，最大的问题其实就是显露，由于这两种手术的切口不大，手术都有一定的难度。但是，如果同期做心脏手术，等于在正中做了一个大的辅助切口。这使得漏斗胸所有的操作都可以在巨大的切口中完成，且手术也变成了绝对的直视手术。此时手术的风险将彻底消失，难度也会变小，最终使胸廓畸形变成极其简单易行的小手术。由此可见，当两种手术同时开展时，可以为对方提供便利。③避免二次手术的各种风险和困难。胸廓畸形和先心病单独完成手术后，如果再做另外一种疾病的手术，将相当于实施再次手术。此时的手术会有各种挑战，手术的风险和难度都会明显增加。如果能同期完成手术，将彻底避免二次手术的麻烦，使患者得到最满意的治疗。

综上所述，同期完成两种疾病的治疗具有诸多益处。因此，只要条件允许，都应该积极实施同期手术。但是，在临床实际工作中，开展同期手术的情况并不多见，多数患者只接受了其中的一种手术而并没有同期完成另外一种手术。这种情况之所以出现，主要与一些特殊原因有关[5]：①很多医院无法同时开展两种手术。心脏手术和胸廓畸形手术都不是一般的手术，对相关技术有很高的要求。心脏手术本身对医院的综合技术水平要求很高，很多医院不具备开展心脏手术的能力。而胸廓畸形手术更为特殊，即便是大型的综合医院也不一定具备开展胸廓畸形手术的能力。如果医院不能同时开展两种手术，就无法同期实施手术治疗。这是客观条件的限制。②很多医院的医生无法同期完成手术。在传统的学科架构中，心脏外科和胸外科同属于一个专业，也就是心胸外科，这样的架构对同期实施两种疾病的治疗有体制上的优势。但是，随着学科技术的不断发展，级别较高医院的心胸外科都已经分家，分属于胸外科和心脏外科。这样的架构显然不适合同期完成胸廓畸形手术和心脏手术。级别低的医院心胸外科依旧在一起，这样的架构本应该是最适合两种疾病同期治疗的，但这样的科室往往心脏手术和胸外科手术水平都不高。既然水平不高，就很可能无法安全顺利地完成心脏手术和胸廓畸形手术。技术不行直接影响了手术的治疗效果。而在那些心脏外科和胸外科分家的单位，尽管两个科室分别具备了完成心脏手术和胸廓畸形手术的能力，却因为专业的划分而阻碍了同期手术的可能。两个专业的医生不愿意合作或者根本不屑于合作时，便只能先完成其中的一种手术。③很多医院的医生故意只完成一种手术。如果医生具备同时完成两种手术的能力，只要条件允许，一般都会同期完成手术。但是，手术的开展往往受到很多客观因素的影响。比如心脏手术，需要麻醉、体外循环、监护等多方面的配合。如果这些条件不成熟，即便医生会做心脏手术，也可能会主动放弃，而只做胸廓畸形手术。另外，有的医生还会考虑到手术的风险和责任。比如对于擅长胸廓畸形手术的医生来说，如果担心心脏手术有额外的风险，可能会选择放弃心脏手术；擅长做心脏手术的医生也一样，如果对胸廓畸形手术不熟练，或者担心手术失败的话，同样会选择放弃胸廓畸形手术。医生因为种种原因主动放弃其中的一种手术，就不可能使患者的疾病得到彻底治疗。④医生认为不允许同期完成手术。这样的情况来自一种无奈的选择。比如考虑到术后围手术期再次开胸的风险，某些心脏外科医生往往不建议同期开展胸廓畸形手术。具体的理由是，如果做了这样的手术，就需要放置钢板。而一旦需要对患者实施二次开胸甚至床旁的急救，钢板的存在将妨碍救治的实施，因此这些医生不主张同期实施胸廓畸形手术。

两种疾病同期手术需要种种条件做支撑，有客观条件，也有主观条件，任何一种条件不允许都无法保证同期手术顺利实施。但是，同期手术的优势是明确的，只要有可能，就应该努力完成同期手术。

（三）手术方法

先心病和胸廓畸形手术都是技术门槛相对较高的手术，对手术操作都有严格的要求。无论单独完成一种疾病的手术还是同期完成两种疾病的手术，都需要成熟的技术。尤其对于同期完成两种疾病治疗的手术来说，对技术更有严格的要求，只有具备过硬的技术才能保证手术成功。

1. 两种疾病的同期手术

合并先心病的胸廓畸形中，最常见的类型是漏斗胸。当漏斗胸与心脏病同期实施手术时，心脏病的操作有多种选择，早年选用的是正中开胸手术，这种手术到今天为止依然是主要的手术方式。随着微创心脏手术的开展，一些心脏手术通过微创手术或者介入手术完成。此时如果合并有漏斗胸，除了考虑切口上尽可能相互利用外，基本上可以按照独立的漏斗胸手术进行处理，没有太多的要求[6-8]。当选用正中开胸手术实施心脏手术时，对漏斗胸手术的实施有特殊要求，可以有不同的手术选择[5]：第一种选择是 Nuss 手术，第二种选择是 Wang 手术。实施 Nuss 手术时，手术的操作流程如下[9]：先于胸骨正中做切口，于凹陷正中劈开胸骨，牵开切口，显露心脏，实施心脏手术；心脏手术结束后，于两侧胸壁做切口，于凹陷周围适当的位置进入胸腔，将导引器经一侧胸壁切口放入胸腔内，前行通过正中切口，进入对侧胸腔，然后从对侧胸壁切口穿出，连接钢板导引管，将导引管拉入上述的行程，导引管两端从两侧胸壁切口穿出；充分预塑形，用钢丝常规关闭胸骨，将钢板与导引管连接，然后拉入上述行程，将钢板置于前胸壁凹陷底部，翻转钢板，将凹陷胸壁顶起，两端固定钢板，关闭所有切口，手术结束。

Nuss 手术是传统的微创手术，在 Wang 手术出现之前，是唯一用于临床的微创手术。在上述操作中使用该手术具有如下优点：①钢板位于胸骨后，有利于正中切口的愈合；②撑顶的受力面积较大，有利于凹陷畸形的消除；③正中存在较长的切口，使放置钢板的操作非常便利，可以彻底避免损伤心脏的可能；④由于胸骨从正中劈开，凹陷局部可以充分预塑形，应力能够完全释放，因此操作难度大大降低。但是，Nuss 手术的使用同样具有弊端：①必须在侧胸壁做额外的切口，这无疑会增加手术后胸壁皮肤的疤痕。②放置钢板的过程中，必须经过双侧胸腔，这将增加额外的创伤，甚至可能带来相关的并发症。③Nuss 手术自身对患者年龄有限制，年龄低于 3 岁的患儿无法接受手术。对于低龄的患儿，如果医生除了 Nuss 手术不会其他手术的话，手术就没有办法完成。④Nuss 手术的钢板对胸廓有约束作用。如果患儿处于生长的旺盛期，术后可能影响胸廓的发育。

Nuss 手术进入临床后，一直是治疗漏斗胸的标准术式。但是，对于合并先心病的患者来说，Nuss 手术尽管有一定的优点，弊端也格外明显。因此如果有其他选择，就需要考虑更理想的手术。

Wang 手术是近年来出现的针对漏斗胸的新手术，对于合并心脏病的漏斗胸来说，这种手术同样是可以考虑的选择[10-12]。在实际操作中，如果选择 Wang 手术，心脏手术结束前的所有操作与 Nuss 手术的操作基本相同，不同的内容在心脏手术完成后。心内所有的操作完成后，先实施预塑形，然后放置关闭胸骨的钢丝，暂时不拧紧。于胸壁骨性结构表面向两侧做钢板隧道，于凹陷底部跨胸骨放置提拉钢丝，将钢板放入隧道，收紧所有的钢丝，包括固定胸骨的钢丝和提拉凹陷的钢丝，同时关闭胸骨并塑形，使两种操作同时进行。固定结束后，关闭正中切口，手术结束。

Wang 手术本身需要经过正中切口完成操作，而心脏手术已经有正中切口，切口的重合使侧胸壁切口得以避免，不仅节省了操作内容，还减少了术后疤痕的数量，由此使术后的外观更美观。另外，较长的正中切口的存在，使 Wang 手术所有的操作全部在视野极好的状况下完成，这无疑为手术提供了极大的便利，不仅降低了手术的难度，而且使手术更安全，效果也更满意。Wang 手术还有一个好处，即不进入胸腔，这使得手术的创伤明显减小，并发症发生的概率也大大降低。

由如上分析可以看出，Nuss 手术和 Wang 手术各有特色，每一种手术都有自己的优势。在具体操作时，只要能充分考虑病变的详细特征，根据这些特征做出选择，就能获得理想的效果。

2. 只做先心病手术，不做胸廓畸形手术

表面上看，只做先心病手术而不做胸廓畸形手术的情况只属于心脏外科的内容，涉及的完全是心脏手术的操作，不应该在此讨论。但是，由于有胸廓畸形的存在，即便不同期治疗，也会对心脏手术造成影响，因此一些问题必须进行讨论，否则会影响手术的进行。

第一个问题是开胸的技术问题[5]。心脏手术主要通过胸骨正中切口完成，而漏斗胸患者的前胸壁存在明显凹陷，凹陷直接压迫心脏，这给切口的实施带来巨大麻烦。如果直接用胸骨锯锯开胸骨，可能伤及心脏，带来巨大风险。为了使操作更安全，必须对操作细节做设计。以下操作可以有效化解锯开胸骨的风险：①先完全显露剑突，将剑突劈开或者直接去除；②经胸骨下端紧贴胸骨背面向上做游离，使胸骨后出现一定的空间；③用甲状腺拉钩提拉胸骨下端做预塑形，使胸骨后尽可能有空间出现；④于两侧肋弓靠近剑突处的深面做游离，放入甲状腺拉钩，提拉胸壁，使前胸壁尽可能抬高，先游离胸骨后间隙，然后用胸骨锯锯开胸骨。在上述操作过程中，基本的操作思路就是增加胸骨后的操作空间，使锯胸骨的操作尽可能远离心脏，以降低手术的风险。

第二个问题是切口的撑开问题[5]。当凹陷的前胸壁被切开后，凹陷依然存在，此时如果直接用撑开器撑开切口的话，由于凹陷的存在必然会影响撑开的效果。为了避免这种情况的发生，可以先经正中切口直接对两侧的胸壁做预塑形。此操作完成后，将撑开器放入胸骨正中切口，持续用力撑开，可以获得稳定的显露效果。

第三个问题是关胸的技术问题[5]。心脏手术完成后，心脏处于一个较为脆弱的时期，要想安全度过围手术期，需要一个良好的周围环境。但是，由于凹陷的存在，关胸操作一经完成心脏将很快再次受到胸壁的挤压。这对刚刚经历过手术打击的心脏来说极其不利。为了尽可能减少对胸壁的压迫，在关胸前需要将凹陷胸壁向前方塑形，一方面尽量释放局部的应力，另一方面可以使前胸壁的形状发生一定范围的改变，起到塑形的作用。这种作用虽然有限，却能尽可能消除对心脏的挤压，从而有助于术后心脏的康复。

由上述分析可以看出，只做心脏手术的做法本身具有很大风险，尤其当凹陷极其严重的时候，如果不对凹陷做同期的处理，可能直接导致心脏手术失败。因此，只要条件允许，最好能同期手术。

3. 只做胸廓畸形手术，不做心脏手术

先心病的表现会有很大的不同。对于绝大多数先心病来说，一般没有明显的心功能异常，患者也不会有明显的症状。这样的患者如果只接受胸廓畸形手术，心脏病的存在不会增加手术的风险和难度，因此和单纯的胸廓畸形手术没有不同[5]。如果先心病本身较重，心功能存在异常的话，胸廓畸形手术的风险将增加。手术中相关操作必须小心谨慎，否则可能因心脏问题而导致严重后果。

一般情况下，只做胸廓畸形手术的做法不是合理的选择，但有一种情况例外，那便是心脏病可以通过介入方法完成治疗的情况。此时心脏病的治疗与胸廓畸形手术不存在任何冲突，因此可以不考虑心脏病的治疗，而只做胸廓畸形手术。

七、结果

目前文献中报道的同期实施手术的病例都获得了满意的手术效果[2,6-8]。在过去的工作中，我们曾完成过 7 例先天性心脏病合并胸壁畸形的手术。2 例为先天性心脏病合并胸骨裂的患者，在广州市妇女儿童中心与陈欣欣主任的团队联合完成手术[13,14]。2 例为先天性心脏病合并漏斗胸的患儿，与广州医科大学第一附属医院专家联合完成手术[11,12]。1 例为马凡综合征、胸主动脉夹层瘤合并重度漏斗胸患者，与广西医科大学第一附属医院的专家联合完成手术（图 2－19－1）[3]。2 例为重度胸廓畸形合并先天性心脏病患者，在我们自己的科室完成（图 2－19－2）[15]。所有这些患者都得到了满意的治疗。

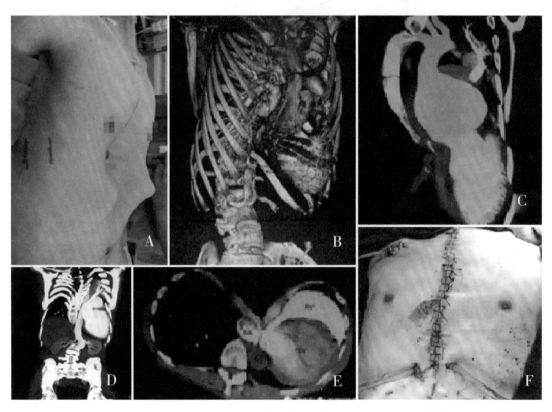

图 2－19－1　马凡综合征、胸主动脉夹层瘤合并重度漏斗胸同期手术（A. 胸廓外观，前胸壁严重凹陷，肋弓前凸；B. 胸壁的三维重建图显示前胸壁重度凹陷畸形；C. 升主动脉瘤，胸主动脉夹层动脉瘤；D. CT 显示胸部与腹部的冠状面图；E. 前胸壁严重凹陷，最深处直接压迫心脏，形成恶性漏斗胸；F. 经胸骨正中做切口，先实施心脏和大血管手术，然后以 Wang 手术完成胸廓畸形矫正，术后畸形彻底消失）

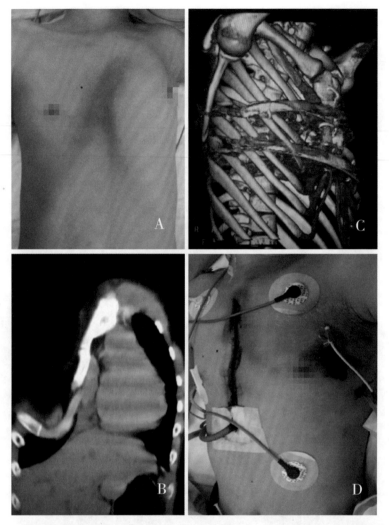

图 2 - 19 - 2　重度胸廓畸形合并先天性心脏病（A. 胸壁外观，左侧胸壁严重前凸，右侧凹陷，左右不对称；B. CT 冠状面图显示心脏左偏，胸廓不对称畸形；C. 术后三维重建图，一期实施心脏手术与胸廓畸形矫正，术后胸廓整体形状基本正常；D. 术后胸廓外观基本正常）

八、预后

胸廓畸形合并先心病时，同期手术会让两种疾病都得到最满意的治疗，患者可以因此而受益，痛苦也会明显减小。如果不能同期手术，不仅会给再次手术带来巨大挑战，而且将使患者承受更多的痛苦。因此，对于胸壁外科医生来说，当遇到这样的组合时，一定要尽可能促成同期手术，切莫因为自己不会做心脏手术而放弃同期手术的机会。

参考文献

[1] 王文林. 警惕胸廓畸形宝宝患先天性心脏病. 胸廓畸形手术专家, 2014 - 09 - 27.

[2] NISANOGLU V, BATTALOGLU B, ERDIL N, et al. Surgical approach for stanford type a aortic dissection in a patient with Marfan syndrome and pectus excavatum. Tex heart inst J, 2007, 34 (2): 240 - 243.

[3] 王文林. Wang手术伟大的实战: 成人重度胸廓畸形合并重度心脏病一期手术. 胸廓畸形手术专家, 2018 - 06 - 16.

[4] 王文林. 胸廓畸形的心脏杂音. 胸廓畸形手术专家, 2014 - 12 - 30.

[5] 王文林. 漏斗胸合并先心病: 手术策略与方法. 胸廓畸形手术专家, 2021 - 11 - 07.

[6] DENG X, HUANG P, YI L, et al. Hybrid repair of pectus excavatum and congenital heart disease: a case report. Medicine (Baltimore), 2017, 96 (51): e9503.

[7] SUN Y, ZHU P, ZHENG S Y. Simultaneous repair of pectus excavatum and congenital heart disease without cardiopulmonary bypass or sternal osteotomy. J cardiothorac surg, 2014 (9): 168.

[8] YANG G, DENG X, YANG Y, et al. The Nuss procedure for pectus excavatum during atrial septal defect closure through a minimal right oblique infra-axillary thoracotomy: a case report. Medicine (Baltimore), 2019, 98 (3): e13874.

[9] 王文林. 先心病与胸廓畸形一期手术的技巧问题. 胸廓畸形手术专家, 2017 - 08 - 01.

[10] 王文林. Wang手术: 一期完成心脏病与漏斗胸手术时的首选. 胸廓畸形手术专家, 2018 - 06 - 10.

[11] 王文林. 在广医一院创造的新纪录: 10 月龄 6kg 体重 "先心病 + 漏斗胸" 同期手术. 胸廓畸形手术专家, 2019 - 09 - 10.

[12] 王文林. 广医一院: 先心病二次手术 + 漏斗胸 Wang 手术. 胸廓畸形手术专家, 2019 - 08 - 19.

[13] 王文林. 胸骨裂合并先心病的手术治疗. 胸廓畸形手术专家, 2016 - 05 - 10.

[14] 王文林. 出生 30 天宝宝: 超级手术 (重度胸骨裂 + 先心病). 胸廓畸形手术专家, 2018 - 06 - 15.

[15] 王文林. 先心病合并漏斗胸、肺囊肿一期手术成功. 胸廓畸形手术专家, 2013 - 12 - 20.

第二十节

心脏术后的胸廓畸形

心脏手术后，患者经常会出现胸廓畸形。这被当做心脏手术一种较为常见的并发症。与一般的畸形一样，这种畸形也可能对患者造成影响。如果影响不严重，患者可能会接受现实，不做治疗。但是，如果影响明显，患者会要求手术。由于患者已经接受过心脏手术，如果再接受胸廓畸形手术，将面临很多具体的困难和问题，因此需要对相关事宜进行深入研究。

一、发病机理

从发病机理上看，心脏术后胸廓畸形的发生可分为三种情况：①心脏手术前存在胸廓畸形，但手术时只做了心脏手术而没有做胸廓畸形手术，这种情况等于是原有胸廓畸形的延续；②心脏手术前没有胸廓畸形，手术后出现了新的畸形；③心脏手术前合并有胸廓畸形，手术中不仅实施了心脏手术，而且针对畸形做了矫正，但术后畸形矫正不满意，依然存在明显畸形。不管畸形发病机理如何，最终的结局都一样，都是在心脏手术后的胸廓畸形。心脏手术前存在的畸形可以看做是原发性畸形，但其性质与继发性畸形没有本质差别，因此都可以将其视为继发性畸形。

从形态上看，心脏术后的畸形主要分为两种情况，一种是漏斗胸[1-3]，一种是鸡胸[4]。除了这两种主要的畸形外，尚可能有其他复杂的畸形存在，但发生率相对较低，比较少见[5,6]。

心脏术后的漏斗胸多于术前就存在凹陷畸形，只是未做矫正而残留至术后。理想的处理策略当然是同期手术，但是由于一些客观与主观因素的限制，很多患者只做了心脏手术而未做漏斗胸手术，从而将凹陷畸形残留到心脏术后。

心脏术后新出现的漏斗胸较少见，发生的原因可能与两种因素有关：①胸廓稳定性降低。在前胸壁的诸多结构中，胸骨是主要的承重结构，该结构对维持胸廓的稳定性起到极其重要的作用。而在心脏手术中，由于需要将胸骨从正中劈开，如果术后胸骨固定存在问题，胸廓的稳定性就会受到影响，这将为畸形的出现提供结构基础。②纵隔内结缔组织收缩导致的牵拉。心脏手术完全在纵隔内操作，术后纵隔内将出现严重粘连，结缔组织增生，这将对前胸壁产生牵拉作用。如果胸廓稳定性差，在牵拉的作用下就可能出现凹陷，从而形成漏斗胸。

心脏术后鸡胸发生率较高，同样可能存在两种情况：其一是术前已经存在鸡胸但没有同期得到治疗，其二是术后新出现的鸡胸。鸡胸合并先心病的情况相对少见，但同样存在。如果手术中只做心脏手术而不对鸡胸做处理，术后将残留鸡胸。这样的鸡胸属于原发性病变，而一旦延续到心脏手术后，其属性与继发性鸡胸不再有明显不同。

临床上心脏手术后出现的鸡胸多为新出现的畸形。这种畸形在低龄患儿心脏手术后更容易出现。鸡胸的出现同样与两种因素有关：①胸廓稳定性降低。低龄患儿胸廓自身骨化程度低，结构较柔软。心脏术后针对胸骨进行固定时，很难固定满意。钢丝拉得过紧，可能导致胸骨骨折；拉得过松，将影响胸骨的固定。胸骨固定不满意，就会使切口附近的两半胸骨松动，影响整个胸廓的稳定性。胸廓稳定性受到影响时，如果有外力作用，就会出现畸形。②外力的作用。导致鸡胸形成的外力与漏斗胸形成的外力方向刚好相反，该力量同样来自纵隔内，但方向却向外，这个外力指的是心脏自身的冲击力。心脏是一个充满高压血液的结构，在其工作的过程中，其中的压力始终维持在较高的正压水平。而在其搏动的过程中，会对前胸壁产生强大的冲击力。在此力的作用下，如果前胸壁较薄弱，就可能逐渐前凸，形成鸡胸。

二、病理特征

心脏手术后的胸廓畸形多见的是两种畸形，一种是漏斗胸（图2-20-1），一种是鸡胸（图2-20-2）。如果漏斗胸在心脏手术前存在，其形态可以为对称型，也可以为不对称型。如果为心脏手术后新出现的畸形，则多为对称性漏斗胸。凹陷位于前胸壁中下部，正中可见陈旧性手术疤痕。心脏手术后时间越久，凹陷可能越深，程度越重。鸡胸的情况与漏斗胸相似，但术前已经存在鸡胸的情况较少见，多数鸡胸都是心脏手术后新出现的畸形，此畸形一般以切口为中心，左右对称，前凸范围可以较局限，也可以很广。除了单纯的漏斗胸和鸡胸外，还可能有复合型的畸形，即凹陷与前凸畸形合并存在的情况。这种情况较为少见，但畸形复

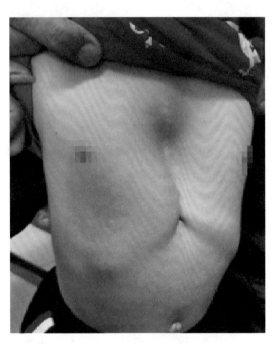

图2-20-1　心脏手术后的漏斗胸

杂，可为畸形手术失败后出现的新畸形（图2-20-3）。

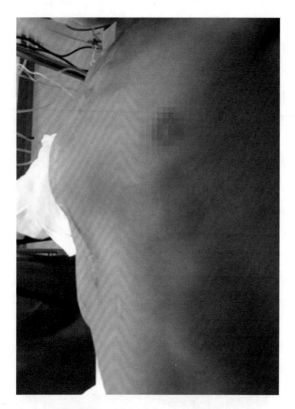

图2-20-2 心脏手术后的鸡胸

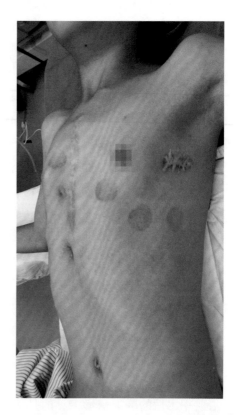

图2-20-3 心脏术后漏斗胸接受
Nuss手术，手术失败后形成的复合型畸
形（右侧胸壁局部凸起，呈锐角畸形，
正中凹陷）

三、危害

心脏术后胸廓畸形的危害与一般的胸廓畸形类似，首先是外观方面的危害，其次是功能方面的危害。外观方面的危害主要来自畸形的外表，而心脏手术后的疤痕加重了这种危害。患者可能因外观而感到自卑，由此可能出现各种心理问题。功能方面的危害主要来自凹陷性畸形产生的压迫。当心脏和肺受到压迫后，相关功能可出现异常，最终导致各种症状出现。对于凹陷性畸形来说，术后纵隔粘连牵拉前胸壁不断下沉，可能导致畸形加重。畸形加重后危害也会更加严重。另外，如果心脏本身病变并没有因为心脏手术而彻底消除的话，前胸壁的压迫将使心脏自身的病变加重。

四、临床表现

前凸型胸廓畸形不一定有明显症状，但对于凹陷类畸形，如果使心脏和肺受到压迫，患者可能出现相关症状，可表现为呼吸不适、胸闷、心慌等症状，活动后症状可能加重。如果患者因原有心脏疾病而存在心脏功能问题的话，症状将更为明显。患者还可能因为外观的问题出现心理问题，并表现出相关的症状。

五、检查

心脏手术后胸廓畸形的检查包括三部分：首先是畸形自身的检查，其次是胸部整体的检查，最后是心脏的检查。畸形自身的检查是诊断和治疗畸形的基础。胸部整体的检查主要是为了排除胸腔内部的合并病变。心脏的检查一方面是为了了解手术后心脏自身的恢复情况，另一方面是为了了解畸形对心脏的影响。畸形自身的检查首先要通过体格检查完成，在此基础上需要做必要的影像学检查。胸部整体的检查可以通过 CT 检查完成，此检查不仅可以显示胸壁的结构，还可以显示胸腔内结构。心脏的检查主要通过超声检查完成。而要想了解畸形对心脏的影响，则依然要借助一般的影像学检查。

六、手术治疗

（一）手术指征

心脏手术后的畸形时有发生，但是否手术却有很大争议。由于经历过一次心脏手术，对于畸形是不是要手术的问题，很多患者和家属会征求心脏外科医生的意见。而心脏外科医生多不建议实施胸廓畸形手术，主要的原因是：①心脏外科医生不会做畸形手术，对畸形的危害也不了解，因此可能给出很不专业的建议；②心脏外科医生虽然了解畸形的危害，却因为畸形出现在自己的手术之后而不希望患者接受手术，这样做的目的是避免不必要的纠纷；③心脏外科医生担心畸形手术影响心脏手术效果，因此也不建议手术。

心脏外科医生不建议手术，很多患者和家属也不愿意手术，他们的理由是：①不愿意再次经受手术的痛苦。心脏手术对很多患者来讲都是一个难忘的痛苦经历。这样的经历会给患者留下深刻的阴影，因此患者会极其排斥手术。②经济上不允许再次手术。心脏手术对很多家庭来说都是巨大的负担，如果再接受畸形手术，很多家庭将无法支付手术费用，因此不愿意接受手术。③一种无奈的心理起作用。这种心理其实非常复杂，大概的想法是，既然心脏手术的疤痕已经不可避免地影响美观了，胸壁畸形对美观有些影响又有何妨呢？在这种心理的作用下，患者会轻易拒绝手术。

当很多因素导致一部分患者排斥手术的时候，另外的一部分患者却可能积极要求手术。此时手术的基本原则其实与一般的胸廓畸形相同。如果患者觉得难看或者难受，就应该手术。如果患者既不觉得难看也不觉得难受，可以不做手术。而在实施手术时还应该检查心脏的状况是不是能够承受手术。有的患者在心脏手术后会始终存在心脏功能的问题。如果心脏的状况不能耐受手术，则不能轻易实施手术。

（二）手术方式

心脏手术后的胸廓畸形发生后，纵隔将出现严重粘连，此时的手术相当于普通胸廓畸形的再次手术，由于纵隔内的粘连广泛且严重，因此风险和难度明显增高，此时需要特殊的手术技术才能完成治疗。

1. 鸡胸手术

心脏术后的鸡胸一般均表现为正中凸起类型，左右对称，多数情况下不会过分严重。手术可以采用常规的 Wenlin 手术实施矫正（图 2 – 20 – 4）[4]。先于两侧胸壁做切口，切口长 1～2cm，游离肋骨，然后于固定部位放置钢丝牵引线。沿骨性结构表面向正中做钢板放置隧道，隧道位置位于前胸壁最高的平面。两侧隧道在中线附近会合。由于心脏手术切口位于前胸壁正中，两侧隧道会合时会经过正中疤痕处，通过疤痕的操作不会有难度。但是，如果想使手术更方便，可以在正中疤痕处做小切口，这样可以帮助钢板的放置。经隧道放入钢板，将前胸壁凸起压平后，在两侧固定钢板，手术结束。

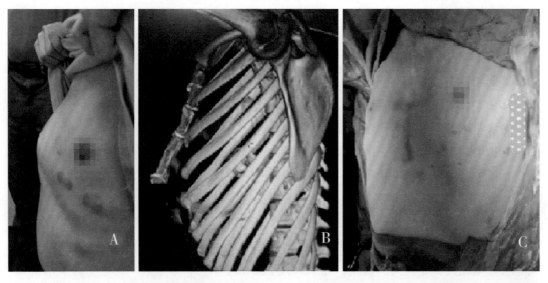

图 2 – 20 – 4　心脏术后鸡胸的 Wenlin 手术（A. 前胸壁前凸畸形；B. 胸廓的三维重建检查，显示前胸壁明显前凸，胸骨下端前翘；C. 采用 Wenlin 手术实施矫形，畸形消失）

上述操作较为简单，没有太大的难度。但有两个问题需要重视：①操作过程中对心脏的影响。由于需要压迫前胸壁，而心脏恰好位于前胸壁深面，如果压迫过于猛烈或者过重，可能会对心脏造成影响，因此在收紧钢丝完成固定的过程中，要观察心脏的反应。如果心脏无法耐受大幅度压迫，则必须适可而止，不能为了矫形效果而过度压迫。②可能出现的继发性凹陷。前凸畸形的矫正过程中，经常会于前胸壁受压后出现局限性的凹陷。这种凹陷如果不做处理，则可能形成新的凹陷型畸形。为了消除这种畸形形成的可能，需要对凹陷的局部做处理。具体方法可以为 Nuss 手术，也可以为 Wang 手术。纵隔粘连的存在，使 Nuss 手术不仅风险高，而且难度大，不能作为首选方法。Wang 手术的操作位于前胸壁，不需要经胸骨后操作，因此手术相对安全。另外，由于已经有心脏手术的疤痕，可以沿此疤痕做切口，不仅便于操作，而且不会增加新疤痕。可见，Wang 手术具有 Nuss 手术不具备的优越性，可被作为首选的手术。

2. 漏斗胸手术

心脏手术后的漏斗胸手术与原发性漏斗胸手术不同，这种手术实际上相当于漏斗胸的再次手术。这种手术主要的风险在于纵隔的粘连。由于粘连面积广、范围大，对手术提出了更高的要求。在选择手术方式时，同样可以选择 Nuss 手术[3] 和 Wang 手术[1,2]。在 Wang 手术出现之前，只有 Nuss 手术可以选择。此时不得不面临巨大的挑战。Nuss 手术最大的挑战是放置钢板的操作。为了尽可能消除风险，需要用特殊的技巧实施操作，否则不仅难以完成手术，而且可能导致严重并发症。

这些技巧包括以下内容：①必须用正中切口做辅助。由于胸骨后粘连的存在，直接经过粘连放置钢板非常危险。此时要在正中做切口进行辅助，此切口为手术成功的关键。②充分的预塑形。漏斗胸的前胸壁压迫心脏，使二者之间关系紧密，当有粘连存在时，要想在二者之间做操作将极其困难。为了使此操作尽可能安全，且便于接下来的塑形，必须进行充分的预塑形。通过预塑形，一方面使凹陷程度减小，另一方面可以使应力充分释放，为最终的塑形打下良好基础。③必须合理配合。分离胸骨后粘连是最危险的操作，在此过程中，如果直接做分离显然是不明智的做法，此时应该结合预塑形的操作同时进行。而在翻转钢板的过程中，最安全的方法同样是与预塑形的操作结合。这样可以有效避免对心脏的影响。

Nuss 手术具有自身的优点，但对于心脏术后的漏斗胸来说显然不是最好的选择。由于难度大、风险高，极少有人敢做这样的手术。Wang 手术出现后，此类畸形的手术难度大大降低，风险也不再存在，这使得 Wang 手术逐渐取代 Nuss 手术成为首选的术式[1,2]。

实施 Wang 手术的具体细节是：先于第一次手术疤痕的最下端做切口，该切口一般位于凹陷最深处，接近或者恰好位于剑突前方。显露剑突后，将剑突彻底切除，然后紧贴胸骨下端和两侧肋弓向深面稍做游离。此游离完全在直视下完成，不需要像 Nuss 手术那样做大范围操作。跨肋弓放置牵引钢丝，游离骨性结构表面的软组织，于软组织深面做钢板隧道，放入钢板，提拉钢丝消除凹陷，固定钢丝，关闭切口，手术结束（图2-20-5）。

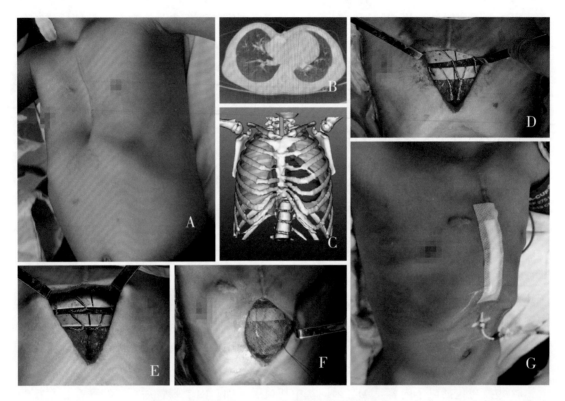

图2-20-5 心脏术后漏斗胸的Wang手术（A. 经正中切口完成心脏手术后，前胸壁正中出现凹陷畸形；B. CT截面图显示前胸壁凹陷，心脏明显受压；C. 胸部三维重建图显示前胸壁凹陷；D. 以两条钢板实施Wang手术，钢丝提拉并固定钢板；E. 固定结束后的钢板位置；F. 以纤维膜覆盖钢板；G. 术后的胸壁外观，畸形彻底消失）

使用Wang手术具有明确的优越性，具体表现在：①只需要经过正中第一次手术疤痕处做切口便可以完成所有的操作，不需要再做新切口；②操作主要内容全在骨性结构表面完成，远离心脏，安全系数大大提高；③可以根据需要放置不同数量的钢板，使手术轻易获得满意效果；④不进入胸腔，不仅可以减少损伤，还可以避免一些相关的并发症。

Wang手术是针对低龄漏斗胸患儿设计的手术。对于单纯漏斗胸畸形来说，一般超过10岁的患者不建议使用该手术。但是，如果是心脏手术后的漏斗胸，则不存在年龄的限制，任何年龄都可以实施该手术。由于Wang手术具有明显优于Nuss手术的特性，在针对心脏手术后漏斗胸实施矫正时，是绝对的首选术式。

3. 其他手术

心脏手术后的胸廓畸形除了单纯的前凸和凹陷畸形外，有可能表现出其他复杂的畸形。这些畸形的手术往往需要特殊技术。除了单纯使用上述手术外，也可能需要同时使用多种技术才能完成操作[5,6]。而对于经历过一次手术而失败的畸形，由于病变更为复杂，如果一般的手术无法获得完美结果，可以考虑开放手术。这样的手术是最后的选择，但并不一定是最坏的选择。对于一些特殊畸形来说，这样的手术反而能获得好的效果。

七、预后

心脏手术后的胸廓畸形手术属于较为复杂的手术类型，由于手术风险高，难度大，要想获得满意效果并不容易。但是，再难的手术都有化解的方法。只要手术方法选择恰当，只要各种有效的手术技巧得到应用，手术一定能获得成功。

参考文献

［1］王文林. 先天性心脏病术后的漏斗胸：Wang 手术. 胸廓畸形手术专家，2020 - 06 - 28.

［2］王文林. 心脏手术后漏斗胸的 Wang 手术. 胸廓畸形手术专家，2018 - 07 - 01.

［3］王文林. 心脏手术后的漏斗胸：NUSS 手术的禁忌？. 胸廓畸形手术专家，2019 - 11 - 05.

［4］王文林. 今天南宁手术：心脏手术后重度鸡胸的 Wenlin 手术. 胸廓畸形手术专家，2020 - 05 - 16.

［5］王文林. 心脏术后复合型胸廓畸形的微创手术 胸廓畸形手术专家，2019 - 04 - 30.

［6］王文林. 心脏术后重度胸廓畸形的 Wenlin 手术. 胸廓畸形手术专家，2021 - 02 - 24.

第二十一节

胸廓畸形的再次手术

胸廓畸形患者之所以愿意走进医院接受治疗，都抱着强烈的愿望，他们无不期望畸形能彻底消除，获得一个完美的胸廓外形。但是，任何手术都有不确定性，都有失败的可能。胸廓畸形手术既是治病的手术，也是整形的手术，其效果受很多因素影响。如果这些因素处理不当，就可能影响手术的结果。结果不满意的患者将不得不面对一个极其艰难的决定，那便是再次手术的问题。再次手术的对象是经历过手术而失败了的畸形，此时的畸形与手术前的畸形肯定有明显的不同，这将给再次手术提出更高的要求。

一、胸廓畸形手术失败的概念

胸廓畸形是一种特殊的胸壁外科疾病，这种手术的性质与一般的手术不同。除了治病的属性外，整形是另外一个重要的属性。而整形手术往往会有更多的不确定性，很多因素可能影响手术的结果。一般来说，手术的结果可能有五种[1,2]：①非常满意。这是所有的患者和医生都希望获得的结果。非常满意意味着畸形完全消失，胸廓外观恢复正常形状，且没有特殊的症状。如果手术能获得这样的效果，将是最理想的结果。②有所改善。这样的结果会让患者有所失望，因为畸形只是被部分消除，却并没有根除，胸廓外观依然异常，只不过稍有好转罢了。这样的结果往往无法让人接受。③无改善。这种结果同样是一种无法接受的结果。患者术后胸廓的形状与术前完全一样，手术不仅没有起到任何作用，反而多了切口，多了创伤，让患者忍受痛苦，另外还花费了钱财，患者会很难接受这样的结果。④畸形加重。这是令人痛心的结果。畸形不仅没有获得满意的治疗，反而比术前进一步加重。⑤死亡。胸廓畸形被认为是良性病变，这类疾病的手术虽然有风险，但不管是医生还是病人都不愿意面对危及生命的风险。然而，有些风险是防不胜防的，比如 Nuss 手术损伤心脏的风险，这样的风险几乎不可能绝对避免。遇到极其不幸的案例，心脏会被捅破，病人会因此丧命。这样的结果无疑是最可怕的结果。

在以上五种结果中，除了第一种结果外，其他四种结果都是不满意的结果。考虑到整形手术的特殊性，很多人会将后四种结果都视为手术的失败。患者花了钱，忍受了痛苦，希望经历一次成功的手术，没有人希望手术失败。而一旦真的失败，患者不得不面对现实。如果想要获得好的结果，就必须考虑再次手术。

389

二、胸廓畸形手术失败的原因

仔细分析胸廓畸形手术失败的原因，可以发现很多影响因素，其中有客观的，有主观的；有医生的，也有患者的。具体来说可总结为如下几个因素[3-6]：

（1）畸形本身的因素。胸廓畸形种类繁多，轻重不一。有的畸形非常简单，手术效果较好。但是，有的畸形相当严重或者很复杂，没有现成的手术方法。对于这样的畸形来说，矫正不满意是最可能出现的结果。比如胸廓发育不良综合征以及窒息性胸廓发育不良（Jeune 综合征）这两种畸形，由于畸形复杂且严重，手术本身具有极大的挑战性，要想使畸形完全恢复正常非常困难[7]。对于这样的患者来说，如果术后效果不满意，首先是畸形自身的因素，然后才能在其他因素方面找答案。一些非常复杂的胸廓畸形也存在这样的问题。比如极其严重的漏斗胸、鸡胸或者复合型畸形（图2-21-1），手术本身就意味着极大的挑战，因此会对手术结果直接产生影响。

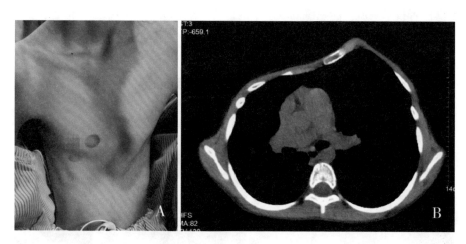

图2-21-1　重度胸廓畸形（A. 胸壁外观，呈现不规则复杂畸形；B. CT 截面图显示局部及整体外观均呈畸形表现）

（2）手术方法的因素。任何畸形的手术都有一个不断成熟的过程，并不是所有的手术方式都是最好的方法，即便某个时期最流行的术式都会有这样或者那样的缺陷。就拿 Nuss 手术来说，对典型的漏斗胸一般会有好的矫正效果。但是，在一些特殊情况下，比如凹陷的一侧边缘呈锐角畸形前凸时，这种手术不仅不能完成矫形的使命，反而会导致更严重的结果（图2-21-2）[8]。其他手术方式也有类似的情况。每一种手术其实都有自己的适用范围，不可能面面俱到。如果手术方式选择有问题，必然出现不满意的结果。

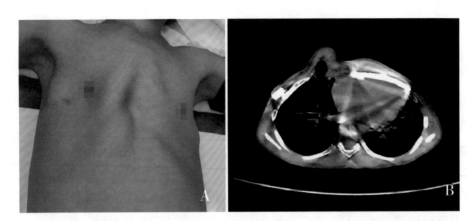

图 2 - 21 - 2　Nuss 手术失败导致的严重畸形。该畸形无法再用 Nuss 手术实施二次手术，必须用其他方法才能完成矫正 (A. 胸壁外观；B. 胸廓的 CT 截面图，显示一侧前胸壁为锐角畸形，钢板位于胸壁内，未起到矫形作用)

(3) 医生技术的因素。任何畸形手术的操作者都是人，人的因素直接影响了手术的结果。如果操作者技术一流，能熟练驾驭手术的话，一般都会有好的结果。但是，如果医生技术一般或者很差的话，问题就会很严重 (图 2 - 21 - 3)。这样的医生很难把畸形矫正满意。

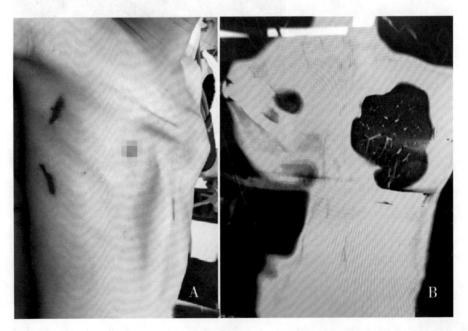

图 2 - 21 - 3　医生技术原因导致的严重畸形。患者术前为典型的 Poland 综合征，医生误诊为不对称型鸡胸而实施微创手术，结果手术失败 (A. 失败的胸廓外观，可见两处陈旧性手术疤痕以及钢板的痕迹；B. CT 冠状面图像显示胸廓病变以及钢板位置)

（4）患者的因素。除了上述三个因素外，还有一个重要因素影响手术效果，那便是患者自身的因素。在畸形治疗过程中，患者在术中不大可能左右手术的操作进程，但术前、术后却可能影响手术决策和效果。比如在术前对医院、医生、材料、术式的选择中，患者经常会起到决定性的作用，而这些选择有时会直接影响手术效果。在对手术中使用材料和手术方式的选择中，患者往往也会做出自己的决定。由于患者不可能真正了解材料的性能，也不可能懂得手术方式的优劣，患者的意见有可能对手术效果产生不利的影响。除了术前的这些因素外，手术要想有好的结果，还需要患者在术后康复的过程中给予良好的配合。如果患者不配合，就可能带来麻烦，最终影响手术效果。比如接受了 Nuss 手术的漏斗胸患者，如果术后过早剧烈运动的话，不仅可能影响切口愈合，还可能使钢板移动，直接导致手术失败。以上这些因素都是患者主观因素对手术效果的影响，除了这些因素外，患者自身一些客观的因素也可能影响手术的效果，比如全身的营养状况、合并疾病、切口附近软组织的多少、血运情况等，都可能对手术效果产生影响。由此可见，在众多影响手术效果的因素中，患者自身的因素同样是不能忽视的因素。

三、手术失败后胸廓的结构特征

胸廓畸形手术失败后，大体的形态会呈现各种畸形表现。要想准确描述这些形态，最好的方法是与术前的畸形相对比。如前所述，失败的手术可以有几种结果，即有所改善、无改善、加重与死亡。由这几种结果可以看出，手术失败后的畸形可能会非常严重，也可能并不是太严重。从严重程度上不太容易对失败的胸廓做定性。但是这些畸形会有某些具体的特征，主要表现在畸形的局部。这些特征如下[9,10]：①局部粘连出现。经历过胸廓畸形手术后，一般都会出现粘连。胸壁虽然是一个独立的区域，但与胸腔有密不可分的关系。胸壁的手术几乎都会影响到胸腔，进而在附近产生粘连。粘连的存在为下一次手术带来麻烦（图 2-21-4A）。②局部可能出现异常结构。前期手术完成后，胸壁局部可能发生继发性改变，除了出现术野的纤维结构外，还可能出现骨痂等结构，骨痂的出现可能影响下一次手术的实施（图 2-21-4A）。③局部可能失去了重要结构。很多胸廓畸形手术对胸廓局部有特殊要求，比如支点。支点首先是特定肋骨的某个局部，要满足支点的要求，支点本身必须具备一些特殊的属性。而前期手术可能影响支点的属性，使这种结构失去支点的功能，这可能对下一次手术造成影响（图 2-21-4B）。另外，有的手术会切除部分胸壁结构，这将给后期的再次手术带来麻烦（图 2-21-4C）。④可能出现新畸形。矫形手术的实质是改变畸形的形状，术后的形状可能是满意的，而不满意的形状可能会千奇百怪，在一些极端的情况下，可能会出现与原有畸形完全不同的新畸形（图 2-21-4D）。

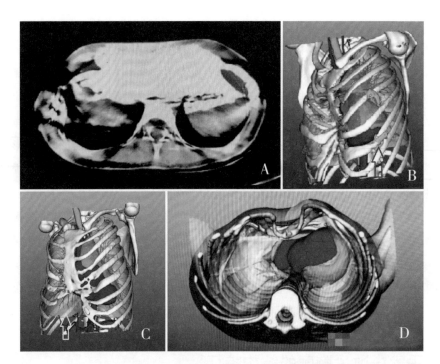

图 2 - 21 - 4　手术失败后胸廓的结构特征（A. 胸腔内有严重粘连。粘连不仅位于钢板附近，也位于大范围的其他部位。B. 钢板位置异常，将肋骨切断，失去支点功能。C. 右侧肋弓局部被人为切除。D. 胸廓局部出现严重的新畸形）

四、畸形手术失败后的危害

胸廓畸形本身对患者会有两方面的危害：其一是心理方面的危害，其二是生理方面的危害。胸廓畸形手术失败后，胸廓依然是畸形的胸廓，因此这两方面的危害不可能消除。而考虑到第一次手术失败的经历，患者的整个身心都会受到打击，这将使两方面的危害进一步加重。

五、临床表现

胸廓畸形不一定有临床症状，即便手术失败后，也依然不一定表现有明显的临床症状。但是，患者普遍会对畸形的外观不满意。对外观的不满会带来心理问题。心理问题严重时，又可能反过来导致症状产生或者使症状加重。

六、检查

胸廓畸形手术失败后要想再次做手术，术前需要做一些必要的检查，此时检查的目的有三个：其一，明确畸形的性质；其二，明确畸形的程度；其三，排除其他可能的合并疾病。由上述介绍可以看出，有的畸形在经历了前期手术后会发生改变。畸形一旦改变，手术的方式就需要随之而变，因此术前必须对畸形的性质做判断。畸形的程度同样对手术方式的选择有重要影响，也是术前必须明确的内容。患者经历了之前的手术后，可能会影响到其他结构，形成新的病变。这种病变的存在将对再次手术产生影响，因此术前也要明确是否有这样的病变存在。

要达到上述的目的，可以根据畸形的特征做相应的检查。X 线检查可以整体查看胸廓的轮廓，显露骨骼的形状。如果有前期手术的钢板存留体内，X 线是必须完成的检查。如果要明确病变的细节，可以通过 CT 检查达到目的。三维重建可以全方位显示畸形和病变的状况，如果条件允许，可以做相应检查。

七、诊断

胸廓畸形自身的诊断没有难度。如果手术失败，则意味着畸形还在，因此诊断依然不存在问题。在对手术失败的畸形进行诊断时，必须与术前的畸形做对照，这样不仅能够反映出畸形真实的面目，也能对前期手术的效果做评价。另外，在对患者实施诊断时，要对前期手术的操作细节做研究，这一方面可以总结手术失败的教训，另一方面可以为再次手术提供借鉴。

八、手术治疗

（一）手术指征

畸形矫正的目的是消除畸形，获得满意的胸廓外观。如果第一次手术后的胸廓外观不满意，就需要面对失败，进行妥善处理。畸形的处理一般不存在保守的方法，要想处理满意必须考虑再次手术。再次手术对患者来说往往是个艰难的决定。首先，经历过之前的手术后，患者会对手术的经历心有余悸，很难有勇气再次接受手术；其次，之前的手术会让患者花费大量钱财，很多患者没有能力支付再一次的费用；最后，一些患者不对再次手术抱有信心，担心手术再次失败。

患者对再次手术很难做出决定，但总会有患者不甘心第一次失败的手术，他们会渴望接受再次手术。像第一次畸形手术一样，是否接受再次手术最终还必须由患者和家属自己决定。如果其对再次手术不积极的话，手术就无法进行。

再次手术对医生来说意味着更大的挑战。前期的手术失败后，再次手术不得不面对诸多的新问题。由于手术风险增加，难度增大，患者对手术期望值更高，医生不得不面对更大的挑战。正因为如此，很少有医生敢于实施再次手术。

患者对再次手术忧心忡忡，医生又不得不面临新挑战，这使得再次手术成了一个极其艰难的决定。对于那些不甚严重的失败案例，患者可能会放弃再次手术。但是，有些失败的案例是相当严重的，不仅会影响患者正常的工作和生活，甚至可能危及生命，这样的情况下一定要再做手术。

（二）术前准备

再次手术的术前准备与一般手术的术前准备没有本质上的不同。但是，考虑到手术的风险，术前需要做额外的准备工作。另外，由于可能涉及一些特殊的操作，比如取钢板的操作，术前应该在器械和工具方面做准备。

再次手术本身是技术上的挑战，所以术前尤其需要重视的准备是技术方面的准备，应该重点考虑手术方法的选择、手术细节的处理以及意外情况的应对措施等内容。只有将这些内容准备充分，才能保证手术获得满意效果。

胸廓畸形的再次手术需要解决的问题依然是畸形，因此与单纯的胸廓畸形手术没有本质的不同。但是，由于前期手术已经造成了特殊的影响，使再次手术多了更多的风险，难度也明显增加。要想获得满意效果，必须采取新的思路和方法，此时需要重点考虑如下诸问题：①手术的理念问题；②技术的细节问题；③手术的效果问题。胸廓畸形手术近年来有了较大的进步，进步的主要标志就是一些先进理念的形成，比如微创的理念，就是当今胸廓畸形矫正领域最流行的理念。在这种理念的影响下，几乎没有人再使用开放手术。但是，再次手术的患者病情复杂，有的甚至极其严重。面对这样的患者如果依然用流行的理念开展手术的话，就会限制技术的应用。就 Nuss 手术来说，这样的技术虽然是公认的好手术，却并不万能，对于一些特殊的畸形患者几乎毫无作用。此时如果不能突破理念上的约束，不敢使用微创手术之外技术的话，就无法完成手术。另外，再次手术的畸形本身相当复杂，术中会遇到各种各样的难题，此时必须采用特殊的手术技巧才能成功化解各种难题。离开了这些技巧，很多手术根本无法完成，因此手术的技术细节应该格外注意。除了观念和技术的问题外，术前还要特别考虑的问题是预期效果问题。患者在术前已经历过失败的手术，对于再次手术效果往往有更高的期待。如果医生不能客观、理性地预测手术效果，就可能在术后带来意想不到的麻烦。

（三）手术方法

1. 凹陷类畸形的再次手术

凹陷类畸形是再次手术中经常遇到的畸形。这类畸形的原发畸形可能是漏斗胸，也可能是其他畸形，比如一些前凸类畸形压迫过度时，术后可能呈现为凹陷畸形。凹陷类畸形的微创手术方式有三种，第一种是 Nuss 手术，第二种是 Wung 手术，第三种是 Wang 手术。如果凹陷局部深面有严重粘连的话，可以首选 Wang 手术（图 2 - 21 - 5）[11]。但对于一些特殊位置的凹陷畸形，则可以考虑 Nuss 手术或者 Wung 手术（图 2 - 21 - 6）[12]。一般来说，凹陷类畸形都可以通过微创手术完成治疗，如果局部病变特殊，微创手术无法获得满意效果的话，可以考虑实施不同程度的开放手术。

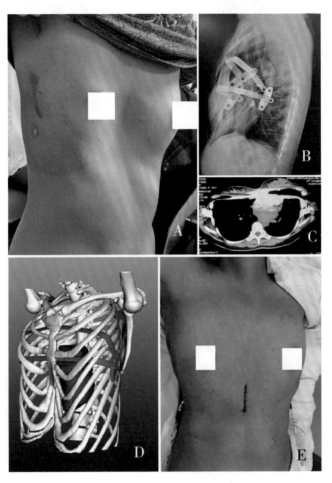

图 2 - 21 - 5　Nuss 手术失败后的 Wang 手术（A. 前胸壁凹陷，右侧胸壁可见陈旧性手术疤痕；B. 体内有两条钢板，钢板移位；C. CT 截面图显示钢板周围严重粘连，心脏受压；D. 三维重建图显示钢板位置与凹陷的关系；E. 以 Wang 手术实施再次矫形，术后胸廓外观基本正常）

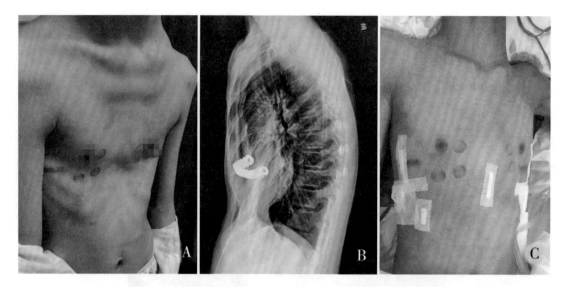

图2-21-6　Nuss手术失败后的Wung手术（A.前胸壁呈沟状凹陷，可见两处陈旧性疤痕；B. X线检查显示钢板位于凹陷上方，无撑顶作用；C.以Wung手术完成再次手术，胸壁外观基本正常）

2. 前凸类畸形的再次手术

需要再次手术的前凸类畸形包括两种情况，其一是术前的前凸畸形矫正不满意，其二是凹陷畸形的矫枉过正。不管是哪种情况，当面对第二次手术时，手术的难度往往会明显增加。此时依然可以采用经典的 Wenlin 手术[13]进行矫正。但是，由于前期手术的影响，畸形可能出现复杂的问题。比如局部的锐角畸形，此时需要采用特殊的预塑形操作才能完成手术。另外，由于前期手术的影响，可能使固定部位结构凌乱，为再次固定带来麻烦。此时需要对相应细节做新的调整。

在实施再次手术时，依然要注意一个重要的问题，即出现凹陷畸形的问题。单纯凸起畸形实施 Wenlin 手术后，很容易继发凹陷畸形。如果再次手术中出现这样的问题，必然影响手术效果，因此在实施操作时必须格外小心。如果凹陷无法避免，则要果断采取措施进行补救。

3. 复杂畸形的再次手术

一些极端的情况下，再次手术的畸形会非常复杂，使用一般的理念和技术根本没有办法完成手术，此时必须用全新的理念对待手术，只有这样才能获得好的结果[14]。在实施此类手术时，除了技术的因素外，往往需要特殊的材料。而这些材料几乎是手术成功的关键，术前必须做好充分的准备，为手术的成功打好基础（图2-21-7至图2-21-9）。

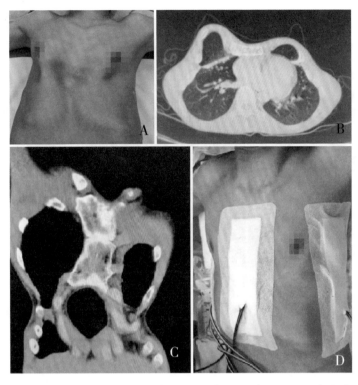

图 2 - 21 - 7　漏斗胸 Nuss 手术失败导致的极其严重畸形（A. 前胸壁和侧胸壁严重畸形；B. CT 截面图显示前胸壁严重畸形，可见钢板影像；C. CT 冠状面图显示胸廓严重变形，前胸壁正中凹陷，两侧胸壁凹陷；D. 采用综合手术方法完成再次手术，术后胸廓外观基本正常）

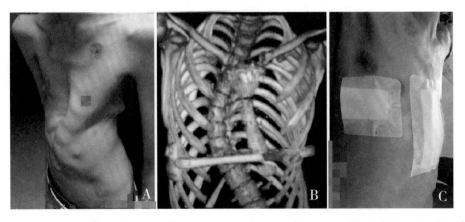

图 2 - 21 - 8　漏斗胸 Nuss 手术后导致的极其严重畸形（A. 前胸壁与侧胸壁均有明显畸形，可见陈旧性疤痕以及钢板痕迹；B. 三维重建显示胸廓形状以及钢板位置，胸廓畸形明显，钢板位置异常，可见脊柱侧弯；C. 取出钢板，采用综合手术方法实施再次手术，术后畸形基本消失）

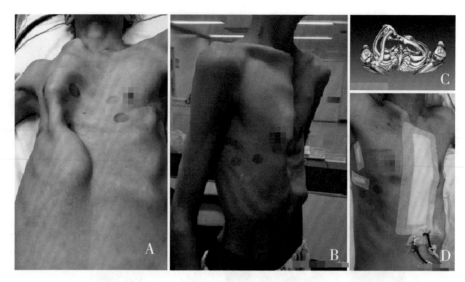

图 2 - 21 - 9　漏斗胸 Nuss 手术后导致的极其严重畸形（A. 前胸壁严重畸形，右侧前胸壁严重锐角畸形；B. 胸壁畸形明显，可见陈旧性手术疤痕；C. 胸廓三维重建图，显示胸廓重度畸形；D. 采用综合手术方法实施再次手术，胸廓外观基本恢复正常）

九、预后

再次手术针对的对象是失败的手术，由于手术的难度明显高于之前的手术，因此手术本身就是一个巨大的挑战。面对这样的挑战，如果能充分利用各种技术进行操作，有可能获得满意的结果。但是，既然前期的手术会失败，再次的手术同样有可能失败，所以必须有这样的心理准备。那么，要想增加手术成功的概率，就需要从每一个细节上下功夫，术前做好准备，术中做好操作，术后做好康复，只有这样才能获得好的结果。

参考文献

［1］王文林. 胸廓畸形手术的五种结果. 胸廓畸形手术专家，2021 - 09 - 22.

［2］王文林. 漏斗胸手术失败后的恶果. 胸廓畸形手术专家，2020 - 11 - 30.

［3］王文林. 影响胸廓畸形手术效果的不利因素. 胸廓畸形手术专家，2021 - 09 - 24.

［4］王文林. 沟状胸的手术失败原因分析. 胸廓畸形手术专家，2018 - 12 - 18.

［5］王文林. 漏斗胸手术失败的原因分析. 胸廓畸形手术专家，2020 - 04 - 17.

［6］王文林. Nuss 手术失败后的 Wang 手术：Nuss 手术为什么失败？. 胸廓畸形手术专家，2018 - 08 - 27.

［7］WANG W. Surgical treatment of a 36-year-old patient with asphyxiating thoracic dysplasia. Interact cardiovasc thorac surg, 2022, 34 (1): 153 – 155.

［8］王文林. 锐角畸形. 胸廓畸形手术专家, 2021 – 08 – 18.

［9］王文林. 漏斗胸手术失败后二次手术的风险和效果. 胸廓畸形手术专家, 2021 – 05 – 05.

［10］王文林. 二次漏斗胸手术 39 例临床分析. 中国胸心血管外科临床杂志, 2016, 23 (10): 1026 – 1028.

［11］王文林. Nuss 手术失败后的 Wung 手术. 胸廓畸形手术专家, 2020 – 09 – 06.

［12］王文林. 5 岁患儿: 漏斗胸 NUSS 手术失败后的 Wang 手术. 胸廓畸形手术专家, 2020 – 05 – 25.

［13］王文林. 漏斗胸患者的第 4 次手术: Wang 手术 + Wenlin 手术. 胸廓畸形手术专家, 2020 – 12 – 01.

［14］王文林. 不幸与万幸: 漏斗胸二次失败手术后的第三次手术. 胸廓畸形手术专家, 2020 – 10 – 28.

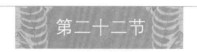

胸骨裂

胸骨裂是一种古老的疾病，于 1739 年首先由 Torres 描述[1]，是一种极其罕见的胸廓畸形。有数据显示，在新生儿中，其发病率仅为 2/100 000[1]，在所有的胸廓畸形中，此疾病仅占 0.15%[2]。由于发病率极低，国内外所有关于此疾病的报道几乎全为个案报道。病例数量不多，不利于疾病的研究。但由于该疾病特征鲜明，且临床表现明确，在治疗方面有很多成熟的方法被报道。单纯的胸骨裂少见，多数情况下合并其他的疾病，这使得疾病的治疗相当复杂。除了胸骨裂自身的治疗外，尚需要考虑其他疾病的治疗，而其他疾病的治疗往往会加大治疗的难度。

一、发病机理

胸骨裂是一种先天性疾病，在胚胎时期发病，其致病的原因尚不清楚，但发病的过程较为明确，主要与胸骨发育的异常有关。一般的观点认为，从胚胎第六周开始，胸骨从一对纵向的间充质组织开始发育，这样的组织构成胸骨索（sternal bars），位于前胸壁的两侧。胸骨索向正中移动并融合，在第 10 周时逐渐形成胸骨板（sternal plate）。在此过程中，间充质组织在第 7 周时发育成软骨组织，此后分化为 6 个胸骨节（sternebrae）。其中 1 个胸骨节发育成胸骨柄，4 个发育成胸骨体，1 个发育成剑突。在此融合的过程中，任何一个环节出现了异常，都可能形成胸骨裂[3]。胸骨裂一旦形成，会成为永久性的畸形，出生后不可能自行融合与修复，而这样的缺陷会对胸廓的功能造成影响，从而出现一系列临床症状。

二、病理特征

胸骨裂的基本病理变化是胸骨全部或者部分裂开。由于胸骨深部为心脏和大血管，而这些结构因为充满血液而有强大的正压，一旦胸骨裂开，胸骨对心脏和大血管的约束作用将消失，这些结构可能由胸骨裂隙凸出体表，形成异位的脏器。临床上最多见的是异位心。心脏位置的异常会导致一系列不利影响。除位置异常外，心脏自身经常存在先天性畸形，这些畸形可能较为简单，也可能非常复杂，由此使整个病变变得更为复杂且严重。

　　为了诊断和治疗方便，有作者对胸骨裂作了分类。由于研究角度不同，分类方法有多种。单从胸骨的结构作分类，可分为完全性胸骨裂和不完全性胸骨裂，后者又分为胸骨上裂和胸骨下裂（图2-22-1）[3]。这种分类方法不仅容易理解，也有助于疾病的治疗，是一种较为直观且实用的分类方法。胸骨上裂较为常见，外观多呈"U"或者"V"字形（图2-22-2）[4,5]。胸骨下裂相对少见，可与其他胸廓畸形合并存在（图2-22-3）。由于多数胸骨裂合并心脏的畸形，为了更好地体现这样的关系，尤其是强调心脏的病变，Shamberger和Welch[6]将其分成4种类型：颈部异位心、胸部异位心、胸腹部异位心，以及胸骨裂或者双胸骨。这种分型重点是为了突出异位心脏的位置。Daum等[7]充分考虑了胸骨裂与脏器病变的关系，将胸骨裂分成另外4种类型：①全胸骨裂，无其他合并畸形，或者伴有心脏异位以及血管异常；②胸骨上裂；③胸骨下裂合并Cantrell五联征；④胸骨裂合并腹壁裂。这是一种综合性的分类方法，可以更好地揭示胸骨裂与脏器病变的关系。Hersh做了另外一种分类，也将胸骨裂分为4型[5]：①胸骨裂不合并其他畸形；②胸骨裂合并血管畸形；③真性心脏异位；④Cantrell五联征。这种方法是将胸骨裂当做一个整体进行观察，重点强调的是合并疾病的特性。胸骨裂自身的畸形较为简单，但因为合并疾病复杂，因此需要从不同的角度对其做整体的理解。上述作者从不同角度对胸骨裂做了分类，分类的重点不同，分类的结果也不同，但都有共同的特征，那便是关于胸骨裂的具体结构，这是所有分类方法中必须涉及的内容。

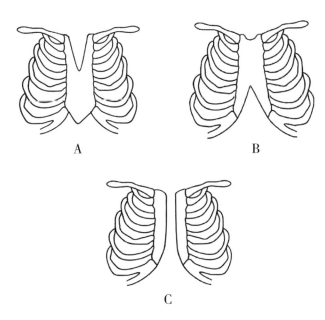

图2-22-1　胸骨裂分型（A. 胸骨上裂；
B. 胸骨下裂；C. 完全性胸骨裂）

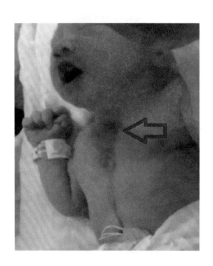

图2-22-2　胸骨上裂患儿

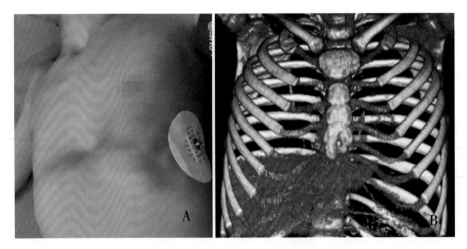

图 2 - 22 - 3 胸骨下裂合并漏斗胸患儿（A. 前胸壁明显凹陷；B. 三维重建显示胸骨下段自正中裂开）

完全性胸骨裂是极其罕见的类型，胸骨整体裂开，从胸骨柄到剑突完全分开，左右两侧残留胸骨结构，但没有任何骨性结构将两侧相连。胸骨完全裂开后，胸廓的完整性遭到彻底破坏，与之相关的各种功能都会受到影响。这种类型的胸骨裂更容易合并其他畸形，比如胸肌缺损、心包缺如以及其他多种脏器的畸形。合并疾病的存在使此类畸形更加严重。不完全性胸骨裂指的是胸骨部分裂开，胸骨下段或者上段部分相连，由此形成胸骨上裂以及胸骨下裂。胸骨上段深面为心脏底部，主要为大血管的根部。由于结构相对固定，当上段裂开时，较少出现异位心脏。胸骨上裂较为多见，可单独出现，也可合并其他畸形。胸骨下段位置特殊，其深面为心包和心脏，下方为膈肌附着点以及胸腹结合部。此段胸骨裂开后，经常会累及周围的多种结构，可出现心包、膈肌以及腹壁结构的缺如。胸骨下裂最常见的情况是 Cantrell 五联征。该病症于 1958 年由 Cantrell 首先报道[8]，主要包括五种基本病变：①胸骨缺损；②心包部分缺损；③膈肌前部缺损；④脐上腹壁中线缺如伴心脏膨出；⑤心血管系统畸形。由这些基本的病变可以看出，当胸骨下段存在正中的缺损时，周围相邻的结构不可能保持结构的完整，结果便出现了所有结构受累的情况。Cantrell 五联征发病率极低，约为 5.5/100 万，但病情危重，死亡率极高，是胸骨裂中最严重的类型。Cantrell 五联征最大的危害来自心脏自身的病变，各种类型的心脏畸形都可能出现，但最多见的是室间隔缺损，这种畸形几乎存在于每一个病例中；其次是房间隔缺损，发病率为 34% ～53%；左心室憩室也是常见的畸形，发病率为 20% ～50%；此外还有肺动脉狭窄或者闭锁，发病率为 31.5%；法乐氏四联征较为少见，发病率为 10% ～20%。心脏畸形的存在不仅使畸形更加严重，而且给手术治疗带来了很大的麻烦。除了这种病症外，胸骨裂还可见于另外一种特殊的疾病中，即 PHACES 综合征，该综合征包括后颅窝畸形、血管瘤、动脉畸形、主动脉缩窄、心脏缺损、眼部异常、胸骨裂等多种畸形[4,9]，是一种罕见的复杂疾病，而胸骨裂是其最基本的病变之一。

胸骨裂虽然可以合并多种其他疾病，但主要病变均为大体结构的异常，残余胸骨结构一般没有明显的显微结构异常。早期残余的胸骨结构为软骨结构，随着年龄增加，可逐渐钙化，成为骨性结构。

三、危害

胸骨裂对人体的危害来自两方面：其一是胸骨裂自身的影响，其二是合并的其他脏器病变对人体的影响。胸骨裂自身的危害也有两个方面：一是对胸廓完整性的影响，二是脏器因为胸骨裂移位后对脏器功能的影响。胸廓本身有重要的功能，既有对胸腔内脏器的保护功能，也有参与正常呼吸运动的功能。胸骨裂发生后，胸廓的保护功能丧失，心脏和大血管可能膨出体表，这是异位心脏形成的根本原因。而对呼吸功能的影响体现在多方面，其中之一是可能出现反常呼吸。反常呼吸一旦发生，呼吸功能将受到严重影响。除了胸骨裂自身的危害外，由于其经常合并其他脏器的病变，可能因为其他脏器功能受损而带来其他相应的危害。由此可见，胸骨裂虽然只是胸骨结构的异常，但由于涉及周围结构和其他脏器的病变，其危害往往会超出胸骨自身的范围，不仅复杂而且可能非常严重。

四、临床表现

胸骨裂为先天性疾病，因此新生儿时期就可以表现出各种症状。该疾病呈现明显的性别差异，一般女性多见[4,5]。由于其合并的其他病变不同，临床表现千差万别。单纯胸骨裂非常少见，如果不合并其他疾病，可仅表现为呼吸、循环系统功能的异常。但是，由于经常合并其他严重病变，临床表现可能非常复杂。不完全性胸骨裂如果范围局限，不存在明显反常呼吸，临床症状可不明显。如果范围较广，且合并其他病变的话，可能表现出明显的症状。胸骨下裂病情往往非常严重，由于主要表现为 Cantrell 五联征，患儿病情危重，许多的患儿会在出生后不久夭折。完全性胸骨裂可能伴有心脏异位，对心脏功能有严重影响。如果心脏本身有畸形存在，病情将更加严重。

五、检查

胸骨裂的检查内容主要包括三部分：首先是胸廓结构的检查，其次是心脏的检查，第三是身体其他部位的检查。胸廓结构检查的目的是明确胸骨裂的位置、形状和大小。心脏检查的目的是明确心脏的位置和心脏病变的情况。其他部位的检查主要是为了明确合并病变的情况。

　　胸廓最直接的检查手段是体格检查，可以通过一般的视诊和触诊发现并获得胸骨裂的主要信息。影像学检查可以明确胸廓的详细结构，可清晰显示胸骨裂的位置、大小、形状以及与其他脏器的关系。最基本的影像学检查是 CT（图 2 – 22 – 4），如果条件允许，可以实施三维重建检查（图 2 – 22 – 5）。心脏的检查首选心脏超声，必要时可以做心脏造影。身体其他部位的检查需要根据具体情况进行选择。

　　由于胸骨裂一般均为先天性发病，且此类畸形往往较为严重，因此产前检查需要重视。通过产前超声检查可以及时发现此畸形[10]，但是否要终止妊娠，需要根据病变具体情况做决定。

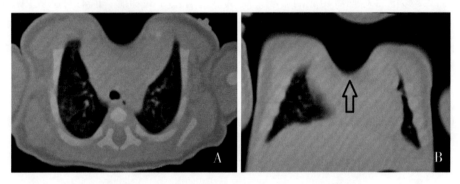

图 2 – 22 – 4　胸骨上裂患儿 CT 检查图像（A. 截面图；B. 冠状面图）

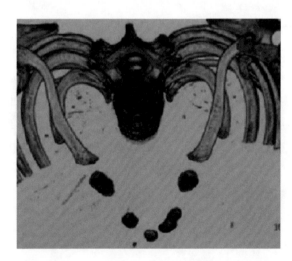

图 2 – 22 – 5　胸骨上裂患儿胸廓三维重建图

六、诊断与鉴别诊断

胸骨裂本身的诊断较为容易。只要存在胸骨完全或者部分裂开，即可明确诊断。诊断的难点在于合并畸形的诊断。当发现胸骨裂存在时，为了避免漏诊，需要对重点脏器的病变做筛查，这样可以避免病变的遗漏。

胸骨裂本身的鉴别诊断主要是与胸壁缺损的鉴别。当缺损位于胸骨附近并累及胸骨时，二者不容易区分。胸骨裂也可以看做是胸壁缺损的一种特殊类型，但与其他缺损有明确的差异，胸骨裂的主要特征是缺损的两边必须是残余的胸骨成分，而胸壁缺损可能只有一侧是胸骨，另外一侧为其他结构。

七、手术适应证

胸骨裂是一种非常严重的胸廓畸形，由于对患儿的健康危害严重，因此一旦确诊理论上都需要尽早手术。但是，种种客观条件的限制，使手术的实施受到多种因素的影响，最大的影响因素是技术的限制问题。单纯胸骨裂手术相对简单，不存在技术方面的限制，而当合并其他脏器畸形需要手术时，技术的问题将成为决定手术能否实施的关键因素。比如一些严重的心脏畸形，这些畸形本身对技术要求极高，如果不具备这些疾病的治疗技术，手术就无法实施。

八、手术时机

胸骨裂一般均在新生儿期得到诊断，考虑到胸骨裂对患儿生理功能的危害，如果条件允许，应该尽早手术。一般来说，单纯胸骨裂手术相对简单，尽早手术较为现实。但是，由于胸骨裂经常会合并其他脏器的疾病，尤其是心脏的畸形，因此在手术时必须充分考虑心脏手术的时机问题。对于简单的心脏手术，可以考虑与胸骨裂同期手术。而对于较为复杂的心脏手术，不同作者会有不同的观点。有作者考虑到胸骨裂闭合对心脏可能造成的挤压，建议二期实施胸骨裂手术。对于心脏畸形不严重的患者，另有作者认为应该先完成胸骨裂的手术，择期实施心脏手术。由于胸骨裂发病率极低，合并心脏畸形的病例更少，因此所有手术的经验均不足。以上关于手术时机的观点并不一定都有道理，但可以设想，如果心脏手术和胸骨裂手术技术本身均过硬的话，最佳的治疗方案必然是同期手术，而且是越早越好。

九、手术方法

胸骨裂的手术治疗始于 1947 年，Burton 对一例胸骨上裂患者实施了手术治疗[5]。此后更多患者得到手术治疗，大量不同的手术方式被用于临床。总的来说，手术方式可以分为两类：其一是直接缝合，其二是利用人工材料进行重建[11,12]。单纯胸骨裂手术相对简单，如果涉及心脏或者其他合并病变的话，手术将非常复杂。在实施手术时需要考虑两个问题：其一，胸骨裂手术与心脏手术的次序问题；其二，胸骨裂手术本身的实施问题。胸骨裂合并心脏畸形时，首先需要完成心脏手术。如果关胸可能对心脏功能造成影响，有人建议二期完成胸骨裂手术。但这种决策有很多弊端，最理想的方法是一次性完成胸骨裂手术。胸骨裂手术的关键是完整闭合裂隙，但必须避免不利因素的发生。

（一）直接缝合

如果胸骨裂两侧残余骨骼距离较小，合拢后不对纵隔结构产生明显压迫，可以考虑直接缝合。缝合时首先需要对两侧残余胸骨完全游离，然后将二者拉拢、对齐、牢固固定，固定结束后需要用软组织将操作部位完整包埋，以利于愈合（图 2-22-6）[13,14]。

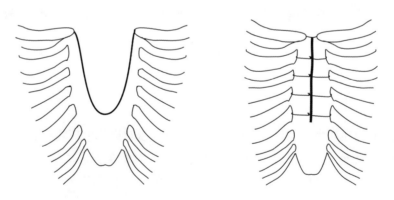

图 2-22-6　胸骨上裂的直接缝合手术示意图

直接缝合是最简单的手术方法，如果可以实施，手术将很容易完成。但有的情况下无法直接缝合，这些情况包括：①两侧残余胸骨距离较宽，正中缺损较大，无法通过牵拉消除缺损。对于这样的情况，有人采用多种特殊的设计进行应对，主要的原理是对外围结构进行松解，然后再做胸骨的缝合或者固定。松解外围结构可以针对肋软骨实施操作，也可以对肋骨进行处理。总的原则是既要切断相关结构，又不能造成明显的缺损，并尽可能保证术后相关结构能够再生。②残余胸骨过硬，无法将其直接合拢缝合。这种情况发生于年龄较大的患者，由于胸骨裂开的起始部已经完全骨化，异常坚硬，阻碍胸骨的合拢。为了消除此障碍，可以在起始部做楔形切开，然后进行缝合；或者将未裂开的胸骨部分完全劈开，对边缘做修整后再全部进行缝合；也有人将胸骨裂两侧的肋软骨或者肋骨切断后向正中缺损处做180度翻转，然后与对侧的结构做缝合。这些措施能够有效克服直接缝合过程中的种种困难，最终获得好的效果[13,14]。

直接缝合最大的优点是操作相对简单，不需要额外的材料做修复，实施较为方便。但是，直接缝合有自身的缺陷。首先，缝合过程中有时会有较大的困难，将影响缝合的效果；其次，直接缝合可能导致胸廓容积减小，对心肺功能造成影响[11,12]。可见，直接缝合并不是非常完美的缝合方法，对于一些特殊的病人，需要采用其他方法完成手术。

（二）胸壁重建

对于缺损较大或者骨质坚硬的胸骨裂患者来说，较为理想的手术方法是重建。胸骨裂的重建与一般胸壁缺损重建实质完全相同，具体方法是用不同材料对缺损做修复。修复的材料可以是自体材料，也可以为人工材料。自体材料最常用的是肋骨或者肋软骨，也可以是身体其他部位的骨性材料。人工材料有多种，可以根据情况做选择。重建的基本目的有两个：其一是尽可能消除缺损，其二是恢复胸廓的稳定性。为了达到这两个目的，一方面要对重建的技术做特别要求，另一方面要选择合适的重建材料。总的来说，胸骨裂的缺损范围一般较为局限，因此重建操作相对容易。

我们采用的是一种复合性的方法，首先采用自体肋骨对胸骨裂进行重建，然后用特殊材料对肋骨缺损进行修复[14]。具体方法是：先于一侧胸壁取一条肋骨或者两条肋骨的一部分，根据胸骨裂缺损的大小将取出的肋骨分成数段，将其并排放置于缺损正中并与两侧的残余胸骨固定，从而消除胸骨裂，最后用MatrixRIB对截取肋骨的部位进行修复。

我们曾利用这种方法对2例胸骨裂患儿实施了重建手术，这2例患儿均合并有先天性心脏病。先经正中胸骨切口完成先心病的矫正，然后再对胸骨裂实施矫正，获得了满意的效果（图2-22-7、图2-22-8）。这种方法的优点是用自体肋骨重建胸骨裂，一方面避免了异物对深部心脏大血管造成不利影响，另一方面避免了人工材料取出后再次形成的缺损。而肋骨缺损使用人工材料重建后，人工材料可以永久存于体内。即便需要再取出，局部由于有纤维组织增生而一般不会有不利影响。

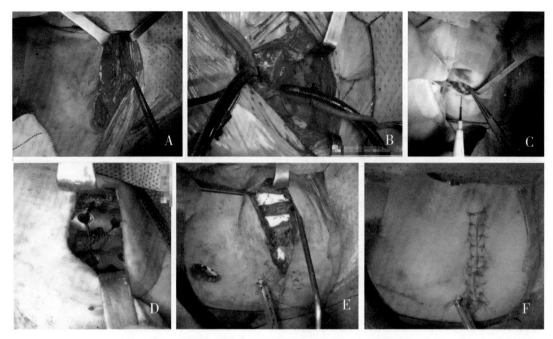

图 2－22－7　胸骨裂合并先心病患儿的同期手术（A. 做胸骨正中切口，显露胸骨裂，将残余部分胸骨切断，撑开胸骨，准备心脏手术；B. 建立体外循环，实施心脏手术；C. 于右侧胸壁做切口，截取右侧第 4、5 肋骨一段；D. 以 MatrixRIB 重建右侧第 4、5 肋骨切除后的缺损；E. 将切取的第 4、5 肋骨分成三段，横向放置于胸骨正中牢固固定；F. 关闭切口，手术结束）

图 2－22－8　胸骨裂合并先心病患儿的同期手术（A. 胸壁外观，可见胸骨上段局部缺损，有反常呼吸；B. 经正中切口实施心脏手术，心脏手术结束后，截取右侧第 4 肋骨一段，分成三等份，横向放置于胸骨之间进行固定；C. 以 MatrixRIB 修复右侧第 4 肋骨切除后的缺损；D. 术后胸壁外观，可见正中切口以及侧胸壁切口）

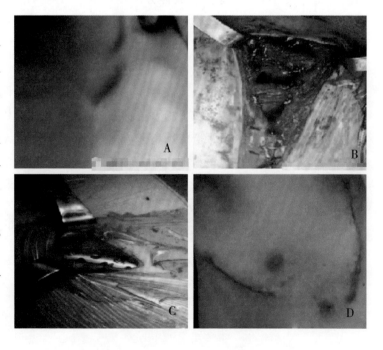

十、预后

单纯胸骨裂手术较为简单，只要手术操作合理，几乎都可以获得满意的效果。但是，由于胸骨裂患儿常合并其他脏器的疾病，尤其是复杂的先天性心脏病，这些疾病的治疗直接影响了手术效果。由于心脏病的手术需要专业的心脏外科医生完成，胸壁外科医生通常不参与这样的手术，因此，要想确保胸骨裂手术有更好的效果，胸壁外科必须与心脏外科进行深度合作，只有这样才能保证患者得到最满意的治疗。

参考文献

［1］KLEIN T, KELLMER M, BOEMERS T M, et al. Surgical repair of a superior sternal cleft in an infant. European journal of pediatric surgery reports, 2015, 3（2）：64 –76.

［2］TEMUR B, METE S, BEKEN S, et al. Complete sternal cleft treatment in a low birth weight patient. Turkish journal of thoracic and cardiovascular surgery, 2020, 28（4）：684 –687.

［3］ASHOK RAJA J, MATHEVAN G, MATHIATRASAN K, et al. Closing the cleft over a throbbing heart：neonatal sternal cleft. BMJ case rep, 2014, 2014：bcr2014204529.

［4］SADEGHIAN N, MIRSHEMIRANI A, SADEGHIAN I. Sternal cleft associated with patent ductus arteriosus, atrial septal defect, and subglottic hemangioma：a rarity. APSP J case rep, 2014, 5（1）：6.

［5］RAVIKUMAR M S, PALANISAMY V, RAMAN K, et al. Primary closure of a partial superior sternal cleft in a 27-day-old neonate：case report with short review of literature. Cureus, 2019, 11（5）：e4653.

［6］ALSHOMER F, ALDAGHRI F, ALOHAIDEB N, et al. Reconstruction of congenital sternal clefts：surgical experience and literature review. Plast reconstr surg glob open, 2017, 5（11）：e1567.

［7］DAUM R, ZACHARIOU Z. Total and superior sternal clefts in newborns：a simple technique for surgical correction. J pediatr surg, 1999, 34（3）：408 –411.

［8］VAN HOORN J H L, MOONEN R M J, HUYSENTRUYT C J R, et al. Pentalogy of cantrell：two patients and a review to determine prognostic factors for optimal approach. Eur J pediatr, 2008, 167（1）：29 –35.

［9］CHAUDHRY I U H, CHEEMA A, AQEEL C, et al. Modified surgical reconstruction technique for a rare isolated congenital sternal cleft: in a six-year-old child. Ann med surg (Lond), 2021, 65: 102280.

[10] YUKSEL M, KURU P, ERMERAK N O, et al. Intrauterine diagnosed sternal cleft patient and her management. J vis surg, 2016, 2: 48.

[11] TORRE M, RAPUZZI G, CARLUCCI M, et al. Phenotypic spectrum and management of sternal cleft: literature review and presentation of a new series. Eur J cardiothorac surg, 2012, 41 (1): 4 – 9.

[12] DOGAN R, UYSAL S, KUMBASAR U, et al. Surgical repair of a sternal cleft malformation. Turk gogus kalp damar cerrahisi derg, 2019, 27 (4): 597 – 600.

[13] 王文林. 胸骨裂的手术问题. 爱问医生, 2017 – 01 – 07.

[14] 王文林. 出生30天宝宝的超级手术: 重度胸骨裂 + 先心病手术. 医学科技频道, 2018 – 06 – 14.

胸壁局部凸起畸形

胸壁局部凸起畸形是一种较为特殊的局限性胸廓畸形，主要表现为肋软骨或者肋骨局部的凸起，一般仅累及一条肋骨或者肋软骨，周围其他骨性结构形状正常（图 2 – 23 – 1）[1]。由于局部凸起，可导致胸廓外观异常，因此也是胸廓畸形的一种类型，但与一般的鸡胸和其他类型的前凸畸形有明显的不同[2,3]。

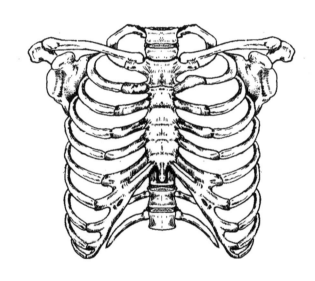

图 2 – 23 – 1　胸壁局部凸起畸形（凸起位于左侧第 2 肋软骨，周围结构正常）

胸壁局部凸起畸形是我们命名的一种畸形，文献中没有任何人对其进行过报道。临床中因此畸形就诊的人数并不多。分析原因，可能与该畸形受关注的程度有关。很多患者自己没有意识到畸形的存在，就诊的可能性相对较低。患者不就诊，医生就难以遇到这样的病人。由于该畸形一般没有明显症状，因此即便就诊也不一定会被当做真正的畸形予以治疗。这些因素累积的结果，使该畸形很少受人关注，关注不多其所谓的发病率自然就很低。但是，发病率的数据并不能反映出畸形真实的发病水平。我们在临床中发现，这种病人其实并不少见。部分患者有自己的烦恼与痛苦，同样需要给予关注。

一、发病机理

胸壁局部凸起畸形的发病机理尚不清楚，有可能与肋软骨或者肋骨的过度生长有关。但过度生长只是凸起形成的前提条件，另外一个必要的条件是肋软骨和肋骨局部结构的异常。如果整条肋骨和肋软骨结构均匀，内部结构不存在任何异常的话，即便有过度生长也不会在某一局部出现凸起。既然凸起存在，说明肋骨和肋软骨的局部必然有内在结构的异常。这样的机制其实与鸡胸等其他前凸畸形形成的机制有类似之处[4]。骨性结构自身一旦出现了问题，外部因素就可能乘虚而入，最终改变骨性结构的形状而形成畸形。胸壁局部凸起畸形的发生应该是两方面因素综合作用的结果。但这样的分析只是猜测而已，具体的机制尚有待进一步研究。

二、病理特征

胸壁局部凸起畸形的病变局限，位于肋软骨和肋骨。肋软骨的病变只能位于前胸壁，肋骨的病变可位于肋骨全长，但临床上有意义的凸起一般均位于前胸壁，只有此处的凸起才容易被发现，才可能影响胸廓的外观，给患者带来烦恼。局部凸起仅局限于一条肋骨和肋软骨，周围的其他骨性结构形状正常，病变不累及胸骨，也不涉及其他肋骨和肋软骨[1]。从显微结构看，凸起畸形只是形状和外观的改变，内部结构基本正常，不存在异常的病理结构。

三、危害

作为凸起类畸形的一种，胸壁局部凸起畸形不可能对胸腔内结构造成压迫，因此不会导致生理功能的危害。该畸形病变局限，对胸廓整体的结构和功能不会造成显著影响，相关的危害可以忽略不计。从外观的角度看，如果凸起不严重，或者被乳腺或者胸大肌等结构覆盖，一般不会造成外观的异常。如果凸起明显，则可能影响外观，此时的危害与其他凸起类畸形相似，主要表现为心理方面的危害。如果得不到及时治疗，则可能导致严重的心理问题。

四、临床表现

胸壁局部凸起畸形不存在压迫的可能，因此多没有任何临床症状。如果患者对胸壁外观不满意，而又长期得不到治疗的话，可能会导致心理方面的问题。心理问题又可能反过来影响患者的生理功能，进而表现出临床症状。此时的临床症状与畸形没有直接关系，各种检查几乎找不到客观的病理依据。

五、检查

胸壁局部凸起畸形体征非常明确，体格检查可以在前胸壁发现局部的凸起。凸起可位于胸骨旁，也可以位于前胸壁其他部位。乳腺和胸大肌可能将凸起覆盖，但触诊可以明确凸起的大致位置和轮廓。X 线检查不能显示肋软骨病变，但可以显示肋骨凸起局部的病变。CT 检查断面显示信息不完全，最理想的检查是三维重建检查，可以对凸起自身以及周围的骨性结构做出全面客观的评价。

六、诊断与鉴别诊断

胸壁局部凸起畸形诊断较容易，诊断要点为：①肋软骨或者肋骨局部凸起；②凸起局限于一条肋骨或者肋软骨；③凸起不累及胸骨。通过体格检查和相关的影像学检查，该畸形诊断可以轻易完成。

胸壁局部凸起畸形需要与一些特殊的疾病相鉴别。第一个需要鉴别的疾病是胸壁的肿瘤。某些胸壁肿瘤没有明显症状，尤其来源于肋软骨或者肋骨的肿瘤，可以向体表凸出，形成局部的凸起畸形。鉴别的要点是：胸壁局部凸起畸形一般是先天性发病，自幼存在，随年龄增长而明显，凸起局部的肋骨或者肋软骨只是形状异常，局部一般没有明显增粗，细胞学检查为正常的肋骨或者肋软骨结构；胸壁肿瘤发病时间短，增长快，局部可明显增粗，细胞学检查为肿瘤组织。多数情况下，二者鉴别较为容易。但是，如果肿瘤并没有明显增大，有时很难对二者做鉴别，此时唯一有效的鉴别方法只有细胞学检查；第二个需要鉴别的是轻度的不对称型鸡胸。鸡胸为多个骨性结构的凸起，胸骨可能受累，凸起范围广，面积大；胸壁局部凸起畸形只累及一条肋骨或者肋软骨，这是二者最根本的差异。

七、手术治疗

（一）手术指征

与其他畸形的手术原则一样，胸壁局部凸起畸形的手术主要由患者和家属自己决定。由于该畸形一般没有明显症状，因此只能靠外观做决定。如果患者和家属对外观不满意，就需要手术治疗。在决定是否手术时，有一种情况需要注意，那便是无法与胸部肿瘤鉴别的情况。如果怀疑为局部的肿瘤，应该积极做切除。

（二）手术方法

胸壁局部凸起畸形的实质为前凸类畸形，因此手术方式可以参照凸起类畸形的手术方式。这样的手术无疑应该是微创手术。但是，由于病变局限，如果直接对其实施开放手术，其损伤也不可能过大，这为此手术提供了充足的理由。正因为如此，胸壁局部凸起畸形的手术可以通过两种基本方法完成，即开放手术和微创手术。两种方法操作内容不同，如果处理得当，都可以获得好的效果。

1. 开放手术

开放手术是直接在凸起局部做切口对畸形实施矫正的手术。具体实施的方法可分为两种：其一是塑形，其二是切除。

（1）塑形手术。这种方法与一般畸形的塑形手术相同，即通过局部适当的操作，使畸形消失，恢复正常形状。具体方法是：在凸起表面做切口，显露凸起处的病变结构，先于适当的位置切断或者做楔形切除，破坏畸形原有的结构，然后进行固定，使异常结构恢复正常形状。这种方法较为成熟，在早年的各类胸廓畸形手术中经常被使用，实践证明该方法是一种非常有效的方法。对于肋软骨的病变来说，楔形切除后，可以用缝线对肋软骨进行缝合。该方法操作简单，可获得较为满意的效果。如果为肋骨局部的病变，可以用人工材料对局部做固定，也可以获得满意结果。

（2）切除手术。胸壁局部凸起畸形最大的特征之一是病变较为局限。从理论上讲，如果将病变的局部完整切除，将不会明显影响胸壁的外观，也不至于对其功能造成影响。基于这样的考虑，可以对病变局部直接实施切除手术。具体方法有两种：①凸起结构单纯的切除。这种方法是消除局部凸起最有效的方法。但是，由于术后留下局部的胸壁缺损，其并不是最满意的选择。②凸起结构切除后，用重建材料进行局部的重建。这种方法可以有效消除胸壁残留的缺损，但由于重建材料多为异物，使手术本身多出新的遗憾。

开放手术是针对胸壁局部凸起畸形实施的直接矫形手术。手术效果确切，畸形消除彻底。但是，由于切口位于凸起的表面，有时会残留较为明显的疤痕。另外，由于有乳腺、胸大肌等结构的存在，如果显露不良，将不得不用较大的切口完成手术。这不仅会增加手术的难度，也可能留下较长的手术疤痕。由此可以看出，直接的开放手术并不是最完美的选择。

2. 微创手术

（1）Wenlin 手术。对于所有的胸廓畸形来说，微创手术都是借助塑形材料对胸壁结构实施的塑形。对胸壁局部凸起畸形，具体方法是 Wenlin 手术，即使用一条钢板对局部凸起进行压迫后于两端做固定，由此达到塑形的目的[5]。Wenlin 手术切口位于两侧胸壁，切口短小隐蔽，术后疤痕不明显，如果能彻底消除凸起畸形，应该是理想的选择。但是，这种手术同样存在弊端。首先，由于胸壁局部凸起畸形的病变范围只局限于一条肋骨或者肋软骨，这为钢板的放置带来挑战。有效的放置应该恰好位于凸起的表面，只有位于此处时才能有好的矫形效果。如果钢板滑动或者凸起局部根本无法停留钢板的话，手术就可能失败。可见，此种手术成功的关键就是使钢板能恰到好处地压迫于凸起处，而胸壁局部凸起畸形最大的麻烦就是不容易为钢板提供满意压迫的条件。其次，Wenlin 手术必须使用特殊的钢板才能完成矫形，这意味着术后胸壁内将有异物存在。这无疑会影响患者手术的体验。第三，Wenlin 手术有较大的创伤。Wenlin 手术最大的优点之一是创伤微小。但是，创伤的大小是一个相对的概念。通常的 Wenlin 手术之所以被认为是微创手术，是因为其创伤明显小于传统的开放手术。而对于胸壁局部凸起畸形来说，其开放手术本身的创伤并不大，是一种创伤极其微小的手术，如果与此时的 Wenlin 手术做比较的话，其创伤甚至更加微小，而 Wenlin 手术的创伤反而显得更为明显。此时的 Wenlin 手术不再像微创手术，而成了大创伤手术。第四，Wenlin 手术使用的钢板较为昂贵，这将增加患者手术的花费。第五，钢板需要在术后一定时间取出来，这意味着必须接受额外的手术，患者将为治疗付出更多的代价。由此可见，Wenlin 手术虽然是治疗凸起类畸形最理想的手术，但对于胸壁局部凸起畸形来说，并不一定是理想的选择。

（2）胸腔镜下的切除手术。Wenlin 手术是微创手术的代表，也是针对凸起类畸形设计的针对性手术。但由于存在各种弊端，需要做别的选择。结合胸外科最基本的微创手段，可以考虑胸腔镜下手术的可能。胸腔镜下实施塑形难度极大，可以不做考虑。但是，如果对病变局部实施切除，则相对容易。这种操作的原理与开放状态下实施的切除手术完全相同，其优越性显而易见，因此是更加理想的选择。不过，考虑到胸腔镜手术自身的难度，将对手术的实施提出更高的要求。

综上所述，胸壁局部凸起畸形的治疗无外乎两种基本的术式，要么塑形，要么切除。两种术式都可以在开放状态下完成，也可以借助微创的手段完成。不管使用哪种技术，只要按照基本的原则实施操作，都可以消除局部畸形，最终获得满意的效果。

（三）并发症

总的来说，胸壁局部凸起畸形的手术较为简单，成功率较高。但是，由于涉及一些特殊的操作，同样会出现意想不到的并发症。

第一个并发症是气胸。这种情况主要发生于开放手术中，在使用胸腔镜实施操作时也可能出现气胸。导致气胸的主要原因是关胸时没有充分排气。这种并发症并不严重，适当处理后会很快消除。实施 Wenlin 手术时也可能导致气胸，但一般不严重，可不做特殊处理。

第二个并发症是出血。胸壁局部凸起畸形主要的手术操作位于病变肋骨或者肋软骨附近，损伤可能性最大的血管是肋间血管。如果病变靠近胸骨，则有可能损伤胸廓内动脉。

肋间血管损伤的出血并不严重，止血也较为容易。但是，如果胸廓内动脉受损伤而不能及时止血的话，将造成严重失血。这种情况在开放状态下出现时容易处理，如果发生于胸腔镜手术中，则需要谨慎对待。

第三个并发症是钢板滑动。这种情况主要发生于 Wenlin 手术中。如上所述，由于胸壁局部凸起畸形只涉及一个肋骨或者肋软骨，凸起的最高处面积狭小，如果不能很好地固定住钢板的话，术后就可能出现钢板的滑动。这种情况一旦出现，手术就可能失败，使胸壁局部凸起畸形再次出现。为了避免这种情况的发生，在实施操作时需要做一些特殊的处理。由于侧胸壁切口远离病变局部，要想直接将钢板放于病变处并不容易。此时可以用手指在凸起表面协助完成操作。首先，在构建隧道时，可以用手指协助导引器，使隧道恰好位于凸起的正前方；其次，在收紧钢丝固定钢板时，可以用手指对钢板位置做固定，使钢板牢固压迫于凸起的局部。手指的协助在固定过程中尤为重要。有了这样的协助，钢板滑动的可能性会大大降低。除了手指的协助外，还需要考虑其他的操作细节，其中钢板的固定格外重要。如果钢板两端能牢固固定，保证钢板不出现任何倾斜或者移位的话，则有助于获得稳固的塑形。但是，在一些极端的情况下，尽管做了各种努力，钢板位置依然不能固定，此时可以考虑另外一种极端的方法，即在凸起表面做一个微小的切口，绕病变肋骨或者肋软骨局部放置钢丝，将钢板放入后直接固定于凸起的表面，这样的方法将获得最可靠的效果，从根本上防止钢板滑动。

第四个并发症是局部的反常呼吸。这种情况发生于病变局部结构的切除手术中。胸壁结构被切除之后，局部必然留下缺损。如果患者胸壁软组织有足够的厚度和强度，一般不会出现反常呼吸。相反，如果患者较为瘦弱，缺损局部没有足够软组织覆盖或者软组织强度不足的话，就可能出现反常呼吸。局限性的反常呼吸不至于影响呼吸功能，但可能影响美观。这会使手术的效果大打折扣。为了防止反常呼吸的出现，最根本的措施是避免单纯切除的方法。如果切除无法避免，应该保证尽可能少量切除骨性结构，或者直接做重建以消除缺损。

第五个并发症是切口的延期愈合。这种情况多发生于人工材料使用的手术中，当然，如果相关技术细节处理不到位，也可能发生于其他各种手术中。

八、预后

胸壁局部凸起畸形不同于鸡胸，但从整体分类的角度看，二者并没有本质的区别，因此该畸形甚至可以看做是轻度的鸡胸。正因为如此，其治疗方法也与鸡胸有一定的相似性。但从上述的分析可以看出，二者的手术又有不小的区别。总的来说，胸壁局部凸起畸形的手术相对较为容易，也更安全，因此成功的可能性更大。如果严格按照操作规程进行处理，一般均能获得好的效果。但是，正因为手术的微小与简单，在实施手术时可能导致术者思想上的麻痹。思想上不重视，再小的手术都可能出问题，所以对于这种特殊的畸形来说，在思想上给予重视，是成功完成治疗的前提。

参考文献

［1］王文林. 胸壁局部凸起畸形. 胸廓畸形手术专家，2021 - 10 - 06.

［2］王文林，龙伟光，陈春梅，等. 鸡胸的超微创手术. 实用医学杂志，2015，31（5）：863 - 864.

［3］王文林，陈春梅，李学军，等. 胸廓畸形的整体分类法. 中国胸心血管外科临床杂志，2018，25（11）：981 - 985.

［4］王文林，龙伟光，陈春梅，等. 鸡胸发病机理的分析. 实用医学杂志，2015，31（增）：313 - 314.

［5］WANG W L. Minimally invasive surgical technique for barrel chest. Surgical case reports，2018，1（2）：1 - 2.

第二十四节

胸骨与肋骨局部的畸形

在胸壁外科疾病中，胸壁畸形是重要的病种之一。考虑到畸形的特殊性，在临床工作中一般将胸廓畸形当做胸壁畸形。在本书的相关章节中，均将胸廓当成一个整体进行研究，因此所谓的胸廓畸形指的是胸廓整体外观出现的异常。用这样的观点进行研究时，一般不会过分关注胸廓构成成分的细节问题。这就是说，只要胸廓整体外观没有问题，就可以不将其当做胸畸形。这样的观点不仅影响胸廓畸形的诊断，也直接影响其治疗。为了达到外观正常的目的，可以忽略局部结构的瑕疵，有时甚至会牺牲局部的结构而换取整体形状的改观。这是将胸廓当做一个整体进行观察时常做的工作。但是，在临床工作中有时需要从另外的角度观察问题，比如从更细微的结构方面进行观察的话，可能发现更多的问题。这些问题的意义可能与整体观察胸廓时的意义完全不同，而有时会显得非同寻常，需要额外关注。

胸廓是胸壁骨性结构组成的有机整体，构成胸廓的骨性结构有三类，即胸骨、肋骨和肋软骨，但具体的结构却有很多，总的说来，胸廓是由数十个大小形状均不同的骨性结构组成的。如果将这些结构自身当做一个独立的个体进行观察，每一个结构都可能有异常。这样的异常往往不会引起注意，尤其当只关注胸廓外表形状时，个体结构的异常会被彻底忽视。但是，任何一种独立的结构之所以有正常的形状，是因为这样的形状有利于发挥正常的生理功能。如果形状发生异常，必然影响功能的发挥。局部结构功能的异常也许微不足道，而一旦这些异常出现了叠加的效应，问题可能就会严重，最终使患者表现出症状来。此时局部结构的异常便不可能再被忽视，而成了事实上的疾病。这正是对局部结构进行研究的意义。

局部结构的异常可以表现为三种形式：其一是位置的异常，其二是形状的异常，其三是数量的异常。位置的异常主要指骨骼出现在不该出现的位置，形状的异常则指的是骨骼自身的外观出现了问题，数量的异常指的是结构的数量与正常的数量有了出入。在将胸廓当做整体进行观察时，这三种异常不一定有意义。但是，如果针对局部结构进行观察，就成了病理性的异常，也就是所谓的畸形。

胸骨的位置相对固定，且数量不可能有变化，因此主要问题是形状的异常。肋骨有多个个体，每一个体都可出现位置和形状的异常，而总的数量也可能有异常，因此肋骨自身的畸形是一个非常复杂的问题。肋软骨与肋骨构成一个密不可分的整体，可以将其看做是肋骨的一部分，这里不做单独讨论。

一、真性胸骨角

真性胸骨角是胸骨自身一种细微结构的畸形（图2－24－1）。这种畸形有多种名称，文献中提及的名称有真性胸骨角变异、肋胸骨突、胸骨上突、解剖胸骨角、胸骨柄犄角状骨突、肋骨—胸骨解剖变异等多种名称[1-3]。同样一个畸形却有如此多的名称，并不能说明研究者非常关注此畸形，而只能说明研究的随意性。从研究者的专业来看，这种随意性可以理解。他们来自解剖学专业、影像学专业或者临床专业，不同专业对同一种疾病可能会有不同的认识，因此随意性在所难免。而从另外一个角度来分析，之所以不同专业会有不同的观点，恰好说明这种畸形本身并不是一种特别严重的畸形。畸形不严重甚至可以忽略不计时，必然影响研究者的态度。

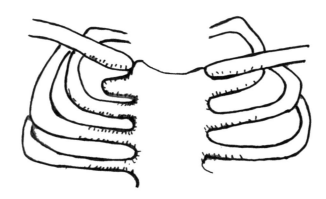

图2－24－1　真性胸骨角（右侧胸锁关节下方与第1肋软骨之间出现异常骨性突起，第1肋以及下方所有肋骨被挤向下方，左侧肋骨位置正常）

真性胸骨角并不常见，有资料显示其发生率为千分之0.6～1.0[1]，有作者认为发病率更低，为万分之一[3]，这说明此畸形实际上极其罕见。当一种畸形在临床上很难遇见时，其研究也必然很有限，这无疑会影响对畸形的认识。

真性胸骨角真正的发病原因并不清楚，具体的机理只是猜测。有人认为该畸形是胸骨的二次骨化中心过度生长所致[1,3,5]。生理状况下，胸骨柄和锁骨、第1肋软骨直接相连，胸骨柄边缘没有多余的结构。在病理情况下，胸骨柄边缘向外侧突出而形成骨性突起，该突起就是所谓的真性胸骨角。突起位于锁骨与第1肋软骨中间，基底部与胸骨柄相连并成为一个整体，远端游离。这说明真性胸骨角直接来自胸骨柄，是胸骨柄变异的结果。

真性胸骨角可出现于胸骨柄一侧，也可以同时出现于两侧，但两侧形状不一定相同，可为三角形、牛角形、尖角形、手指形或者其他不规则形状[1,3]。突出的方向也有不同，可仅向两侧平行突出，也可以向上外侧突出。突出的程度也有差异，可以突出较长，也可以较短。

正常情况下，锁骨、第1肋软骨直接与胸骨柄相连，二者之间几乎没有距离，而当真性胸骨角出现于二者之间时，第1肋软骨将因骨性凸起的出现而被挤压下移，由此将使所有其他肋软骨顺势下移。这无疑会使胸廓内在结构受到影响。但胸廓外观并不取决于局部结构的形状。也就是说，此时的胸廓外观并不一定改变，不一定导致胸廓的畸形。这个特性使真性胸骨角具有很强的隐蔽性。如果没有局部症状，则很难被发现，多数病变在体检时被发现。

真性胸骨角的症状取决于骨性突起对周围结构的影响。如果对周围结构产生了压迫，则会有明显症状[1,6]；如果没有压迫，则不会有任何症状。体格检查可以发现锁骨上窝单侧或者双侧变浅，胸锁关节下方可触及骨性突起，突起与胸骨柄相连，位置固定，可无压痛。X线检查可见胸骨柄外侧面有额外的骨性突起，突起周边游离，与其他骨性结构没有关系，基底部与胸骨柄相连，其内部可见骨小梁，骨皮质与胸骨柄皮质连续。CT检查可以发现异常的骨性突起。三维重建可以明确显示骨性突起的形状、结构以及与胸骨柄的关系。

真性胸骨角的诊断较为容易，但需要与一些特殊病变鉴别[1,3]。第一个需要鉴别的是骨软骨瘤。真性胸骨角是胸骨柄局部结构的变异或者畸形，属于良性病变，远端没有钙化灶，这是与骨软骨瘤最显著的区别。第二个需要鉴别的是纵隔的病灶。上纵隔的病灶有时会在X线上出现胸骨柄平面的块状影，这种情况与真性胸骨角的形状类似。X线检查很难对二者进行区分，CT检查可以轻易明确诊断。

真性胸骨角发生时，有可能合并其他肋骨形状的异常，比如颈肋、肋骨分叉等[5]，因此在对真性胸骨角做诊断时，不仅要注意与其他疾病的鉴别，还要明确是否有这些合并畸形的存在。

真性胸骨角很难影响胸廓整体的外观，因此局部的症状成了决定手术与否唯一的依据。如果没有明显不适，可以不考虑手术。如果症状明显，则要手术治疗。手术的基本原则是将骨性突起切除。可以采用开放手术，直接在突起表面做切口，显露突起后对其实施切除。这种方法虽较简单，却有明显的手术疤痕。另外的选择是在胸腔镜下切除，由于切口在侧胸壁，可以使切口更隐蔽。

真性胸骨角的手术较为简单，一般没有太大的难度。但是，有时局部会有特殊的结构，比如锁骨下的血管神经、胸廓内动脉以及上纵隔的结构等，会给手术带来风险，因此在操作时需要格外谨慎，否则可能出现相关的并发症。

二、胸骨畸形

胸骨畸形往往是其他畸形的一部分。在一般的胸廓畸形中，由于强调的是胸廓整体形状的异常，因此不会单独关注胸骨自身的畸形。但是，胸骨自身的畸形并不少见，包括多种具体的畸形。较多见的畸形是胸骨裂孔，指的是发生于胸骨体的孔洞或者裂隙（图2-24-2）。这种畸形的发生机理不详，有人认为类似于胸骨裂，主要是胸骨骨化中心融合障碍所致[7]。融合障碍较严重时形成胸骨裂，可为胸骨部分或者全部裂开，是最严重的胸骨畸形。如果融合障碍仅局限于骨化中心的局部，则形成胸骨裂孔。胸骨裂孔可单独存在，也可存在于复杂的胸廓畸形中。单纯的胸骨裂孔多在体检或者手术探查时发现，本身不会造成特殊危害，几乎不会出现临床症状。另外一类胸骨畸形表现为局部的缺损或者缺失，可独立存在，也可以存在于其他胸廓畸形中（图2-24-3）。还有一类胸骨畸形较为复杂，表现为局部极其复杂的形状变异，这种变异常累及周围肋软骨和肋骨（图2-24-4）。此类胸骨畸形一旦发生，多伴有其他明显的胸廓畸形，因此需要进行处理。

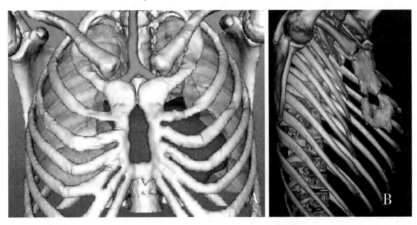

图2-24-2　胸骨裂孔（A. 位于胸骨体正中的裂孔；B. 胸骨自身位置异常，正中裂孔）

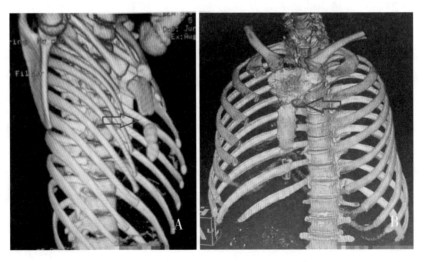

图2-24-3　胸骨局部缺损（A. 胸骨体局部缺损，合并不对称型漏斗胸；B. 胸骨角附近胸骨局部缺失）

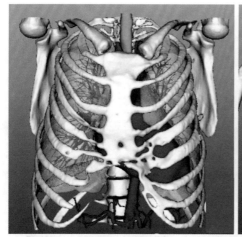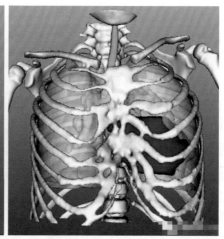

图 2 - 24 - 4 复杂的胸骨局部畸形 (形状不规则, 变化无规律, 合并局部大范围的胸廓畸形)

三、剑突变异

剑突是胸骨下端的直接延续, 由于体积小, 位置隐蔽, 多被忽略。但在一些特殊情况下, 剑突自身会发生形状的变异或者畸形, 严重者甚至可能导致特殊的临床症状, 此时必须引起重视。

通常情况下, 关于剑突的描述均来自教科书, 认为剑突为平直的骨性结构, 末端边缘整齐, 无分叉, 无裂孔。而随着影像学检查的发展, 通过先进的手段对剑突进行研究成为可能 (图 2 - 24 - 5)。最新的研究发现, 剑突的大小、位置、形状并不固定, 在不同个体间存在明显差异[8]。第一个差异是剑突大小的差异, 有的剑突可以小到忽略不计, 有的剑突则可以很长, 最长的剑突可以接近 10cm (图 2 - 24 - 6)[9]。剑突的形状也有差异, 多见的形状为内凹型和平直型, 较少见的形状为外凸形和反 S 形。剑突的整体外观同样存在差异, 多数情况下表现为规整的倒三角形, 但也可分叉成为二分叉和三分叉型[10,11]。多数情况下, 其外观为上宽下窄型, 少数也可以为上窄下宽型。另外, 一些剑突正中还可能存在裂孔 (图 2 - 24 - 5)。

剑突的形状多样, 变异复杂, 当体积较小时, 一般没有临床意义, 不需要关注。体积较大的剑突有两个方面的临床意义: 其一是鉴别诊断的问题。一些类型的剑突末端会凸起, 在上腹部形成明显的包块, 此时需要与真正的腹部包块相鉴别; 其二是治疗的问题。当剑突过长或者末端压迫腹部脏器时, 患者将有明显的症状, 可形成所谓的剑突综合征。此时需要做针对性的治疗。如果保守治疗无效, 则需要将剑突完整切除。这是治疗此类病症有效的方法。

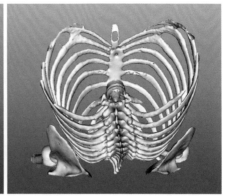

图 2 - 24 - 5　胸廓三维重建显示剑突畸形，剑突存在明显裂孔

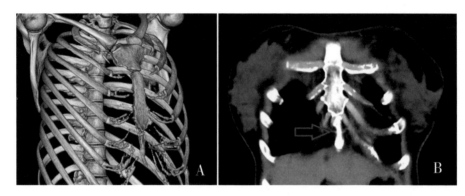

图 2 - 24 - 6　剑突异常增长（A. 三维重建图显示增长的剑突形状；B. CT 显示增长的剑突切面）

四、颈肋

颈肋是肋骨位置的异常导致的变异或者畸形。颈肋普遍存在于鱼类和爬行类动物中，随着物种的进化，人类颈椎相连的肋骨逐渐退化，正常情况下不会有颈肋存在。如果依然存在，就形成了颈肋（图 2 - 24 - 7）。颈肋的出现可以看做是一种返祖现象[12]。这种情况发生率较低，有资料显示，其发生率约为 0.5% ~ 1.0%[13]。多数情况下，颈肋出现的位置较低，与第

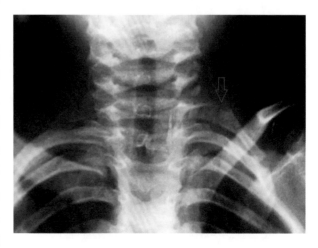

图 2 - 24 - 7　颈肋（肋骨与颈椎相连）

7 颈椎相连，偶尔可能连于第 6 颈椎。颈肋可出现于一侧颈部，也可在两侧同时出现，可伴有第 7 颈椎横突的过度生长。

根据颈肋形状不同，可大致分为四种基本类型[14]：①完整型；②半完整型；③不完全型；④残留型。多数情况下，颈肋没有任何症状，只有 10% 患者有症状。症状的出现主要与颈肋尖端对周围结构的压迫有关。最常见的受累结构是臂丛和周围血管。当这些结构受到压迫后，可引起上肢疼痛、麻木、血运障碍或者肌肉萎缩等病症，形成所谓的胸廓出口综合征。颈肋的压迫是该综合征最常见的病因。

没有症状的颈肋可以不被关注，不少患者在体检时被发现。体格检查可于锁骨上窝发现明显的包块，包块位置固定，质地坚硬，根部与颈椎相连。胸廓出口综合征出现时，压迫试验、外展试验、运动试验、斜角肌试验阳性[12,15]。影像学检查可以明确颈肋形状。

颈肋没有症状存在时一般不需要治疗，轻度的症状可以进行保守治疗。如果症状较重，则要考虑手术治疗。手术原则是切除颈肋以及过长的横突，并对周围的纤维束和颈肋的骨膜进行松解。前斜角肌肥厚或者痉挛时，需要将其一并切除。

以往颈肋手术一般由整形外科或者手外科医生完成，并不是由胸外科医生完成。这与颈肋特殊的位置有关[12,15]。单从解剖位置看，颈肋已经超出了胸部或者胸壁的范围。但是，由于手术的操作涉及了胸壁顶部结构，依然需要胸壁外科医生加以关注。

五、第 12 肋骨变异

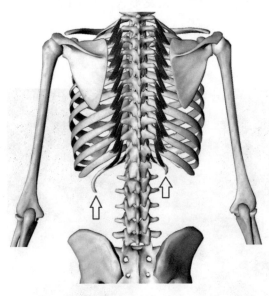

图 2-24-8　第 12 肋骨变异（左侧不发育，右侧形状异常）

第 12 肋是浮肋，正常情况下位于胸壁与腰背部深层，临床意义不大，很少有胸外科医生关注。但是，此肋骨形状可能发生变异。第 12 肋的变异是伴随椎体变异而发生的，属于脊柱发育过程中移行异常的一种，可表现为单侧肋骨不发育、双侧肋骨不发育、一侧横突腰化合并另一侧短小肋骨等（图 2-24-8）[16]。X 线正侧位片可以准确显示变异情况，三维重建检查可以更清晰地明确变异与周围结构的关系。由于第 12 肋经常作为一些特殊结构定位的标志，当该肋骨发生变异后，这些结构的定位可能会受到影响。这是其唯一的临床意义。由于一般没有临床症状，因此不需要做治疗。

六、腰肋

腰肋是一种罕见的肋骨变异，肋骨与腰椎相连，从而形成该畸形（图 2 - 24 - 9）[17]。腰肋发病机理不明，一般无症状，不易被发现。多在体检时发现，临床意义不大，很少有人关注。在发生外伤时，应与横突骨折相鉴别[17,18]。腰肋多两侧对称，而横突骨折多为一侧。即便是单侧的变异，也有完整的骨皮质、骨松质，而骨折的皮质不完整。由于腰肋多没有任何症状，且对周围结构不造成压迫，因此不需要治疗。

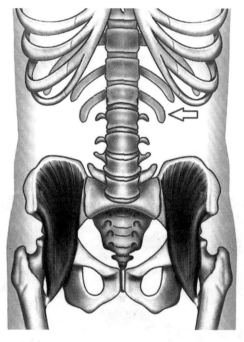

图 2 - 24 - 9　腰肋（肋骨与腰椎相连）

七、13 对肋骨变异

13 对肋骨变异是一种极其罕见的肋骨变异（图 2 - 24 - 10），顾名思义，是存在 13 对肋骨。由于肋骨对应的结构是胸椎，因此这类患者会有 13 对胸椎，这是此类畸形的标志[19]。此畸形与腰肋不同，后者胸椎数量正常。13 对肋骨畸形一般不引起临床症状，因此没有太大临床意义，不需要做治疗。

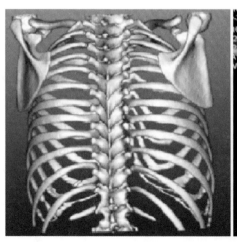
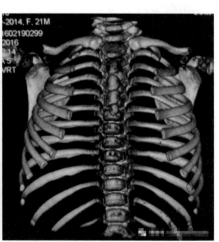

图 2 - 24 - 10　13 对肋骨变异

八、肋骨分叉畸形

肋骨分叉畸形又被称为叉状肋，是一种发生于肋骨自身的结构畸形（图 2 - 24 - 11）。有人在 40 000 张成人胸片中发现肋骨分叉畸形 257 例，占 0.6%。说明该畸形是一种较为常见的肋骨畸形[20,21]。一般男性略多于女性，第 3、4 肋骨最多见。具体的表现是肋骨自中间分开，形成孔状、分叉状结构。肋骨分叉畸形可以独立存在，也可以存在于其他畸形中。独立的肋骨分叉畸形不会影响胸廓外观，也不存在任何症状，多在体检时发现。这种畸形一般没有临床意义，不需要特殊处理。如果存在于其他畸形中，需要根据手术的具体要求做处理。

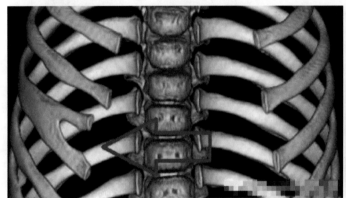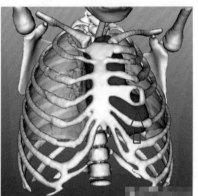

图 2 - 24 - 11　肋骨分叉畸形

九、肋骨融合畸形

肋骨融合畸形指的是相邻的肋骨相互融合而形成的宽大畸形（图 2 - 24 - 12）[22]。可单独存在，也可以为其他胸廓畸形的局部表现。比如胸廓发育不良综合征[23]以及 Poland 综合征[24]，可能存在局部肋骨的融合。肋骨融合畸形发病机理不详，独立的肋骨融合多没有明显症状，也不会影响胸廓外观的形状，多在体检时无意中发现。独立的肋骨融合畸形没有临床意义，不需要特殊治疗。如果存在于其他畸形中，需要根据情况进行处理。

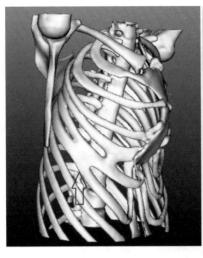

图 2 - 24 - 12　肋骨融合畸形

十、肋骨缺失

　　肋骨缺失指的是特定肋骨局部或者全部消失的畸形（图 2 - 24 - 13）[25]，可以表现为两种基本形式：肋骨和肋软骨部分缺失，肋骨和肋软骨完全缺失。缺失可以局限于一条肋骨，也可以累及相邻的数条肋骨。另外，缺失可与肋骨的融合并存，从而形成更为复杂的畸形（图 2 - 24 - 14）。肋骨缺失后，如果胸壁局部出现缺损，将成为胸壁缺损的内容，在相关章节将做详细讨论。

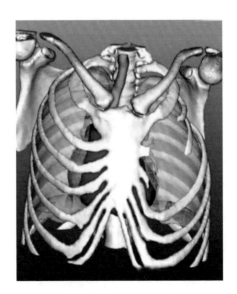

图 2 - 24 - 13　肋骨缺失

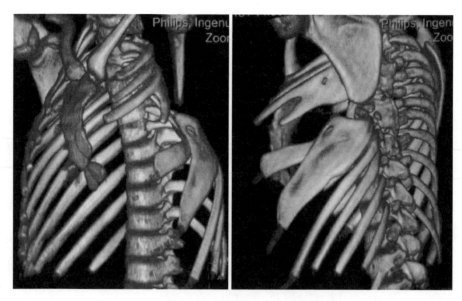

图 2 – 24 – 14   肋骨缺失合并融合

  以上对胸骨和肋骨局部的结构异常进行了介绍，介绍的内容虽然较多，实际上却不可能涵盖所有结构的异常。从孤立的形态学研究或者其他基础研究的角度来看，这些细微的结构异常也许具有特殊的意义。但是，从临床的角度来看，如果其既不影响胸壁外观的形状，也没有特殊的症状，就不存在任何临床意义，因此没有必要做更深入的研究。

参考文献

  [1] 周亚平. 真性胸骨角 11 例临床分析. 中国药物与临床，2021，12（6）：819 – 820.

  [2] 陈小启. 两侧真性胸骨角与颈肋变异 1 例报告. 实用放射学杂志，2007，23（4）：507.

  [3] 吕正飞，孙玉宁，韩为清，等. 胸骨上突变异数字化 X 线征像分析. 当代临床医刊，2017，30（4）：3282 – 3283.

  [4] 曹永杰. 双侧真性胸骨角变异一例. 临床放射学杂志，2005，24（1）：52.

  [5] 吕正飞，于宝林，姜东石，等. 双侧真性胸骨角伴颈肋、叉状肋变异 1 例. 中国医学影像技术，2008，24（7）：1047.

  [6] 孙庆举，刘林祥，尹化斌，等. 胸廓上口骨多发变异 5 例. 医学影像学杂志，2002，12（1）：15，32.

  [7] 谢伦利，杨佩峰，罗诚，等. 变异与畸形先天性胸骨孔 1 例. 解剖与临床，

2013, 18 (6): 533.

[8] 徐妍妍, 孙宏亮, 王武, 等. 256 层螺旋 CT 评价国人剑突形态异常. 中国介入影像与治疗学, 2012, 9 (4): 278 –281.

[9] 钟兴华, 陈明曦, 刘世俊, 等. 胸骨剑突延长变异 1 例. 中国误诊学杂志, 2003, 3 (9): 1284.

[10] VATZIA K, FANARIOTIS M, MAKRIDIS K G, et al. Frequency of sternal variations and anomalies in living individuals evaluated by MDCT. Eur J radiol, 2021, 142: 109828.

[11] AKIN K, KOSEHAN D, TOPCU A, et al. Anatomic evaluation of the xiphoid process with 64-row multidetector computed tomography. Skeletal radiol, 2011, 40 (4): 447 –452.

[12] 宋知非, 任杰, 陈晖, 等. 颈肋综合征 13 例分析. 实用手外科杂志, 2007, 21 (1): 9 –11.

[13] 谭晓毅, 杜远立, 蔡瑾, 等. 手术治疗颈肋综合征. 实用医学杂志, 2011, 27 (2): 346 –347.

[14] 张亚平, 王朝晖, 李康华. 双侧完整型颈肋 1 例报告. 中国现代医学杂志, 2004, 14 (15): 159 –160.

[15] 宋知非, 陈晖, 骆东山, 等. 颈肋综合征患者臂丛神经功能分析及其治疗策略. 中国临床康复, 2004, 8 (35): 7978 –7979, 8155.

[16] 沈哲. 第 12 肋骨变异所致误诊分析//2011 三亚高峰论坛暨第十届放射学术会议论文集. 2011: 73.

[17] 梁书增, 程辉. 先天性腰肋畸形在胸部创伤中的意义: 附 2 例报告. 创伤外科杂志, 2014, 16 (3): 243.

[18] 宋久宏, 刘福学, 纪世宽. 罕见腰肋畸形 1 例. 中国冶金工业医学杂志, 2004, 21 (5): 387.

[19] 郭京, 祖国. 13 块胸椎并 13 对肋骨变异 1 例. 大连医科大学学报, 2014 (2): 202, 204.

[20] 宁金波, 谢义民. 小儿肋骨分叉畸形的相关研究进展. 临床小儿外科杂志, 2018, 17 (5): 394 –397.

[21] 高代平, 陈冠秋, 涂昌灼. 肋骨畸形一例. 影像诊断与介入放射学, 2003, 12 (4): 214.

[22] 毛磊, 李永华, 王伟, 等. 半椎体合并三肋骨融合畸形一例. 中国全科医学, 2012, 15 (33): 3894, 3896.

［23］ CAMPHELL R M. VEPTR：past experience and the future of VEPTR principles. Eur spine J，2013，22（Suppl 2）：106 – 117.

［24］ HASHIM E A A，QUEK B H，CHANDRAN S. A narrative review of Poland's syndrome：theories of its genesis，evolution and its diagnosis and treatment. Transl pediatr，2021，10（4）：1008 – 1019.

［25］ 孙凯，马建军，张同森，等. 第九、十肋对称游离变异一例. 解剖学杂志，2014，37（6）：843.

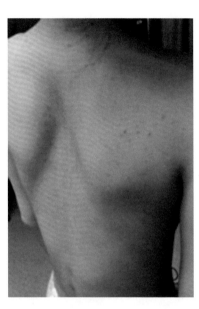

第二十五节

直背综合征

直背综合征是一种非常特殊的疾病，该疾病由 Rawlings 于 1960 年首先报道，此后逐渐引起人们的关注[1,2]。直背综合征的主要特征是胸椎正常生理弯曲消失，这是一系列病症出现的根本原因。正常情况下，胸椎是一个稍向背侧弯曲的结构。这样的弯曲使前胸壁与胸椎之间有足够的空间容纳正常的纵隔结构。直背综合征发生时，胸椎正常生理弯曲消失，胸椎与前胸壁之间空间变小，纵隔内所有的结构都将受到压迫，从而导致各种相关病症出现（图 2 – 25 – 1）[3,4]。

直背综合征的病变根源在脊柱，而脊柱是脊柱外科的研究对象。生理状态的脊柱有固定的形状，当形状出现变化时，就成了所谓的畸形。像胸廓畸形或者其他部位的畸形一样，脊柱一旦出现了畸形，同样是疾病。直背综合征病变的根源是脊柱形状的改变，这明确的畸形，因此是绝对的脊柱外科疾病。但是，由于主要的损

图 2 – 25 – 1　直背综合征外观（胸椎生理弯曲消失）

伤位于纵隔内，可以使很多相关结构出现问题，因此在对其进行治疗的过程中可能会涉及多个专业。这些专业包括胸外科、呼吸科、心血管内科，当然还有胸壁外科。参与治疗的专业也不同，对此疾病研究的着眼点也不同。胸外科关注的是纵隔整体的问题，呼吸科关注的是气管的问题，心血管内科关注的是心脏和大血管的问题，而胸壁外科关注的不仅是胸壁的问题，而且还包括纵隔整体的问题。每个专业关注的内容不同，治疗的原则和方法也不同。在直背综合征致病的过程中，胸壁虽然并不是病变的根源，但胸壁的存在使脊柱前向的挤压无处释放，从而导致了各种问题出现。从这个角度看，胸壁应该是间接的致病因素之一，因此同样是需要重点研究的内容。

一、病因及发病机理

直背综合征病因不明，有人认为是常染色体显性遗传疾病，这种说法有一些证据，但

遗传规律并不固定。鉴于多数患者为先天性发病，有人认为与胚胎时期胸椎发育异常有关。胸椎的发育有其固有的程序和过程，此间受到任何刺激都可能使脊柱形状发生变化，脊柱各种形式的畸形其实都可能与胚胎的发育有关联。但非常遗憾，导致脊柱生理弯曲消失的具体机制并不清楚。

从胸廓的完整性来看，脊柱是胸廓重要的组成成分，与每一条肋骨都存在紧密联系。因此，脊柱的病变可能来自脊柱本身，也可能来自胸廓其他的结构。如果前胸壁的结构存在异常，也可能导致脊柱形状的改变。临床上前胸壁的某些畸形容易合并直背综合征，比如漏斗胸、扁平胸，经常会有该综合征合并存在[5]。漏斗胸合并直背综合征的机理可能与肋骨直接的牵拉有关。当前胸壁出现凹陷时，凹陷两侧的肋骨可能因凹陷的存在而伸向前方，由于肋骨的后端直接与胸椎正中部分相连，有可能牵拉胸椎向前移动，移动的结果将使生理弯曲消失，形成直背综合征。扁平胸导致直背综合征的机理大致相同。但是，临床上绝大多数直背综合征患者不合并明确的前胸壁畸形，因此其形成机理有待进一步研究。

直背综合征直接的危害是导致纵隔空间减小，使心脏和纵隔内其他结构受压。结构受到压迫后，形状可能发生变化（图 2 - 25 - 2）[2,6]。对于中空的结构来说，比如心脏、大血管、气管、食道等，因受压而导致形状变化的程度与三方面因素有关：其一是压迫力量的大小，其二是自身的机械强度，其三是结构的活动度。

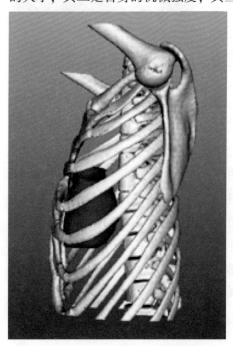

图 2 - 25 - 2　直背综合征胸廓三维重建图（胸椎生理弯曲消失，纵隔结构受压）

纵隔可以看做是一个相对封闭的空间，当来自前后方的压力产生时，其分布是相对均匀的。这就是说，对纵隔内所有结构都会产生大致相同的压迫。压迫力量相同时，各结构受到的影响就与结构自身的特性有很大关系。

第一个特性是各结构自身的机械强度，强度越大，抗压迫的性能就越强，形状改变的可能性就越小。机械强度是一个整体概念，既包括表面结构的强度，也包括内部结构的强度。就拿心脏来说，由于心脏内部有不同压力的血液存在，因此各部位表现出完全不同的强度。左心室和主动脉强度最大，右心室次之，而心房和静脉强度最低。由此可以推测，左心室是最不容易因为压迫而变形的部位，相比之下右心房和上、下腔静脉则很容易受压迫而改变形状。除了心脏之外，气管由于存在软骨的支撑，其自身的机械强度也较大，也不容易被压迫变形。食道缺乏任何结构支撑，因此应该是最容易被压扁的结构。

　　除了机械强度外，结构的变化尚与另外一个特性有关，即结构的活动度。结构的活动度可以看做是躲避压迫的能力。结构活动度较差时，受到挤压很难避让，将直接承受压迫，此时受到的影响就会较大；相反，如果活动度大，结构将避开压迫，其承受的压力就会减小，受到的影响也就会相应减小。在纵隔各结构中，食道大部分行程位于脊柱的左侧，活动度较大。其中段前方虽然有主动脉弓横过，但由于此处的食道也位于脊柱左侧而不是正前方，因此并不影响其活动度。食道受到压迫时，可以向左侧移动。这样的移动可以有效化解压迫，避免梗阻发生。气管的全部行程都位于脊柱正前方，其左右两个主支气管分别伸向两侧胸腔，并直接与两侧的肺组织相连。主支气管向两侧的牵拉，使气管位置固定，无法离开脊柱正前方向两侧偏移。这样的位置对气管极其不利。脊柱正常的生理弯曲消失后，脊柱位置前移，对气管直接造成挤压。由于气管位置固定，无法避让压迫，可能直接导致气管的狭窄甚至闭塞，这将直接对呼吸造成影响。一般情况下，由于气管口径大，轻度的挤压不会导致呼吸功能异常。但是，如果挤压格外严重，就可能使气管塌陷，造成严重影响。心脏和大血管是纵隔内的主要结构。出入心脏大血管的位置相对固定，心脏自身的位置也相对固定，不会有太大的活动度。另外，由于心脏占据了纵隔内的大部分空间，即便稍有活动，也依然无法完全摆脱压迫，这使得心脏成了受压迫影响最严重的结构。

　　直背综合征患者是否出现症状，主要与纵隔结构受到压迫后形状的改变有关。由以上分析可以看出，食道的症状很难出现，气管需要较强大的压迫才能表现出症状。心脏虽然多数部位抗压迫能力强，但同样有很多部位容易受到压迫而变形。由于心脏是一个各部位有机结合的整体，任何一个部位的异常都可能引起整个心脏功能的异常，因此在纵隔各结构中，心脏是最容易因遭受压迫而出现症状的结构。

　　心脏最前面的部位是右心室，此处紧贴前胸壁，由于其机械强度并不大且位置相对固定，因此最容易因压迫而变形，临床上可表现出右室流出道受压或者缩窄的症状。如果受压严重，可以使其他部位出现问题，比如肺动脉瓣、三尖瓣的开闭异常，上下腔静脉回流异常等，都可能因为压迫而出现。这些异常一旦出现，心脏功能将出现问题。

　　直背综合征患者脊柱自身一般不会存在明显病理改变，主要的危害来自纵隔各结构受到的压迫。如上所述，在众多遭受损害的纵隔结构中，最主要的结构是心脏，心脏的损害来自外力的压迫，并不存在自身的原发性疾病，因此有人将其称为假性心脏病[6]。这样的说法其实并不合适。心脏病变可分为结构性病变和功能性病变。结构性病变主要指心脏内在结构出现的异常，比如常见的先心病、风心病、冠心病、大血管疾病等，这是临床上较为常见的结构性疾病。但是，除了结构性病变外，临床上还存在大量功能性病变。在各类凹陷类胸廓畸形中，由于前胸壁凹陷压迫心脏，可使心脏出现各种病症，其主要表现是心脏形状首先发生改变，接着心脏功能出现变化。在这些变化中，可有瓣膜开闭的异常，也可有血液流动通道的变化，这些变化不涉及心脏内在结构的改变，如果将心脏当做一个有机的整体，上述变化也属于结构变化的范畴。不过，由于这样的变化与传统的病理变化不同，且在压迫去除后可以恢复正常结构，因此将其视为功能性疾病而不是结构性疾病。这样的疾病虽然并非原发于心脏本身，却同样是心脏疾病，它们真真切切地通过心脏的各种临床征象表现出来，因此是真正的心脏病，而不是假性心脏病。直背综合征患者的心脏同样受到严重压迫，并成为这种综合征的主要病变内容，因此属于功能性心脏病的范畴，是真正的心脏病，同样不是假性心脏病。

二、临床表现

直背综合征病变根源虽然在脊柱，但造成的危害主要集中于纵隔。由于纵隔结构遭受压迫，临床上出现一系列相关症状。心脏受压后可能出现各种相关的病变，这些病变可以对心脏节律产生影响，也可以直接影响心脏功能，最终通过各种症状表现出来。很多患者会被误诊为各种各样的结构性心脏病[6]。除了心脏病的表现外，患者可能存在呼吸系统症状，尤其当气管压迫严重时，可表现为严重的气道阻塞症状[7,8]。

直背综合征主要的体征为脊柱形状的异常和心脏相关的体征。脊柱的生理弯曲消失，可以伴有前胸壁的畸形。心脏可表现出各种体征，这些体征多因功能性改变而导致，与结构性病变无关。

三、检查

体格检查可以发现直背综合征患者最重要的体征，也就是胸椎生理弯曲的消失。影像学检查可以显示脊柱的形状异常，并能直观地显示胸椎与前胸壁间隙的缩窄。心脏相关的检查可以直接排除心脏的结构性病变。

四、诊断与鉴别诊断

直背综合征的诊断主要包括三个要点[3,4,6]：①胸椎生理弯曲消失，胸椎与前胸壁之间间隙变窄；②有纵隔结构受压的临床表现；③排除心脏的结构性病变。由这三个要点可以看出，要获得这些诊断信息并不困难，但临床上经常会出现误诊，即将其当成单纯的结构性心脏病。出现误诊主要与患者首诊时的主诉有关。成年患者一旦出现与心脏相关的主诉，首先考虑的肯定是心脏病，而心内科医生一般不会留意脊柱的问题，于是误诊便无法避免了。

在胸壁外科的疾病中，漏斗胸和扁平胸可合并直背综合征[5]。由于胸壁畸形本身就可以表现出各种压迫症状，如果合并直背综合征则可能被忽略。此时的直背综合征不是造成压迫症状的唯一因素，但是可以明显加重压迫症状，因此必须同时做出诊断。

直背综合征的鉴别诊断主要是心脏的结构性病变，通过相关检查可以排除这种可能。另外一种需要鉴别的疾病是气道病变。如果存在明显的呼吸困难，要对气道做检查，排除各种原因导致阻塞的可能。

五、治疗

（一）单纯直背综合征的治疗

直背综合征一旦诊断明确后，首先要考虑对症治疗。如果对症治疗效果不佳，则要针对纵隔的狭窄做处理。消除狭窄的方法有两个：其一是直接针对胸椎做处理，使其恢复正常形状；其二是针对前胸壁做矫形。

要想改变胸椎的形状，可以有两种办法，即手术治疗与保守治疗。由于胸椎极其粗壮，通过手术改变其形状极其困难，损伤很大，且效果不能保证，因此从来没有任何医生做过这种尝试。临床上有人采用保守的方法改变胸椎形状。具体方法是采用特殊的装置进行牵引[1]。这样的方法损伤小，容易实施，但效果不一定令人满意。

通过前胸壁实施治疗的方法是一种损伤较大的手术，其原理是对前胸壁实施塑形与重建，使纵隔空间增大，以消除各结构受到的压迫。这种手术可以通过多种具体的方法完成，我们设计的方法是通过数字材料完成前胸壁的重建[7,8]。具体的方法如下：

患者平卧位，取正中胸骨切口，沿胸骨前表面分离软组织，显露胸骨以及肋软骨。将上半胸骨连同两侧的肋软骨切除，然后将稍向前凸的数字材料置于上胸壁缺损周围骨性结构的外表面，将数字材料与周围骨性结构牢固固定，然后关闭切口，手术结束。

此方法是通过两个机制消除压迫：①将上半胸骨切除，重建材料位于原有胸骨位置的外表面，由于上半胸骨被去除，使纵隔前后径增加了胸骨的厚度；②数字材料本身向前拱起，使纵隔间空间进一步增大。

两个机制都能有效增加纵隔间的距离，从而获得确切的治疗效果。但是，这种方法有客观的缺陷，主要包括三方面：①手术创伤巨大。手术需要将胸骨和周围的多条肋软骨切除，另外，两侧胸腔都被侵入，术野巨大，创伤明显。这是本手术最大的缺憾。②切口疤痕明显。切口疤痕位于前胸壁正中，位置靠上，术后疤痕长且容易暴露，极不美观。③体内有异物存留。重建胸壁的材料不能使用自体材料，只能用人工材料。这些材料一旦被放入体内，将终身存留。这样的异物会让患者不适，甚至可能引起相关的并发症。

上述缺陷是此手术固有的缺陷，无法彻底消除，因此不能当做常规手术进行开展。只有对于其他方法无效而症状又无法消除的患者，才考虑使用该方法。

在讨论直背综合征的手术时，有作者曾提到用微创手术治疗的可能，也就是用所谓的

Nuss 手术实施治疗，使前胸壁隆起，以消除纵隔的压迫。这种设想似乎很有道理，实际上却不可能。正常情况下，直背综合征的前胸壁形状是正常的，也就是说是平的或者稍向前凸的。Nuss 手术是用来治疗凹陷畸形的，对这种根本不存在凹陷的正常胸壁来说，显然毫无作用。因此，微创手术治疗单纯的直背综合征是不可能成功的。但是，如果合并了漏斗胸或者扁平胸，则可以考虑用微创手术实施矫正。

（二）直背综合征合并漏斗胸的手术

直背综合征患者纵隔空间已经缩窄，如果再合并漏斗胸，由于前胸壁凹陷，使纵隔空间进一步减小，此时患者将出现各种明显的压迫症状[5]。这是绝对的手术指征，需要手术治疗。这种情况下的手术其实是单纯的漏斗胸手术。但是，考虑到脊柱生理弯曲的消失，在矫正时需要适当的矫枉过正。也就是说，使前胸壁稍凸向前方。这样可以获得更好的治疗效果。

（三）直背综合征合并扁平胸的手术

直背综合征患者经常会合并扁平胸[5]。扁平胸前胸壁没有明显凹陷，表面上看似乎不会加重直背综合征。但必须注意的是，扁平胸本身胸廓的前后径已经缩短，也就是说，前胸壁到脊柱的距离已经短于正常长度。如果脊柱的生理完全消失，压迫症状必然比一般的患者更为明显。因此，这样的患者同样需要手术治疗。在实施手术时，具体操作是针对扁平胸完成的。这样的操作与单纯的扁平胸手术没有明显差异。扁平胸手术的目的是使前胸壁正中前凸，整个前胸壁呈现正常胸壁的弧形外观。这样的形状可以使纵隔空间明显增加，彻底消除纵隔脏器受到的压迫，最终达到治疗的目的（图 2 - 25 - 3）。

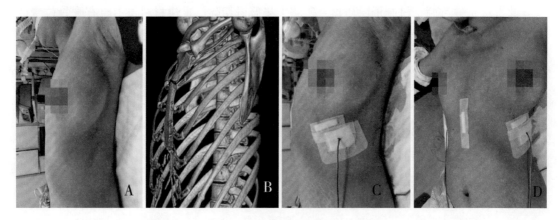

图 2 - 25 - 3　直背综合征合并扁平胸的手术治疗，采用 Wung 手术实施矫正（A. 胸壁外观，呈典型扁平胸表现；B. 胸廓三维重建图显示胸椎生理弯曲消失，胸廓扁平；C. 术后胸壁侧面观，前后胸壁间距离明显增宽；D. 术后胸壁外观，胸廓恢复正常形状与弧度）

六、预后

直背综合征是一种由脊柱形状异常引起的疾病。如果有明显的症状，可以首先考虑对症治疗，这种治疗可以获得好的效果，一般不需要做进一步治疗。只有当对症治疗无效时，才考虑针对胸椎或者前胸壁的治疗。胸椎的牵引是保守治疗，如果有效可以积极尝试。如果无效且症状无法消除，则需要从前胸壁实施重建手术。前胸壁重建手术效果确切，可以使纵隔的压迫直接消除，起到立竿见影的作用。但是，该手术由于存在诸多的缺陷，在具体实施时需要格外谨慎，不能将其当做常规手术。直背综合征合并漏斗胸或者扁平胸时，可以通过微创手术对前胸壁进行塑形，均可以获得好的效果。这样的患者一般不需要做胸壁的重建手术。

我们曾收治一例女性直背综合征患者，该患者在外院被诊断为气管闭塞（图2－25－4）。为消除病变，当地医生为患者实施了气管支架植入术。但是，由于气管闭塞严重，支架植入失败。后曾怀疑闭塞的根源来自升主动脉瘤的压迫，经相关检查，升主动脉瘤的可能性被排除。最终患者被确诊为直背综合征。患者转我院接受手术治疗。我们利用数字材料为其实施了前胸壁重建手术[7,8]。术中除了胸壁的重建手术之外，为了确保手术效果，我们用特殊的带子将升主动脉提起，固定于数字材料之上，从而使升主动脉对气管的压迫进一步解除（图2－25－5）。该患者手术效果非常明显，术中操作完毕后气管压迫即已解除，管道恢复正常口径，术后症状彻底消失。术后复查未再出现气管的狭窄。这例患者是一例极其严重的直背综合征患者，也是全球范围内第一个接受此手术治疗的患者。我们的经验表明，当直背综合征患者纵隔压迫没有其他方法可以消除时，前胸壁的重建手术是唯一合理的选择。

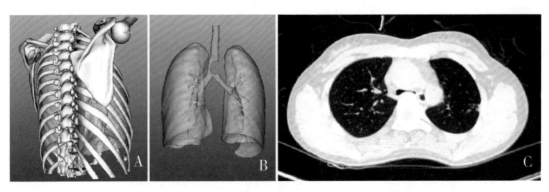

图2－25－4　直背综合征患者影像学检查（A. 胸部三维重建图显示胸椎生理弯曲消失；B. 三维重建图显示主气管因严重受压而显影缺损；C. CT截面图显示气管严重受压，局部出现闭塞）

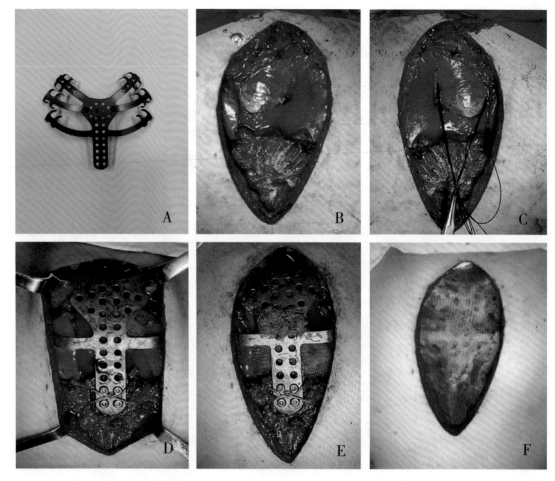

图 2 - 25 - 5　以数字材料对直背综合征合并气管闭塞患者实施胸廓重建（A. 根据患者前胸壁结构设计的数字材料；B. 将胸骨上半及两侧与之相连的肋软骨切除，切除胸腺组织，显露升主动脉；C. 环绕升主动脉放置牵引线；D. 将数字材料放入前胸壁缺损处并牢固固定；E. 升主动脉牵引线牵引提拉带，使之环绕升主动脉，然后将升主动脉提拉后固定于数字材料上；F. 以纤维膜覆盖数字材料，关闭切口，手术结束）

到 2022 年 4 月为止，我们共完成两例直背综合征的胸壁重建手术。第一例使用的是数字材料，第二例使用的材料为 MatrixRIB，两例手术是全球范围内仅有的两台手术，都获得了成功。[9]

参考文献

［1］ RAWLINGS M S. The "straight back" syndrome, a new cause of pseudoheart disease. Am J cardiol, 1960, 5：333 – 338.

［2］BETZ J W, OAKLEY P A, HARRISON D E. Relief of exertional dyspnea and spinal pains by increasing the thoracic kyphosis in straight back syndrome（thoracic hypo-kyphosis）using CBP® methods：a case report with long-term follow-up. J phys ther sci, 2018, 30（1）：185 – 189.

［3］王文林. 直背综合征为什么容易被误诊为心脏病?. 胸廓畸形手术专家, 2021 – 01 – 07.

［4］王文林. 直背综合征与心脏病. 胸廓畸形手术专家, 2021 – 01 – 05.

［5］王文林. 直背综合征合并扁平胸或漏斗胸的危害. 胸廓畸形手术专家, 2021 – 01 – 04.

［6］WRIGHT C D. Straight back syndrome. Thorac surg clin, 2017, 27（2）：133 – 137.

［7］王文林. 全球首例：直背综合征合并重度气管狭窄数字材料修复手术. 胸廓畸形手术专家, 2020 – 12 – 29.

［8］LIU Y, WANG W, LONG W, et al. Chest wall reconstruction with digitally designed materials for straight back syndrome with tracheal stenosis：a case report. Ann transl med, 2021, 9（16）：1357.

［9］王文林. 全球第二台：直背综合征胸壁重建手术（MatrixRIB 重建手术）. 胸廓畸形手术专家, 2022 – 04 – 18.